J. Jerosch/W. Steinleitner (Hrsg.)
**Minimal-invasive Wirbelsäulen-Intervention**

J. Jerosch / W. Steinleitner (Hrsg.)

# Minimal-invasive Wirbelsäulen-Intervention

## Aktuelle und innovative Verfahren für Praxis und Klinik

Aufgebaut auf dem
IGOST-IMPS -Kurssystem

Mit 327 Abbildungen und 45 Tabellen

Deutscher Ärzte-Verlag Köln

ISBN: 3-7691-0489-7
aerzteverlag.de

Bibliografische Information Der Deutschen Bibliothek
Die Deutsche Bibliothek verzeichnet diese Publikation
in der Deutschen Nationalbibliografie; detaillierte
bibliografische Daten sind im Internet über
http://dnb.ddb.de abrufbar.

Die Dosierangaben sind Empfehlungen. Sie müssen
dem einzelnen Patienten und seinem Zustand angepasst werden. Die angegebenen Dosierungen wurden
sorgfältig überprüft. Da wir jedoch für die Richtigkeit
dieser Angaben keine Gewähr übernehmen können,
bitten wir Sie dringend, insbesondere bei seltener ver-
ordneten Arzneimitteln, die Dosierungsempfehlungen
des Herstellers zu beachten.

Wir danken folgenden Firmen für die freundliche Über-
lassung von Abbildungen:
Kap. 8 und 10: Karl Storz, Tuttlingen; ArthroCare,
Radevormwald; Radimed, Bochum
Kap. 20, 24, 26 und 27: Medtronic, Düsseldorf
Kap. 22: Kyphon Deutschland, Speyer
Kap. 23: SFMT, Niederlande
Kap. 25: Synthes, Switzerland

Umschlagkonzeption: Hans Peter Willberg und Ursula
Steinhoff
Titelabbildung: Dr. med. M. Tetzlaff
Satz: RPS Satzstudio GmbH, Düsseldorf
Druck/Bindung: Warlich Druck, Meckenheim

5 4 3 2 1 0 / 620

# Herausgeber- und Autorenverzeichnis

## Herausgeber

**Prof. Dr. med. Dr. h.c. J. Jerosch**
Klinik für Orthopädie und Orthopädische
Chirurgie
Johanna-Etienne-Krankenhaus
Am Hasenberg 46
41462 Neuss

**Dr. med. W. Steinleitner**
Gartenstraße 2
76870 Kandel

## Autoren

**Dr. med. M. Ahrens**
Klinik für Wirbelsäulenchirurgie mit
Skoliosezentrum
Klinikum Neustadt
Am Kiebitzberg 10
23730 Neustadt

**Dr. med. C. Birkenmaier**
Orthopädische Klinik und Poliklinik
im Klinikum Großhadern der Ludwig-
Maximilian-Universität München
Marchioninistraße 15
81377 München

**Dr. med. H. Böhm**
Klinik für Orthopädie, Wirbelsäulenchirurgie und
Zentrum für Querschnittgelähmte
Zentralklinik Bad Berka GmbH
Robert-Koch-Allee 9
99437 Bad Berka

**Dr. med. L. Gerdesmeyer**
Klinik und Poliklinik für Orthopädie und
Sportorthopädie
Klinikum rechts der Isar der Technischen
Universität München
Ismaninger Straße 22
81675 München

**Dr. med. H. Gollwitzer**
Berufsgenossenschaftliche Unfallklinik Murnau
Prof.-Küntscher-Straße 8
82418 Murnau

**Dr. med. R. Greiner-Perth**
SRH-Wald-Klinikum Gera GmbH
Klinik für Wirbelsäulenchirurgie,
Orthop. Chirurgie und Neurotraumatologie
Straße des Friedens 122
07548 Gera

**Prof. Dr. med. H. Halm**
Klinik für Wirbelsäulenchirurgie mit
Skoliosezentrum
Klinikum Neustadt
Am Kiebitzberg 10
23730 Neustadt

**Dr. med. G. M. Heß**
OCM – Orthopädische Chirurgie München
GmbH
Steinerstraße 6
81369 München

**C. Hohaus**
Klinik für Neurochirurgie
Berufsgenossenschaftliche Kliniken
Bergmannstrost
Merseburger Straße 165
06112 Halle

**PD Dr. med. M. Jergas**
Klinik für Radiologie und Nuklearmedizin
St. Elisabeth-Krankenhaus Köln-Hohenlind
Werthmannstraße 1
50935 Köln

**Prof. Dr. med. Dr. h.c. J. Jerosch**
Klinik für Orthopädie und Orthopädische
Chirurgie
Johanna-Etienne-Krankenhaus
Am Hasenberg 46
41462 Neuss

**Dr. med. M. Knoop**
Abteilung für Neurochirurgie
Universitätsklinikum Rostock
Schillingallee 35
18057 Rostock

**Dr. med. D. Kohler**
Wredestraße 33
67059 Ludwigshafen

**Dr. med. O. Kossack**
Orthopädische Schmerztherapie München
Kreillerstraße 62a
81673 München

**Prof. Dr. med. J. Krämer**
Orthopädische Universitätsklinik im St. Josef-
Hospital
Gudrunstraße 56
44791 Bochum

**Dr. med. F. A. Krappel**
Medizinisches Zentrum Kreis Aachen GmbH
Marienhöhe
Mauerfeldchen 25
52146 Würselen

**A. Kube**
Orthopädische Schmerztherapie München
Kreillerstraße 62a
81673 München

**Dr. med. M. Legat**
DRK Schmerz-Zentrum Mainz
Auf der Steig 14
55131 Mainz

**PD Dr. med. J. Ludwig**
Abteilung für Orthopädie
Eduardus-Krankenhaus Köln
Custodisstraße 3–17
50679 Köln

**Dr. med. F. Maier**
Neurochirurgische Abteilung
Werner-Wicker-Klinik
Im Kreuzfeld 4
34521 Bad Wildungen

**Dr. med. M. Marianowicz**
Orthopädische Schmerztherapie München
Kreillerstraße 62a
81673 München

**PD Dr. med. H. J. Meisel**
Klinik für Neurochirurgie
Berufsgenossenschaftliche Kliniken
Bergmannstrost
Merseburger Straße 165
06112 Halle

**PD Dr. med. I. Michiels**
Klinik und Poliklinik für Orthopädie
Universitätsklinikum Essen
Hufelandstraße 55
45147 Essen

**Dr. med. F. Rubenthaler**
Orthopädische Universitätsklinik im St. Josef-
Hospital
Gudrunstraße 56
44791 Bochum

**Dr. med. G. Schmid**
Radiologische Klinik
Johanna-Etienne-Krankenhaus
Am Hasenberg 46
41462 Neuss

**Dr. med. J. Schwickal-Melot**
Orthopädische Schmerztherapie München
Kreillerstraße 62a
81673 München

**Dr. med. P. Simons**
Media Park Klinik
Im Media Park 3
50670 Köln

**Dr. med. S. Sola**
Abteilung für Neurochirurgie
Universitätsklinikum Rostock
Schillingallee 35
18057 Rostock

**Dr. med. M. Steinhaus**
Am alten Rhein 15
40593 Düsseldorf

**Dr. med. W. Steinleitner**
Gartenstraße 2
76870 Kandel

**Dr. med. M. Tetzlaff**
Am Alten Markt 12a
22962 Ahrensburg

**Dr. med. T. Theodoridis**
Orthopädische Universitätsklinik im St. Josef-
Hospital
Gudrunstraße 56
44791 Bochum

**Dr. med. K. Wagner**
Klinik für Anästhesiologie
Klinikum rechts der Isar der Technischen
Universität München
Ismaninger Straße 22
81675 München

**Dr. med. O. Wolf**
Chirurgische Klinik und Poliklinik, Abteilung für
Gefäßchirurgie
Klinikum rechts der Isar der Technischen
Universität München
Ismaninger Straße 22
81675 München

# Geleitworte

Die minimale-invasive Intervention an der Wirbelsäule mit ihren differenzierten Methoden war, ist und wird eine Domäne der orthopädischen Schmerztherapie bleiben.

Der immer stärkere sozial-ökonomische Druck durch die Häufigkeit von Wirbelsäulenerkrankungen und deren Folgen zwingt uns alle zu einer differenzierten Diagnostik und zu einer indizierten und gezielten Therapie. Diese Problematik wird sich durch die stark zunehmende Überalterung unserer Bevölkerung – bei geringeren finanziellen Ressourcen im Gesundheitssystem – in den nächsten Jahren explosionsartig verschärfen.

Die IGOST kämpft seit Jahren darum, die Qualität der Diagnostik und der Therapie in der Orthopädie zu verbessern.

Im Rahmen der neuen Erkenntnisse der neurophysiologischen Forschung und der Neuroanatomie bis hin zum „Schmerzmanagement" stellt die minimalinvasive Wirbelsäulenintervention einen Kernpunkt der Therapieoptionen dar.

Gerade der Orthopäde – bedingt durch seine anatomische, muskelfunktionelle und manualtherapeutische Ausbildung – ist zur Durchführung dieser Methoden prädestiniert.

In den IGOST-Kursen an den Universitätskliniken in Bochum und Münster zeigt sich seit Jahren die Notwendigkeit und der Erfolg dieser Methoden für die ambulante und stationäre Arbeit.

Es kann und darf nicht genügen, 80 oder 90% der Wirbelsäulenerkrankungen als „unspezifisch" abzutun, die „Hände in den Schoß zu legen" und bei einem Großteil der Patienten auf eine psychotherapeutische Behandlung zu setzen.

Selbstverständlich muss die Differenzialdiagnose und die Indikation zur minimalinvasiven Methode klar und kritisch gestellt werden, oft empfiehlt sich auch hier der interdisziplinäre Ansatz zur Therapie eines „bio-psycho-sozialen" Krankheitsbildes. Wenn diese Voraussetzungen aber gegeben sind, leisten die Verfahren der Intervention an der Wirbelsäule einen wesentlichen Beitrag zur „restitutio ad integrum" und zur Rückkehr einer guten Lebensqualität des Patienten.

Dieses Buch beinhaltet eine Reihe von der IGOST erarbeitete Standards der letzten Jahre und ich darf allen Leserinnen und Lesern viel Freude und Erfolg bei der Lektüre wünschen.

Ihr Dr. Helmut E. Brunner

Das Spektrum der orthopädischen Schmerzthera-pie an der Wirbelsäule reicht von einfachen physikalischen Maßnahmen, wie Wärmeanwendung und Lagerung, bis zu mehr oder weniger aufwändigen operativen Eingriffen. Schmerztherapie an der Wirbelsäule bedeutet Behandlung von akuten und chronischen, lokalen und ausstrahlenden Schmerzen, unter besonderer Berücksichtigung der Schmerzchronifizierung. Den minimal-invasiven Wirbelsäuleninterventionen kommt dabei eine besondere Bedeutung zu. Es ist dem Herausgeber gelungen, die wesentlichsten perineuralen, intradiskalen und offenen mikrochirurgischen Eingriffe an der Wirbelsäule übersichtlich zusammenzustellen und von kompetenten Autoren bearbeiten zu lassen. So erhält nicht nur der Anwender, sondern auch der überweisende Arzt einen Überblick über Indikationen, präinterventionelle Diagnostik und technische Durchführung der einzelnen Eingriffe. Wichtig ist der Hinweis auf Komplikationsmöglichkeiten und die Ergebnisse in der Literatur in Hinblick auf die bisher erzielten Resultate, unter Berücksichtigung der

Evidence based medicine. Auch abrechnungstechnische Fragen werden dargestellt, da es immer wieder zu Auseinandersetzungen mit den Krankenkassen kommt, deren Sachverständige noch nicht über die neuen, minimal-invasiven Wirbelsäuleninterventionen informiert sind. Das Interesse an diesem Buch dürfte nicht nur bei den Spezialisten, sondern auch bei allen niedergelassenen Ärzten groß sein, weil sie fundierte Informationen auf wissenschaftlicher Grundlage erhalten und auf die vielfältigen Anfragen ihrer Patienten antworten können, die mit Informationen zu den neuen Techniken aus der Laienpresse zu ihnen kommen. Da sich insbesondere auf dem Gebiet der minimal-invasiven Wirbelsäuleninterventionen durch Ergebnisstudien und Neueinführung anderer Techniken rasch Änderungen ergeben, sind dem Buch in absehbarer Zeit weitere Auflagen zu wünschen, damit sich die Ärzte für die Gespräche mit ihren Patienten zeitgerecht informieren können.

Prof. Dr. med. J. Krämer
Orthopädische Universitätsklinik, Bochum

# Vorwort

Liebe Kolleginnen, liebe Kollegen,

das Thema Wirbelsäule ist ein Dauerbrenner in der Diagnostik und Therapie des muskulo-skelettalen Systems. Epidemiologisch und gesundheitsökonomisch stellt das zentrale Achsorgan ebenfalls eines der Hauptprobleme in unserem Gesundheitssystem dar. Traditionsgemäß ist die IGOST eine der Hauptanlaufstellen für die diagnostischen und therapeutischen Probleme in diesem Bereich. Neben mannigfaltiger politischer Arbeit hat die IGOST sich in den letzten Jahren mit dem Arbeitskreis *„Minimalinvasive Wirbelsäulenintervention"* darum bemüht, auch hier Struktur in die Ausbildung zu bekommen. Viele Verfahren werden von Firmen oder einzelnen Kollegen – insbesondere aus dem privatärztlichen Bereich – angeboten und in entsprechenden Zeitschriften beworben.

Es war ein großes Anliegen der IGOST, die auf dem Markt befindlichen Verfahren den Kolleginnen und Kollegen transparent darzustellen und kritisch zu diskutieren. Die ersten Schritte hierzu wurden in den IGOST-Kursen in Münster zur minimalinvasiven Wirbelsäulenintervention gelegt. Hier ist es uns gelungen nahezu alle im deutschen Sprachraum auf dem Markt befindlichen Systeme und Techniken der minimalen Wirbelsäulenintervention an einem Wochenende sowohl in Theorie, als auch in Praxis an Thiel-fixierten Präparaten darzustellen. Diese Kurse haben eine extrem hohe Akzeptanz gefunden.

Aufbauend auf dieses Konzept wurde das vorliegende Werk initiiert. Es ist uns gelungen, die Autoren zu gewinnen, die im deutschen Sprachraum mit dem jeweiligen Verfahren überdurchschnittlich Erfahrung haben. Die Themenliste beginnt mit den konventionellen Injektionstechniken an der gesamten Wirbelsäule, wobei hier neuere Zugänge wie die epidurale-perineurale Infiltrationstechniken, Berücksichtigung finden. Verschiedene epidurale Kathetertechniken und Indikationen werden in den folgenden Kapiteln dargestellt und besprochen. Die in der letzten Zeit neu auf dem „Wirbelsäulenmarkt" etablierten intradiskalen Verfahren und die autologen Chondrozythentransplantation beim lumbalen Bandscheibenvorfall werden in den einzelnen Kapiteln aufgezeigt.

Mit den neuen minimalinvasiven endoskopischen Techniken ist uns nicht nur die Intervention an der Wirbelsäule, sondern auch eine Intervention an der Bandscheibe selber oder sogar die Epiduroskopie möglich.

Mit den zunehmenden Zahlen von ambulanten Eingriffen hat auch das so genannte Facettensyndrom eine Renaissance erlebt. Im vorliegenden Buch besprechen wir die allgemeine Problematik des Facettensyndroms sowie auch die Techniken der Radiofrequenztherapie an der Lenden- und Halswirbelsäule sowie auch die Möglichkeiten der Kryotherapie.

Selbst bei der Osteoporose sind bekanntermaßen minimalinvasive Techniken wie die perkutane Vertebroplastik und die Kryphoplastik möglich geworden. Im vorliegenden Werk sehen Sie die Indikation aber auch die Indikationsgrenzen beider Verfahren aufgezeigt.

Ganz neue Ansätze bieten die Dornfortsatzimplantate, die momentan vorwiegend bei der dynamischen Stenose der Lendenwirbelsäule eingesetzt werden. In Zukunft werden wir hier sicherlich noch weitere Indikationen erarbeiten und vielleicht auch noch den ein oder anderen Fehlschlag hinnehmen müssen.

Selbst Bandscheibenprothesen im lumbalen und zervikalen Bereich sind minimalinvasiv implantierbar und es gibt bereits Techniken zur minimalinvasiven Fusion, die wir Ihnen auch darstellen.

Die Herausgeber dürfen den Autoren der einzelnen Kapitel ganz herzlich für die geleistete Arbeit danken. Wir alle sind im klinischen Alltag stark eingebunden und wissen, was die zusätzliche Belastung für einen Autor bedeutet. Insbesondere danken wir den Autoren, dass sie sich strikt an unsere Vorgaben gehalten haben, sodass der Leser in jedem Kapitel eine einheitliche Gliederung wiederfindet, die ihm das Lesen und das Verständnis der einzelnen Kapitel erleichtert.

Ganz besonders möchten wir dem Deutschen Ärzteverlag danken, dass er es uns ermöglicht hat, das Buch ohne Firmensponsoring zu finanzieren und zu drucken. Dies bietet für den Leser ganz sicher einen erheblichen Vorteil an Objektivität.

Abschließend ein ganz besonderer Dank an Frau Irmgard Käsbauer und Frau Traudel Lampel vom Deutschen Ärzteverlag, die mit uns das Konzept erarbeitet, ein enges Zeitmanagement aufgestellt und so manchem säumigen Autor unermüdlich hinterher telefoniert haben bis schließlich alle Manuskripte doch noch relativ zeitnah eingingen sowie an Frau Dr. Elke Wolf für die Bearbeitung des Manuskripts.

Etwa zeitgleich mit Erscheinen dieses Buches tritt der EBM 2000plus in Kraft. Herausgeber und Autoren haben sich bemüht, dies – soweit möglich – bei den Angaben zur Kostenerstattung zu berücksichtigen.

Weitere Informationen zum EBM einschließlich eventueller Ergänzungen oder Änderungen im Internet unter www.kbv.de.

Neuss und Kandel, im Frühjahr 2005

Jörg Jerosch                                    Werner Steinleitner

# Inhaltsverzeichnis

# 1 Injektionstherapie an der Lendenwirbelsäule

*T. Theodoridis, J. Ludwig, J. Krämer*

## Einleitung

Schmerzen der Lendenwirbelsäule gehen in erster Linie von den beiden unteren Bewegungssegmenten L 4/5 und L 5/S 1 aus. Hier finden sich einerseits die stärksten Form- und Funktionsstörungen aufgrund der besonderen Belastungssituation der unteren Lendenwirbelsäule, andererseits liegen Spinalnerven mit ihren abgehenden Ästen in unmittelbarer Nähe. Mit einbezogen in das Schmerzgeschehen sind in der Regel die Kreuzbein-Darmbein-Fugen, die funktionell zu den unteren lumbalen Bewegungssegmenten gehören und über den R. dorsalis der Wurzel S1 mit diesen auch in neurologischer Verbindung stehen [Krämer, Nentwig 1999].

### Neuroanatomie der Lendenwirbelsäule

Der lumbale Wirbelkanal ist ventral von Wirbelkörper und Bandscheibe sowie dorsal vom Lig. flavum und von den Wirbelbögen begrenzt. Lateral finden sich die Bogenwurzeln und die Foramina intervertebralia. Der Hohlraum stellt einen Zylinder dar, der mit jeder Rumpfbewegung Form- und Volumenschwankungen zeigt: Inklination, d.h. Rumpfvorneigung, bedeutet Volumenvermehrung, Reklination, d.h. Rumpfrückneigung, bedeutet Einengung des lumbalen Wirbelkanals.

Die Verlaufsrichtung der Nervenwurzel nach Verlassen des Duralsacks richtet sich nach der Höhe des Segments: Je weiter die Wurzel nach kaudal zieht, umso spitzwinkliger ist ihr Abgang aus dem Duralsack. Dadurch finden sich in den lumbalen Bewegungssegmenten jeweils verschiedene topographische Beziehungen zwischen Nervenwurzeln und Bandscheibe.

Die Abgangsstelle der Wurzel L4 befindet sich in Höhe des Wirbelkörpers LWK 3. Die Wurzel L5 verlässt den Duralsack in Höhe der Unterkante von LWK 4 und die Wurzel S1 an der Unterkante von LWK 5. Ein Prolaps der Bandscheibe des Seg-ments L 4/5 bedrängt in erster Linie die Wurzel L5. Die Wurzel L4 ist nur dann betroffen, wenn der Prolaps sehr massiv ist und sich nach lateral bzw. kranial verschiebt, denn die Wurzel L4 verläuft oberhalb der Zwischenwirbelscheibe des Segments L 4/5. *Im Zwischenwirbelabschnitt des Segments L 5/S 1 können die Wurzeln S1 und L5 auch bei einem kleineren lateralen Prolaps gleichzeitig betroffen sein.* Die Spinalnervenwurzel L5 liegt im oberen Abschnitt des Foramen intervertebrale direkt den äußeren Lamellen der Zwischenwirbelscheibe auf. Der Spielraum der Wurzel L5 im Foramen intervertebrale des Segments L 5/S 1 ist sehr klein. Die lumbalen Nervenwurzeln werden nur in den beiden unteren Segmenten durch Bandscheiben tangiert. Hier ist die Gefahr einer bandscheibenbedingten Kompression am größten.

Von besonderem Interesse ist die foraminoartikuläre Region mit dem Austritt des N. spinalis aus dem Foramen intervertebrale und der Aufzweigung in seine Endäste. Gleich nach seinem Austritt aus dem Foramen intervertebrale teilt sich der N. spinalis in einen kräftigen R. ventralis, einen etwas dünneren R. posterior (dorsalis) und einen winzigen R. sinuvertebralis. Der R. posterior teilt sich in einen R. lateralis, der zur Facette zieht, und in einen R. medialis, der zum Dornfortsatz zieht. Der R. recurrens (R.s meningeus, R. sinuvertebralis) zieht durch das Foramen intervertebrale zurück in den Wirbelkanal und inngiert dort den rückwärtigen Anteil des Anulus fibrosus, des hinteren Längsbandes sowie der Dura.

In der foraminoartikulären Region der unteren lumbalen Bewegungssegmente liegen die Spinalnerven mit ihren Abzweigungen, mit Muskeln und Gelenken sowie mit ihren Verbindungen über den R. communicans zum Truncus sympathicus eng zusammen. Nozizeptoren der Gelenkkapseln des hinteren Längsbandes und des Wirbelkörperperiosts liegen dicht neben afferenten Fasern verschiedener Nerven.

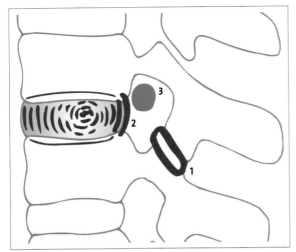

**Abb. 1.1:** Schmerzempfindliche Strukturen im Bewegungssegment: **1** Wirbelgelenkkapsel, **2** dorsale Anteile des Anulus fibrosus und des hinteren Längsbandes, **3** gereizte Spinalnervenwurzel

Der foraminoartikulären Region der unteren lumbalen Bewegungssegmente kommt eine besondere Bedeutung bei der Entstehung und Behandlung chronischer Rücken- und Ischiasschmerzen zu. Es liegt nahe, die dicht beieinander liegenden nozizeptiven neuralgischen Strukturen auch lokal, z.B. durch Infiltrationen, zu behandeln.

## Schmerzempfindliche Strukturen im Bewegungssegment

Die Bandscheiben des Menschen besitzen keine Nervenfasern. Sensible Nervenendigungen wurden bisher nur an den äußersten Lagen des Anulus fibrosus am hinteren Längsband nachgewiesen [Kuhlendahl 1950; Kuhlendahl, Richter 1952; Mendel, Wink, Zimmy 1992; Mulligan 1957]. Die histologischen Untersuchungen wurden von Smith und Wright [1958] im Experiment bestätigt: Sie befestigten intraoperativ dünne Nylonfäden an verschiedenen Strukturen des Bewegungssegments an der Nervenwurzel. Nach der Operation konnten die typischen Beschwerden nur durch Zug am dorsalen Anulus fibrosus und an der Nervenwurzel hervorgerufen werden.

Kuslich und Ustrom [1990] stimulierten bei lumbalen Bandscheibenoperationen in Lokalanästhesie die verschiedenen Gewebestrukturen im Bewegungssegment und registrierten die Schmerzempfindlichkeit. Schmerzen ließen sich v.a. in der Haut und an der komprimierten Nervenwurzel provozieren, gefolgt vom äußeren Anulus fibrosus und dem hinteren Längsband. Bandansätze und Kapseln der Wirbelgelenke waren seltener schmerzempfindlich. Als völlig schmerzunempfindlich erwiesen sich das Lig. flavum, die Lumbalfaszie, die Lamina, der Facettenknorpel und nicht komprimierte Nervenwurzeln (s. Abb. 1.1).

Neben der diskogenen ist auch eine ossäre Nervenwurzelkompression möglich. An der Lendenwirbelsäule finden sich mitunter arthrotische Ausziehungen an den Wirbelgelenken oder spondylotische Zacken an den Wirbelkörperhinterkanten mit Bedrängung der Nervenwurzel. Der *osteogene Nervenwurzelkompressionsschmerz* ist durch seine Hartnäckigkeit und Therapieresistenz gegenüber konservativen Maßnahmen gekennzeichnet. Außerdem lässt er sich gut lokalisieren, da immer die gleichen Anteile des Nervs gereizt werden.

Eine biochemisch induzierte Nervenwurzelirritation wird durch das verlagerte Bandscheibengewebe selbst hervorgerufen. Normalerweise befindet sich Bandscheibengewebe nicht im Wirbelkanal und löst dort eine Fremdkörperreaktion aus. Saal und Saal [1989], Olmarker und Rydevik [1993] sowie Willburger [1998] haben experimentell eine direkte toxische Einwirkung von Bandscheibenmaterial auf Nervengewebe nachweisen können. Bei einem Bandscheibenvorfall sind neben der mechanischen Bedrängung auch entzündliche Reaktionen an der Nervenwurzel für die Schmerzentstehung maßgebend.

Die mechanische oder chemische Reizung einer Spinalnervenwurzel ruft makroskopisch sichtbare Veränderungen an dieser hervor: Sie zeigt sich ödematös gequollen oder nach längerer Kompression atrophisch dünn. Zuweilen sieht man im Operationssitus auch eine rötliche oder bläulich livide Verfärbung. Die durch Kompression geschädigte Nervenfaser erhält im Rahmen der Chronifizierung nozizeptive Eigenschaften. Es entstehen spontan Aktionspotenziale, die Erregbarkeit des durch Kompression demyelinisierten Axons ist verändert [Wehling 1993].

Eine entzündlich gereizte Nervenwurzel ist Berührungsreizen gegenüber viel empfindlicher als im Normalzustand. Diese Feststellung lässt sich bei der Berührung einer gereizten Nervenwurzel während einer Prolapsoperation immer wieder bestätigen. Der konservative therapeutische

Ansatz besteht darin, Antiphlogistika zu applizieren, am besten lokal [Krämer, Ludwig, Theodoridis 2004]. Diese Behandlungsmaßnahmen (lokale Injektionen) sind darauf ausgerichtet, die Überempfindlichkeit der Nervenwurzel zu reduzieren und eine Desensibilisierung zu erreichen

## Präinterventionelle Diagnostik

Vor Einleitung der Injektionstherapie muss die Diagnose gesichert sein. Durch eingehende Erhebung der Anamnese (Allergien, Begleiterkrankungen, Einnahme von Acetylsalicylsäure oder MARCUMAR etc.), klinisch-neurologische Untersuchung, Feststellung des Laborstatus (C-reaktives Protein, Leukozytenzahl, Gerinnungsstatus) und Darstellung des betroffenen Wirbelsäulenabschnitts mittels eines Bild gebenden Verfahrens sollten alarmierende Symptome aufgedeckt werden. Alarmierende Symptome („rote Flagge") bei Rücken-/Beinbeschwerden sind u.a. [Arzneimittelkommission der Deutschen Ärzteschaft 2000]:

- Kaudasymptome, Fallfuß,
- Auffälligkeiten bei den Laboruntersuchungen,
- Gewichtsverlust,
- weitere neurologische Symptome,
- Knochendestruktionen,
- Karzinomanamnese,
- HIV-Infektion.

Bei Kaudasymptomen und akutem Ausfall funktionell wichtiger Muskeln (Fallfuß) sind sofort ein Neurologe und ein Operateur hinzuzuziehen. Das neurologische Konsil mit elektromyographischer Befunderhebung ist auch bei weniger schwerwiegenden Paresen initial erforderlich: einmal zur Verlaufskontrolle und zum anderen als Grundlage zur Verordnung von Paresestimulationsgeräten.

Neben der somatischen Diagnostik ist auch eine psychologische Befunderhebung erforderlich. Es ist insbesondere nach Chronifizierungskriterien („gelbe Flagge") zu fahnden. Diese Risikofaktoren für das Auftreten chronischer Rückenschmerzen stellen nicht unbedingt eine Kontraindikation zur Injektionstherapie dar, sind jedoch Anlass für ein spezielles physiotherapeutisches und psychotherapeutisches Programm [Theodoridis, Krämer 2003]. Risikofaktoren für die Chronifizierung von Rücken-/Beinschmerzen („gelbe Flagge") sind

[Arzneimittelkommission der Deutschen Ärzteschaft 2000; Krämer, Nentwig 1999]:

- berufliche Unzufriedenheit,
- geringe berufliche Qualifikation,
- psychosoziale Überforderung,
- emotionale Beeinträchtigung (Depression, Angst),
- passive Grundeinstellung,
- inadäquate Krankheitsmodellvorstellungen,
- operante Faktoren (Krankheitsgewinnaspekte),
- starkes Rauchen,
- geringe körperliche Kondition,
- weitere, nicht erklärbare Schmerzen.

## Notwendiges Instrumentarium

### Bestelladresse, Kosten

Siehe hierzu Tabellen 1.1–1.3.

## Präinterventionelle Aufklärung

Die Patienten sind über denkbare Komplikationen sowie Risiken und Chancen der Injektionsbehandlung aufzuklären. Dies findet in der Regel im Rahmen eines Gesprächs statt, das der Arzt dokumentiert und das er standardmäßig mit jedem Patienten führt.

Die Zustimmung der Patienten muss in den Unterlagen dokumentiert werden. Eine schematische Zeichnung mit den verschiedenen Injektionstechniken, die beim Patienten geplant sind, sollte mit dokumentiert werden.

Es wäre sinnvoll, mittels schriftlicher Informationsbögen die Patienten auf das Aufklärungsgespräch vorzubereiten [Theodoridis, Krämer 2003].

Neben den allgemeinen Komplikationsmöglichkeiten (Infektionsrisiko, Nerven- und Gefäßläsion) ist u.a. über eine vorübergehende Lähmung mit der Gefahr von Stürzen sowie über Kreislaufreaktionen, allergische Reaktionen, Verletzungen von Nieren und ableitenden Harnwegen und fortbestehende Beschwerden aufzuklären.

**Tab. 1.1:** Einmalspritzen

| Produkt | Hersteller/Bestelladresse | Internet-Adresse | Preis/Stück (€) |
|---|---|---|---|
| Einmalspritze 10 ml (OMNIFIX) | B. BRAUN MELSUNGEN AG, Carl-Braun-Straße 1, 34212 Melsungen, Tel.: 05661/71-0, Fax: 05661/71-4567, E-Mail: info@bbraun.com | www.bbraun.de | 0,149 |
| Einmalspritze 1 ml (OMNIFIX) | B. BRAUN MELSUNGEN AG, Carl-Braun-Straße 1, 34212 Melsungen, Tel.: 05661/71-0, Fax: 05661/71-4567, E-Mail: info@bbraun.com | www.bbraun.de | 0,0445 |

**Tab. 1.2:** Einmalkanülen

| Produkt | Hersteller/Bestelladresse | Internet-Adresse | Preis/Stück (€) |
|---|---|---|---|
| Einmalkanüle, 0,80 mm fk 120 mm, 21 G (STERICAN) | B. BRAUN MELSUNGEN AG, Carl-Braun-Straße 1, 34212 Melsungen, Tel.: 05661/71-0, Fax: 05661/71-4567, E-Mail: info@bbraun.com | www.bbraun.de | 0,098 |
| Einmalkanüle, 0,90 mm fk 70 mm, 20 G (STERICAN) | B. BRAUN MELSUNGEN AG, Carl-Braun-Straße 1, 34212 Melsungen, Tel.: 05661/71-0, Fax: 05661/71-4567, E-Mail: info@bbraun.com | www.bbraun.de | 0,0317 |
| Einmalkanüle, 0,60 mm fk 60 mm (SUPRA) | EHRHARDT-SÖHNE GMBH, Robert-Bosch-Str. 13–17, 73312 Geislingen/Steige, Tel.: 07331/200433, Fax: 07331/200444 | – | 0,0712 |
| Führungskanüle für SPINOCAN: PENCAN, 0,9 mm fk 35 mm, 20 G | B. BRAUN MELSUNGEN AG, Carl-Braun-Straße 1, 34212 Melsungen, Tel.: 05661/71-0, Fax: 05661/71-4567, E-Mail: info@bbraun.com | www.bbraun.de | 0,82 |
| SPINOCAN, 0,73 mm fk 75 mm, 23 G | B. BRAUN MELSUNGEN AG, Carl-Braun-Straße 1, 34212 Melsungen, Tel.: 05661/71-0, Fax: 05661/71-4567, E-Mail: info@bbraun.com | www.bbraun.de | 0,82 |
| Spinalkanüle mit QUINCKESCHLIFF, 0,34 mm fk 11,9 cm, 29 G | BECTON DICKINSON & CO, 1 Becton Drive, Franklin Lakes, NJ 07417, USA | www.bd.com | 3,17 |

**Tab. 1.3:** Medikamente

| Produkt | Hersteller/Bestelladresse | Preis/Amp. (Großhandel) (€) | Preis/Amp. (öffentliche Apotheke) (€) |
|---|---|---|---|
| TRIAM INJEKT, 10 mg | LICHTENSTEIN PHARMAZEUTICA GMBH & CO OHG, Industriestraße 10, 82256 Fürstenfeldbruck, Tel.: 08141/3572-0, Fax: 08141/3572-599, www.lichtenstein-pharma.net | 1,53 | 2,661 |
| TRIAM INJEKT, 20 mg | LICHTENSTEIN PHARMAZEUTICA GMBH & CO OHG, Industriestraße 10, 82256 Fürstenfeldbruck, Tel.: 08141/3572-0, Fax: 08141/3572-599, www.lichtenstein-pharma.net | 2,23 | 3,123 |
| TRIAM INJEKT, 40 mg | LICHTENSTEIN PHARMAZEUTICA GMBH & CO OHG, Industriestraße 10, 82256 Fürstenfeldbruck, Tel.: 08141/3572-0, Fax: 08141/3572-599, www.lichtenstein-pharma.net | 2,26 | 3,616 |
| NAROPIN, 2 mg/ml, Amp. à 10 ml | ASTRA ZENECA GMBH, 22876 Wedel, Tel.: 04103/7080, www.astrazeneca.com | 2,51 | 4,834 |
| SCANDICAIN 0,5%, Amp. à 5 ml | ASTRA ZENECA GMBH, 22876 Wedel, Tel.: 04103/7080, www.astrazeneca.com | 0,30 | 0,99 |
| NaCl-Lösung 0,9%, Amp. à 10 ml | B. BRAUN MELSUNGEN AG, Carl-Braun-Straße 1, 34212 Melsungen, Tel.: 05661/71-0, Fax: 05661/71-4567, E-Mail: info@bbraun.com | 0,131 | 0,929 |

## Präinterventionelle Voraussetzungen

Das Umfeld sollte zur Beruhigung des Patienten beitragen [Grifka, Broll-Zeitvogel, Anders 1999]. Die speziellen Voraussetzungen des Raumes für die Injektionstherapie, lokale Desinfektionsmaßnahmen und Vorgehensweisen bei der Injektionstherapie sollten berücksichtigt werden [Geiss 2002; Mutter et al. 2002].

Postinjektionelle Beschwerden bedürfen einer besonderen Überwachung, um die Entwicklung vitaler Funktionsstörungen rechtzeitig zu erkennen und zu verhindern. Bei einem Injektionszwischenfall müssen die Voraussetzungen für einen venösen Zugang sowie Sauerstoffgabe und Infusionen bis hin zur Möglichkeit der Reanimation vorhanden sein.

## Durchführung der Interventionen

### Lumbale Spinalnervenanalgesie (LSPA)

#### Prinzip
Posterolaterale Injektion eines Lokalanästhetikums (ggf. gemischt mit Steroiden) in die foraminoartikuläre Region des Bewegungssegments (s. Abb. 1.2).

#### Indikation
- Lokales Lumbalsyndrom,
- lumbales Wurzelsyndrom,
- Osteoporose,
- Spondylolyse, Spondylolisthese,
- Tumor,
- Spinalkanalstenose,
- Postdiskotomiesyndrom.

#### Notwendiges Instrumentarium
- Pulsoxymeter,
- 10-ml-Spritze mit Lokalanästhetikum (z.B. SCANDICAIN 0,5%),
- Einmalinjektionskanüle, 0,80 mm × 120 mm, 21 G (z.B. STERICAN, Firma BRAUN),
- ggf. 1 Amp. Triamcinolon, 10 oder 20 mg.

#### Technik
- Sitzende Position,
- leichte Oberkörpervorneigung,

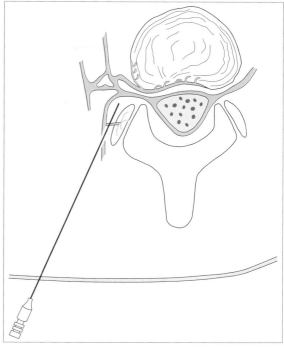

**Abb. 1.2:** Schematische Darstellung der LSPA

- Füße abgestützt (Stuhl, Fußtritt),
- Pulsoxymeter anschließen (s. Abb. 1.3).

Die Röntgenaufnahme der Lendenwirbelsäule in anterior-poterierer Richtung sollte man am Bildschirm vor sich haben(*Cave:* Skoliose, Übergangswirbel etc.). Es erfolgen die palpatorische Orientierung und die Markierung der „Landmarks" (s. Abb. 1.4). Die Foramina intervertebralia der unteren Lendenwirbelsäule erreicht man am besten von einer Einstichstelle aus, die 8 cm seitlich der Medianlinie in Höhe der Darmbeinkämme (Dornfortsatz von L 4) liegt. Anschließend wird die Einstellung der Spritze vor dem Hauteinstich in einem horizontalem Winkel von 60° vorgenommen (s. Abb. 1.5). Je nach betroffener Wurzel wählt man dann in der 60°-Winkel-Position in der Vertikalebene verschiedene Winkelgrade:
- L3-Wurzel: 0° bis zum Knochenkontakt;
- L4-Wurzel: 30°.

Man führt die Nadel oberhalb des Querfortsatzes von L 5 etwa 1–2 cm weiter bis zum Knochenkontakt. Die Nadelspitze liegt dann an der seitlichen Facette, unmittelbar neben dem Foramen intervertebrale bzw. an der Wirbelkörperseitenwand. Hier verlaufen neben dem R. ventralis die abge-

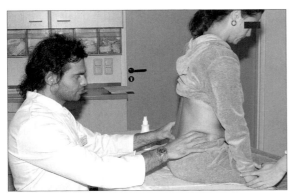

**Abb. 1.3:** Sitzhaltung einer Patientin vor Durchführung einer LSPA

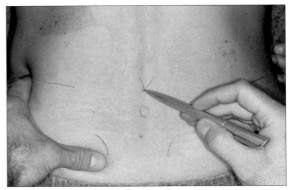

**Abb. 1.4:** Markierung der Beckenkämme, der Spinae iliacae posteriores superiores und der Dornfortsätze von LWK 4 und LWK 5

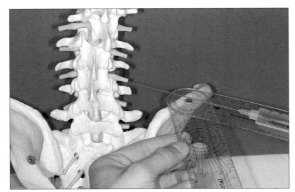

**Abb. 1.5:** LSPA: Idealer Einstichwinkel von 60° in der Horizontalen 8 cm paramedian in Höhe von L 4

henden Äste des R. dorsalis, der R. meningeus und der R. communicans zum Grenzstrang. Die Winkel für die Injektionsbehandlung der L5-Wurzel beträgt 50–60°. Zur Infiltration der austretenden Wurzel L5 im Foramen intervertebrale des Segments L 5/S 1 senkt man die Nadelspitze weiter unter den Querfortsatz von L 5, gleichbedeutend mit einer Anwinklung in der Vertikalebene um etwa 50–60°. Die Nadel wird bis zum Knochenkontakt am lateralen Wirbelkörper bzw. an der seitlichen Facette vorgeschoben (s. Abb. 1.6, 1.7). Während des Vorschiebens der Nadel, vor allem in der Endphase, sind ständig Aspirationsversuche vorzunehmen, denn es besteht die Möglichkeit, dass man im Foramen intervertebrale eine Wurzeltasche punktiert. Bei Kontakt mit der Nervenwurzel gibt der Patient einen blitzartigen, in das Bein ausstrahlenden Schmerz an. Durch langsames Vorgehen unter ständigem Injizieren und Aspirieren kann man dieses unangenehme Phänomen weitgehend vermeiden. Daher empfiehlt es sich, für die Injektion insgesamt 10 ml einer niedrig konzentrierten Lokalanästhetikalösung zu ver-

wenden, da am Ende für die eigentliche Injektion vor Ort in der Regel nur noch 4–5 ml zur Verfügung stehen. Bei endgültiger und gesicherter Nadellage kann man, je nach klinischer Situation, ein länger wirksames Lokalanästhetikum (BUPIVACAIN) oder (und) ein Glukokortikoid (z.B. 10–20 mg Triamcinolon) hinzufügen.

**Fazit und klinische Relevanz**
Einstichwinkel und Führung der Nadel sind durch topographisch-anatomische Palpationspunkte bestimmt. Der wesentliche Unterschied zu den Techniken von Reischauer [1953] sowie Macnab und Dall [1971] besteht darin, dass eine schräge Nadelrichtung gewählt wird, mit einem sicheren Knochenkontakt im posterolateralen Anteil des Lendenwirbels.

Hauptindikationen stellen alle akuten und chronischen lokalen sowie alle radikulären Lumbalsyndrome dar. Wie unsere computertomographischen Kontrastmitteluntersuchungen gezeigt haben, diffundiert ein Teil der injizierten Lösung zu den proximalen Regionen des Spinalnervs unter Einbeziehung sowohl des Spinalganglions als auch des R. communicans. Nur ein Teil der injizierten Lösung gelangt durch das Foramen intervertebrale in den Epiduralraum (s. Abb. 1.8).

Nach der paravertebralen lumbalen Spinalnervenanalgesie verspürt der Patient eine Minderung seiner Rücken- und Beinschmerzen, die bei Verwendung einer 0,5%- bis 1%igen Lokalanästhetikalösung durchschnittlich 3,5 Stunden anhält. Dazu kommt bei etwa 50% der von uns befragten Patienten [Krämer 1997] ein ausgeprägtes Entspannungsgefühl mit subjektiv empfundener Erwärmung im Rücken und im betroffenen Bein.

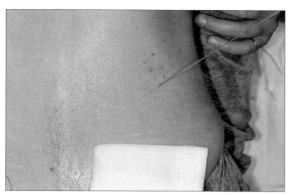

**Abb. 1.6:** Injektionsbehandlung der L5-Wurzel mit einem Einstichwinkel von ca. 50°

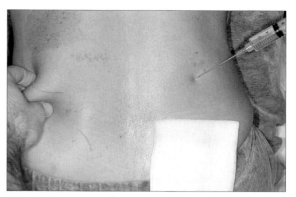

**Abb. 1.7:** Beim Einstechen und Vorschieben der Kanüle ggf. auf der Gegenseite die Haut kneifen (als Ablenkung für den Patienten)

Ziele der LSPA sind nicht die vollständige Analgesie und die Paralyse lumbaler Spinalnerven wie zur Operationsvorbereitung, sondern Schmerzreduktion und Desensibilisierung gereizter neuraler Strukturen im lumbalen Bewegungssegment.

## Lumbale Facetteninfiltrationen

### Prinzip
Ausschaltung gereizter Nozizeptoren in den lumbalen Wirbelgelenkkapseln durch vorübergehende Blockade mit einem Lokalanästhetikum, ggf. unter Einsatz von Steroiden (s. Abb. 1.9).

### Indikation
◢ Facettensyndrome,
◢ Hyperlordoserückenschmerzen,
◢ pseudoradikuläre Lumbalsyndrome.

### Notwendiges Instrumentarium
◢ 10-ml-Spritze mit Lokalanästhetikum (z.B. SCANDICAIN 0,5%),
◢ Einmalinjektionskanüle, 0,60 mm × 60 mm (z.B. Firma SUPRA) oder
◢ Einmalinjektionskanüle, 0,90 mm × 70 mm (z.B. Firma BRAUN),
◢ ggf. 1 Amp. Triamcinolon, 10 oder 20 mg.

### Technik
◢ Sitzende Position,
◢ leichte Oberkörpervorneigung,
◢ Füße abgestützt (Stuhl, Fußtritt) (s. Abb. 1.10).

Die Injektion ist auch in Bauchlage mit einem Kissen unter dem Bauch zur Entlordosierung der Lendenwirbelsäule möglich.

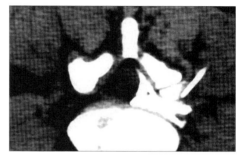

**Abb. 1.8:** CT-gesteuerte LSPA mit Diffusion des KM durch das Foramen intervertebrale auch in den Epiduralraum

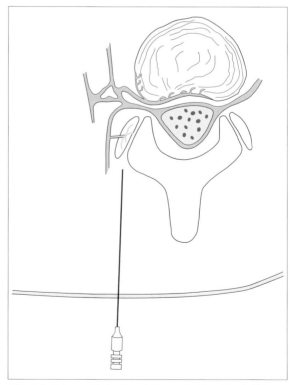

**Abb. 1.9:** Schematische Darstellung der Facetteninfiltration

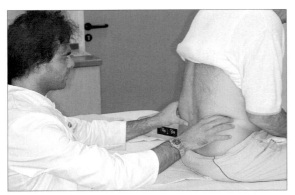

**Abb. 1.10:** Sitzhaltung eines Patienten vor Durchführung einer Facetteninfiltration

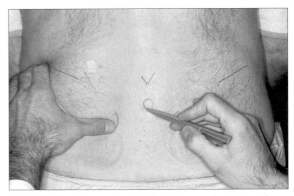

**Abb. 1.11:** Markierung der Beckenkämme, der Spinae iliacae posteriores superiores und der Dornfortsätze von L 4 und L 5

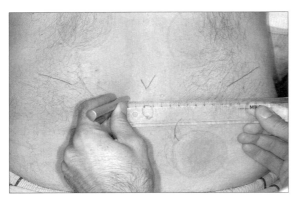

**Abb. 1.12:** Facetteninfiltration: Markierung der idealen Einstichstelle mit Hilfe des Lineals 2 cm paravertebral zwischen den Dornfortsätzen von L 4 und L 5

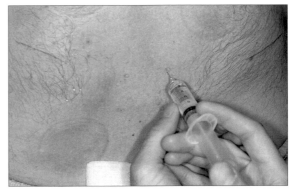

**Abb. 1.13:** Senkrechter Einstich und Infiltration der Facette des Segments L 4/5 rechts

Die Röntgenaufnahme der Lendenwirbelsäule in anterior-posteriorer Richtung sollte man am Bildschirm vor sich haben, zudem ein Pulsoxymeter anschließen. Es erfolgen die palpatorische Orientierung und die Markierung der „Landmarks" (s. Abb. 1.11). Die Wirbelgelenkkapseln erreicht man an der unteren Lendenwirbelsäule durch vertikales Vorschieben der Kanüle, und zwar 2 cm (Daumenbreite) paravertebral zwischen den Dornfortsätzen (s. Abb. 1.12).Die unteren 4 oder 6 lumbalen Wirbelgelenke werden meist gleichzeitig infiltriert. Man nimmt jeweils 2 ml eines Lokalanästhetikums, ggf. mit Kortisonkristallsuspension. Bei Injektionen in kürzeren Abständen beschränkt man sich auf ein Depot-Lokalanästhetikum. Man schiebt die Kanülespitze senkrecht zur Haut über die markierten Stellen bis zur Gelenkkapsel vor. Dort verspürt man unter der Nadelspitze das derbelastische Kapselgefühl, und der Patient gibt seinen typischen ausstrahlenden Schmerz an. Nach Aspiration führt man dann die Infiltration durch (s. Abb. 1.13).

**Fazit und klinische Relevanz**
Auf die Bedeutung der Wirbelgelenke bei der Entstehung von Kreuzschmerzen weisen zahlreiche Untersucher hin: Ghormley [1993], Badley [1941], Young [1983], Mooney [1976], McCall [1979], Moran, O'Connel, Walsh [1988], Law et al. [1985], Carrera [1980].

Die lumbalen Facetteninfiltrationen, die im Zusammenhang mit manueller Therapie relativ häufig oder auch als selbstständige Behandlungsmethode durchgeführt werden, erfordern eine klare Indikationsstellung [Bischoff 1997].

Diese Technik ist mit einiger Übung leicht durchzuführen. Eine intraartikuläre Nadellage ist nicht erforderlich, eine periartikulär-perikapsuläre Infiltration ist in der Regel völlig ausreichend.

Bei eindeutigem Gelenkerguss, der sich im Magnetresonanztomogramm als Aufhellung mit Flüssigkeitsansammlung zeigt, kann diese Injektion auch unter Bildverstärker- bzw. Computertomographie-(CT-)Kontrolle erfolgen. Es ist dabei zu berücksichtigen, dass es sich um sehr kleine Gelenkvolumina handelt.

## Lumbale epidurale Schmerztherapie

Bezüglich der Zugangswege zum lumbalen Epiduralraum siehe Tabelle 1.4.

### Epidurale sakrale Injektion

**Prinzip**

Injektion in den lumbalen Epiduralraum über den Hiatus sacralis (s. Abb. 1.14).

### Indikation
◢ Kokzygodynie,
◢ S1-Ischialgie,
◢ Postdiskotomiesyndrom.

### Notwendiges Instrumentarium
◢ Pulsoxymeter,
◢ sterile Handschuhe,
◢ Mundschutz,
◢ 10-ml-Spritze,
◢ Einmalinjektionskanüle, 0,80 mm × 120 mm (z.B. Firma BRAUN) oder
◢ Einmalinjektionskanüle, 0,90 mm × 70 mm (z.B. Firma BRAUN),
◢ 1 Amp. NaCl-Lösung, 10 ml,
◢ 1 Amp. Triamcinolon, 20 oder 40 mg,
◢ ggf. 1 Amp. Lolalanästhetikum, 10 ml (z.B. SCANDICAIN 0,5%).

### Technik
◢ Knie-Ellenbogen-Lage oder Seitlage,
◢ Pulsoxymeter anschließen,
◢ palpatorische Orientierung und Markierung der „Landmarks" (die anatomische Orientierung erfolgt an den Cornua sacralia, die den Zugang zum Hiatus sacralis jeweils lateral begrenzen; die mediale Begrenzung ist durch die proximal der Cornua sacralia auslaufende Crista sacralis vorgegeben),

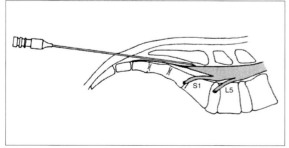

**Abb. 1.14:** Schematische Darstellung der episakralen Injektion [aus: Krämer, Nentwig 1999; S. 143]

**Tab. 1.4:** Zugangswege zum lumbalen Epiduralraum

| Zugangswege | Injektionen |
| --- | --- |
| interlaminär | epidural dorsal, epidural perineural |
| Hiatus sacralis | epidural sakral |
| Bandscheibe | intradiskal |
| Foramen intervertebrale | intraforaminal |

◢ sorgfältige Desinfektion (Schutz der Analschleimhäute durch einen in der Rima ani liegenden Tupfer und Benutzung eines sterilen Tuches),
◢ Einführen der Injektionsnadel (10-ml-Spritze mit NaCl-Lösung und 20 oder 40 mg Triamcinolon, ggf. Lokalanästhetikum, z.B. SCANDICAIN 0,5%; in der Mittellinie über die markierte Stelle, knapp distal des Hiatus sacralis in einem Winkel von ca. 70° bis zum Knochenkontakt).
◢ Danach wird durch leichtes Zurückziehen und kaudales Absenken der Nadel der Hiatus sacralis zwischen den Cornua sacralia aufgesucht. Man spürt den Widerstand der Membrana coccygea. Dieser wird überwunden und die Kanüle unter ständiger Aspiration ca. 3–4 cm in den Sakralkanal vorgeschoben. (bis max. Höhe S 2/3).
◢ Eine falsche Nadellage (wie in den dorsalen Weichteilen) wird durch Auflegen der anderen flachen Hand auf das Sakrum über dem vermeintlichen Nadelende und Injektion einer geringen Menge der Suspension ausgeschlossen (s. Abb. 1.15). Die Injektion lässt sich bei korrekter Positionierung ohne Widerstand durchführen.

### Fazit und klinische Relevanz

Vor allem im Rahmen der Behandlung von Postdiskotomie- oder Postfusionssyndromen setzen wir die Epiduralanästhesie über den Hiatus sacralis (Kaudalanästhesie) ein. Der Hiatus sacralis ist der einzig mögliche Zugang zum lumbalen Epiduralraum bei Zustand nach Fusion, wenn der interlaminäre Zugang durch Knochenspäne verlegt ist.

Der Nachteil der sakralen Technik besteht darin, dass man größere Mengen applizieren muss, um u.a. auch die betroffenen Nervenwurzeln in der gewünschten Konzentration zu umfluten. Bildverstärkerkontrollierte sakrale epidurale

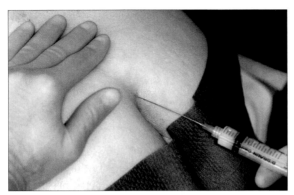

**Abb. 1.15:** Vermeiden einer falschen Nadellage bei der epiduralen sakralen Injektion durch Auflegen der anderen Handfläche auf die dorsalen Weichteile. Nur bei unkorrekter Nadellage ist die Verteilung der Suspension mit der Hand spürbar.

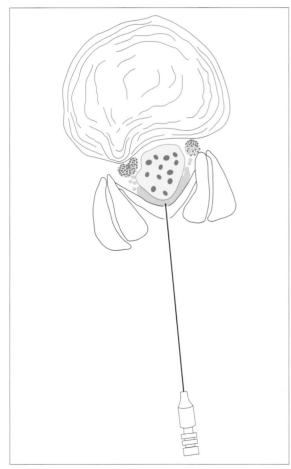

**Abb. 1.16:** Schematische Darstellung der epidorsalen Injektion

Injektionen mit Kontrastmittel zeigten dementsprechend eine gleichmäßige Verteilung der injizierten Flüssigkeit im Epiduralraum mit größeren Ansammlungen v.a. im unteren Lendenwirbelsäulenabschnitt.

Diese Technik ist nach einiger Übung leicht durchzuführen. In der Regel braucht man keine Hilfe Bild gebender Verfahren. Anomalien, seien sie posttraumatisch oder Normvarianten, können die Kaudalanästhesie erschweren oder sogar unmöglich machen.

### Epidurale dorsale Injektion
### Prinzip
Injektion durch das interlaminäre Fenster in den dorsalen Epiduralraum des betroffenen lumbalen Bewegungssegments (s. Abb. 1.16).

### Indikation
Mit der dorsalen interlaminären epiduralen Technik erreicht man gleichzeitig mehrere Wurzeln, ggf. auch auf beiden Seiten. Die Hauptindikationen sind daher:
◢ zentrale Spinalkanalstenose,
◢ polyradikuläre Wurzelreizsyndrome.

### Notwendiges Instrumentarium
◢ Pulsoxymeter,
◢ sterile Handschuhe,
◢ Mundschutz,
◢ 2 10-ml-Spritzen,
◢ SPINOCAN-Nadel, 25 G,
◢ 2 Amp. NaCl-Lösung, 10 ml,
◢ 1 Amp. Triamcinolon, 20 oder 40 mg.

### Technik
◢ Sitzende Position,
◢ leichte Oberkörpervorneigung,
◢ Füße abgestützt (Stuhl, Fußtritt),
◢ Pulsoxymeter anschließen (s. Abb. 1.17).

Die Röntgenaufnahme der Lendenwirbelsäule in anterior-posteriorer Richtung sollte man am Bildschirm vor sich haben, um das interlaminäre Fenster des entsprechenden Segments zu sehen und erkennen zu können, ob es seitendifferent konfiguriert ist. Bei einem nicht vorhandenen Interlaminärspalt, z.B. durch Überlappung der Laminae, wählt man von vornherein die besser zugängliche Nachbaretage.

Es folgen:

- palpatorische Orientierung und Markierung der „Landmarks" (je nach betroffener Wurzel wählt man den interlaminären Zugang im Segment L 5/S1, im Segment L 4/5 oder höher, bei Spinalkanalstenose bevorzugen wir meist das Segment L 3/4 oder das Segment L 4/5; s. Abb. 1.19, hier Segment L 4/5);
- Desinfektion (mindestens 3 min);
- Schieben der mandrinhaltigen SPINOCAN-Nadel zwischen den Dornfortsätzen an der markierten Stelle senkrecht zur Haut durch das Lig. interspinosum und durch das Lig. flavum;
- Aufsetzen einer 10-ml-Spritze, die mit NaCl-Lösung gefüllt ist, und weiteres Vorschieben der Nadel unter fortgesetztem Stempeldruck, bis der Injektionsdruck plötzlich nachlässt (Loss-of-Resistance-Technik), dann befindet man sich im Periduralraum (die Dura sollte nicht durchstoßen werden; s. Abb. 1.19);
- bei gesicherter Nadellage (den Patienten z.B. husten lassen – durch Druckerhöhung kommt es

zum Liquorfluss) Entfernen der mit NaCl-Lösung gefüllten Spritze und Aufsetzen der 10-ml-Spritze mit einem Gemisch aus 20 oder 40 mg Triamcinolon und NaCl-Lösung, ggf. auch mit Lokalanästhetikum, z.B. SCANDICAIN 0,5%, und nach erneuter Kontrolle durch Aspiration Applikation der Suspension (s. Abb. 1.20).

**Fazit und klinische Relevanz**

Der interlaminäre Zugang mit einer Injektionskanüle zum dorsalen Epiduralraum des lumbalen Wirbelkanals ist sowohl in der Anästhesie zur Durchführung einer Periduralanästhesie als auch in der orthopädischen Schmerztherapie zur Behandlung lumbaler Wurzelsyndrome üblich.

Mit der dorsal-interlaminären Injektionstechnik erreicht man gleichzeitig mehrere Wurzeln, ggf. auch auf beiden Seiten. Hauptindikationen stellen daher zentrale Spinalkanalstenosen und polyradikuläre Syndrome dar.

Der Nachteil der dorsalen Technik besteht darin, dass man größere Mengen der Suspension

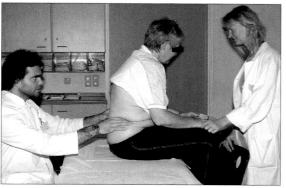

**Abb. 1.17:** Sitzhaltung einer Patientin vor Durchführung einer epidorsalen Injektion

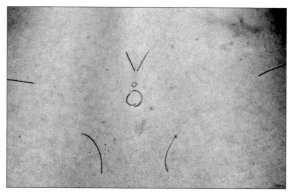

**Abb. 1.18:** Markierung der Beckenkämme, der Spinae iliacae posteriores superiores, der Dornfortsätze von L 4 und L 5 sowie der Einstichstelle zwischen L 4 und L 5

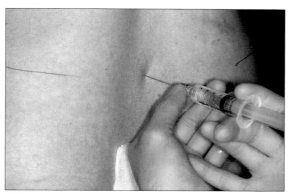

**Abb. 1.19:** Anwendung der Loss-of-Resistance-Technik im Segment L 4/5

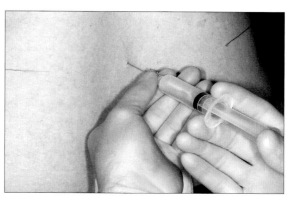

**Abb. 1.20:** Bei gesicherter Nadellage Injektion der Suspension in den dorsalen Epiduralraum

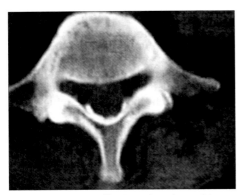

**Abb. 1.21:** CT-Kontrolle einer dorsalen epiduralen Injektion

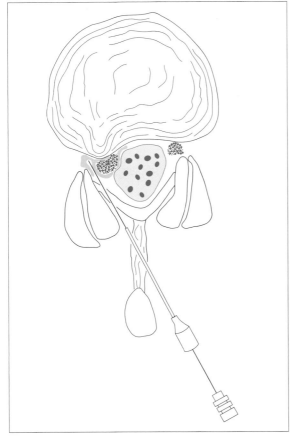

**Abb. 1.22:** Schematische Darstellung der epiduralen perineuralen Injektion

applizieren muss, um u.a. auch die betroffenen Nervenwurzeln in der gewünschten Konzentration zu umfluten. Computertomographisch kontrollierte dorsale epidurale Injektionen mit Kontrastmittel zeigten dementsprechend eine gleichmäßige Verteilung der injizierten Flüssigkeit im Epiduralraum mit größeren Ansammlungen v.a. im dorsalen Abschnitt (s. Abb. 1.21).

### Epidurale perineurale Injektion
**Prinzip**
Injektion geringer Mengen von Steroiden und Lokalanästhetika in den ventrolateralen Epiduralraum über einen schrägen interlaminären Zugang mittels Doppelnadeltechnik (s. Abb. 1.22).

**Indikation**
Mit der dorsalen interlaminären epiduralen Technik erreicht man gleichzeitig mehrere Wurzeln, ggf. auch auf beiden Seiten. Die Hauptindikationen sind daher:
- monoradikuläre lumbale Wurzelreizung, laterale Spinalkanalstenose,
- Postdiskotomiesyndrom.

**Notwendiges Instrumentarium**
- Pulsoxymeter,
- sterile Handschuhe,
- Mundschutz,
- 2 1-ml-Spritzen,
- Führungskanüle für SPINOCAN-Nadel, 20 G, 0,9 mm × 35 mm (Firma BRAUN),
- Spinalkanüle mit QUINCKESCHLIFF, 29 G, 0,34 mm × 11,9 mm (Firma BECTON DICKINSON),
- 1 ml NAROPIN, 2 mg/ml,
- 1 Amp. Triamcinolon, 10 mg,
- ggf. Material zur Injektion mit RIMEXEL, 10 mg, oder IRAP 1.

**Technik**
- Sitzende Position,
- leichte Oberkörpervorneigung,
- Füße abgestützt (Stuhl, Fußtritt),
- Pulsoxymeter anschließen (s. Abb. 1.23).

Die Röntgenaufnahme der Lendenwirbelsäule in anterior-posteriorer Richtung sollte man am Bildschirm vor sich haben, um das interlaminäre Fenster des Segments L 5/S 1 zu sehen und zu erkennen, ob es seitendifferent konfiguriert ist.

Es folgen die palpatorische Orientierung und die Markierung der „Landmarks". Man wählt den interlaminären Zugang in Höhe L 5/S 1 bei bestehenden Reizungen der Wurzeln L5 und S1. Eine Introducer-Kanüle wird 1 cm unterhalb des Dornfortsatzes von L 5 und 1 cm kontralateral (s. Abb. 1.24) in einem Winkel von ca. 20° schräg bis zum Lig. flavum vorgeschoben. In die Introducer-Kanüle wird eine 12 cm lange 29-G-Kanüle geschoben, bis man an der Nadelspitze Knochenkontakt verspürt (s. Abb. 1.25, 1.26). Bei ca. 20% der Patienten kommt es zu einem Wurzelkontakt (Patienten vorwarnen!). Das Ausmaß der Schmerzausstrahlung in die Beine hält sich allerdings aufgrund der dünnen 29-G-Kanüle in Grenzen. Injiziert werden 1 ml Lokalanästhetikum (NAROPIN, 2 mg/ml) sowie 10 mg Triamcinolon.

**Fazit und klinische Relevanz**

Bei Applikation in den anterolateralen Epiduralraum erreicht man im Segment L 5/S 1 die Wurzeln L5 und S1. Im Segment L 4/5 liegt die L5-Wurzel noch intrathekal. Eine versehentliche intrathekale Applikation des Lokalanästhetikum-Steroid-Gemisches ist bei dieser Injektionstechnik eher unwahrscheinlich, da erst injiziert wird, wenn Knochenkontakt erreicht ist. Eine transdurale Passage bemerkt man erst durch die langsame Aspiration beim Zurückziehen der Nadel. Mit mäßiggradigen Kopfschmerzen ist danach in etwa 5% der Fälle zu rechnen. Bildgesteuerte epidurale perineurale Injektionen mit Kontrastmittel zeigten dementsprechend eine selektive Verteilung der injizierten Flüssigkeit im ventrolateralen Epiduralraum.

## Komplikationsmöglichkeiten

Am häufigsten sind orthostatische Reaktionen zu verzeichnen. Für die Behandlung gelten die allgemeinen Maßnahmen der Therapie des hypostatischen Schocks.

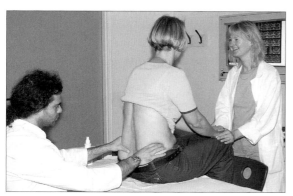

**Abb. 1.23:** Sitzhaltung einer Patientin vor Durchführung einer epiduralen dorsalen Injektion

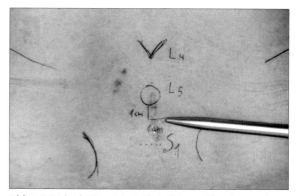

**Abb. 1.24:** Ideale Einstichstelle bei der epiduralen perineuralen Injektion

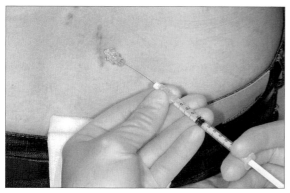

**Abb. 1.25:** Epidurale perineurale Injektion bei einer linksseitigen S1-Wurzelreizung in der kontralateralen Doppelnadeltechnik

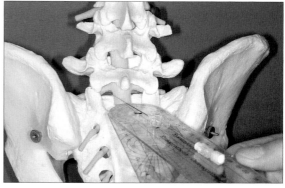

**Abb. 1.26:** Idealer Einstichwinkel von ca. 16–20° bei der epiduralen perineuralen Injektion im Segment L 5/S 1

Vorzeichen einer intravasalen Applikation mit zerebralen und kardiovaskulären Komplikationen (stets Aspiration vor Applikation!) können sein: Erbrechen, Rededrang, Euphorie, Angst, Erregung, Verlust der Orientierung, Unruhe und Schwindel. Nach Muskelzuckungen und Krämpfen (vor allem klonisch) können Koma und zentrale Atemlähmung folgen. Am Herz zeigen Lokalanästhetika eine chinidinartige Wirkung: Frequenzabnahme, die bis zum Herzstillstand führen kann, Verlängerung der Überleitungszeit bis zum AV-Block, verminderte Erregbarkeit, verminderte Kontraktionskraft.

Lokale oder allgemeine allergische Reaktionen bis zum anaphylaktischen Schock sind insbesondere bei entsprechender Prädisposition zu beobachten [Grifka, Broll-Zeitvogel, Anders 1999].

*Die zulässigen Medikamentenhöchstdosen sowie die sofortige Einleitung von Notfallmaßnahmen bei Komplikationen sind natürlich zu beachten.*

Ebenso wie medikamentenbedingte Komplikationen werden auch mangelnde anatomische Kenntnisse als Ursache für Komplikationen beklagt [Bratzke, Baur, Schramm 1991).

Als Nebenwirkung und nicht als Komplikation kann es zu einem Taubheitsgefühl im Bein mit vorübergehenden motorischen Störungen (Einknicken des Beines) kommen. Wegen der möglichen Paresen ist nach jeder Injektion eine Überwachung über ca. 30 min erforderlich. Selten kommt es über eine Wurzeltascheninjektion zu einer inkompletten oder kompletten Spinalanästhesie, die dann 3–4 Stunden anhält, wenn ein niedrig konzentriertes Kurzzeitlokalanästhetikum verwendet wurde. Der Patient muss dann mit erhöhtem Oberkörper entsprechend lange in der Praxis oder in der Ambulanz gelagert werden. In diesen Fällen empfiehlt es sich auch, einen i.v. Zugang zu legen und den Patienten mit einem Pulsoxymeter sowie ggf. mittels EKG zu überwachen.

## Kostenerstattung

### EBM

Ziffer 30731: Alle lumbalen *epiduralen* Injektionstechniken mit Überwachung bis zu 2 Stunden sowie EKG-Monitoring und Pulsoxymetrie ergeben 1.800 Punkte.

Ziffer 30724: Die LSPA ergibt 500 Punkte.

### GOÄ

(Angaben ohne Kosten für Material, Untersuchung und Beratung)

Ziffer 470 (epidurale Injektion):
- 1facher Satz: 23,32 €;
- 2,3facher Satz: 53,62 €;
- 3,5facher Satz: 81,60 €.

Ziffer 267 (LSPA):
- 1facher Satz: 4,66 €;
- 2,3facher Satz: 10,73 €;
- 3,5facher Satz: 16,32 €.

Ziffer 268 (Facetteninjektion):
- 1facher Satz: 7,58 €;
- 2,3facher Satz: 17,43 €;
- 3,5facher Satz: 26,52 €.

## Fazit und klinische Relevanz

Bevor bei erheblichen, ambulant therapieresistenten Wirbelsäulenbeschwerden operiert wird, sollte man eine 10-tägige stationäre minimal-invasive Intensivtherapie durchführen – es sei denn, akute gravierende Lähmungen zwingen zur sofortigen Operation. Meist handelt es sich um Nervenwurzelkompressionssyndrome, hervorgerufen durch Bandscheibenvorfall, Spinalkanalstenose oder postoperative Narben. Eine stationäre minimal-invasive Wirbelsäulentherapie steht bei diesen Erkrankungen zwischen der ambulanten fachorthopädischen Behandlung und der offenen Operation.

Mit täglichen wirbelsäulennahen Injektionen in Form von Spinalnervanalgesien und epiduralen perineuralen Infiltrationen, begleitet von einem speziellen physiotherapeutischen Programm, das nach der Entlassung weitergeführt wird, gelingt es in den meisten Fällen, die Beschwerden so nachhaltig zu bessern, dass eine offene Operation nicht mehr infrage kommt.

Das Konzept der stationären minimal-invasiven Wirbelsäulentherapie (SMIWT) ist multimodal und enthält ärztliche, physiotherapeutische und psychotherapeutische Komponenten.

**Tab. 1.5:** Evidenz konservativer und minimal-invasiver Behandlungsmethoden bei Rücken-/Beinschmerzen [Arzneimittelkommission der Deutschen Ärzteschaft 2000; Krämer, Nentwig 1999]

| Verfahren | Anzahl Studien | Evidenz |
|---|---|---|
| epidurale Injektion | 9 | •• |
| LSPA | 2 | • |
| intradiskale Laseranwendung | 2 | • |
| perkutane Nukleotomie | 2 | • |
| Chemonukleolyse | 4 | • |
| Physiotherapie | <6 | • |
| Rückenschule | 18 | • |
| NSAR | 25 | •• |
| Myotonolytika | 15 | • |

Die stationäre minimal-invasive Wirbelsäulentherapie hat sich im Orthopädischen Universitätsklinikum St. Josef Hospital in Bochum in den vergangenen 15 Jahren bei über 3.000 Patienten bewährt und wurde aufgrund eigener Erfahrungen und wissenschaftlicher Studien ständig optimiert [Theodoridis, Krämer 2003].

Die wesentlichen Bestandteile des multimodalen Programms – wirbelsäulennahe Injektionen, Bewegungstherapie und Verhaltenstraining – sind evidenzbasiert und werden von der Arzneimittelkommission der Deutschen Ärzteschaft ausdrücklich empfohlen (s. Tab. 1.5).

Am Ende des 10-tägigen stationären Intensivprogramms sind die Patienten zwar nicht beschwerdefrei, in ihrem Schmerzniveau jedoch so weit gebessert, dass eine Operation nicht mehr zur Diskussion steht und die weitere Behandlung ambulant beim Facharzt oder beim Hausarzt erfolgen kann.

Behandlungsergebnisse für die Injektionstherapie liegen zum größten Teil aus kontrollierten Studien vor. Zur Wirksamkeit epiduraler Injektionen mit Glukokortikosteroiden bei Patienten mit radikulärer Symptomatik existieren ebenfalls verschiedene Studien [Agency for Health Care Policy Research 1994; Bogduk 1995; Carette et al. 1997; Cuckler et al. 1985; Griffin, Ray, Schaffner 1988; Hildebrand, Pfingsten 1998; Klenermann et al. 1984; Koes et al. 1995 und 1999; Krämer et al. 1997a, b; Van Tulder, Koes, Bouter 1997]. Positive Ergebnisse einzelner randomisierter kontrollierter Studien sowie gemeinsame metaanalytische Aus-

wertungen [McQuay, Moore 1998; Watts, Silagy 1995] der vorliegenden Daten machen eine analgetische Wirkung sehr wahrscheinlich. Diese Aussage entspricht weitgehend auch der klinischen Erfahrung [Arzneimittelkommission der Deutschen Ärzteschaft 2000].

Zur Effektivität der lumbalen Spinalnervanalgesie gibt es bisher 2 prospektiv randomisierte Studien [Grifka, Schleusz 1995; Krämer et al. 1997b]. Studien zur Bewertung des Gesamtprogramms der stationären minimal-invasiven Wirbelsäulentherapie an der Hals- und Lendenwirbelsäule liegen ebenfalls vor [Schmidt 2000; Siebertz 2002; Wiese et al. 2001]. Bei lumbaler Nervenwurzelkompression ist die stationäre minimal-invasive Wirbelsäulentherapie in 92% der Fälle so weit erfolgreich, dass nicht mehr operiert werden muss [Krämer et al. 1997a]. Siebertz [2002] ermittelte den Zufriedenheitsgrad der Patienten während und bei Abschluss der Behandlung, mit dem Ergebnis, dass die Gesamtbeurteilung des multimodalen Therapieprogramms von 91,3% der Patienten positiv bewertet wurde, insbesondere was die Injektionsmaßnahmen betraf.

*Zusammenfassend* zeigen die Ergebnisse, dass nach erfolgloser fachärztlicher Behandlung bei Nervenwurzelkompressionssyndromen an der Lendenwirbelsäule erst noch der Versuch einer intensiven, ggf. stationären, Wirbelsäuleninjektionstherapie unternommen werden sollte, bevor die Indikation zur Operation gestellt wird.

## Literaturverzeichnis

Agency for Health Care Policy and Research (AHCPR) (1994) Acute low back problems in adults. Clinical Practice Guideline Number 14. AHCPR Publication 95-0642

Arzneimittelkommission der Deutschen Ärzteschaft (2000) Therapieempfehlungen bei Kreuzschmerzen, 2. Aufl.

Badley CE, The articular facet in relation to low back pain and sciatica. J Bone Joint Surg (1941), 23, 481

Bischoff HP (1997) Chirodiagnostische und chirotherapeutische Technik: ein kurzgefaßtes Lehrbuch. Balingen, Spitta

Bogduk N, Epidural steroids. Spine (1995), 20 (7), 845–848

Bogduk, N (2000) Klinische Anatomie von Lendenwirbelsäule und Sakrum. Heidelberg, Springer

Bratzke H, Baur XC, Schramm T, Verletzung der ärztlichen Sorgfaltspflicht bei therapeutischer Lokalanästhesie. Dtsch Med Wochenschr (1991), 116, 1051–1054

Carette S et al., Epidural corticosteroid injections for sciatica due to herniated nucleus pulposus. N Engl J Med (1997), 336, 1634–1640

Carrera F, Lumbar facet injection in LBP and sciatica. Radiology (1980), 137, 661–664

Cuckler JM et al., The use of epidural steroids in the treatment of lumbar radicular pain. J Bone Joint Surg (1985), 67-A (1), 63–66

Geiss HK, Hygienemaßnahmen in der Orthopädie: „deutsch" oder „amerikanisch"? Orthopäde (2002), 31, 1045–1047

Ghormley RK, Low back pain with special reference to the art. Facets with presentation of an operative procedure. J Amer Med Ass (1993), 101, 1773

Griffin MR, Ray WA, Schaffner W, Nonsteroidal anti-inflammatory drug use and death from peptic ulcer in elderly persons. Ann Intern Med (1988), 109, 359–363

Grifka J, Broll-Zeitvogel E, Anders S, Injektionstherapie bei Lumbalsyndromen. Orthopäde (1999), 28, 922–931

Grifka J, Schleusz T, Prospektiv randomisierte Akupunkturstudie beim Lumbalsyndrom. Orthopädische Praxis (1995), 31, 134–138

Hildebrandt J, Pfingsten M, Rückenschmerz – Diagnostik, Therapie und Prognose. Zeitschrift ärztliche Fortbildung Qualitätssich (1998), 92, 13–22

Klenermann L et al., Lumbar epidural injections in the treatment of sciatica. Br J Rheumatol (1984), 23, 35–38

Koes BW et al., Efficacy of epidural steroid injections for low back pain and sciatica: a systematic review of randomised clinical trials. Pain (1995), 63, 279–288

Koes BW et al., Epidural steroid injections for low back pain and sciatica: an updated systematic review of randomised clinical trials. Pain Digest (1999), 9, 241–247

Krämer J (1997): Bandscheibenbedingte Erkrankungen, 4. Aufl. Stuttgart, New York, Thieme

Krämer J, Nentwig CG (1999) Orthopädische Schmerztherapie. Stuttgart, Enke/Thieme Verlagsgruppe

Krämer J, Ludwig J, Theodoridis T (2004) Grundlagen zur konservativen und operativen Therapie der degenerativen Spinalkanalstenose an der Lendenwirbelsäule In: Pfeil J, Rompe JD, Der enge Spinalkanal, 95–110. Darmstadt, Steinkopff

Krämer J et al., Lumbar epidural perineural injection: a new technique. Eur Spine J (1997a), 6, 357–361

Krämer J et al., Die paravertebrale lumbale Spinalnervenanalgesie zur orthopädischen Schmertherapie. Standards – Leitlinien – Neue Techniken – Ergebnisse. Z Orthop (1997b), 135, 9–14

Krämer R, Herdmann J, Krämer J (2005) Mikrochirurgie der Wirbelsäule. Stuttgart, Thieme

Kuhlendahl H, Über die Beziehungen zwischen anatomischer und funktioneller Läsion der lumbalen Zwischenwirbelscheiben. Ärztl Wschr (1950), 5 (19), 281–284

Kuhlendahl H, Richter H, Morphologie und funktionelle Pathologie der Lendenbandscheiben. Langenbecks Arch Klein Chir (1952), 272 (6), 519–547

Kuslich S, Ulstrom C (1990) The origin of low back pain and sciatica: A microsurgical investigation. In: Williams R, McCulloch J, Young P, Microsurgery of the lumbar spine. Rockville/Maryland, Aspen

Law W et al., Clinical evaluation of intraarticular injection for lumbal facet joint pain. Med J Aus (1985), 143, 23

Macnab J, Dall D, The blood supply of the lumbar spine and its application to the technique of intertransverse lumbar fusion. J Bone Jt Surg (1971), B53, 628

McCall IW, Park WM, O'Brien JP, Induced pain referral from posterior lumbar elements in normal subjects. Spine (1979), 4, 441–446

McQuay H, Moore A (1998) Epidural corticosteroids for sciatica. In: An evidence-based resource for pain relief, 216–218. The Bath Press Ltd., Bath

Mendel T, Wink C, Zimmy M, Neural elements in human cervical intervertebral discs. Spine (1992), 17, 132–135

Mooney V, Robertson J, The facet syndrome. Clin Orthop (1976), 115, 149–156

Moran R, O'Connel D, Walsh MG, The diagnostic value of facet injections. Spine (1988), 13, 1407–1410

Mulligan JH, The innervation of the ligaments attached to the bodies of the vertebrae. J Anat (1957), 91, 455

Mutter J et al., Sinnvolle und nicht sinnvolle Hygienemaßnahmen in der Orthopädie. Orthopäde (2002), 31, 1039–1044

Olmarker K, Rydevik B, Biochemical influence of nucleus pulposus on cauda equina nerve roots. Spine (1993), 18, 1425–1432

Reischauer F, Zur Technik der lokalen Novocainbehandlung bei Lumbago/Ischias. Dtsch med Wschr (1953), 78, 1373

Saal A, Saal J, Nonopertive treatment of herniated lumbar intervertebral disc. Spine (1989), 14, 431

Schmidt S (2000) Ergebnisse der SMIWT. Medizinische Dissertation, Bochum

Siebertz H (2002) Stellenwert der unterschiedlichen Maßnahmen der SMIWT. Medizinische Disseration, Bochum

Smith MJ, Wright V, Sciatica and the intervertebral disc. J Bone Jt Surg (1958), A40, 1401

Theodoridis T, Krämer J (2003) Stationäre minimal invasive Wirbelsäulentherapie. In: Breitenfelder J, Haaker R, Der lumbale Bandscheibenvorfall, 34–56. Steinkopff, Darmstadt

Van Tulder MW, Koes BW, Bouter LM, Conservative treatment of acute and chronic non-specific low back pain: a systematic review of randomised controlled trials of the most common interventions. Spine (1997), 22 (18), 2128–2156

Watts RW, Silagy CA, A meta analysis on the efficacy of epidural corticosteroids in the treatment of sciatica. Anaesth Intens Care (1995), 23, 564–569

Wehling P, Zum Stellenwert der analgetisch-medikamentösen Therapie bei Schmerzen des Bewegungsapparates. Orthop Prax (1993), 3, 170

Wiese M. et al.,: Therapie des Lumbalsyndroms: Ergebnisse aus 13 Jahren. Orthop Prax (2001), 37 (3), 181–183

Willburger R (1998) Langzeitverlauf des konservativ behandelten Postdiskotomiesyndroms. In: Krämer J, Nentwig CG, Orthopädische Schmerztherapie. Stuttgart, Enke

Young KH, King AI; Mechanism of facet load transmission as a hypothesis for low back pain. Spine (1983), 8, 327

# 2 Zervikale Spinalnervenanalgesie (CSPA)

*F. Rubenthaler*

## Indikation

Eine für die Schmerzentstehung bedeutungsvolle Region im Bewegungssegment stellt die Gegend um das Foramen intervertebrale dar. Dies gilt v.a. für den unteren Abschnitt der Halswirbelsäule, wo das Foramen intervertebrale sowohl vom Wirbelbogengelenk als auch vom Zwischenwirbelabschnitt begrenzt wird. Hier liegen Nozizeptoren und afferente Fasern, die bei chronischer Reizung zu Nozizeptoren werden können, dicht nebeneinander. Es kann hier zu mechanischen Irritationen der sensiblen Ramus-meningeus-Fasern in der Wirbelbogengelenkkapsel, im hinteren Längsband und in der Spinalnervenwurzel selbst kommen. Im Bewegungssegment liegen Schmerzausgangspunkte und afferente Fasern nahe beieinander. Da die Nervenfasern motorische, sensible und vegetative Komponenten enthalten und zudem noch untereinander verbunden sind, können in einem Bewegungssegment unterschiedliche Beschwerdekombinationen auftreten.

Durch lokale Applikation analgetischer und antiphlogistischer Medikamente in dieser Region gewinnt man direkten Einfluss auf die Schmerzursachen von Zervikalsyndromen [Krämer, Nentwig 1999]. Auch radikuläre Schmerzbilder mit initialer Parese im Sinne eines Kraftgrades 4/5 lassen sich durch diese Injektionsbehandlung in einem hohen Prozentsatz der Fälle suffizient behandeln [Rubenthaler, Lepper, Wiese 2004].

Die zervikale Sympathikusblockade, insbesondere die Blockade des Ganglion stellatum, wurde in der Vergangenheit unselektiert zur Behandlung zervikaler Schmerzsyndrome eingesetzt [Bogduk 1981; Gros 1949; Herget 1943; Mandl 1953; Neuermann, Penzholz 1953; Pieper 1950; Reischhauer 1956]. Heute wird die zervikale Sympathikusblockade neben dem Einsatz bei sympathischer Reflexdystrophie, Kausalgie, Postzosterneuralgie oder jeglicher anderer Erkrankung mit sympathischer Reflexaktivierung beim zervikozephalen Syndrom mit Hörstörungen eingesetzt [Decher 1969; Flock 1970; Pöllmann, Keidel, Pfaffenrath 1996; Tilscher 1984].

Durch die gezielte repetitive Umflutung des zervikalen Spinalnervs mit Lokalanästhetikum können eine Desensibilisierung und eine Schmerzreduktion erreicht werden [Krämer, Nentwig 1999; Sutor, Ziegelgänsberger 1987]. Hiermit hat man die Möglichkeit, die Reizquelle im Bewegungssegment direkt auszuschalten.

Zu den Indikationen gehören insbesondere degenerativ verursachte zervikobrachiale Syndrome. Es können jedoch auch lokale und zervikozephale Beschwerdebilder mit dieser Injektionstechnik gut behandelt werden. Entzündlich oder tumorös verursachte Beschwerdebilder mit Ausnahme von Erkrankungen des rheumatischen Formenkreises sollten neben schwerwiegenden konsumierenden Erkrankungen einen Ausschluss für die lokale Injektionsbehandlung darstellen.

## Präinterventionelle Diagnostik

Als reine Interventionsdiagnostik ist zur Durchführung der Injektion lediglich ein Röntgenbild der Halswirbelsäule in 2 Ebenen notwendig, um vorhandene anlagebedingte oder degenerativ verursachte Veränderungen zu erkennen. Weiterhin sollte geklärt sein, dass der Patient keine Störungen der Blutgerinnung (auch Einnahme von Thrombozytenaggregationshemmern) aufweist. Lokale Infektionen der Haut im Bereich der Injektionsstelle und gravierende Allgemeininfektionen sollten ebenfalls ausgeschlossen sein. Neben der reinen Interventionsdiagnostik besteht noch die Möglichkeit der Indikationsdiagnostik mittels Magnetresonanztomographie (MRT) oder Computertomographie (CT; vorzugsweise in Myelographietechnik) zur Etagenlokalisation und differenzierten Ermittlung der Pathologie. Da die Injektion jedoch nicht streng segmental, sondern eta-

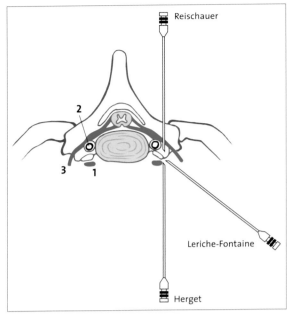

**Abb. 2.1:** Verschiedene Zugänge bei der zervikalen Sympathikusblockade. **1** Ganglion stellatum, **2** A. vertebralis, **3** N. spinalis.

genübergreifend erfolgt, ist die Diagnostik mittels MRT oder CT bei der lokalen Injektionsbehandlung nicht obligat.

## Notwendiges Instrumentarium

Die Injektion wird mit einer 10-ml-LUERLOCK-Spritze mit einer 0,8 mm oder 0,7 mm × 80 mm messenden Injektionskanüle durchgeführt. Als Medikament werden 10 ml eines niedrig konzentrierten Lokalanästhetikums verwendet. Ferner können dem Lokalanästhetikum auch 10–20 mg Triamcinolon oder vergleichbare Steroidmedikamente beigemischt werden. Eine Überwachung des Patienten mittels Pulsoxymeter ist erforderlich.

## Präinterventionelle Aufklärung

Die CSPA ist eine extrem nebenwirkungsarme Intervention. Bei langsamer Applikation des Lokalanästhetikums lassen sich Kreislaufreaktionen und vagale Reflexe weitestgehend vermeiden. Neben passageren Lähmungen (inklusive Horner-Symptomatik) sind lokale Hämatome und auch Infektionen beschrieben. In seltenen Fällen kann

es zur Ausbildung eines Pneumothorax kommen, der möglicherweise einer Drainierung bedarf. In der Literatur findet sich lediglich ein definitiver Hinweis auf eine tödliche Komplikation nach zervikaler Injektion (s. unten, „Komplikationsmöglichkeiten").

## Durchführung der Intervention

### Zervikale Sympathikusblockade

Für die Infiltration des Ganglion stellatum werden sowohl ventrale als auch laterale und dorsale Techniken angegeben (s. Abb. 2.1). Während Herget [1943] einen direkten ventralen Weg in diese Region erwähnt, beschreiben Lériche und Fontaine [1934] sowie Mandl [1953] einen eher ventrolateralen Zugang (s. Abb. 2.1). Nachteil des ventrolateralen Zugangs ist eine mögliche endodurale Injektion bei schräger Nadelrichtung. Zur Vermeidung von Gefäßkomplikationen und möglichen Punktionen des Ösophagus hat sich der dorsale Zugang zur Blockade des Ganglion stellatum mit einer hinreichenden Sicherheit und Genauigkeit bewährt [Reischauer 1956]. Die Injektion von dorsal hat gegenüber den ventralen Methoden den Vorteil, dass der Patient die Vorneigung des Kopfes als angenehmer empfindet als die starke Reklination der Halswirbelsäule. Ferner kann die gleiche Technik auch für höher gelegene Segmente verwendet werden, wenn eine reine Spinalnervenanalgesie erzielt werden soll [Krämer 1997].

### Zervikale Nervenwurzelblockade (zervikale Spinalnervenanalgesie, CSPA)

Die zervikale Nervenwurzelblockade wird im Sitzen bei Flexion der Halswirbelsäule durchgeführt. Die Einstichstelle liegt ca. 3–4 cm lateral der markierten Medianlinie und auf der halben Distanz zwischen 2 Dornfortsätzen. Die hierzu auffindbaren Angaben beziehen sich auf Reischauer [1956], der empfiehlt, ca. 4 cm lateral der Medianlinie zu punktieren. Eine hierzu durchgeführte anatomische Untersuchung an 19 Leichenpräparaten konnte jedoch zeigen, dass in den unteren Bewegungssegmenten der Halswirbelsäule die Breite der Massae laterales durchschnittlich nur 3,5 cm beträgt. In den höher gelegenen Segmenten C3/4 und C4/5 sind sogar Werte von 3 cm ermittelt worden. Auch Reischauers Empfehlung, bei muskelstarken, großen Männern tendenziell 0,5 mm weiter lateral zu punktieren, kann aufgrund unserer Untersuchungen nicht entsprochen werden. Es fanden sich keinerlei Korrelationen von Geschlecht, Körpergröße oder Gewicht mit der Breite der Massae laterales.

Eine ausreichend lange Kanüle (0,7–0,8 mm × 80 mm) mit 10-ml-Spritze, gefüllt einer niedrig prozentigen Lokalanästhetikalösung, wird senkrecht zur Hautoberfläche in die Tiefe vorgeschoben, bis sie nach 3–6 cm Kontakt mit der Massa lateralis erhält (s. Abb. 2.2a). Nun wird die Nadelspitze unter ständiger Aspiration und Applikation eines kleinen Lokalanästhetikadepots oben außen an der seitlichen Knochenbegrenzung vorbeigeführt und etwa 0,5–1 cm weiter vorgeschoben (s. Abb. 2.2b). Hier wird in der Nähe der austretenden Nervenwurzel das verbliebene Lokalanästhetikum appliziert. Es ist von besonderer Wichtigkeit, dass der Einstich unbedingt in streng sagittaler Richtung erfolgt. Durch eine medialisierte Stichrichtung läuft man sonst Gefahr, über das interlaminäre Fenster eine direkte unkontrollierte Dura- oder Myelonpunktion durchzuführen. Die dann mögliche intrathekale Applikation von Lokalanästhetika könnte letale Komplikationen zur Folge haben.

Wegen möglicher Kreislaufreaktionen bleiben die Patienten nach der Injektion eine halbe Stunde lang liegen, um sie unter klinischer Beobachtung zu haben. Aktive Verkehrstüchtigkeit ist bei der Verwendung von Scandicain 0,5% frühestens nach 5 Stunden gegeben.

## Komplikationsmöglichkeiten

Ernste Komplikationen treten bei den Stellatum- und zervikalen Nervenwurzelblockaden relativ selten auf. In seltenen Fällen wird von sog. „Reflextodesfällen" berichtet [Mandl 1953; Pieper 1950; Reischauer 1956; Schmidt 1955]. Insgesamt handelt es sich jedoch bei diesen Fallberichten um relativ alte Publikationen, in denen keine wesentliche Ursachenforschung der Komplikationen erfolgte und lediglich Mutmaßungen geäußert werden. Höer, Schregel und Wildförster [1996] berichteten über einen Fall eines intraspinalen

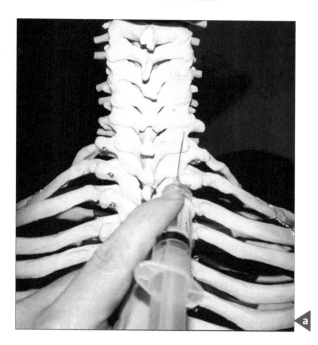

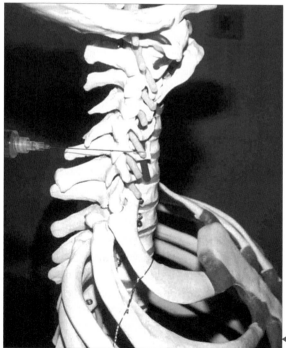

**Abb. 2.2:** Zervikale Spinalnervenanalgesie (CSPA): Nach dem Vorschieben der Nadel bis auf die Massa lateralis (**a**) erfolgt die Lateralisation der Nadel, um diese noch wenige Millimeter an die Nervenwurzeln heranzubringen (**b**).

Hämatoms nach zervikaler Wurzelblockade bei Brachialgie. Hier wurde unter Bildwandlerkontrolle eine Lokalanästhetikainjektion (1 ml Scandicain 1%) in Höhe C6/7 von rechts dorsolateral durchgeführt. Nach wenigen Minuten traten sehr starke Schmerzen im Nacken auf. Daraufhin erfolgte die sofortige stationäre Aufnahme. Am nächsten Morgen zeigte sich eine inkomplette Tetraparese vom Segment C6 aus nach kaudal reichend, rechts mit Betonung der oberen Extremität, links mit Betonung der unteren Extremität. Im Computertomogramm der Halswirbelsäule fanden sich Anzeichen einer frischen Blutung ventral des Rückenmarkes in Höhe C6/7. Sowohl bei Suboкzipital- als auch bei Lumbalpunktion entleerte sich blutiger Liquor. Unter der Diagnose eines intraduralen raumfordernden Hämatoms wurde eine operative Entlastung durchgeführt. Intraoperativ fand sich ein vorwiegend ventral ausgedehntes, intraspinales, subarachnoidales Hämatom.

Im Rahmen der unter Bildwandlerkontrolle durchgeführten Wurzelblockade kann es möglicherweise zu einer Dura- und Gefäßverletzung gekommen sein, mit konsekutiver Ausbildung eines intraduralen Hämatoms und resultierender inkompletter Paraplegie. Für diese Interpretation spricht der enge zeitliche Zusammenhang zwischen Injektion und dem Auftreten stärkster zervikaler Schmerzen mit der kurz danach aufgetretenen neurologischen Symptomatik. Zwar ist auch das spontane Auftreten einer intraduralen Blutung denkbar, derartige Ereignisse sind jedoch eine Rarität [Metzger, Singbartl 1991]. Bei dieser möglicherweise unbeabsichtigten Durapunktion im Rahmen einer zervikalen Wurzelblockade ist trotz Röntgenkontrolle davon auszugehen, dass die Stichrichtung nicht streng sagittal geführt und nicht lateral an der Massa lateralis vorbei gestochen wurde. Denkbar wäre, dass die Injektionsnadel bei Knochenkontakt zur Medianlinie abgewichen und auf direktem Wege durch die Wirbelbögen in den Spinalkanal gelangt ist. Schlussfolgernd muss gesagt werden, dass selbst „Injektionshilfen" wie die Röntgendurchleuchtung keinen sicheren Schutz vor schwerwiegenden Komplikationen darstellen, sondern lediglich das mögliche Auftreten von Fehlern reduzieren können.

Die wesentlichste Komplikation bei den Wurzelblockaden von C7 und C8 ist die Pleurapunkti-

on mit Ausbildung eines Pneumothorax [Krämer 1997]. Reischhauer [1956] berichtet von 0,165% Pleurapunktionen mit Pneumothorax bei über 20.000 Injektionen. Da das Ganglion stellatum ventral unmittelbar von Pleura bedeckt ist, wird ein Pneumothorax mit keiner Technik absolut vermeidbar sein. Bei der C8-Injektion ist eine Pleurapunktion eher zu erwarten als bei Injektion in den höher gelegenen Segmenten. Klinische Zeichen einer Pleura- und Lungenverletzung können sich durch stechende Schmerzen, Atemnot und Hustenreiz äußern. Ein Hustenreiz kann schon durch die einfache Berührung der Pleura ausgelöst werden. Akute Lebensgefahr besteht dabei in den allerseltensten Fällen. Die Punktion der Lungenspitze führt für gewöhnlich nicht zu einem Pneumothorax, da sich die Einstichstelle sofort wieder schließt. Nur bei Punktion von randständigen Alveolen oder größeren Emphysemblasen könnte Luft in den Pleuraspalt gelangen. Die Behandlung des entstandenen Pneumothorax richtet sich ganz nach den klinischen Symptomen. Solange keine Spannungszeichen auftreten, wird symptomatisch konservativ therapiert. Die eingedrungene Luft resorbiert sich innerhalb von 10–14 Tagen von selbst. Es ist jedoch ratsam, betroffene Patienten in dieser Zeit klinisch zu überwachen.

Häufigste Erscheinungen nach Stellatum- und Wurzelblockaden sind Kollapszustände. Man darf diese nicht als eigentliche Komplikation bezeichnen, da einige Patienten schon vor dem Eingriff, wie auch vor anderen Injektionen, einen Kollaps erleiden. Intravasale Injektionen mit massiven Kreislaufreaktionen sollte man durch Aspiration vor der Injektion vermeiden. Intravenöse oder intraarterielle Injektionen wässriger Lokalanästhetikalösung in periphere Gefäße werden zwar prinzipiell vom Organismus toleriert, können aber bei der hirnwärts gerichteten A. vertebralis vorübergehend zu bedrohlichen Reiz- und Lähmungserscheinungen führen [Krämer 1997]. Eine Progredienz der eigentlichen Beschwerden nach einer zervikalen Wurzelblockade ist meistens auf ein paravertebrales Hämatom durch Anstechen auf dem Wege liegender arterieller Gefäße, meistens in Periostnähe, zurückzuführen. Diese Beschwerden bilden sich meist innerhalb von 1–2 Tagen spontan zurück. Durch eigene Untersuchungen konnte festgestellt werden, dass im Rahmen der CSPA eine Punktion der liquorhaltigen Nervenwurzeltasche nicht erfolgen kann. Hierzu zeigte sich in einer anatomischen Studie an insgesamt 152 zervikalen Spinalnerven, dass eine durchschnittliche knöcherne Überdachung der Wurzeltasche durch die Massae laterales von 25 mm besteht. Hierdurch ist in der beschriebenen dorsalen Technik eine Punktion der Wurzeltasche unmöglich.

## Ergebnisse in der Literatur

Zur zervikalen Injektionsbehandlung im Sinne der CSPA und der Stellatumblockade ist nur eine prospektiv randomisierte kontrollierte Studie publiziert [Rubenthaler, Boluki, Wittenberg 2000]. In dieser Untersuchung konnte bei 57 Patienten in doppelblinder Technik ein signifikanter Unterschied in der Beschwerdebesserung zwischen der Applikation von isotoner Kochsalzlösung und Scandicain 0,5% aufgezeigt werden. Ferner ließ sich in einer retrospektiven Studie an 100 Patienten nach über 4 Jahren bei der stationären Injektionstherapie über durchschnittlich 14 Tagen eine anhaltende signifikante Verbesserung der Beschwerden direkt nach der Behandlung und bei der Nachuntersuchung nach 4 Jahren ermitteln [Rubenthaler, Lepper, Wiese 2004].

## Kostenerstattung

Bei der Kostenerstattung wurden lediglich die Ziffern für die reine Intervention berücksichtigt. Weiter mögliche Zusatzvergütungen durch z.B. Überwachung, venöse Zugänge oder zusätzliche Lokalanästhesie der Punktionsstelle werden auf der Internet-Seite www.medical-text.de mit Kommentaren zu EBM und GOÄ beschrieben.

### EBM

Zervikale Wurzelblockade: Ziffer 30724 (500 Punkte).
    Alternativ:
◢ Stellatumblockade: Ziffer 30721 (570 Punkte);
◢ Zusatzziffer bei 3 Injektionen: Ziffer 02360 (250 Punkte).

### GOÄ (2,3fach)

Zervikale Wurzelblockade: Ziffer 255 (12,74 €).

## Fazit und klinische Relevanz

Die CSPA stellt eine gut wirksame, komplikations- und nebenwirkungsarme Therapiemöglichkeit beim degenerativ verursachten zervikalen Schmerzsyndrom dar. Auch leichtgradige radikuläre Schäden können unter Vermeidung einer operativen Intervention in der Akut- und Subakutphase gut mit der CSPA behandelt werden.

## Literaturverzeichnis

Bogduk N, Local anesthetic block of the second cervical ganglion: a technique with application in cervical headache. Cephalgia (1981), 1, 41–50
Decher H (1969) Die zervikalen Syndrome in der Hals-Nasen-Ohren-Heilkunde. Thieme, Stuttgart
Flock H (1970) Zervikalbedingte Hör- und Gleichgewichtsstörungen. In: Trostdorf E, Stender H, Wirbelsäule und Nervensystem, 73–81. Thieme, Stuttgart
Gros H, Über die Gefahren bei der Novocainblockade des Sympathicusgrenzstranges. Dtsch med Rdsch (1949) 3: 592
Herget R: Eine einfache Technik zur zeitweiligen Ausschaltung des Ganglion stellatum. Chirurg (1943), 15, 680–682
Höer H, Schregel W, Wildförster U, Tödlicher Verlauf einer cervikalen Nervenblockade. Der Schmerz (1996), 10, 40–42
Krämer J (1997) Bandscheibenbedingte Erkrankungen, 4. Aufl.. Thieme, Stuttgart
Krämer J, Nentwig CG (1999) Orthopädische Schmerztherapie. Enke, Stuttgart
Lériche R, Fontaine R, L'anesthésie isolée du ganglion étoile. Presse Méd (1934), 41, 368
Mandl F (1953) Blockade und Chirurgie des Sympathicus. Springer, Wien
Metzger G, Singbartl G, Spinal epidural hematoma following epidural anesthesia versus spontaneous spinal subdural hematoma. Acta Anaesthesiol Scand (1991), 35, 105
Neuermann E, Penzholz H, Erfahrungen mit der Novocainblockade des Ganglion stellatum. Ärztl Wschr (1953), 425
Pieper W, Zwei Todesfälle nach Novocainblockade des Halsgrenzstranges. Zbl Chir (1950), 1/4, 220
Pöllmann W, Keidel M, Pfaffenrath V, Kopfschmerzen und die Halswirbelsäule – Eine kritische Übersicht. Nervenarzt (1996), 67, 821–836
Reischhauer F, Über die ambulante Novocainblockade des Ganglion stellatum und der Spinalwurzel beim Zervikalsyndrom. Dtsch med J (1956), 9/10, 457

Rubenthaler F, Boluki D, Wittenberg RH, Isotone Kochsalzlösung gegen Lokalanästhetika bei der zervikalen Spinalnervenanalgesie – eine prospektiv randomisierte Doppelblindstudie. Der Schmerz (2000), 14: 92–96

Rubenthaler F, Lepper M, Wiese M, Mittelfristige klinische Ergebnisse der stationär konservativen Therapie des Zervikobrachialgie-Syndroms. Z Orthop (2004), 142, 1–7

Schmidt W (1955) Die Novocainblockade des Ganglion stellatum. Barth, Leipzig

Sutor B, Zieglgänsberger W, A low-voltage activated, transient calcium current is responsible for the time-dependent depolarizing inward rectification of rat neocortical neurons in vitro. Pflugers Arch (1987), 410 (1–2), 102–111

Tilscher H, Das zerviko-zephale Syndrom. Z Orthop (1984), 122, 618

# 3  Epidural-zervikale Injektion

*F. Rubenthaler*

## Indikation

Bei persistierenden Zervikalsyndromen, die unter lokaler Injektionsbehandlung und unter Ausschöpfung aller übrigen konservativen Möglichkeiten keine nachhaltige Besserung aufweisen, besteht die Möglichkeit einer direkten Applikation einer Steroid-Kochsalz-Lösung durch das interlaminäre Fenster in den Epiduralraum der unteren Halswirbelsäule. Hier stehen insbesondere die Wurzelreizsyndrome, die durch intraspinale Raumforderungen diskogener und ossärer Ursache ausgelöst werden, im Vordergrund. Die Nervenwurzel wird an derjenigen Stelle vom Antiphlogistikum umspült, wo sie von Osteophyten des Processus uncinatus oder (und) disloziertem Bandscheibengewebe mechanisch gereizt wird und ödematös aufgequollen eingeklemmt ist. Durch die Wurzelabschwellung wird die relative Raumenge in der Umgebung des Spinalnervs so weit beseitigt, dass das Blut in den gestauten epiduralen Venen abfließt und das perineurale Ödem sich weiter abbaut [Stav et al. 1993].

## Präinterventionelle Diagnostik

Wichtigste Voraussetzung für die Durchführung einer epidural-zervikalen Injektion ist die Abklärung einer möglichen Kontrastmittelunverträglichkeit und dass der Patient keine Störungen der Blutgerinnung (auch Einnahme von Thrombozytenaggregationshemmern) aufweist. Lokale Infektionen der Haut im Bereich der Injektionsstelle und gravierende Allgemeininfektionen sollten ebenfalls ausgeschlossen sein. Anders als bei der zervikalen Spinalnervenanalgesie (CSPA; s. Kap. 2) ist eine Röntgenaufnahme der Halswirbelsäule nicht zwingend notwendig, da die Halswirbelsäule im Rahmen der Intervention mit dem C-Bogen und dem Bildverstärker untersucht wird. Ein Magnetresonanztomogramm oder ein Computertomogramm (vorzugsweise in Myelographietechnik) mit Nachweis der entsprechenden ossären oder diskogenen Veränderungen sollte vorliegen.

## Notwendiges Instrumentarium

Die Injektion in den Epiduralraum sollte mit speziell geschliffenen Injektionskanülen erfolgen, um mögliche Punktionsstellen der Dura so schnell wie möglich wieder zum Verschluss zu bringen. Hier empfiehlt sich eine 22-G-SPINOCAN-Kanüle. Für die Kontrastmitteldarstellung des Epiduralraums wird das wasserlösliche jodhaltige Kontrastmittel SULOTRAST 250 verwendet. Ein kristalloides Kortisonpräparat (Triamcinolonacetonid, 10–20 mg) wird mit 2–4 ml isotoner NaCl-Lösung gemischt.

## Präinterventionelle Aufklärung

Die Patienten sollten über Reaktionen auf das Kontrastmittel und Nebenwirkungen der lokalen niedrig dosierten Kortisongabe informiert werden. Epidurale Infektionen sind durch ein Maximum an Sterilität unbedingt zu vermeiden. Intradurale Nadellagen können zu einem sog. Liquormangelsyndrom mit protrahiertem Kopfschmerz führen. In der Literatur sind extrem seltene Nadelfehlplatzierungen mit Punktion des Myelons beschrieben, die durchaus zu anhaltenden Lähmungen oder zum Tod führen können (s. unten, „Komplikationsmöglichkeiten").

## Durchführung der Intervention

Wegen des erhöhten Risikos, gegeben durch die Nähe des Zentralnervensystems und die epidurale Kontrastmittelgabe, ist diese Behandlungsmethode nur am Ende des Behandlungsspektrums bei Therapieresistenz gegenüber allen anderen konservativen Verfahren einzusetzen.

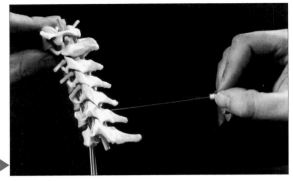

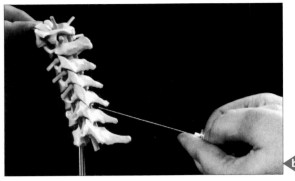

**Abb. 3.1:** Epidural-zervikale Injektion: Vorschieben der Nadel bis in den dorsalen Epiduralraum (**a, b**) und Verifikation der korrekten Nadellage mit Kontrastmittel (Epidurogramm; **c**) vor Applikation des Medikaments.

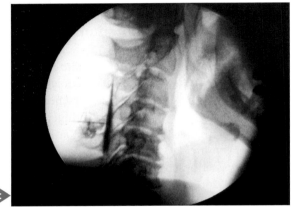

Der Eingriff wird bei liegendem venösen Zugang durchgeführt. Eine Überwachung des Patienten erfolgt durch ein EKG oder ein Pulsoxymeter. Der Patient befindet sich in Bauchlage mit Unterpolsterung des Brustkorbs zur besseren Kyphosierung der Halswirbelsäule, um den interlaminären Zugang zu erleichtern. Es ist jedoch nicht notwendig, die Injektion unbedingt in der affektierten Etage durchzuführen, da sich das Medikament nach epiduraler Injektion über mehrer Etagen verteilt (s. Epidurogramm; Abb. 3.1c). Häufig liegen die Veränderungen in der unteren Halswirbelsäule vor, die im seitlichen Strahlengang von den Schultern überlagert wird. Hier empfiehlt es sich, die Injektion in die noch sichtbare höher gelegene Etage zu verlagern, um ideale Darstellungsmöglichkeiten zu erhalten und die Lagerung des Patienten so angenehm wie möglich zu gestalten. Wird die Punktion der Etage C6/7 oder C7/Th1 angestrebt, muss der Patient die Schultern aktiv kaudalisieren oder durch die Lagerung werden die Arme fußwärts gezogen, um einen seitlichen Strahlengang zu ermöglichen.

Unter Röntgendurchleuchtung legt man die Einstichstelle fest, um das interlaminäre Fenster der entsprechenden Etage gut zu erreichen. Hierzu sollte unbedingt zunächst eine streng mittige Einstichposition durch eine Röntgenkontrolle im anterior-posterioren Strahlengang überprüft werden. Dies ist von absoluter Wichtigkeit, da nur durch die streng mediale Nadellage im weiteren Fortgang der Prozedur gewährleistet wird, dass bei der Röntgenkontrolle im seitlichen Strahlengang die Nadelspitze an der dorsalsten Ausdehnung des Epiduralraums in der Medianlinie liegt (s. Abb. 3.2). Dann führt man eine 22-G-SPINOCAN-Kanüle bis zum knöchernen Kontakt zum Wirbelbogen unter Bildwandlerkontrolle vor (s. Abb. 3.1a). Unmittelbar oberhalb des Bogenrandes wird die Nadel mit einer Kochsalzlösung (0,9%) enthaltenden Spritze unter ständigem Stempelandruck in das Lig. flavum geschoben (s. Abb. 3.1b). Ein plötzlicher Widerstandsverlust (Loss of Resistance) signalisiert die epidurale Nadelspitzenlage. Um die Position der Nadelspitze abzusichern, wird eine seitliche Bildwandlerkontrolle durchgeführt. Anschließend tauscht man die Spritze gegen eine kontrastmittelhaltige Spritze. Das nachfolgende Epidurogramm mit der Gabe von 1–2 ml Kontrastmittel soll die epidurale Nadellage sichern und dokumentieren (s. Abb. 3.1c). Danach erfolgt die Injektion von 2–4 ml 0,9%iger NaCl-Lösung, versehen mit 10–20 mg Triamcinolon. Nach der Injektion sollte der Patient zunächst 30–60 min auf der schmerzhaften Seite liegen, damit sich die Steroidlösung in der betroffenen Unkovertebralregion sammelt. Auch in den Behandlungspausen sollte diese Lagerung eingenommen werden. Eine Besserung der Beschwerden tritt nicht selten schon nach einigen Stunden, in der Regel aber am darauf folgenden Tag ein.

## Komplikationsmöglichkeiten

Bei den epidural-zervikalen Injektionen werden Kopfschmerzen bei Punktion der Dura, sub- und epidurale Hämatome, Reaktionen auf das applizierte Kontrastmittel bei entsprechenden Allergien und auch Punktionen des Myelons und der Rückenmark versorgenden Segmentarterien beschrieben [Baker et al. 2003; Reitman, Watters 2002; Simon et al. 2002; Stav et al 1993; Stoll, Sanchez 2002].

## Ergebnisse in der Literatur

Zur zervikalen epiduralen Behandlung bei chronischen Schmerzsyndromen der Halswirbelsäule konnten Stav et al. [1993] darlegen, dass die epidurale Gabe im Vergleich zur intramuskulären Applikation signifikant besser ist. Eine Hinzunahme von Morphin zur epiduralen Gabe von Kortison erbringt jedoch keine Veränderung [Castagnera et al. 1994].

## Kostenerstattung

Bei der Kostenerstattung wurden lediglich die Ziffern für die reine Intervention berücksichtigt. Weitere mögliche Zusatzvergütungen durch z.B. Überwachung, venöse Zugänge oder zusätzliche Lokalanästhesie der Punktionsstelle werden auf der Internet-Seite www.medical-text.de mit Kommentaren zu EBM und GOÄ belegt.

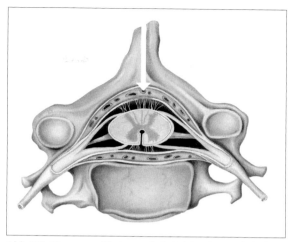

**Abb. 3.2:** Streng sagittale mediale Stichrichtung (**Pfeil**), um den Epiduralraum an der dorsalsten Stelle zu punktieren. Hierdurch kann im seitlichen Strahlengang am dorsalen Rand des Epiduralraums die Kontrastmittelapplikation durchgeführt werden. Bei korrekter epiduraler Lage zeigt sich das typische Epidurogramm (s. auch Abb. 3.1c). (Petra Kleinwächter/medizin heute 2/2004)

### EBM

Epidurale Injektion: Ziffer 30731 (1.800 Punkte).
    Durchleuchtungsuntersuchung: Ziffer 34223 (1.970 Punkte).
    Lagekontrolle Durchleuchtung: Ziffer 33091 (260 Punkte).

### GOÄ (2,3fach)

Epidurale Injektion: Ziffer 256 (24,80 €).
    Durchleuchtungsuntersuchung: Ziffer 5295 (25,18 €).
    Lagekontrolle Durchleuchtung und Kontrastmittelanwendung: Ziffer 398 (53,62 €).

## Fazit und klinische Relevanz

Die epidural-zervikale Injektion stellt in der intensivierten konservativen Therapie des Zervikalsyndroms einen wichtigen Pfeiler da. Aufgrund der erhöhten Invasivität und der sehr seltenen, jedoch möglichen schwerwiegenden Komplikationen solle eine strenge Indikationsstellung erfolgen. Die ambulante Durchführung dieser Injektionstechnik ist prinzipiell möglich.

## Literaturverzeichnis

Baker R et al., Cervical transforaminal injection of corti-costeroids into a radicular artery: a possible mecha-nism for spinal cord injury. Pain (2003), 103 (1-2), 211–215

Castagnera L et al., Long-term results of cervical epidu-ral steroid injection with and without morphine in chronic cervical radicular pain. Pain (1994), 58, 239–243

Reitman CA, Watters W 3rd, Subdural hematoma after cervical epidural steroid injection. Spine (2002), 27 (6), 174–176

Simon SL et al., Intramedullary injection of contrast into the cervical spinal cord during cervical myelo-graphy: a case report. Spine (2002), 27 (10), 274–277

Stav A et al., Cervical epidural steroid injection for cervi-cobrachialgia. Acta Anaesthesiol Scand (1993), 37, 562–566

Stoll A, Sanchez M, Epidural hematoma after epidural block: implications for its use in pain management. Surg Neurol (2002), 57 (4), 235–240

# 4 Epidural-perineurale Infiltration – eine Technik zur konservativen Therapie von Lumbalgie und Ischialgie

*M. Steinhaus*

## Historische Entwicklung

Noch vor 50 Jahren betrachtete man die Ischialgie als eine Nervenentzündung, die antirheumatisch und z.T. auch antibiotisch angegangen wurde. Erst die Entwicklung gut verträglicher wasserlöslicher Kontrastmittel zeigte häufig das Vorliegen einer Protrusion oder gar Extrusion einer Bandscheibe. In dem guten Glauben, den Patienten zu helfen, begann eine Welle der Bandscheibenoperationen. Die große Zahl der Fälle von Failed Back Surgerv und Postdiskotomiesyndromen führte zum Überdenken der Handlung und einer deutlichen Zurückhaltung operativer Maßnahmen. Die Techniken zur Behandlung im diskoduralen Raum wurden technisch perfektioniert. Die erste epidurale Injektion mit Kokain erfolgte 1901 über den sakralen Zugang; 1952 wurde erstmals von Lièvre ein Kortikoid in den Epiduralraum eingebracht [Chen et al. 2004].

Bis heute wurden viele Statements über die Wirkung oder mangelnde Wirkung abgegeben; die meisten Studien waren allerdings nicht prospektiv, randomisiert, geblindet und statistisch nicht signifikant [Chen et al. 2004; Cuckler et al. 1985; References for lumbal/caudal epidural injection 1985; Tony, Loy 2000].

Vor einem operativen Eingriff sollte ein konservativer Therapieversuch unternommen werden. Die Operation mit dem höheren therapeutischen Risiko verlangt zunächst die Ausschöpfung der konservativen Maßnahmen. Leider wird oft nach 3 i.m. Injektionen abgebrochen, und der Patient wird einer Klinik zugewiesen. Die effektivste konservative Maßnahme, die perineurale Infiltration mit einem Steroid, wurde gar nicht eingesetzt!

Wir wissen heute, dass ein großer Teil der Bevölkerung ab dem mittleren Alter eine Bandscheibendegeneration mit Protrusion, Extrusion oder einer Bulging Disc aufweist, aber nicht darunter leidet [Boden et al. 1990]. Eine Vielzahl an Patienten mit einer akuten Ischialgie und beeindruckenden Computertomographie-(CT-) und Magnetresonanztomographie-(MRT-)Befunden ist nach einigen Wochen sogar wieder beschwerdefrei.

Unsere ärztlichen Ziele sind daher die suffiziente Schmerzreduktion für die kritische Phase und die Förderung des Übergangs von der Degenerationsstufe BOGDUK II in die Degenerationsstufe BOGDUK IV. Ist die Bandscheibe einmal degeneriert und dehydriert, sind die Abläufe des Derangements intern abgeschlossen. Die interne Stabilisierung mit dem Nachteil des Funktionsdefizits, aber dem Vorteil der Schmerzarmut, ist dann eingetreten.

Andererseits kann auch durch Kompressions- oder Torsionsstress die äußere Struktur der Bandscheibe geschädigt werden, ohne dass dies eine Massenverschiebung oder einen Prolaps bewirkt und starke Schmerzen verursacht [Bogduk 1990].

## Schmerzgeneratoren

Die Kooperation der neuroanatomischen Forschung und der Kliniker hat die Schmerz auslösenden Strukturen definieren können. Es sind die Nozizeptoren, die Mechanorezeptoren und die Chemorezeptoren der Dura und des Lig. longitudinale posterius sowie die Rezeptoren der Wirbelgelenkkapseln. Diese Strukturen werden vom N. sinuvertebralis (s. Abb. 4.1) innerviert, der auch Fasern des Sympathikus enthält [Bogduk, Tynon, Wilson 1981].

Die Mechanorezeptoren der Gelenkkapsel und ihre klinischen Auswirkungen [Wyke 1967] sowie die Funktion der Subtypen I–III [McLain 1994] erklären die Schmerzprovokation über Stressfaktoren (Druck, Zug, Spannung) in Abhängigkeit von der Zeit und dem Ausmaß der Einwirkung. So finden sich neben freien, unmyelinisierten C-Fasern ebenso an ihrem Ende unmyelinisierte Fasern in

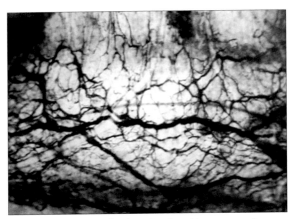

**Abb. 4.1:** N. sinuvertebralis mit seiner Versorgung der dorsalen Bandscheibenstruktur (Mit freundlicher Genehmigung Fr. Prof. M. v. Düring, 1995)

flachen Bündeln (REMAK-Bündel) im hinteren Längsband und in der äußeren Schale der Bandscheiben. Desgleichen fanden Jiang et al. [1995] PACINI-Körperchen in der Nähe von Blutgefäßen, während RUFFINI-Körperchen in der Peripherie des interspinalen und supraspinalen Bandapparats beobachtet wurden [V. Düring 1995].

Die Gesamtheit der Rezeptoren sichert über ihre Rückkopplung die Statik durch Gegenregulation der tiefen (Multifidus) und oberflächlichen Arbeitsmuskulatur, um das umliegende Gewebe vor einer schädigenden Überforderung zu schützen [Murphy 1995].

Kommt es durch ein Trauma (z.B. Operation) oder eine andere Noxe zu einer akuten Veränderung der Struktur, so erfolgt über die Reizung aller vorhandenen Rezeptoren eine Genexpression mit Anstoß der Interleukinkaskade [Roche Lexikon Medizin 1999]. Eine Vielzahl von Entzündungsmediatoren (Histamin, Prostaglandin, Serotonin, Interleukine, Substanz P, Kinine etc.) werden freigesetzt und bewirken im diskoduralen Spalt Hyperämie, Ödembildung, Exsudation und Fibrozytose [Krause 2004].

Über diese biomechanischen Stimuli erfolgt ebenso eine Störung der Nervenmikrozirkulation mit den Folgen einer Ischämie und eines intraneuralen Ödems [Rydevik, Brown, Lundborg 1984].

Diesen Prozess möglichst vor Ort zu beeinflussen, ist das Ziel der peridural-perineuralen Technik.

Diese Technik wurde von Herrn Prof. Dr. med. Jürgen Krämer, Orthopädische Universitätsklinik Bochum, inauguriert und seit 1997 erfolgreich auch in der Klinik eingesetzt [Krämer et al. 1997].

## Indikation

Zur Vermeidung einer Chronifizierung wird heute von der Schmerzforschung ein effektiver therapeutischer Erstschlag gefordert. Jede Verzögerung und jede insuffiziente Analgesie riskieren die Verselbstständigung des Schmerzes auf segmentaler und zerebraler Ebene.

Je näher und je dichter die Medikamente an den Ort der Schmerzgeneration gebracht werden, umso effektiver ist deren Wirkung.

Eine Lumbalgie, die auf einer internen, gelegentlich polysegmentalen Bandscheibendegeneration mit Massenverschiebung nach dorsal beruht, zeigt:
- starke Schmerzen beim Sitzen nach weniger als 10 min,
- beidseitig positives gekreuztes Lasèguesches Zeichen,
- Schmerzverstärkung durch das Kernigsche Zeichen (bei schmerzhaftem Langsitz),
- Pressschmerz,
- einen belegenden MRT-Befund,
- keine Reaktion auf Entlastung durch Traktion.

Hier ist nach einem Scheitern der externen Maßnahmen die Instillation von 20–40 mg Triamcinolon in den diskoduralen Spalt sehr effektiv.

Die ideale Indikation ist die L5-/S1-Ischialgie auf dem Boden einer mediolateralen Protrusion oder Extrusion oder eines degenerativen Entrapment der Nervenwurzel im Recessus lateralis durch ventrale Arthrophyten der Wirbelgelenke und der dorsalen Spondylophyten der Wirbelkörper mit:
- klassischem Schmerzband entsprechend L5 oder/und S1,
- einem positiven Lasègueschen Zeichen zu <60%,
- leichtem motorischen Defizit (Fußheberschwäche, -senkerschwäche),
- positivem Kernigschen Zeichen bei positivem Lasègueschen Zeichen in Grenzstellung,
- Pressschmerz,
- adäquatem CT- oder MRT-Befund.

Die Claudicatio spinalis mit sekundärer räumlicher Enge des Wirbelkanals reagiert deutlich besser auf eine peridurale Behandlung als auf eine systemische Gabe von nicht steroidalen Antirheumatika.

Insbesondere Patienten mit einer Herzinsuffizienz, einer Niereninsuffizienz und einer breiten internistischen Begleitmedikation sowie einem erhöhten Narkoserisiko bis hin zur Inoperabilität eignen sich für eine peridurale-perineurale Behandlung.

Als erweiterte Indikationen gelten die Fibrolyse sowie das Abbauen von Granulationsgeweb durch die Instillation eines Kortisonkristalls. Hier wird die antiproliferative Wirkung des Kortisons als Mesenchymbremse eingesetzt.

Wenn im Magnetresonanztomogramm die Narbe deutlich abzugrenzen ist und keine gravierende Narbentraktion besteht, kann die Instillation von 10–40 mg Triamcinolon in das Narbengewebe in Abständen von 2–4 Wochen eine Fibrolyse bewirken.

## Präinterventionelle Diagnostik

Die entscheidende Diagnostik besteht in der klinischen Untersuchung. Wenn

- sich durch die systemische Vorbehandlung des Hausarztes keine Verbesserung ergeben hat,
- die Wurzelreizung unverändert quälend ist (Schmerzstärke auf der Visuellen Analogskala von >5),
- das Lasèguesche Zeichen bei einem Winkel von <60° positiv ist und auch das Kernigsche Zeichen positiv ausfällt und
- ein Pressschmerz vorliegt,

sollte die Diagnostik technisch vertieft werden durch eine MRT (Hydratation der Bandscheibe, Massenverlagerung, appositionelle Gewebe, High Intensity Zone [BenEliyahu 1998], Tumorausschluss, degenerative Stenose).

Fakultativ:

- Laboruntersuchungen: Entzündungsparameter, Blutkörperchensenkungsgeschwindigkeit, Blutbild, alkalische Phosphatase, Quick-Wert;
- neurologische Untersuchung: Elektromyographie/sensibel evozierte Potenziale (Denervierungszeichen?);
- Untersuchung der Psyche: Heidelberger Kurzfragebogen HKF-R 10 zur Abklärung der Chronifizierungstendenz;
- Untersuchung der Haut (Allergie auf Lokalanästhetika/Konservierungsmittel?).

## Notwendiges Instrumentarium

### Vorgehen nach Krämer (kontralateral)

Bei dem Vorgehen nach Krämer ist eine Introducer-Kanüle erforderlich (18 G/1,2 mm × 40 mm LUER von TERUMO EUROPE, Hauptstraße 87, 65760 Eschborn, Tel.: 06169/8023-500, Fax: 06169/8023-555, www.terumo-europe.com; 100 Stück: 3,02 €; alternativ: 0,9 mm × 35 mm, 20 G × 1 3/8″ von B. BRAUN MELSUNGEN AG, Carl-Braun-Straße 1, 34212 Melsungen, Tel.: 05661/71-0, Fax: 05661/71-4567, E-Mail: info@bbraun.com, www.bbraun.de).

Durch die Introducer-Kanüle wird eine Kanüle von BECTON DICKINSON & CO, 1 Becton Drive, Franklin Lakes, NJ 07417, USA, www.bd.com (29 G × 4–11/16; 0,34 mm × 11,9 mm), geschoben. Der Nettopreis für eine Kanüle beträgt 3,08 €.

Sterile Abdeckung, Handschuhe, Mundschutz sowie Einmalspritze (Insulinspritze) oder 2-ml-Spritze sind außerdem erforderlich.

EBM-Vorgabe: EKG, Pulsoxymetrie und Legen eines i.v. Zugangs.

### Vorgehen nach Steinhaus (homolateral)

- STERICAN-Kanüle (0,80 mm × 120 mm; 100 Stück: 11,50 €).
- Sterile Kautelen, Desinfektion, Mundschutz, sterile Handschuhe, 2-ml-Einmalspritze.
- EBM-Vorgabe: EKG, Pulsoxymetrie und Legen eines i.v. Zugangs.

## Präinterventionelle Aufklärung

Wie bei allen Eingriffen, erfolgen mit dem Patienten das Gespräch über die gegebene Indikation unter Gegenüberstellung von Alternativen und die Abwägung der einzelnen Risken gegenüber dem erwarteten Gewinn.

Kann sich der Patient für die epidural-perineurale Behandlung entschließen, erhält er einen Aufklärungsbogen mit technischer Zeichnung und Nennung der Risiken (Infekt mit Maximalrisiko der Rückenmarkschädigung, Meningitis, lokaler Infekt, Kreislaufkomplikationen) sowie der Aufforderung, sich Fragen zu überlegen, die er zu dem Vorgehen stellen möchte.

Der Patient möge sich am nächsten Tag, nach Bedenkzeit und mit Unterschrift auf dem Aufklärungsbogen, erneut vorstellen. Dann könne die Intervention umgehend erfolgen.

Da nur minimale Mengen (1–2 ml Lokalanästhetikum) eingesetzt werden, ist eigentlich keine gravierende Komplikation zu erwarten.

Die Legende des EBM sieht aber eine Sicherungspflicht des Arztes vor: Der Patient wird für 30 min überwacht, bevor er nach Hause gehen darf.

Wird eine kaudale Überflutung (10–20 ml 1%iges Lokalanästhetikum) vorgenommen, wird der Patient nach der Intervention in eine Syphon-Lagerung gebracht (lumbosakraler Übergang ist tiefster Punkt), Oberkörper und Beine hoch gelagert. Die Überwachung erfolgt für 30 min und die Kontrolle von Motorik und Vigilanz durch das medizinische Hilfspersonal oder durch den Arzt. Der Patient darf für 24 Stunden kein Auto fahren und sollte entsprechend eine Begleitperson mitbringen.

## Durchführung der Intervention

Krämer hat dieses Vorgehen mit Koautoren 1997 in der Zeitschrift European Spine veröffentlicht

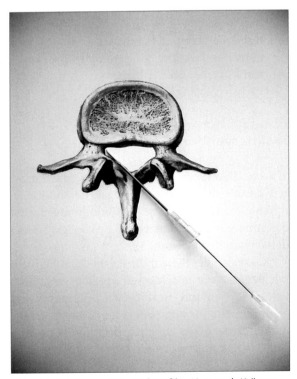

**Abb. 4.2:** Epidural-perineurale Infiltration nach Krämer

[Krämer et al. 1997]. Entscheidendes Element ist die minimal-invasive Gabe eines Antiphlogistikums in den periduralen Raum der abgehenden Wurzeltasche im Recessus lateralis, möglichst ohne radiologische Technik und nach festen anatomischen Bezugspunkten.

### Vorgehen nach Krämer

Das Vorgehen nach Krämer ist in Abbildung 4.2 dargestellt.

Der Patient sitzt auf der Untersuchungsliege, leicht nach vorne abgestützt. Die Assistenz steht seitlich vor dem Patienten und sichert seine Position und Vigilanz über ein verbales Monitoring. Die EBM-Auflagen – wie EKG, Pulsoxymetrie und i.v. Zugang – werden berücksichtigt.

Der Arzt/die Ärztin sitzt hinter dem Patienten. Es erfolgen das Aufsuchen des Dornfortsatzes von L 5, das Ertasten des Interspinalraums L 5/S 1 und die Markierung über eine Druckstelle. Der Einstich wird 1 cm lateral der Interspinallinie auf der Gegenseite der zu behandelnden Wurzel mit der Introducer-Nadel vorgenommen. Anschließend erfolgt das weitere Vorschieben der Introducer-Nadel durch das Lig. interspinale bis zum Conus (4 cm) in Richtung des Recessus lateralis, ca. 15–20° zur Sagittalebene. Anschließend wird die Punktionsnadel durch die Introducer-Nadel vorgeschoben, und es folgen die Perforation des Lig. flavum und das weitere Vorschieben bis zum Knochenkontakt.

Bei einer starken, sklerosierten Hyperlordose ist es gelegentlich schwierig, von der Gegenseite die Introducer-Kanüle durch das Lig. interspinale zu bringen. Die Dornfortsätze liegen oft sehr dicht aufeinander. Auch die Kyphosierung ändert dann nicht viel, weil das Gewebe sehr starr ist und eine Delordosierung nicht erreicht wird.

Gelingt es, so kann man mit der 29-G-Nadel durch die Introducer-Kanüle anschließend das Lig. flavum perforieren. Haben Sie nicht das „Flavumgefühl", kann die Nadelspitze schon auf der Gelenkfacette oder an der unteren Wirbelbogenkante Knochenkontakt aufweisen. Wenn beim Rückzug die versenkte Länge der Nadel derjenigen der Introducer-Kanüle entspricht, befindet sich die Nadel an der Facette. Ein neuer Vorschub der Nadel nach Medialisierung der Introducer-Kanülen-Spitze führt in der Regel in das Cavum des

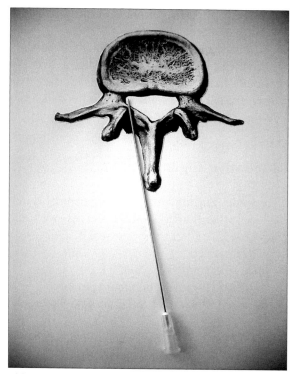

**Abb. 4.3:** Epidural-perineurale Infiltration nach Steinhaus

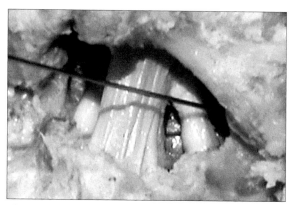

**Abb. 4.4:** Epidural-perineuraler Zugang nach Steinhaus (homolateral über der „Schulter" der S1-Wurzel), dahinter die Bandscheibe (Mit freundlicher Genehmigung PD Dr. J. Ludwig)

Wirbelkanals. Hier muss man nun weiter vorschieben, bis der Knochenkontakt (hintere Wirbelwand) erreicht ist. Ziel ist der Wurzelabgang unterhalb des Pedikels. Um möglichst parallel zur Wurzellage zu gelangen, erfolgt daher der Einstich schräg, d.h. von der Gegenseite der zu behandelnden Wurzel aus.

## Vorgehen nach Steinhaus

Das Vorgehen nach Steinhaus ist in den Abbildungen 4.3 und 4.4 dargestellt.

Unter Vorlage des Röntgenbildes der Lendenwirbelsäule im anterior-posterioren Strahlengang erfolgt das Austasten des Interspinalraums L 5/S 1.

Nun wird auf der betroffenen Seite mit der 120-mm-18-G-Nadel direkt neben der Unterkante des Dornfortsatzes L 5 in 10° lateraler Richtung eingegangen. Erhält man nach ca. 4–5 cm Knochenkontakt, so ist dies oft die mediale untere Facette von L 5. Nun wird die Nadelspitze etwas stärker medialisiert und erneut vorgeschoben, bis ein deutliches „Flavumgefühl" zu tasten ist. Nun ist das Lig. flavum zu perforieren und die Nadel vorzuschieben, bis Kontakt erfolgt. „Gummi" entspricht der Bandscheibe [Steinhaus 2002]!

Die L5-Wurzel ist bei der Nadelführung in der Horizontalebene durch den Arcus geschützt! Eine Verletzung der Duratasche und des Nervs ist nicht möglich!

Die median deszendierende S1-Wurzel kann berührt werden, wenn die Punktionsrichtung <10° beträgt. Verspürt der Patient einen „elektrischen" Schmerz, ist die Nadel zurückzuziehen und die Nadelspitze weiter zu lateralisieren.

Auch hier erfolgt die Aspiration erst bei Erreichen des Zielortes (keine Aspiration und kein Stempeldruck unterwegs!). Die intravasale Gabe von Kristallen kann zu Mikrothromben führen!

Wegen der geringen Menge an Lokalanästhetikum (1 ml) besteht auch keine Gefahr einer länger anhaltenden passageren Parese.

## Komplikationsmöglichkeiten

Folgendes gilt für beide Vorgehen:
- ◢ Vorschieben bis zum Knochenkontakt, Aspiration in 3 Richtungen (Kein Blut! Kein Liquor!), Frage nach „elektrischem Schmerz" als Indikator für ein Verletzungspotenzial des Nervs! Wenn Blut aspiriert wird, nicht injizieren, ebenso bei Liquorschlieren.
- ◢ Das Passieren der Duraschlauchs (Durchstich) ist kein Problem. In Höhe L 5/S 1 befinden sich nur noch die Wurzeln S1–S5, die erfahrungsgemäß im Liquor schwimmend von der Nadel beiseite gedrängt werden. Die Durchstichlöcher sind für einen nennenswerten Liquorverlust zu klein.

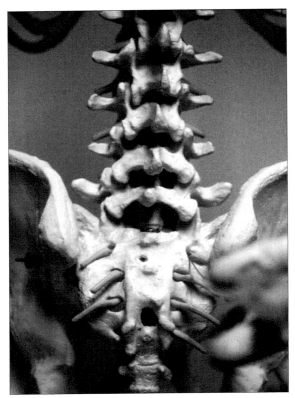

**Abb. 4.5:** Foramen sacrale I: alternativer Zugang für die epidural-perineurale Injektion

⊿ Auch die Punktion einer epiduralen Vene führt bei Kopftieflagerung zu einem schnellen Absenken des Venendrucks. Nach 30 min können die Patienten wieder aufgerichtet werden.

⊿ Selbst bei einer sehr dünnen Nadel kann es beim Passieren des Duralsacks zu einer Leckage kommen. In vereinzelten Fällen berichteten Patienten über Kopfschmerzen nach der Injektion. Ob dies Folge der Aufklärungsinformation war oder wirklich Folge eines Liquorverlusts, lässt sich nicht feststellen.

⊿ „Worst Case" ist die Infektion nach einer Injektion. Wenn der Patient über Unwohlsein oder Krankheitsgefühl klagt, ein Leukozytenanstieg zu beobachten ist und/oder subfebrile bis febrile Temperaturen gemessen werden, sollte umgehend notfallmäßig eine MRT veranlasst werden, um frühzeitig die Entwicklung eines epiduralen Abszesses zu erkennen. Mit Sicherung der Diagnose ist eine notfallmäßige Einweisung in eine qualifizierte Klinik (Orthopädie, Neurochirurgie) zur Dekompression und Drainage unter Antibiose vorzunehmen [Gou-

cke, Graziotti 1990; Knight, Cordingley, Palazzo 1997; Mamouria et al. 1993].

⊿ Schlimmstenfalls kann sich eine Parese, eine Paraplegie oder auch nach Aufsteigen des Infekts bzw. Durchbruch in den Durasack eine meningeale Sepsis mit entsprechenden Spätfolgen entwickeln.

## Alternative Zugänge

Neben dem Zugang von dorsal interspinal durch die Loss-of-Resistance-Technik gibt es noch die Möglichkeit,

⊿ transforaminal,

⊿ durch das Foramen sacrale I,

⊿ durch das Foramen interarcuatum und

⊿ durch das Foramen sacrale am sakrokokzygealen Übergang

in den periduralen Raum zu gelangen.

Die interspinale Loss-of-Resistance-Technik durch das Foramen arcutum hat den Nachteil, dass über die Bandscheibenverlagerung der Duralsack nach dorsal gepresst sein kann. Der Spaltraum zwischen dorsaler Dura und dem Lig. flavum ist somit meist aufgehoben und nicht punktierbar. Das Risiko einer intraduralen Injektion ist hoch. Bei bestehenden Verklebungen bleibt der Wirkstoff im dorsalen Spaltraum liegen und erreicht nicht sein Zielgebiet, den diskoduralen Raum.

Ist der perineurale Raum bei L 5 z.B. durch eine Narbentraktion in seiner Anatomie verändert, so kann man durch das Foramen sacrale I auf der gleichen Seite das Antiphlogistikum absetzen (40 mg Triamcinolon plus 3 ml 0,9%ige NaCl-Lösung; s. Abb. 4.5). Am Übergang des medialen Drittels zum lateralen Drittel auf der Linie vom Dornfortsatz von S 1 zur Spina iliaca posterior superior tastet man das dorsale Foramen sacrale I. Nach Durchstoßen der Decke des Lig. flavum gelangt man in den perineuralen Raum S1, knapp 4 cm unterhalb der Wurzel L5 [Steinhaus, Strohmeier 2004].

Die anschließende Lagerung auf die betroffene Seite lässt das Medikament zum gewünschten Ort diffundieren.

Sind mehrere Wurzeln gleichzeitig betroffen, so empfiehlt sich die kaudale Flutung durch das Foramen sacrale zwischen den Cornua sacralia.

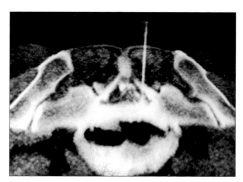

**Abb. 4.6:** CT-gesteuerte perineurale Injektion mit KM-Gabe zur Sicherung der Position der Nadelspitze

In Seitlagerung mit angezogenen Knien oder in Bauchlage des Patienten erreicht man das Foramen sacrale am oberen Ende der Rima ani. Der Einstich erfolgt tangential. Sobald der Sakralraum erreicht ist, soll die Nadel nicht weiter vorgeschoben werden – dies kann nur Probleme aufwerfen: Punktion des kaudalen Durasacks, Punktion einer Vene mit Nachblutung.

Nach Kontrolle der Aspiration erfolgt das Absetzen von bis zu 20 ml 1%igem Lokalanästhetikum (oder physiologischer NaCl-Lösung) mit 40 mg Triamcinolon unter EBM-Bedingungen.

Anschließende werden Lagerung und Kontrolle des Patienten in Syphon-Position (Oberkörper und Beine angehoben, lumbosakraler Übergang als tiefste Stelle) vorgenommen. Hierbei besteht das Risiko der motorischen Parese, daher sind die Patienten erst nach sorgfältiger Kontrolle mit Begleitperson zu entlassen!

Alle bisherigen Interventionen können ohne CT, Bildverstärker oder MRT streng nach anatomischen Bezugspunkten durchgeführt werden.

Die in Amerika gebräuchliche transforaminale perineurale Injektion ist nur unter Bildverstärkerkontrolle oder CT-gestützt (s. Abb. 4.6) durchzuführen [Vad et al. 2002] und zeigt ein Benefit von 84% nach 16 Monaten gegenüber 48% mit Triggerpoint-Injektionen.

Aktuelle Studien haben gezeigt, dass die betroffenen Patienten eine 60- bis 75%ige Besserung nach epiduraler Steroidgabe erfahren, wenn bei der Durchführung der epiduralen Injektion eine bildgestützte Technik mit radiologischer Kontrastmittelkontrolle der Nadellage erfolgt [Chen et al. 2004; Hildebrandt 2001].

## Kontraindikationen

Bei folgenden Konditionen sollte keine interventionelle Technik durchgeführt werden:
- Infekt,
- Hautinfekt im Punktionsgebiet,
- Gerinnungsstörung (Quick-Wert von <50%),
- Gabe von fraktioniertem Heparin vor weniger als 12 Stunden,
- i.v. Heparingabe vor weniger als 2 Stunden,
- Thrombozytenzahlen von <100.000/nl.

## Ergebnisse in der Literatur

In dem Artikel über die „Behandlung lumbaler Wurzelkompressionssyndrome" berichtet Krämer [2002] über die Therapieempfehlungen der Arzneimittelkommission der Deutschen Ärzteschaft bei Kreuzschmerzen. Hier wurden gesichert positive Aussagen, die durch mehrere adäquate valide klinische Studien oder durch eine oder mehrere valide Metaanalysen sowie systematische Reviews belegt sind, zusammengetragen.

Der weltweite epidurale Einsatz von Steroiden wird von Bogduk [1995] und von Cuckler et al. [1985] durch ihre Untersuchungen kritisch und auch als positiv bewertet.

Valide Studien belegen gegenüber Placebo einen deutlichen Gewinn [Krämer 2002; References for lumbar/caudal epidural injection 2004; Spencer, David 2002; Vad et al. 2002] der systemischen Behandlung mit Kortikoiden (p.o. oder i.v.). Im Gegenteil, beachtet man das z.T. erhebliche Nebenwirkungs- und Interaktionspotenzial der nicht steroidalen Antirheumatika (20– 0% der stationären Aufnahmen und Todesfälle durch peptische Ulzera und Nierenversagen), so relativiert sich das kalkulatorische Risiko einer Injektion in den Wirbelkanal unter den ausgesuchten Fällen und unter hohen Sicherheitsauflagen.

Der wesentliche Vorteil liegt in der konzentrierten Gabe eines Wirkstoffs an den Ort der Schmerzgeneration.

Die unsinnige Verteilung eines Wirkstoffs über den gesamten Körper bei einem lokalen Problem mit den möglichen unerwünschten Folgen, dem Verdünnungseffekt vor Ort und der lediglich unterschwelligen Wirkung steht in keinem positiven Verhältnis zum therapeutischen Einsatz.

## Kostenerstattung

### EBM

Die epidural-perineurale Infiltration eines Wirk-stoffs (Triamcinolon) wird über die Ziffer 30731 (1.800 Punkte) (Spinal- oder Periduralanalgesie) abgerechnet, wobei sämtliche begleitenden Leistungen inklusiv sind (Messung des Sauerstoffpartialdrucks, EKG-Kontrolle, Lagerung, Überwachung, bis zu 2 Stunden, Infusion).

### GOÄ

Hier ist für die einzeitige peridurale epineurale Analgesie die Ziffer 470 mit 400 Punkten (Faktor 1: 23,31 €; Faktor 2,3: 53,64 €) vorgesehen. Alle begleitenden Leistungen im Vergleich zum EBM (EKG, Pulsoxymetrie, Infusion etc.) sind zusätzlich ansetzbar.

## Fazit und klinische Relevanz

Die epidural-perineurale Injektion mit einem Steroid (Triamcinolonhexacetonid) ist bei Schmerzen, die durch eine mechanische Reizung der Wurzeln L5 und S1 ausgelöst werden, eine gesicherte und effektive Therapie.

Im Vordergrund stehen radikuläre Reizungen durch Bandscheibenprotrusionen und -extrusionen und polysegmentale Bandscheibenlockerungen mit Lumbalgie sowie die Behandlung der „High Intensity Zone" (HIZ) und der degenerativen Recessustenose.

Die Durchführung ist einfach, wenn man sich an die vereinbarten „Landmarks" hält. In den meisten Fällen ist eine radiologische Unterstützung (Bildverstärker, CT oder MRT) nicht erforderlich. Nur bei ausgesuchten Patienten mit veränderter Anatomie (Zustand nach Operation mit Narbentraktion) wird zu einer CT-Steuerung (s. Abb. 4.6) geraten.

Das Risiko des Patienten ist kalkulierbar, unter Einhaltung der Hygienevorschriften ist ein Infekt sehr selten. Rechtzeitig erkannt und effizient behandelt, ist mit Spätfolgen nicht zu rechnen.

Die Therapie erfolgt gezielt am Ort der Schmerzentstehung.

Ziele der Behandlung sind eine schnelle Analgesie, eine Antiphlogese und die Vermeidung einer Operation.

Kurzfristig wird eine Wiedererlangung der Arbeitskraft, langfristig eine Sicherung der Lebensqualität durch Verhinderung der Chronifizierung des Schmerzes erreicht. Nichts ist schlimmer als eine ineffektive Schmerztherapie.

Alle anderen konservativen Maßnahmen – wie Physiotherapie, physikalische Therapie, Psychotherapie und systemische Medikation – können multimodal begleitend eingesetzt werden [Schiltenwolf 1999].

## Literaturverzeichnis

BenEliyahu D, Lumbar Disc High Intensity Zones on MRI. Dynamic Chiropractic (1998), 16 (26), 1

Boden AD et al., Abnormal magnetic resonance scans of the lumbar spine in asymptomatic subjects. JBJS (1990), 72, 404–410

Bogduk N, Pathology of lumbar disc pain. Manual Medicine (1990), 5 (2), 72

Bogduk N, Epidural steroids. Spine (1995), 20, 885

Bogduk N, Tynon W, Wilson AS, The nerve supply to the human lumbar intervertebral discs. J Anat (1981), 132 (Pt1), 39

Chen B et al., Epidural steroid injections. www.emedicine.com/pmr/topic223.htm (28.01.2004)

Cuckler JM et al., The use of epidural steroids in the treatment of lumbar radicular pain. A prospective, randomised, double-blind study. JBJS Am (1985), 67 (1), 63–66

Goucke CR, Graziotti P, Extradural abscess following local anaesthetic and steroid injection for chronic low back pain. Br J Anaesthes (1990), 65 (3), 427–429

Hildebrandt J, Relevanz von Nervenblockaden bei der Diagnose und Therapie von Rückenschmerzen. Ist die Qualität entscheidend? Der Schmerz (2001), 15 (6), 474–483

Jiang H et al., The nature and distribution of the innervation of human supraspinal and interspinal ligaments. Spine (1995), 20 (8), 869

Knight JW, Cordingley JJ, Palazzo MG, Epidural abscess following epidural steroid and local anaesthetic injection. Anaesthesia (1997), 52 (6), 576–578

Krämer J, Behandlung lumbaler Wurzelkompressionssyndrome. Dtsch Ärztebl (2002), 99 (22), A1510

Krämer J et al., Lumbar epidural perineural Injection: a new technique. Eur Spine J (1997), 6: 357–361

Krause M, Pain and Inflammation: A neurophysiology and clinical reasoning approach to dosage and manual therapy. http://www.back-in-business-physiotherapy.com.au/pain_and_inflammation.htm (14.05.2004)

Mamouria AC et al., Spinal dural abscess: three cases following spinal epidural injection demonstrated with magnetic resonance imaging. Anaesthesiology (1993), 78 (1), 204–207

McLain RF, Mechanoreceptor endings in human cervical facet joints. Spine (1994), 19 (5), 495

Murphy DJ, Neurogenic posture. Am J Clin Chiropractic (1995), 5819: 16

References for lumbar/caudal epidural injection, Controlled, randomized studies. http://www.spinalmedicine.com/articles/epidural-reference.html (14.05.2004)

Roche Lexikon Medizin, 4. Aufl., Urban & Fischer, München

Rydevik B, Brown MD, Lundborg G, Pathoanatomy and pathophysiology of nerve root compression. Spine (1984), 9 (1), 7–15

Schiltenwolf M, Aspects of conservative sciatic pain treatment. Der Orthopäde (1999), 28 (11), 966–974

Schweizerische Gesellschaft für Rheumatologie, Empfehlungen für die sacrale und lumbale epidurale Injektion von Steroiden für die ärztliche Praxis. SUVA, Schweizerische Unfallversicherungsanstalt. Arbeitsmedizin/Verhütung blutübertragbarer Infektionen im Gesundheitswesen, 44

Spencer H, David J, Statement on administration of epidural steroids in New Zealand. http://www.tpm.anza.edu.au/poldocs/poldoc_home.htm (14.05.2004)

Steinhaus M, Die homolaterale peridural-epineurale Injektionstechnik L5/S1. Orthop Praxis (2002), 38, 342–344

Steinhaus M, Strohmeier M, Injektionstechniken an der LWS. Orthopädie & Rheuma (2004), 3, 33–36

Tony T, Loy T, Epidural steroid injection for sciatica: An analysis of 526 consecutive cases with measurements and the whistle-test. J Orth Surg (2000), 8 (1), 39–44

Vad VB et al., Transforaminal epidural steroid injections in lumbosacral radiculopathy: a prospective randomised study. Spine (2002), 27 (1), 11–16

V. Düring M, Die nervale Versorgung des hinteren Längsbands. Cell Tissue Research (1995), 281, 325–338

Whitten CG, Percutaneus spine procedures part 2: epidural steroid injection. http://www.rdradiology.com/spinj_2.htm (14.05.2004)

Wyke B, Neurology of joints. Am R Coll Surgery (Br) (1967), 25

# 5  Peridurale Katheter

*D. Kohler*

Die Anlage eines Periduralkatheters ist Teil der rückenmarknahen Regionalanästhesie, bei der zur Erzielung einer Anästhesie oder Analgesie Medikamente wie Lokalanästhetika und/oder Opiate in den Epidural- oder auch Periduralraum injiziert werden. Historisch geht die Methode zunächst zurück auf August Bier, der sich, seinem Assistenten Hildebrandt und weiteren 6 Probanden 1898 zum ersten Mal Kokain in den *Spinalraum* applizierte und in der 1899 erschienenen Publikation „Versuche über die Cocainisierung des Rückenmarks" eindringlich die Wirkung und Nebenwirkungen einer Spinalanästhesie beschrieb. Im Jahre 1901 wurde von M.A. Sicard und M.F. Cathelin die Wirkung von Kokain auf die Cauda equina mittels eines kaudalen Zugangs beschrieben. Erst 20 Jahre später wurde von Sicard und Forrester zum ersten Mal ein lumbaler Zugangsweg erläutert. Im Jahre 1927 wurde die Spinalanästhesie v.a. durch die Verwendung von Spinocain durch Pitkin populär gemacht, im gleichen Jahr wurde zur Vermeidung eines stärkeren Blutdruckabfalls zum ersten Mal Ephedrin bei der Spinalanästhesie mitverwendet. Achille M. Dogliotti entwickelte 1931 die sog. Widerstandsverlustmethode beim Passieren des Lig. flavum mit einer Kanüle. Im Jahre 1940 wurde von W.T. Lemmon die erste kontinuierliche Spinalanästhesie beschrieben. C.B. Tuohy führte 1944 zum ersten Mal mittels eines Katheters eine längere Spinalanästhesie durch, und 1949 wurde dann von Curbelo die erste kontinuierliche Periduralanalgesie durchgeführt. Heute wird die Periduralanästhesie entweder als einmalige „Single-Shot"-Technik oder, bevorzugt, in Kathetertechnik zur wiederholten Applikation von Medikamenten oder bei geplanter längerer Liegedauer eingesetzt. Bei thorakaler oder lumbaler Applikation breitet sich das Lokalanästhetikum nach kaudal und kranial aus, bei kaudaler Injektion nach kranial. Die Hauptwirkung der Medikamente wird durch Diffusion des Lokalanästhetikums durch die Dura an den Wurzeln der Spinalnerven erzeugt. Eine zusätzliche paravertebrale Nervenblockade wird über einen Abfluss von Teilen des applizierten Lokalanästhetikums über die Foramina intervertebralia erzeugt.

## Indikation

Indikationen für die Periduralanästhesie sind neben der Erzielung von Schmerzfreiheit und Relaxierung bei vielen operativen Eingriffen in Unterbauch und unteren Extremitäten sowie in Kombination mit Allgemeinanästhesie bei Eingriffen an Oberbauch und Thorax v.a. die schmerztherapeutische Analgesie und diagnostische sowie neurolytische Verfahren. Techniken wie die Anlage eines periduralen Katheters mit der Möglichkeit von Nachinjektionen oder dem Anschluss von Schmerzpumpen haben v.a. in der Schmerztherapie ein weites Spektrum an therapeutischen Möglichkeiten eröffnet.

## Präinterventionelle Diagnostik

Die präinterventionelle Diagnostik mit Ausschluss der Kontraindikationen sowie die präinterventionelle Vorbereitung umfassen in erster Linie:
- ausführliche Anamnese,
- körperliche Untersuchung,
- Laboruntersuchungen (Blutbild mit Thrombozytenzahl, Quick-Wert, INR, PTT),
- ausführliche Aufklärung,
- Prämedikation.

Die Kontraindikationen für die Durchführung einer Periduralanästhesie können in *absolute* und *relative* unterschieden werden.
*Absolute* Kontraindikationen sind:
- Schock oder nicht korrigierbarer Volumenmangel,
- schwere Herzinsuffizienz,
- AV-Block 3. Grades oder Bradyarrhythmie,

⊿ instabile Angina pectoris,

⊿ Sepsis,

⊿ Gerinnungsstörungen (Quick-Wert von <65%, PTT länger als 50 s, Thrombozytenzahl von <100.000/µl),

⊿ lokaler Infekt,

⊿ Allergie auf Lokalanästhetika,

⊿ ungeklärter Anästhesiezwischenfall in der Anamnese,

⊿ Hauterkrankungen wie Psoriasis, die eine Asepsis an der Punktionsstelle ausschließen,

⊿ schwere neurologische Erkrankungen,

⊿ psychotische Patienten,

⊿ Ablehnung durch den Patienten.

*Relative* Kontraindikationen sind:

⊿ antithrombotische Medikation (Acetylsalicylsäure mindestens 3 Tage vorher absetzen),

⊿ neurologische Erkrankungen,

⊿ vorangegangene Wirbelsäulenoperationen im Bereich der Punktionsstelle,

⊿ anatomische Varianten (z.B. Kyphoskoliose),

⊿ schwere, nicht therapierte Hypertonie,

⊿ starke Hypotonie,

⊿ schweres Asthma bronchiale,

⊿ nicht anfallsfreie Epilepsie,

⊿ extreme Altersgruppen

⊿ unkooperative Patienten.

**Antithrombotische Medikation**

Wegen der irreversiblen Hemmung der Thrombozytenaggregation sollten Acetylsalicylsäure-haltige Präparate mindestens 3 Tage zuvor abgesetzt werden. Eine Wiederaufnahme der Therapie darf erst *nach* Entfernung des Katheters beginnen. Bei allen anderen nicht steroidalen Antiphlogistika ist es in der Regel ausreichend, die Einnahme 1–2 Tage zuvor auszusetzen. Bei der Therapie mit niedermolekularen Heparinen muss eine Wartezeit von mindestens 8 Stunden nach der letzten Injektion eingehalten werden, nach der Punktion des Periduralraums sollten 4 Stunden vor einer erneuten Heparingabe abgewartet werden. Bei einer Therapie mit unfraktionierten Heparinen (High Dose oder Low Dose) beträgt die Wartezeit mindestens 4 Stunden nach der letzten Gabe, mindestens 1 Stunde muss bis zur erneuten Heparingabe abgewartet werden (Leitlinie der Deutschen Gesellschaft für Anästhesie und Intensivmedizin, 1997).

## Notwendiges Instrumentarium

Sowohl die Punktion des Periduralraums als auch die anschließende Applikation von Medikamenten ist mit Risiken und eventuellen Begleitreaktionen des Patienten verbunden, die eine umfangreiche Sicherheitsausstattung, deren Beherrschung sowie das exakte Wissen um die möglichen Komplikationen und ihre Behandlung grundlegend voraussetzen. Neben den entsprechenden Räumlichkeiten ist das Vorhalten von folgenden Einrichtungen und Materialien zwingend erforderlich:

⊿ Monitoring mit EKG, Pulsoxymetrie, automatischer Blutdruckmessung und möglichst Kapnometrie,

⊿ Defibrillator,

⊿ Sauerstoffanschluss und Beatmungsmöglichkeit,

⊿ Intubationsbesteck,

⊿ i.v. Zugang und Infusion,

⊿ Notfallmedikation (insbesondere Atropin, Vasopressor, Sedativa, Relaxans, Antihistaminika),

⊿ Reanimationsmöglichkeit.

Basisvoraussetzung für das Anlegen einer Periduralanästhesie sind Grundkenntnisse der Allgemeinanästhesie, die sichere Beherrschung der Intubation sowie Kenntnisse und Erfahrung in der Reanimation.

Für das Legen eines Periduralkatheters sind im Handel Fertigsets (auch nach individueller Auswahl zusammengestellt) erhältlich (s. Abb. 5.1). Selbstverständlich kann das erforderliche Instrumentarium auch einzeln zusammengestellt werden. Der Inhalt sollte folgendermaßen aussehen:

⊿ 2-ml- oder 5-ml-Spritze zur Injektion des Lokalanästhetikums,

⊿ 10-ml-LOR-(Loss-of-Resistance-)Spritze aus Glas oder Plastik,

⊿ 10-ml-Spritze zur Applikation des Lokalanästhetikums (von der Verwendung einer 20-ml-Spritze wird abgeraten, da der erforderliche Kolbenwiderstand v.a. bei Injektion in einen Katheter unüberbrückbar sein kann),

⊿ Kanülen der Größen 1 und 12,

⊿ Periduralanästhesiekanüle (Tuohy, Crawford, Sprotte oder andere) zur Kathetertechnik oder Periduralkanüle zur „Single-Shot"-Technik,

⊿ Periduralkatheter mit Filter,

◢ sterile Schale für Desinfektionsmittel,
◢ sterile Tupfer und Kompressen,
◢ Klemme,
◢ steriles Abdecktuch,
◢ steriles Lochtuch,
◢ steriler Kittel,
◢ Handschuhe,
◢ evtl. Nahtmaterial und Nadelhalter zum Annähen des Katheters,
◢ steriler Verband,
◢ 20 ml 0,9%ige NaCl-Lösung,
◢ Lokalanästhetikum.

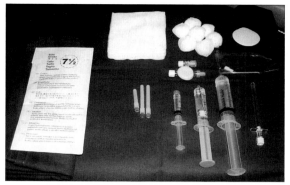

**Abb. 5.1:** Periduralset

## Periduralnadeln

Zur Punktion des Periduralraums stehen verschiedene Typen von Periduralkanülen zur Auswahl, die sich in der Art und Weise ihrer Ausführung unterscheiden:

◢ Die Tuohy-Kanüle ist die klassische Periduralkanüle. Die seitliche Öffnung in der abgeschrägten Rundung (Spitzenkrümmung) und das stumpfe Ende vermindern das Risiko einer versehentlichen Durapunktion und erleichtern v.a. die Vorgabe der Ausrichtung eines Katheters nach kranial oder kaudal.

◢ Die Crawford-Kanüle besitzt diese Rundung nicht. Das distale Ende ist offen, die glatte Öffnung verläuft in einem Winkel von 45° zur Horizontalen. Die Crawford-Nadel bietet Vorteile bei der *seitlichen* Punktion des Periduralraums, allerdings ist die Gefahr der Durapunktion mit ihr größer.

◢ Die Sprotte-Nadel gilt als die atraumatischste. Durch ihre vergleichsweise weiche Spitze muss vor der Punktion grundsätzlich eine Stichinzision der Haut erfolgen. Durch eine geringere Biegestabilität ist eine Deviation z.B. nach Knochenkontakt eher möglich, auch eine Beschädigung im Bereich der Nadelspitze erfolgt eher als bei festeren Ausführungen. Wegen geringerer Komplikationen bei einer versehentlichen Duraperforation wird die Sprotte-Nadel von vielen Anästhesisten inzwischen bevorzugt.

## Periduralkatheter

Periduralkatheter sind aus Kunststoff (Teflon) und ca. 90–100 cm lang. Sie sollten einen Röntgen-streifen aufweisen, um im Bedarfsfall sowohl die genaue Lage (Periduralraum, Spinalraum, intravasale Lage) dokumentieren als auch z.B. eine Schlingenbildung oder Verknotung diagnostizieren zu können. Eine Zentimetermarkierung am distalen Ende des Katheters ist obligatorisch. Bei sehr dünnen und flexiblen Kathetern sollte ein Mandrin zur besseren Führung vorhanden sein. Während Katheter mit *einer* endständigen Öffnung als atraumatischer mit geringerem Risiko einer versehentlichen Duraperforation gelten, haben Katheter mit mehreren seitlich angebrachten Öffnungen den Vorteil, bei einer versehentlichen intravasalen Lage eher eine Aspiration von Blut zu ermöglichen. Andererseits werden *partielle* Fehlapplikationen von Medikamenten bei Mehrlochkathetern häufiger als bei einer endständigen Öffnung beschrieben.

## Kosten

Die Kosten für Punktionskanülen und Periduralkatheter sowie von der Industrie angebotene individuelle Fertigsets sind relativ starken Unterschieden und Schwankungen unterworfen und hängen natürlich auch von den benötigten und bestellten Mengen ab. Als grober Anhalt können ein Preis von 3–4 € für eine Periduralkanüle, Kosten von ca. 10–15 € für ein Standardset mit Kanüle, Katheter, Bakterienfilter und Mandrins sowie ein Preis von 20–30 € für ein Fertigset einschließlich Abdecktüchern und sterilem Kittel angenommen werden. Da ein Teil der Ausstattung als Praxisbedarf bestellt werden kann, ist es in jedem Fall sinnvoll, sich mit dem Hersteller oder Lieferanten über die genaue Zusammensetzung und die individuelle Kostenstruktur zu besprechen.

## Bestelladresse

Bestellt werden können die einzelnen Artikel grundsätzlich über den Lieferanten des normalen Praxis- oder Klinikbedarfs. Hersteller von Periduralsets ist beispielsweise die Firma B. BRAUN MELSUNGEN AG (Carl-Braun-Straße 1, 34212 Melsungen, Tel.: 05661/71-0, Fax: 05661/71-4567, E-Mail: info@bbraun.com, www.bbraun.de), zudem werden individuelle Komplettsets angeboten (es soll hier ausdrücklich darauf hingewiesen werden, dass durch die Nennung eines Firmennamens keinerlei z.B. qualitative Prioritäten zum Ausdruck gebracht werden sollen).

## Präinterventionelle Aufklärung

Die Aufklärung des Patienten muss eine verständliche und nachvollziehbare Abwägung der Vor- und Nachteile des geplanten Verfahrens einschließlich der möglichen Begleit- und Nebenwirkungen und der eventuellen Komplikationen umfassen. Hilfreich können hier auch Vordrucke von Anbietern wie z.B. PERI-MED und anderen sein, die dem Patienten bereits vor dem eigentlichen Aufklärungsgespräch eine Vorabinformation und anhand von Schaubildern ein besseres plastisches und anatomisches Verständnis für die geplanten Maßnahmen ermöglichen. Wichtige Punkte der Aufklärung sind in jedem Fall:

◢ Möglichkeit der Punktion oder Verletzung des Spinalraums mit anschließender hoher Spinalanästhesie,

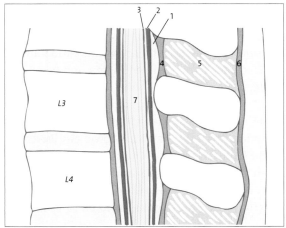

**Abb. 5.2:** Schematische Darstellung des Periduralraums
**1** Periduralraum, **2** Dura mater, **3** Archnoidea, **4** Lig. flavum, **5** Lig. niterspinale, **6** Lig. supraspinale, **7** Canda equina

◢ Möglichkeit des postspinalen Kopfschmerzes,
◢ massive Periduralanästhesie,
◢ Blasenfunktionsstörungen,
◢ gelegentliche einseitige Blockaden,
◢ Therapieversagen,
◢ Infektion,
◢ in sehr seltenen Fällen: Gefahr der Verletzung von Nerven und des Rückenmarkes sowie Querschnittlähmung (die Aufklärung über eine mögliche Querschnittlähmung wird von der Rechtsprechung ausdrücklich verlangt).

## Durchführung der Intervention

### Spezielle Anatomie

Der Periduralraum besteht aus mehreren, nicht zusammenhängenden Kompartimenten, in denen Fett, Bindegewebe, Lymphgefäße, Spinalnerven und der epidurale Venenplexus eingebettet sind. Er reicht kranial bis zum Foramen magnum, kaudal bis zur Membrana sacrococcygea. Nach ventral wird der Periduralraum vom Lig. longitudinale posterior und den Rückflächen von Wirbelkörpern und Bandscheiben begrenzt, nach dorsal vom Lig. flavum, das für die Identifikation eine wichtige Rolle spielt, und den Laminae anteriorae der Wirbel (s. Abb. 5.2).

Das Volumen des Periduralraums beträgt ungefähr 125–150 ml, das Lumen zwischen Lig. flavum und Dura vergrößert sich von 1,5–2 mm im unteren Zervikalbereich über 3–5 mm im Thorakalbereich auf 5–6mm im oberen Lumbalbereich. Bei adipösen Patienten ist das Volumen durch einen größeren Fettanteil um ca. 10% geringer, in der späten Schwangerschaft durch eine Vergrößerung des Venenplexus um ca. 30%. Im höheren Alter ist darüber hinaus, bedingt durch eine Verkleinerung der Intervertebralräume, eine abnehmende Resorptionsfähigkeit des venösen Plexus gegeben, und die Sklerosierung der Foramina intervertebralia, die einen Abfluss des injizierten Lokalanästhetikums reduziert, verringert die Menge der benötigten Lokalanästhetika um bis zu 50% im Vergleich zum 20-jährigen Erwachsenen.

Da die Dura nur durch einen sehr schmalen Spalt von der Arachnoidea getrennt ist, kann es bei einer versehentlichen Perforation der Dura ohne eine gleichzeitige Perforation der Arachnoidea ungewollt zu einer sehr hohen Ausbreitung der Anästhesie kommen (s. unten).

## Wahl der Punktionsstelle

Grundsätzlich kann der Periduralraum an jeder Stelle seiner Ausdehnung identifiziert und punktiert werden. Aus praktischen Erwägungen und Sicherheitsgründen ist jedoch die Punktion des Lumbalbereichs zwischen L 2 und L 3 oder zwischen L 3 und L 4 (das Rückenmark endet bei den meisten Erwachsenen ungefähr auf Höhe von Th 12/L 1) die am häufigsten durchgeführte Methode. Sie ist auch das vom Anfänger am schnellsten erlernbare Verfahren; eine Punktion des thorakalen oder gar zervikalen Bereichs sollte auf jeden Fall dem Erfahrenen vorbehalten bleiben.

Eine einfache Orientierungshilfe im Lumbalbereich ist die Verbindungslinie der Cristae iliacae, die sich mit der Wirbelsäule ungefähr in Höhe von L 4 schneidet.

## Wahl des Lokalanästhetikums

Sowohl wegen der nicht ausreichenden sensorischen und motorischen Wirkung als aber auch der häufiger auftretenden allergischen Reaktionen auf das Abbauprodukt *Parabene* werden Lokalanästhetika vom *Estertyp* in der Periduralanästhesie praktisch nicht mehr verwendet.

Von den *amidartigen* Lokalanästhetika finden vor allem *Prilocain* (wegen der guten Verträglichkeit) sowie *Bupivacain* und *Ropivacain* (wegen der lange anhaltenden Wirkung), aber auch Substanzen wie *Lidocain*, *Mepivacain* oder *Etidocain* Anwendung. Aufgrund der geringeren Toxizität wird *Bupivacain* allerdings zunehmend von *Ropivacain* verdrängt.

Für die kürzere Anwendung empfehlen sich *Prilocain, Lidocain* und *Mepivacain*, für längere Blockaden *Bupivacain* oder *Ropivacain*. Bevorzugt sensorische Blockaden können durch eine *niedrige* Konzentration des Lokalanästhetikums (z.B. *Bupivacain* 0,125% oder 0,25%) erzielt werden, für motorische Blockaden sind *höhere* Konzentrationen (z.B. *Bupivacain* 0,5% oder *Prilocain* 2%) erforderlich. Der Zusatz von Vasopressoren (maximale Konzentration von Adrenalin, Verdünnung 1:200.000) verstärkt bei z.B. *Lidocain* oder *Mepivacain* Wirkungsdauer und Intensität, hat aber bei *Bupivacain*, *Ropivacain* oder auch *Etidovacain* keinen wesentlichen Einfluss.

Gängige Lokalanästhetika und ihre Eigenschaften sind in Tabelle 5.1 dargestellt.

**Tab. 5.1:** Übersicht über gängige Lokalanästhetika

| Typ | Volumen (ml) | Maximaldosis(mg) | Zeit bis zum Wirkungsbeginn (min) | Wirkdauer (min) |
|---|---|---|---|---|
| *Ester* | | | | |
| Articain 2% | 10–20 | 400 | 10–20 | 60–240 |
| *Amide* | | | | |
| Mepivacain 1% | 10–30 | 300 | 15–30 | 60–150 |
| Mepivacain 2% | 10–15 | 300 | 10–20 | 60–240 |
| Lidocain 1% | 10–20 | 200 | 15–25 | 60–120 |
| Lidocain 2% | 5–10 | 200 | 10–20 | 60–120 |
| Etidocain 1% | 20–30 | 300 | 10–20 | 120–240 |
| Prilocain 1% | 10–30 | 400 | 15–30 | 60–120 |
| Prilocain 2% | 10–20 | 400 | 10–20 | 90–180 |
| Bupivacain 0,25% | 10–30 | 150 | 20–40 | 120–300 |
| Bupivacain 0,5% | 10–30 | 150 | 15–30 | 150–300 |
| Bupivacain 0,75% | 10–20 | 150 | 15–30 | 150–360 |
| Ropivacain 0,2% | 10–20 | 250 | 10–15 | 60–120 |
| Ropivacain 0,75% | 10–20 | 250 | 10–20 | 150–240 |
| Ropivacain 1,0% | 15–20 | 250 | 10–25 | 180–300 |

Für die Intensität einer Blockade ist die Konzentration des Lokalanästhetikums maßgeblich. Die Dauer der Blockade ist neben der Dosis von Faktoren wie Lipidlöslichkeit, Proteinbindung, dem Zusatz von Vasokonstriktoren und anderem abhängig. Grundsätzlich müssen größere individuelle Unterschiede, v.a. bezüglich der Wirk*dauer*, auch ergänzend zu den oben genannten Daten, immer ins Kalkül gezogen werden.

Vasokonstriktoren, wie Adrenalin oder Vasopressin, bedingen durch eine verminderte Resorption der Lokalanästhetika eine Verlängerung der Wirkdauer, niedrigere Plasmaspiegel und eine Verkürzung der Zeit bis zum Wirkungsbeginn. Insbesondere die Wirkdauer der mittellang wirksamen Lokalanästhetika, wie *Lidocain* oder *Prilocain*, wird um bis zu 50% verlängert, während der Effekt bei den lang wirksamen, wie *Bupivacain* oder *Ropivacain*, nicht so stark ausgeprägt ist. Da die Vasokonstriktoren v.a. bei Patienten mit Hypertonie, Herzinsuffizienz oder Herzrhythmusstörungen zu systemischen Nebenwirkungen führen können und die Kathetertechnik eine regelmäßige Nachinjektion erlaubt, werden Lokalanästhetika mit Zusatz von Vasokonstriktoren bei liegendem Katheter inzwischen kaum mehr angewandt.

## Dosierung des Lokalanästhetikums

Das erforderliche Gesamtvolumen hängt sowohl von der geplanten Höhe der Ausbreitung als auch von den bereits angesprochenen Faktoren wie Alter, Adipositas oder z.B. Schwangerschaft ab. Grundsätzlich hat das Gewicht des Patienten keinen Einfluss auf die Dosierung, sondern die Körpergröße. Empfohlen wird eine Dosierung von 1 ml/Segment geplanter Blockade bei einer Größe bis 150 cm sowie 0,1 ml/Segment zusätzlich für jede weitere 5 cm Körperlänge.

Da bedingt durch eine zunehmende Verkleinerung der Intervertebralräume, eine Abnahme der Resorptionsfähigkeit der venösen Plexus und eine Sklerosierung der Foramina intervertebralia in höheren Lebensjahren der Abfluss des Lokalanästhetikums eingeschränkt wird, muss die Dosis beim 60-Jährigen um ca. 30%, beim 80-Jährigen um ca. 50% reduziert werden.

Für eine Peridural*analgesie* wird heute am ehesten Bupivacain 0,125% oder Ropivacain 0,1% mit einem Volumen von max. 10 ml verwendet.

## Opiate

Durch Zugabe eines Opiats können Menge und Konzentration eines Lokalanästhetikums deutlich reduziert werden. Von den vielen zur Verfügung stehenden Opiaten hat sich heute v.a. *Sufentanil* etabliert. In einer Konzentration von 0,5–1,0 µg/ml bewirkt Sufentanil eine Verbesserung der Analgesie hinsichtlich Zeit bis zum Wirkungseintritt, Wirkungsdauer und Qualität. Bis zu einer Konzentration von 0,5 µg/kg KG ist eine signifikante Atemdepression wenig wahrscheinlich, als Nebenwirkungen treten v.a. Juckreiz, Übelkeit und Erbrechen sowie Harnretention auf. Die Höchstmenge von 30 µg Sufentanil sollte nicht überschritten werden.

## Lagerung des Patienten zur Intervention

Der Patient kann zum Anlegen der Periduralanästhesie in sitzende Position oder in Seitenlagerung gebracht werden. Während die sitzende Position v.a. dem Anwender durch einfacheres Handling und eine bessere Darstellung der Anatomie Vorteile erbringt, ist die Kollapsgefahr des Patienten hier deutlich größer. Zwar ist das Risiko einer vasovagalen Synkope auch beim liegenden Patienten nicht ausgeschlossen, aufgrund der für den Patienten angenehmeren Position und der – v.a. bei einem möglicherweise erhöhten Zeitbedarf – verminderten Anspannung ist die Seitenlagerung jedoch zu bevorzugen. Der Einfluss der Lagerung auf die Ausbreitung der Anästhesie, v.a. auf eine bessere Ausbreitung in den sakralen Bereichen, wird nicht einheitlich diskutiert, sodass nach Auffassung des Autors aus Sicherheitsgründen der Seitenlagerung der Vorzug gegeben werden sollte.

## Vorbereitung

Nach Überprüfung von Notfallequipment, Sauerstoff sowie Intubations- und Reanimationseinrichtung erfolgt die Kontrolle von Blutdruck, Pulsfrequenz und Sauerstoffsättigung des Patienten. Es folgen das Anlegen eines großlumigen venösen Zugangs und die Infusion von z.B. 500 ml Ringerlactat-Lösung, ferner das Anlegen von EKG, automatischer Blutdruckmessung (initiales Messintervall: 3 min) und Pulsoxymetrie. Dann wird die Lagerung des Patienten vorgenommen, wobei unabhängig von sitzender oder seitlicher Lagerung eine Hilfsperson den Patienten stützen sollte. Dies ist auch wichtig, um dem Patienten das Durchführen eines sog. *„Katzenbuckels"* zu erleichtern, was wiederum dem Behandler durch ein weiteres Auseinandergleiten der Dornfortsätze die Punktion erleichtert.

Nachdem die Punktionsstelle aufgesucht und markiert worden ist, wird nach entsprechender Desinfektion und sterilem Abdecken zunächst eine Lokalanästhesie mit einer nicht zu starken Kanüle und ca. 3–5 ml von z.B. *Prilocain* 1% durchgeführt. Neben dem Effekt der Lokalanästhesie kann der durchführende Arzt hierbei bereits seine spätere Punktionsrichtung im Hinblick auf z.B. einen möglichen Knochenkontakt vorab festlegen.

## Zugangswege

Als Zugangswege stehen der einfachere mediale und der paramediale oder seitliche Zugang zur Verfügung. Während beim medialen Zugang die Mittellinie der Wirbelsäule die Orientierung bestimmt, wird beim seitlichen Zugang ca. 1–2 cm seitlich der Dornfortsätze in einem Winkel von 80° zur Mittellinie punktiert. Der seitliche Zugang wird v.a. im thorakalen Bereich oder bei Punktionsschwierigkeiten im lumbalen Sektor verwendet.

## Identifizierung des Periduralraums

Nach durchgeführter Lokalanästhesie und einer kleinen Stichinzision wird nun zunächst die Tuohy- oder Crawford-Nadel *mit* Mandrin (um eine Ausstanzung von Gewebe und eine Verstopfung der Kanüle zu verhindern) unter stabiler Führung durch die freie Hand in einem Winkel von 10° zur horizontalen Ebene *langsam* nach vorne geschoben. Die Entfernung von der Haut bis zum Erreichen des Periduralraums beträgt beim normalgewichtigen Erwachsenen ungefähr 4–6 cm, sie ist allerdings großen individuellen Schwankungen unterworfen. So können beim adipösen Patienten durchaus 9–10 cm und mehr an Distanz gemessen werden. Beim Passieren des Lig. interspinale kann häufig ein „knirschender" Widerstand verspürt werden. Nun wird der Mandrin entfernt und eine mit 5–6 ml 0,9%iger NaCl-Lösung gefüllte, besonders leicht laufende 10-ml-Glasspritze oder eine

besonders beschichtete, leicht laufende LOR-(Loss-of-Resistance-)Kunststoffspritze aufgesetzt. Nach weiterem langsamen Vorschieben des Systems, bei dem eine Injektion der Flüssigkeit nur gegen großen Widerstand möglich ist, baut sich durch das Lig. flavum ein Widerstand auf. Ist das Lig. flavum perforiert, entleert sich der Spritzeninhalt unter einem plötzlichen Widerstandsverlust in den Periduralraum.

Eine weitere Identifikationsmethode ist die Technik des *„hängenden Tropfens"*. Da bei 80–90% der Patienten ein negativer Druck im Periduralraum besteht, kann man anstelle der mit Kochsalzlösung gefüllten Spritze kurz vor dem Erreichen des Lig. flavum einen Tropfen Kochsalz an den Ansatz der Periduralanästhesiekanüle anbringen. Nach Perforation des Lig. flavum wird, bedingt durch den Unterdruck, der Tropfen nach innen „weggesaugt" und somit der Periduralraum identifiziert.

Da der Widerstandsverlust normalerweise sehr gut zu verspüren ist und ca. 10–20% der Patienten einen positiven Druck im Periduralraum aufweisen, wird der Widerstandsverlustmethode in der Regel der Vorzug gegeben.

Gibt der Patient beim Vorschieben der Periduralanästhesienadel *Schmerzen* oder *Parästhesien* an, muss die Kanüle sofort zurückgezogen und mit geänderter Richtung erneut vorgeschoben werden. Das Gleiche gilt, wenn beim Passieren des Lig. interspinale *kein* Widerstand auftreten sollte.

Sollte klare Flüssigkeit aus der Periduralanästhesiekanüle zurücktropfen, kann es sich um Kochsalzlösung, Lokalanästhetikum oder Liquor handeln. Liquor ist im Gegensatz zu 0,9%iger NaCl-Lösung oder dem Lokalanästhetikum körperwarm, sodass durch Spüren der Temperatur mit dem Handrücken schon eine Vorentscheidung über die Art der Flüssigkeit getroffen werden kann. Eine endgültige Aussage kann durch einen Glukoseteststreifen herbeigeführt werden, der sich bei Kontakt mit dem Liquorzucker entsprechend verfärbt. Sollte versehentlich der Spinalraum punktiert worden sein, muss die Punktion des Periduralraums an dieser Stelle abgebrochen werden. Einige Autoren empfehlen in diesem Fall vor dem Entfernen der Periduralkanüle das Anbringen eines Eigenblutpatches von 10–15 ml, um die Entwicklung eines postspinalen Kopfschmerzes möglichst zu verhindern.

Sollte blutig tingierte Flüssigkeit oder Blut aus der Kanüle zurücktropfen, wurde eine Periduralvene punktiert oder verletzt. Hier muss die Lage der Kanüle entweder so lange verändert werden, bis kein Blut mehr aspiriert werden kann, oder der zu punktierende Raum ist zu wechseln.

## Testdosis

Zum weitgehenden Ausschluss einer Fehllage der Kanüle wird nach negativer Aspiration in 3 Ebenen nun eine Testdosis von 2–3 ml des Lokalanästhetikums langsam injiziert.

Bei einer Fehllage im Spinalraum treten innerhalb weniger Minuten ein Wärmegefühl und Parästhesien im Gesäß und in den unteren Extremitäten im Sinne einer Spinalanästhesie auf.

Bei der seltenen Komplikation der *subduralen* Fehllage erfolgt die Injektion fälschlicherweise in den sehr schmalen Raum *zwischen* Dura und Arachnoidea. Hierbei kommt es zu einer schnellen und hohen Ausbreitung der Anästhesie, die in der Höhe ihrer Ausdehnung zwischen einer Periduralanästhesie und einer hohen Spinalanästhesie angesiedelt sein kann. Charakteristisch ist eine fleckförmige Ausbreitung der Anästhesie mit Aussparung einzelner Segmente oder auch einer ganzen Seite. Bei Nichterkennen dieser Situation kann eine totale Spinalanästhesie mit massiven Auswirkungen auf Herzfunktion, Kreislauf und Atmung die Folge sein.

Liegt die Periduralkanüle oder der Katheter intravasal, so kann dies häufig durch Aspiration festgestellt werden, wobei die Aspiration bei der Verwendung eines Mehrlochkatheters eher gelingt als bei der Verwendung eines Katheters mit *einer* endständigen Öffnung.. Allerdings ist eine negative Aspiration keine Garantie dafür, dass *keine* intravasale Lage vorliegt. Auch eine Testdosis gibt *keinen sicheren* Hinweis auf eine mögliche Fehllage. Beim Zusatz von Adrenalin (Verdünnung 1:200.000) kann ein Anstieg von Blutdruck und Herzfrequenz als möglicher Hinweis auf eine intravasale Fehllage interpretiert werden, letztlich gibt es jedoch *kein* sicheres Verfahren, mit dem eine Fehllage absolut sicher ausgeschlossen werden kann.

Auch eine negative Aspirationskontrolle oder eine negative Testdosis schließen eine spinale, subdurale oder intravasale Lage der Kanüle *nicht* aus! Grundsätzlich muss *immer* vor einer erneuten Injektion in den Periduralkatheter eine eventuelle spinale, subdurale oder intravasale Fehllage durch eine Testdosis möglichst ausgeschlossen werden.

## Die „Single-Shot"-Technik

Bei der „Single-Shot"-Technik wird nach negativer Testdosis nun langsam und unter wiederholter Aspirationskontrolle in 5-ml-Schritten die Gesamtdosis des Lokalanästhetikums injiziert. Die Dosis errechnet sich nach der Anzahl der zu betäubenden Segmente mit den zuvor bereits beschriebenen rechnerischen Reduktionen.

Die beiden wesentlichen Nachteile der „Single-Shot"-Technik sind die Tatsachen, dass das errechnete Dosisvolumen quasi „in toto" appliziert werden muss und dass der Arzt keine Korrekturmöglichkeit bei ungenügender Ausbreitung der Analgesie oder Anästhesie mehr hat. Auch kann, und dies wird als der größte Nachteil angesehen, im Bedarfsfall keine Verlängerung der Analgesiedauer mehr vorgenommen werden. Ist dies nicht von vornherein auszuschließen, empfiehlt sich die primäre Anlage eines Periduralkatheters.

## Die Kathetertechnik

Bei Anwendung der Kathetertechnik kann die Testdosis wie beschrieben über die liegende Kanüle oder über den erfolgreich gelegten Katheter appliziert werden. Da auch bei einer primär komplikationslos erscheinenden Anlage eines Katheters eine Perforation der Dura oder eine intravasale Lage nicht ausgeschlossen werden kann und somit vor der Gabe der errechneten Gesamtdosis eine erneute Testung unabdingbar ist, kann auf eine Testdosis *vor* dem Einführen des Katheters verzichtet werden. Der Katheter sollte allerdings, um eine (seltene) herstellungstechnisch bedingte Verstopfung auszuschließen, zuvor mit physiologischer Kochsalzlösung auf Durchgängigkeit geprüft werden.

Nach negativer Aspiration und wenn kein Hinweis auf eine Fehllage vorliegt, wird nun der 20-G-Kunststoffkatheter vorsichtig durch die liegende Periduralkanüle vorgeschoben und ca. 3 cm in den Periduralraum eingeführt. Die Zentimetermarkierung auf dem Katheter erleichtert das Einschätzen der Länge, durch vorheriges Drehen der

Tuohy-Kanüle kann die Lagerichtung nach kranial oder kaudal vorgegeben werden.

Beim Erreichen eines Widerstandes muss der Katheter wegen der Abknickgefahr zurückgezogen werden. Unter keinen Umständen darf der Katheter jedoch über die liegende Kanüle zurückgezogen werden, da die Gefahr des Abscherens besteht!

Wenn der Katheter die vorgesehene Position erreicht hat, empfiehlt es sich, nochmals die Durchgängigkeit durch Injektion von 2–3 ml 0,9%iger Nacl-Lösung mit Hilfe des beigefügten Adapters zu testen. Dann wird die Kanüle vorsichtig über den liegenden Katheter zurückgezogen (hierbei sollte der Katheter mit der anderen Hand festgehalten werden, damit er nicht aus Versehen mit zurückgezogen wird), und der Adapter sowie ein Bakterienfilter werden am äußeren Katheterende angebracht. Nach sterilem Verband mit einer Entlastungsschleife des Katheters wird dieser am besten paravertebral und leicht gepolstert in Richtung Nacken, Schulter oder Bauch abgeleitet und fixiert.

Nun wird, wie schon ausgeführt, eine Testdosis von ca. 3 ml eines Lokalanästhetikums injiziert, wobei das Füllungsvolumen des Katheters (ca. 2,5–3,5 ml) und des Filters (ca. 1,5 ml) nicht vernachlässigt werden darf. Nach Ausschluss einer spinalen Fehllage wird die Gesamtdosis des Lokalanästhetikums unter regelmäßiger Aspirationskontrolle in 5-ml-Schritten verabreicht.

Die einzelnen Schritte der Kathetertechnik sind in den Abbildungen 5.3 bis 5.12 zusammenfassend dargestellt.

## Die Kaudalanästhesie

Die Kaudal- oder Sakralanästhesie ist eine Periduralanästhesie, bei der auf Höhe der Cornua sacralia nach Perforation des Lig. sacrococcygeum der Hiatus sacralis mit einer speziellen Sakralnadel oder einer herkömmlichen Tuohy-Kanüle punktiert wird. Bedingt durch anatomische Varianten und z.T. schwierige Palpationsmöglichkeiten (z.B. bei Adipositas) ist die Punktion häufig schwierig und mit einer hohen Versagerquote belegt.

Während die Kontraindikationen und mögliche Nebenwirkungen denen der Periduralanästhesie entsprechen, kommen als Indikation für die Kaudalanästhesie neben der postoperativen Analgesie und der Anästhesie bei vaginalen, urologischen oder anorektalen Eingriffen v.a. schmerz-

therapeutische Verfahren im Sakral- oder Lendenwirbelsäulenbereich oder auch die Anlage eines RACZ-Katheters (s. dort, Kap. 6) infrage. Im Vergleich zur lumbalen Periduralanästhesie führt die Kaudalanästhesie häufig zu einer zuverlässigeren und effektiveren Blockade der sakralen Spinalwurzeln. Da die Kaudalanästhesie bei Kindern technisch einfacher durchgeführt werden kann als bei Erwachsenen, wird sie auch häufig als postoperative Schmerztherapie bei Eingriffen wie Circumcisiones, Leistenhodenoperation, Leistenhernienkorrektur und anderen angewandt.

Nach entsprechender Vorbereitung des Patienten wird dieser entweder in abgeknickter Bauch- oder Seitenlage gelagert. Nach entsprechender Desinfektion und Applikation einer Lokalanästhesie wird der Sakralkanal in einem Winkel von 45° punktiert. In der Regel kann beim Durchstoßen des Lig. sacrococcygeale auch ein Widerstandsverlust beobachtet werden. Nach Kontakt mit der Vorderwand des Sakralkanals wird die Kanüle 2–3 mm zurückgezogen und parallel zur Achse des Sakralkanals nach vorne geschoben. Beim Erwachsenen sollte die Kanüle max. 3–4 cm, bei Kindern nicht mehr als 0,5–1 cm vorgeschoben werden. Nach Aspiration in 3 Ebenen erfolgt die Injektion des vorgewählten Lokalanästhetikums (ca. 2,5–3 ml pro Segment beim Erwachsenen, ca. 0,1 ml × Lebensalter pro Segment bei Kindern).

Ein Therapieversagen kommen v.a. durch Fehllagen der Kanüle vor. Normalerweise lässt sich dabei das Lokalanästhetikum nur gegen einen größeren Widerstand injizieren. Eine sichtbare subkutane Anschwellung ist praktisch beweisend für eine entsprechende Fehllage auf dem Kreuzbein, eine Injektion ist wegen des großen Widerstandes hierbei aber oftmals kaum mehr möglich.

## Erfolgskontrolle

Nach der Injektion wird der Patient unter entsprechender Kreislaufkontrolle gelagert. In Abhängigkeit von dem verwendeten Lokalanästhetikum dauert es ca. 20–30 min, bis die gewünschte Anästhesie oder Analgesie erreicht ist. Erst dann kann eine Aussage über den Erfolg sowie die Ausbreitung und die Qualität getroffen werden.

Die sensorische Qualität wird zunächst mit einem Kältereiz, dann mit einer nicht zu scharfen Kanüle auf *beiden* Körperseiten überprüft, die sym-

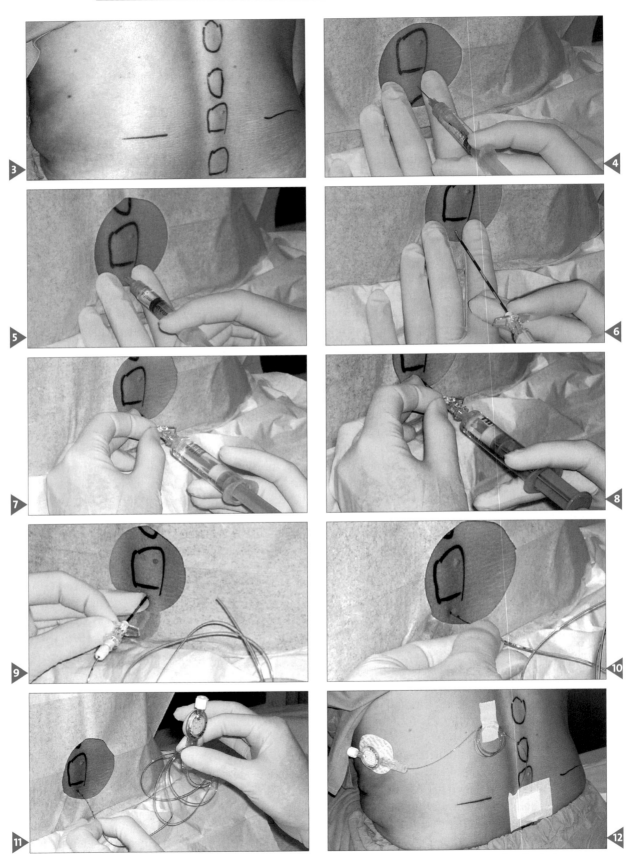

**Abb. 5.3–5.12:** Kathetertechnik: Identifizierung der Punktionsstelle, Punktion und Legen eines Periduralkatheters

pathische Blockade kann grob mit dem Handrücken oder besser mit einem Hautthermometer festgestellt werden. Die Beurteilung der motorischen Blockade erfolgt am besten mit dem Schema nach BROMAGE (s. Tab. 5.2).

Auch bei korrekt durchgeführter Technik können einige typische, wenn auch seltene, mögliche Mängel in der Anästhesie auftreten. Dies sind v.a.:

◢ einseitige Anästhesie oder Analgesie,
◢ nicht ausreichend blockierte Segmente,
◢ Blockade nicht hoch genug oder im Bereich der Füße nicht ausreichend,
◢ Blockade zu hoch.

Eine einseitige Anästhesie ist in der Regel ein Hinweis auf eine partielle Fehllage und kann normalerweise durch eine Nachinjektion ohne eine Lageveränderung des Katheters nicht korrigiert werden. Bei nicht ausreichend blockierten Segmenten oder zu niedriger Blockadehöhe kann frühestens 30 min nach der letzten Injektion die Hälfte des zuvor verabreichten Gesamtvolumens nachinjiziert werden. Durch zu weites Vorschieben kann der Periduralkatheter den Periduralraum durch ein Foramen intervertebrale verlassen und dies eine ungenügende oder fehlende Anästhesie zur Folge haben; das gleiche Ergebnis ist die Folge eines zu „kurz" liegenden Katheters, der den Periduralraum gar nicht erreicht hat oder zu weit zurückgezogen wurde.

Ist die Blockade zu hoch, muss der Patient zunächst engmaschig unter entsprechendem Monitoring auf eventuelle Kreislaufreaktionen, Atmung und Vigilanz hin überwacht werden. Frühestmögliche Nachinjektionen können nicht vor Ablauf von 60 min erfolgen (Weiteres s. auch unter „hohe Periduralanästhesie").

## Wirkungen und Nebenwirkungen auf das Kreislaufsystem

Mit dem Wirkungseintritt des Lokalanästhetikums kommt es zu erwünschten und unerwünschten Wirkungen, die, in Abhängigkeit von der erreichten Höhe der Anästhesie, unterschiedliche Konsequenzen haben können.

Zu den erwünschten Nebenwirkungen zählt neben einer Analgesie oder Anästhesie v.a. die Vasodilatation bei Patienten mit arterieller Verschlusskrankheit und/oder gefäßchirurgischen Eingriffen.

Eine relative Hypovolämie, die durch die Blockade sympathischer Nervenfasern und die damit verbundene Vasodilatation im Wirkungsbereich verursacht ist, wird bei gesunden Patienten meist durch eine reaktive Vasokonstriktion in den oberen Extremitäten sowie in Kopf und Hals kompensiert, sofern sie in der Höhe ihrer Ausbreitung Th5 nicht überschreitet und der Patient ausreichend infundiert wurde. Überschreitet die Blockade diese Höhe, so werden im Gebiet von Th4–Th1 die Nn. accelerantes mit ihrer sympathischen Wirkung auf das Herz und sympathische Fasern zur Steuerung der Vasokonstriktion der oberen Extremität blockiert. Über eine Blockade des N. splanchnicus wird die Katecholaminsekretion der Nebenniere reduziert, sodass es in der Folge zu einem Abfall von Herzzeitvolumen, arteriellem Blutdruck und peripherem Widerstand kommt und der Patient einen weiteren absoluten oder durch z.B. Lageveränderung bedingten relativen Volumenverlust nicht mehr aktiv kompensieren kann. Besonders Patienten mit einer arteriellen Verschlusskrankheit sind hierbei mehr als andere gefährdet und müssen durch engmaschige Überwachung der

**Tab. 5.2:** Schema nach BROMAGE zur Beurteilung der motorischen Blockade

| Grad der motorischen Blockade | Ausmaß der motorischen Blockade in % | Funktion | Nomenklatur |
|---|---|---|---|
| 0 | 0 | normale Beugung in Knie- und Fußgelenk | keine Blockade |
| 1 | 33 | Knie gerade noch, Fuß vollständig gebeugt | partielle Blockade |
| 2 | 66 | Knie nicht mehr, Fuß gerade noch gebeugt | fast vollständige Blockade |
| 3 | 100 | Beine und Füße nicht mehr zu bewegen | komplette Blockade |

Kreislaufparameter und frühzeitige Volumenkorrektur entsprechend versorgt werden.

## Lagerung des Patienten nach der Intervention

Nach erfolgter Injektion des Lokalanästhetikums muss also, wenn der Patient umgelagert werden soll, *unbedingt berücksichtigt werden*, dass es, bedingt durch die Vasodilatation und die teilweise oder vollständig fehlende Kompensationsmöglichkeit durch Vasokonstriktion im anästhesierten Gebiet, zu u.U. *dramatischen* Blutdruckabfällen kommen kann. Dies gilt so lange wie die Anästhesie und damit die Blockade sympathischer Nervenfasern anhält. Die Therapie mit Volumengabe, Atropin bei Bradykardie und ggf. der Gabe eines Vasopressors erfolgt symptomatisch.

## Repetitionsdosis

Eine Repetitionsdosis kann bei Verwendung von kurz wirksamen Lokalanästhetika nach ca. 60 min, bei länger wirksamen nach ungefähr 90–120 min injiziert werden.

## Liegedauer von Periduralkathetern

Unter normalen Umständen ist es problemlos möglich, einen Periduralkatheter mindestens für eine Woche liegen zu lassen, aber auch erheblich längere Liegezeiten sind, gerade bei Schmerzpatienten, in der Regel auch kein Problem. Wichtig sind in jedem Fall ein regelmäßiger Wechsel des Bakterienfilters und ein regelmäßiger Verbandswechsel unter entsprechenden hygienischen Kautelen. Bei einer Rötung oder Entzündung an der Eintrittsstelle, auf jeden Fall aber bei beginnendem Fieber oder einem anderen Anhalt für einen beginnenden Infekt, muss der Katheter unverzüglich entfernt werden.

## Entfernung des Katheters

Der Katheter wird am Ende der Behandlung bei gebeugtem Rücken unter vorsichtigem Zug entfernt und auf Vollständigkeit geprüft. Ist ein stärkerer Zug erforderlich, kann der Katheter in einem Ligament oder zwischen 2 Wirbeln eingeklemmt sein. Durch Rotation der Wirbelsäule gelingt es in den meisten Fällen dennoch, den Katheter mit normalem Zug zu entfernen. Starke Schmerzen, neurologische Ausfälle oder die Unmöglichkeit, den Katheter entfernen zu können, stellen, nach entsprechender radiologischer Diagnostik, u.U. eine Indikation für einen operativen Eingriff dar.

Sollte es beim Entfernen zu einem Abriss des Katheters kommen, muss bei im Körper verbliebenen großen Teilen eine operative Entfernung angestrebt werden. Beim Abriss kleinerer Teile genügt in der Regel eine neurologische Überwachung; sollten keine weiteren Beschwerden auftreten, können diese Stücke, nach entsprechender Information des Patienten, normalerweise belassen werden.

## Komplikationsmöglichkeiten

### Frühe Reaktionen

**Totale Spinalanästhesie**
Die totale Spinalanästhesie ist selten, aber eine der gefährlichsten Komplikationen. Sie entsteht durch eine unbemerkte Perforation der Dura durch die Periduralkanüle oder den Katheter und Injektion des Lokalanästhetikums in den Spinalraum. Symptome der totalen Spinalanästhesie sind:
- Gähnen (Frühzeichen) und Sprachstörung,
- massive Hypotension,
- Bradykardie,
- Gefühlsstörung und Lähmung von Brust, Zwerchfell, Armen, Händen und Gesicht,
- Bewusstlosigkeit,
- Apnoe,
- Mydriasis,
- Asystolie.

Die Therapie muss unverzüglich einsetzen:
- Sauerstoffzufuhr,
- Infusion,
- Atropin,
- Vasopressor (z.B. Akrinor),
- Suprarenin, 1:10 verdünnt, i.v.,
- Beatmung/Intubation,
- kardiopulmonale Reanimation.

**Massive Periduralanästhesie**
Die massive Periduralanästhesie ist eine ebenfalls sehr seltene Komplikation, die durch eine relative

Überdosierung, z.B. bei Nichtbeachten einer erforderlichen Dosisreduktion, entstehen kann. Sie ähnelt in ihrem klinischen Bild der totalen Spinalanästhesie, die Therapie ist identisch.

Nicht immer kommt es allerdings zu dem dramatischen Bild mit Apnoe, Bewusstlosigkeit sowie Beatmungs- und Reanimationspflichtigkeit. Eine sehr hoch gestiegene Periduralanästhesie (Th4), die mit Hypotonie, Bradykardie und vorübergehenden hohen Parästhesien einhergeht, kann, sofern die Eigenatmung des Patienten nicht schwerwiegend beeinträchtigt ist, u.U. auch mittels primärer Kreislauftherapie, Sauerstoffzufuhr, leichter Sedierung und gutem Zureden beherrscht werden.

### Subdurale Anästhesie

Erfolgen Punktion und Medikamenteninjektion versehentlich in den sehr schmalen Spalt zwischen Dura und Arachnoidea, kommt es zu einer subduralen Ausbreitung des Lokalanästhetikums (s. Abb. 5.13). Wie schon erwähnt, ist hierfür eine schnelle, häufig fleckförmige Ausbreitung der Anästhesie mit Aussparung einzelner Segmente oder auch einer ganzen Seite typisch. Bei Nichterkennen dieser Situation kann es zu Symptomen wie bei einer totalen Spinalanästhesie mit allen Konsequenzen kommen.

Durch letztlich noch unklare Vorgänge kann es bei liegendem Periduralkatheter auch Tage nach der Anlage und einem normalen „Katheterbetrieb" zu einer sog. sekundären Katheterfehllage und damit zu einer subduralen Anästhesie kommen, sodass diese mögliche Komplikation auch bei längerer Liegedauer eines Katheters auf keinen Fall außer Acht gelassen werden darf. Die Gabe einer Testdosis, die entsprechende Überwachung des Patienten und eine fachliche Betreuung sind unabdingbar.

### Vasovagale Reaktion

Die vasovagale Reaktion ist die mit Abstand häufigste, aber auch unproblematischste Komplikation. Vor allem verursacht durch Angst und Aufregung, deutlich häufiger in sitzender als in liegender Position (aber auch im Liegen!), ist die vasovagale Reaktion durch Hypotension, Bradykardie, Schweißausbruch sowie evtl. Übelkeit und Erbrechen gekennzeichnet. Die Behandlung besteht in Anheben der Beine, Trendelenburg-Lagerung, ggf. i.v. Gabe eines Vasokonstriktors(Akrinor), Gabe von Atropin und evtl. einer leichten Sedierung des Patienten mit z.B. Midazolam oder einem Benzodiazepin.

### Blutdruckabfall

Ein Blutdruckabfall innerhalb der ersten 10–20 min nach der Injektion in den Periduralraum ist eine sehr häufige Begleiterscheinung. Eine Vasodilatation, bedingt durch die Blockade präganglionärer Sympathikusfasern, und eine Bradykardie, bedingt durch eine Abnahme des venösen Rückstroms, führen zu einem – gelegentlich auch sehr starken – Abfall des arteriellen Blutdrucks. Die Therapie erfolgt symptomatisch: Lagerung, Volumenzufuhr, Gabe von Atropin und im Bedarfsfall Gabe eines Vasopressors, wie z.B. Akrinor.

*Beachte:* Durch eine Trendelenburg-Lagerung kann das Anästhesieniveau in der Höhe um 3–5 Segmente aufsteigen!

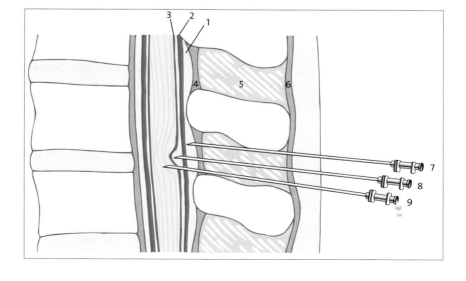

**Abb. 5.13:** Subdurale Punktionsmöglichkeit
1 Periduaralraum,
2 Dura mater,
3 Arachnoidea,
4 Lig. flavum,
5 Lig. niterspinale,
6 Lig. supraspinale
Kanülenlage:
7 epidural,
8 subdural,
9 intrathecal

### Intravenöse Injektion

Eine toxische Reaktion auf Lokalanästhetika kann bereits bei der i.v. Gabe von wenigen Millilitern auftreten. Da die kleinen Moleküle der Lokalanästhetika relativ ungehindert die Blut-Hirn-Schranke passieren, erreichen sie sehr schnell hohe Konzentrationen im Zentralnervensystem. In geringer Konzentration wirken sie zunächst inhibitorisch, sodass man auch nach der *korrekten* Applikation *größerer* Mengen an Lokalanästhetika häufig eine gewisse Müdigkeit des Patienten beobachtet. Bei höheren Plasmaspiegeln kommt es zunächst zu einer mittelschweren Intoxikation mit Beteiligung des Zentralnervensystems. Bedingt durch die Blockade inhibitorischer Nervenbahnen treten exzitatorische Phänomene auf. Dies sind:

◢ verwaschene Sprache,
◢ Unruhe, Angst, Zittern,
◢ Schwindel, Tinnitus, Muskelzittern,
◢ metallischer Geschmack,
◢ Übelkeit, Erbrechen,
◢ Hyperventilation, unregelmäßige Atmung,
◢ Sprachstörung,
◢ generalisierter Krampfanfall.

Die Therapie besteht vordringlich aus der Gabe von Sauerstoff, der Kreislaufkontrolle, ggf. einer Sedierung (z.B. Benzodiazepine oder bei einem generalisierten Krampfanfall Barbiturate, wie z.B. Trapanal, 25–50 mg i.v.) und der Beatmung.

Bei hohen Plasmaspiegeln kommt es darüber hinaus zu einer Beteiligung des kardiovaskulären Systems mit einer massiven Störung der Reizleitung. Die Symptome sind:

◢ Bradykardie,
◢ Hypotension,
◢ Atemlähmung,
◢ Asystolie.

Die Therapie erfolgt symptomatisch, mit Intubation, Beatmung und kardiopulmonaler Reanimation.

Die zentralnervöse Toxizität steht in einem direkten Verhältnis zur Potenz des Lokalanästhetikums. Ein schneller Anstieg der Konzentration des Lokalanästhetikums bedingt schneller eintretende und gravierendere Nebenwirkungen, während bei einem langsamen Anstieg der Serumkonzentration offenbar Adaptationsvorgänge eine Rolle spielen, sodass deutlich höhere Volumina ohne toxische Symptome appliziert werden können. Bezüglich der individuellen Toxizität scheint Prilocain das am besten verträgliche, Bupivacain das problematischste Lokalanästhetikum zu sein. Schwere und Intensität der Nebenwirkungen hängen offensichtlich weniger von der verabreichten Gesamtdosis als von der Geschwindigkeit des Konzentrationsanstiegs und der toxischen Potenz des Lokalanästhetikums ab. Besonders bei intravasaler Injektion können *ohne* irgendwelche Prodromi schwere zerebrale Krampfanfälle und kardiovaskuläre Symptome bis hin zum Kreislaufstillstand auftreten.

### Allergische/anaphylaktische Reaktion

Eine allergische oder anaphylaktische Reaktion beim Legen eines Periduralkatheters ist äußerst selten, jedoch nicht ausgeschlossen. Eine allergische Reaktion geht in der Regel dann nicht so sehr von dem Lokalanästhetikum an sich aus, sondern von Methylparabene, das v.a. den 50-ml-Flaschen vieler Lokalanästhetika als Konservierungsstoff zugemischt ist, in den 10-ml-Ampullen jedoch nicht angetroffen wird. Die Symptome einer allergischen Reaktion sind:

◢ Erythem, Urtikaria,
◢ Tachykardie, Hypotension, Schweißausbruch,
◢ Bronchospastik,
◢ Übelkeit, Erbrechen, Bauchschmerzen,
◢ anaphylaktischer Schock.

Die Therapie muss umgehend und schon beim geringsten Verdacht einsetzen:

◢ i.v. Zugang, Infusion,
◢ Sauerstoffzufuhr,
◢ Gabe von Antihistaminika (z.B. Clemastin und Cimetidin, je 2 Amp. i.v.),
◢ Gabe von Kortikoiden (z.B. Prednisolon, 250–1.000 mg i.v.),
◢ Gabe von Suprarenin (1:10 verdünnt, milliliterweise i.v.),
◢ ggf. Intubation, Beatmung, Reanimation.

### Reaktion auf Vasopressoren

Die Reaktion auf Vasopressoren, wie Adrenalin, kann bereits auf eine geringe Menge versehentlich i.v. applizierter Lokalanästhetika mit Zusatz von Adrenalin (Verdünnung 1:200.000) auftreten. Die Symptome sind:

◢ Angst, Unruhe, Ausbruch von kaltem Schweiß,
◢ Hypertonie,

◢ Herzrhythmusstörungen, Tachykardie (selten bei Einnahme von β-Blockern), Arrhythmie,
◢ Kammerflimmern.

Die Therapie erfolgt symptomatisch:
◢ Sauerstoffzufuhr,
◢ evtl. vorsichtige Sedierung (Benzodiazepine),
◢ evtl. vorsichtiger Versuch mit β-Blocker i.v.,
◢ Defibrillation,
◢ kardiopulmonale Reanimation.

## Späte Reaktionen

### Blasenfunktionsstörungen
Durch die Blockade der parasympathischen Anteile von S2–S4 kommt es zu einer Blasenatonie und einer Unterdrückung des Harndrangs. Bedingt durch die Tatsache, dass die Anästhesie der dicken Fasern erst zum Schluss abgebaut wird, kommt es besonders bei länger andauernder Anästhesie und/oder unüberlegter Infusionstherapie zu einem Harnverhalt. Sollte durch die Gabe eines Parasympathikomimetikums keine Besserung zu erzielen sein, muss die Blase einmalkatheterisiert werden.

### Kopfschmerzen
Kopfschmerzen, v.a. im Sinne eines postspinalen Kopfschmerzes, sind bei der Anlage einer periduralen Anästhesie selten (0,5–2,5%). Wenn allerdings die Dura verletzt worden sein sollte (Häufigkeit in der Literatur: ca. 1:200), treten mit großer Wahrscheinlichkeit 12–24 Stunden später, bedingt durch den anhaltenden Liquorverlust, starke Kopfschmerzen, z.T. verbunden mit Übelkeit und Erbrechen, auf. Die Lokalisation der Kopfschmerzen ist häufig frontal oder frontookzipital, sie können aber auch im Nacken oder am Hinterkopf auftreten. Zur Therapie kann neben symptomatischen Maßnahmen, wie Volumenzufuhr und Gabe von Analgetika, v.a. bei ausgeprägten Verläufen ein periduraler Blutpatch angelegt werden. Unter sterilen Kautelen werden dem Patienten hierbei im Punktionsbereich 10–15 ml Eigenblut in den Periduralraum injiziert und der Patient 60–90 min in Rückenlage verbracht. Diese Maßnahme kann nach 18–24 Stunden wiederholt werden. Die Inzidenz der Besserung wird mit ca. 60% angegeben.

Manche Autoren beschreiben einen deutlichen Rückgang der Kopfschmerzrate durch Verwendung einer Sprotte-Nadel anstelle der noch häufig verwendeten Tuohy-Nadel. Die postpunktionellen Kopfschmerzen sollen hierdurch in ihrer Häufigkeit um bis zu 90% gesenkt werden

### Epiduralhämatom
Ein Epiduralhämatom entsteht durch die Verletzung einer Vene im Periduralraum. Während Entwicklung und Ausbreitung eines Epiduralhämatoms bei normaler Gerinnung sehr selten sind, kann sich bei Patienten mit Gerinnungsstörungen oder Antikoagulanzientherapie eine massive Blutung mit Kompression des Rückenmarks entwickeln. Hinweiszeichen – wie Schmerzen im Rücken oder in den Beinen, Taubheitsgefühl, Einschränkungen der Sensorik oder Motorik, auch Tage *nach* der Entfernung eines Periduralkatheters – müssen *unverzüglich* neurologisch abgeklärt werden. Bei einem *positiven* myelographischen Befund muss, um dauerhafte neurologische Schäden zu vermeiden, unverzüglich eine operative Intervention erfolgen.

### Arteria-spinalis-anterior-Syndrom
Ein A.-spinalis-anterior-Syndrom kann durch eine direkte Verletzung der Arterie oder einen Abfall des Perfusionsdrucks mit nachfolgender Ischämie des vorderen unteren Teiles des Rückenmarks, insbesondere begünstigt durch Arteriosklerose und Hypovolämie, entstehen. Auch Luftembolien oder Thrombosen kommen ursächlich mit infrage. Klinisch dominiert weniger eine Sensibilitätsstörung als eine motorische Schwäche in den Beinen.

### Infektion
Während Infektionen durch chemisch verunreinigtes Instrumentarium v.a. zu einer Arachnoiditis oder Myelitis führen, gehen epidurale Abszesse am ehesten auf eine Infektion mit Staphylococcus aureus zurück. Am häufigsten werden sie nach Anlage von kaudalen Kathetern gefunden, aber auch schwierige anatomische Verhältnisse und damit verbundene lang andauernde und/oder traumatische Punktionen erhöhen das Infektionsrisiko. Bei Hinweiszeichen wie Fieber, Leukozytose und Schmerzen im Bereich der Injektionsstelle, insbesondere aber bei neurologisch unklaren Befunden sowie persistierenden oder erneut auftretenden sensiblen oder motorischen Störungen, muss durch eine Magnetresonanztomographie,

eine Myelographie oder andere geeignete Verfahren die Diagnose gesichert und zur Vermeidung möglicher dauerhafter neurologischer Schäden u.U. eine Laminektomie oder ein entsprechender operativer Eingriff durchgeführt werden. Wichtig für den Patienten ist jedoch auch die Aufklärung darüber, dass sich eine Infektion auch Tage bis Wochen *nach* der Entfernung eines Periduralkatheters manifestieren kann.

## Ergebnisse in der Literatur

Die Periduralanästhesie konkurriert sowohl in der Anästhesie als auch in der Analgesie mit verschiedenen neueren und älteren Verfahren. In den operativen Disziplinen – wie Allgemein-, Thorax- und Gefäßchirurgie, Orthopädie, Gynäkologie und Geburtshilfe (in den USA werden mittlerweile 50% der Frauen bei einer Entbindung mit einer Periduralanästhesie versorgt) sowie Urologie – hat die Periduralanästhesie ihren festen Platz im intra- und postoperativen Management und in der Schmerztherapie. Bei Patienten mit akuten wie auch mit chronischen Schmerzen wird sie mit großem Erfolg und sehr hoher Akzeptanz vonseiten der Patienten angewandt. Die hohe Qualität der Analgesie, die geringe Beeinträchtigung der Vigilanz, die Prävention von Hyperalgesie und chronischen Schmerzsyndromen sowie die Verbesserung der Perfusion von Herz oder Extremitäten durch Sympathikolyse stehen den spezifischen Risiken und Nebenwirkungen sowie dem Infektionsrisiko gegenüber. Darüber hinaus ist der hohe technische und Überwachungsaufwand, der im Einzelfall auch die Möglichkeiten einer Allgemeinstation überfordert, nicht außer Acht zu lassen. Nach einer französischen Statistik, die mehr als 30.000 Patienten mit einer Periduralanästhesie beobachtete, werden, wie in vielen anderen nationalen und internationalen Statistiken, schwerwiegende Komplikationen bei der Regionalanästhesie allerdings als sehr seltene Ereignisse gewertet.

Die Zufriedenheit der Patienten übersteigt auch in großen Studien die Ergebnisse von anderen Verfahren, wie z.B. *periphere* Regionalanästhesie oder systemische Anwendung von Analgetika. Die Rate von Komplikationen oder unerwünschten Nebenwirkungen wird insgesamt als gering angesehen [Azad et al. 2000; de Leon-Casasola et al. 1994; Fügen et al. 2000; Heller et al. 2000; Neu-

gebauer et al. 1998; Peach, Godkin, Webster 1998; Rockemann et al. 1997].

## Kostenerstattung

### EBM

In der Kostenerstattung des EBM 2000 plus wird die Anlage einer Periduralanästhesie in Anästhesien zur Schmerztherapie und Anästhesien/Narkosen zu operativen Eingriffen unterschieden.

Die Leistungen zur Schmerztherapie sind im Wesentlichen im Kapitel 30.7 in den Ziffern 30700 bis 30760 aufgeführt. Während die Leistungsziffern zur Basisabklärung und umfassenden schmerztherapeutischen Versorgung chronisch schmerzkranker Patienten bei Redaktionsschluss noch nicht abgeklärt waren, wird die Anlage einer Periduralanästhesie, auch mittels Katheter unter der Ziffer 30731 wie folgt definiert:

30731  Plexusanalgesie, Spinal- oder Periduralanalgesie (auch kaudal), einseitig oder mittels Katheter (auch als Voraussetzung zur Applikation zytostatischer, antiphlogistischer oder immunsuppressiver Substanzen)
*Obligater Leistungsinhalt*
– Kontuierliches EKG-Monitoring
– Kontinuierliche Pulsoxymetrie
– Überwachung von bis zu 2 Stunden
*Fakultativer Leistungsinhalt*
– Kontrolle der Katheterlage durch Injektion eines Lokalanästheticums,
je Sitzung                    1.800 Punkte

30740  Überprüfung (z.B. anatomische Lage, Wundverhältnisse) eines zur Langzeitanalgesie angelegten Plexus-, Peridural- oder Spinalkatheters und/oder eines programmierbaren Stimulationsgerätes im Rahmen der Langzeitanalgesie
*Fakultativer Leistungsinhalt*
– Injektion, Filterwechsel, Verbandwechsel
– Funktionskontrolle
– Umprogrammierung
– Wiederauffüllen einer externen oder implantierten Medikamentenpumpe
je Sitzung                      300 Punkte

Individuelle Leistungsausschlüsse in der Berechnungsfähigkeit sollten an Hand des EBM im jeweiligen Einzelfall überprüft werden.

## GOÄ

In der GOÄ wird unter der Ziffer 259 das Legen eines Periduralkatheters – in Verbindung mit der Anlage eines subkutanen Medikamentenreservoirs – mit 600 Punkten vergütet.

Bei den Anästhesieleistungen wird unter Ziffer 470 ... die Einleitung und Überwachung einer einzeitigen Spinal- oder Periduralanästhesie bis zu einer Stunde Dauer ... mit 400 Punkten, bis zu 2 Stunden Dauer (Ziffer 471) mit 600 Punkten und bei mehr als 2 Stunden Dauer (Ziffer 472) mit 800 Punkten bewertet.

Unter Ziffer 473 wird ... die Einleitung und Überwachung einer kontinuierlichen ... Periduralanästhesie mit Katheter bis zu 5 Stunden Dauer ... mit 600 Punkten, bei mehr als 5 Stunden Dauer (Ziffer 474) mit 900 Punkten bewertet.

Für den zweiten und jeden weiteren Tag wird die Überwachung einer kontinuierlichen ... periduralen Anästhesie mit Katheter ... nach Ziffer 475 je weiterer Tag mit 450 Punkten bewertet.

## Fazit und klinische Relevanz

Die Anlage einer Periduralanästhesie ist ein seit Jahrzehnten bewährtes Verfahren. Durch immer wieder verfeinerte und verbesserte Techniken und Materialien, neue und verbesserte Analgetika und Lokalanästhetika sowie ausgedehntes Wissen über mögliche Komplikationen sowie deren Prophylaxe und Beherrschung ist die Rate an Nebenwirkungen und Problemen sehr gering. Bei Beachtung der möglichen Risiken unter gleichzeitiger Abwägung alternativer Verfahren und Methoden ist die Periduralanästhesie ein probates Instrument zur Verbesserung und Intensivierung anästhesiologischer, schmerztherapeutischer und diagnostischer Komponenten. Auch unter kritischer Betrachtung haben Periduralanästhesie und -analgesie ihren Stellenwert neben vielen neuen Verfahren nicht nur behauptet, sondern sich als klassische Verfahren seit Jahrzehnten bewährt.

## Literaturverzeichnis

Alon E (1996) Indikationen und Kontraindikationen der Epiduralanalgesie. In: Alon E, Anaesthesie und Schmerzlinderung in der Geburtshilfe, 77–82, Huber, Bern

Astra-Chemicals GmbH (1988) Regionalanaesthesie: Operativer Bereich, Geburtshilfe, Schmerztherapie. Fischer, Stuttgart

Azad SC et al., Kontinuierliche Periduralanalgesie versus patientenkontrollierte intravenöse Analgesie. Anaesthesist (2000), 49, 9–17

Behrendt C, Einsatz der thorakalen Periduralanaesthesie bei großen abdominalchirurgischen Eingriffen. www.periduralanaesthesie.de (29.07.2004)

Beland B, Prien T, Van Aken H, Differentialindikation zentraler und peripherer Leitungsanaesthesien. Anaesthesist (2000), 49, 495–504

Berufsverband Deutscher Anaesthesisten und Berufsverband Deutscher Chirurgen, Vereinbarungen zur Organisation der postoperativen Schmerztherapie. Anaesthesie Intensivmedizin (1993), 34, 28–32

Brodner G et al., Acute pain management: analysis, implications and consequences after prospective experience with 6349 surgical patients. Eur J Anaesthesiol (2000), 17, 566–575

Bromage PR (1978) Epidural analgesia. W.B. Saunders, Philadelphia, London, Toronto

Carpenter RL, Liu S, Neal JM, Epidural anaesthesia and analgesia. Their role in postoperative outcome. Anesthesiology (1995), 82, 1474–1506

Carrie LES, Postdural puncture headache and epidural blood patch (editorial). Br J Anaesth (1993), 71, 906–916

Cesarini M et al., Sprotte needle for intrathekal anaesthesia for caesarean section: incidence of postdural headache. Anaesthesia (1990), 45, 656–658

Cook TM, Eaton JM, Goodwin APL, Epidural analgesia following upper abdominal surgery: United Kingdom practice. Acta Anaesthesiol Scand (1997), 41, 18–24

Cooper DW, Turner G, Patient-controlled extradural analgesia to compare bupivacaine, fentanyl, and bupivacaine with fentanylin in the treatment of postoperative pain. Br J Anaest (1993); 70, 503–507

Craß C, Friedrich J, Die Epiduralanaesthesie zur Geburtshilfe. Anaesthesist (2003), 52, 727–744

Dahlgren N, Törnebrandt K, Neurological complications after anaesthesia. A follow-up of 18000 spinal and epidural anaesthetics performed over three years. Acta Anaesthesiol Scand (1995), 39, 872–880

de Leon-Casasola OA et al., Postoperative epidural bupivacain-morphine therapy. Experience with 4227 surgical cancer patients. Anesthesiology (1994), 81, 368–375

Freye E (1999) Rückenmarknaher Einsatz von Opioiden. In: Freye E, Opioide in der Medizin – Wirkung und Einsatzgebiete zentraler Analgetica, 155–170. Springer, Berlin, Heidelberg, New York

Fügen M et al., Prolongierte Periduralanalgesie zur postoperativen Schmerztherapie nach großen operativen Eingriffen. Erfahrungen bei 172 erwachsenen Patienten. Urologe (A) (2000), 39, 41–47

Gaus P, Eich C, Hildebrandt J, Sekundäre subdurale Lage eines Epiduralkatheters. Anaesthesist (2002), 51, 918–921

Giebler RM, Scherer RU, Peters J, Incidence of neurologic complications related to epidural catherization. Anaesthesiology (1997), 86, 55–63

Gogarten W et al., Rückenmarksnahe Regionalanaesthesien und Thromboembolieprophylaxe/Antikoagulation, Empfehlungen der DGAI. Anaesthesie Intensivmedizin (1997), 12, 623–628

Heller AR et al., Kombinierte Anaesthesie mit Epiduralkatheter. Eine retrospektive Analyse des postoperativen Verlaufs bei Patienten mit radikaler Prostatektomie. Anaestheesist (2000), 11, 949–959

Herman N, Calicott R, van Decar T, Determination of the dose-response relationship for intrathecal sufentanil in labouring patients. Anesth Analg (1997), 84, 1256–1261

Hills A (2002) Ergebnisse in der Frührehabilitation von endoprothetischem Kniegelenksersatz mit PDA-Katheter. FU, Berlin

Horlocker TT, Wedel DJ, Neurologic complications of spinal and epidural anaesthesia. Reg Anesth Pain Med (2000), 25, 83–98

Jakobsen KB, Christensen MK, Carlsson PS, Extradural anaesthesia for repeated surgical treatment in the presence of infection. Br J Anaest (1995), 75, 536–540

Kassis J, Fugere F, Dube S, The safe use of epidural anaesthesia after subcutaneous injection of low-dose heparin in general abdominal surgery. Can J Surg (2000), 43, 289–294

Kochs E et al. (2001) Anaesthesiologe Band I. Thieme, Stuttgart, New York

Kranke W, Angster R, Forst H, Epiduraler Abszess nach lumbalem Epiduralkatheter zur Mobilisation des Kniegelenks. Anaesthesist (1999), 48, 162–169

Larsen R (1995) Anaesthesie, Urban & Schwarzenberg, München, Wien, Baltimore

Lehmann KA, Patientenkontrollierte Analgesie zur Behandlung postoperativer Schmerzen. Zentralblatt Chir (1995), 120, 1–15

Litz RJ et al., Kombiniete Anaesthesieverfahren. Anaesthesist (1999), 48, 359–372

Möllmann M et al., Subdurale intraarachnoidale Ausbreitung von Lokalanaesthetica. Anaesthesist (1992), 41, 685–688

Neugebauer E et al., Situation der perioperativen Schmerztherapie in Deutschland – Ergebnise einer repräsentativen, anonymen Umfrage von 1000 chirurgischen Kliniken. Chirurg (1998), 69, 461–466

Nishio I et al., Accidental separation of an epidural catheter: How do you extract it? Anaesthesiology (1997), 87, A979

Opderbecke HW, Weißauer W, Zum täglichen Wechsel von Spritzenpumpen, Leitung und Filter bei liegendem PDA-Katheter. Anaesthesie Intensivmedizin (2001), 42, 973–974

Paech M, Godkin R, Webster S, Complikations of obstetric epidural analgesia and anesthesia: a prospective analysis of 10995 cases. Int J Obstet Anaesth (1998), 7, 5–11

Penninger A, Mündliche Mitteilung, 2004

Raj P, Nolte H, Stanton-Hicks M (1988) Atlas der Regionalanaesthesie. Springer, Berlin

Reynolds F, Speedy HM, The subdural space, the third place to go astray. Anaesthesia (1990), 45, 120–123

Rockemann MG et al., Wirksamkeit, Nebenwirkungen und Kosten postoperativer Schmerztherapie: Intravenöse und epidurale Analgesie. Anaesthsie Intensivmedizin (1997), 32, 414–419

Roewer N, Thiel H (2001) Anaesthesie compact. Thieme, Stuttgart

Rohrbach M, Plötz J, Epiduralabszess nach geburtshilflicher Periduralanalgesie. Anaesthesist (2001), 50, 411–415

Sabatowski R et al., Einführung in die Geschichte der Schmerztherapie. Anaesthesist (1999), 48, 820–826

Sirtl C, Jesch F (1989) Anaesthesiologisches Notizbuch. Wissenschaftliche Verlagsabteilung Abbott GmbH, Wiesbaden

Sobotta J, Becher H (1973) Atlas der Anatomie des Menschen. Urban & Schwarzenberg, München, Berlin, Wien

Taivainen T et al., Efficacy of epidural blood patch for postdural puncture headache. Acta Anaesthesiol Scand (1993), 37, 702–705

Unseld H, Eisinger I, Epiduraler Abszess. Zweimalige Anlage eines Epiduralkatheters zur Dämpfung der Wehenschmerzen. Anaesthesist (2000), 11, 960–963

Vertommen J et al., The effect of the addition of sufentanil to 0,125% bupivacaine to the quality of the analgesia during labor and on the incidence of instrumental deliveries. Anesthesiology (1991), 74, 809–814

Wiebalck A, Brodner G, van Aken H, Postopertive patient-controled analgesia: the effect of adding sufentanil to bupivacaine. Anaesth Analg (1997), 85, 124–129

Wulf H, Epidural anaesthesia and spinal haematoma. Can J Anaesth (1996), 43, 126–127

Wulf H, Epidurale Analgesie in der Behandlung postoperativer Schmerzen. Anaesthesist (1998), 47, 501–510

Zenz M, Jurna I (1993) Lehrbuch der Schmerztherapie, Grundlagen, Theorie und Praxis für die Aus- und Weiterbildung, Wissenschaftliche Verlagsgesellschaft, Stuttgart

# 6  Epineurolyse mittels Katheter nach RACZ

*L. Gerdesmeyer, K. Wagner, C. Birkenmaier*

## Einleitung

Chronische Rückenschmerzen durch perineurale Vernarbungen sind ein bis heute nicht ausreichend gelöstes schmerztherapeutisches Problem, und Patienten mit entsprechenden Symptomen stellen einen Großteil orthopädischer Schmerzpatienten dar. Im Verlauf ihres Lebens leiden etwa 80% aller Menschen unter chronischen Rückenschmerzen. In jedem 10. Fall chronischer Rückenschmerzen lassen sich Radikulopathien diagnostizieren [Göbel 2001; Kelsey, White 1980; Vroomen et al. 2000]. Verschiedenste Therapieverfahren wurden vorgeschlagen; bis heute gibt es allerdings keine befriedigende therapeutische Lösung und keinen einheitlichen Konsens zur Therapieempfehlung dieser Schmerzen. Schon die exakte Diagnostik stellt sich in der Praxis als schwierig dar, da bei chronisch erkrankten Rückenschmerzpatienten vielfach keine exakte anatomische Zuordnung der schmerzauslösenden Strukturen möglich ist und in vielen Fällen bereits eine Fehlverarbeitung der Schmerzsymptomatik im Sinne einer Chronifizierung vorliegt [Deyo, Weinstein 2001]. Als eine der möglichen Ursachen einer Radikulopathie werden neben Bandscheibenvorfällen oder Protrusionen auch epidurale Vernarbungen diskutiert, wie in Abbildung 6.1 dargestellt [Kuslich, Ulstrom, Michael 1991]. Diese können mit einer Inzidenz von 10–30% nach offenen Interventionen im Bereich der Bandscheiben auftreten [Barbar, Saifuddin 2002; Rompe et al. 1999]. Eine Indikation zur operativen Revision bei periradikulären Vernarbungen sollte sehr streng gestellt werden, da nach primärer Revision einer Bandscheibenoperation ein gutes Ergebnis nur mit einer 50%igen Wahrscheinlichkeit erreicht werden kann. Mit einer zweiten Revision reduziert sich die Wahrscheinlichkeit, eine positive, also schmerzlindernde Verbesserung zu erzielen, auf nur noch 20% [Ivanic et al. 2001].

Während Narben selbst nicht schmerzhaft sind, können sie jedoch mechanische Probleme

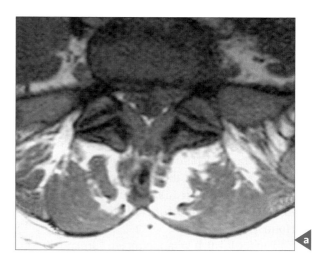

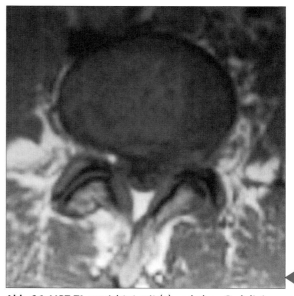

**Abb. 6.1:** MRT, T1-gewichtet mit (**a**) und ohne Gadolinium (**b**): postoperative Fibrosen im ventral-lateralen Epiduralraum LWK 4/5

darstellen und zu narbigen Verbindungen mit benachbarten Nervenwurzeln führen [Ross et al. 1996]. Unter bewegungsabhängigen Längenveränderungen kommt es dann narbenbedingt zu Zugbelastungen und mechanischen Irritationen der affektierten Nervenwurzeln mit dem typischen Bild der Radikulopathie [Kuslich. Ulstrom, Michael 1991]. Neben diesen mechanisch bedingten Radikulopathien sind auch inflammatorische Prozesse als Ursache dieser Schmerzen bekannt. So führt austretendes Bandscheibengewebe zu lokalen Entzündungsreaktionen, infolge derer sich Bindegewebshyperplasien und spätere Fibrosen ausbilden können, die zu mechanischen Irritationen an den betroffenen Nervenwurzeln führen können [Saifuddin, Mitchell, Taylor 1999]. Unter mechanischer Belastung, z.B. durch Vernarbungen oder Bandscheibenanteile, kommt es zu lokalen druckbedingten Perfusionsstörungen. Bereits bei einem Druck von 5–10 mmHg kann der venöse Blutfluss im betroffenen Segment unterbrochen werden, während bei gleichen Drücken der arterielle Zufluss um 20–30% reduziert sein kann. Infolge dieser Veränderungen werden perineurale Ödeme beobachtet, die zu weiteren, erheblichen Perfusionsstörungen führen und in einem Circulus vitiosus enden können [Olmarker, Rydevik, Holm 1989].

Um die lokalen Veränderungen – Inflammation, Ödem, Fibrose, venöse Stauung, erhöhter mechanischer Druck – und die Reduktion des arteriellen Zustroms kausal zu behandeln, entwickelte Gabor Racz die nach ihm benannte Methode [Racz 1982].

## Indikation

Die Technik der epiduralen Neurolyse mit der erstmals von Gabor Racz beschriebenen Methode wird bei einer Reihe von schmerzhaften Lumbalsyndromen angewendet, ohne dass bis heute eine exakte Indikation herausgearbeitet werden konnte. So reicht die Indikationsliste von der spinalen Stenose bis hin zu posttraumatischen Lumbalgien mit pseudoradikulärer Ausstrahlung. Auch Facettengelenkarthrosen an verschiedenen benachbarten Segmenten werden von einigen Autoren als mögliche Indikation angegeben. Bei genauerer Betrachtung der zur Verfügung stehenden Literatur lassen sich die Indikationen, zu denen es eine einigermaßen ausreichende Datenlage gibt, allerdings eingrenzen. Die gegenwärtig wissenschaftlich begründbaren Indikationen und Kontraindikationen sind in Tabelle 6.1 zusammengefasst.

Der RACZ-Katheter sollte prinzipiell zunächst den chronischen Verläufen einer klinisch relevanten Radikulopathie vorbehalten bleiben. Die Ursachen für die Radikulopathie müssen sowohl klinisch als auch in der Bildgebung nachweisbar sein. Als Ursachen einer Radikulopathie, die mit der RACZ-Methode behandelt werden können, kom-

**Tab. 6.1:** Ein- und Ausschlusskriterien für eine Intervention nach RACZ

| Einschlusskriterien | Ausschlusskriterien |
|---|---|
| • Erfolglos konservativ therapierte chronische Radikulopathie bei Bandscheibenprotrusion oder -prolaps oder nach Bandscheibenoperation<br>• Mindestalter: 18 Jahre<br>• Nachweis der Pathologie in der Bildgebung<br>• 3 Monate erfolglose konservative Therapie<br>• Zeitfenster von >6 Wochen nach letzter periduraler Infiltration<br>• Klinisch relevante schmerzhafte Radikulopathie, festgestellt mit einem der folgenden Scores: Stadium ausreichend oder schlecht nach McNab, mindestens 25 Punkte auf dem OSWESTRY-Low-Back-Pain-Disability Questionnaire, subjektive Schmerzbeurteilung von >4 auf der Visuellen Schmerzanalogskala (VAS) | • Operationsindikation bei neurologischen Defiziten<br>• Rheumatoide Erkrankungen, Kollagenosen, Stoffwechselstörungen<br>• Bekannte Neoplasien im Operationsgebiet<br>• Relevante Entzündungen (akut, subakut, chronisch)<br>• Wirbelkörperfrakturen<br>• Immunsupressive Therapie<br>• Langzeitkortisontherapie<br>• Fehlender Nachweis der Pathologie in der Bildgebung<br>• Koagulationsstörung und/oder Antikoagulanzientherapie mit MARCUMAR oder Acetylsalicylsäure<br>• Klinisch relevante Spinalkanalstenose<br>• Vorangegangene erfolglose epidurale Schmerzkathetertechnik nach RACZ<br>• Zeitfenster von <6 Wochen nach letzter periduraler Infiltration<br>• Allergie oder Hypersensitivität auf Lokalanästhetika, Hyaluronidase und/oder Röntgenkontrastmittel<br>• Schwangerschaft oder Stillen<br>• Klinisch relevante urogenitale oder sexuelle Funktionsstörungen |

men postoperative Vernarbungen und Fibrosen sowie Bandscheibenvorfälle mit Wurzelaffektion infrage (s. Abb. 6.1, 6.2). Darüber hinausgehende Anwendungsgebiete sind sehr experimentell und sollten nur unter streng kontrollierten Bedingungen in wissenschaftlichen Zentren angegangen werden.

## Präinterventionelle Diagnostik

Eine ausreichende präoperative Diagnostik ist zwingend erforderlich – nicht nur, um die richtige Indikation stellen zu können, sondern auch um Begleitpathologien und Kontraindikationen zu erkennen. Die Basisdiagnostik besteht in der klinischen orthopädischen und neurologischen Untersuchung und Befunderhebung, welche meist schon den richtigen Weg aufzeigt. Zusammen mit der adäquaten Anamnese kann oftmals schon die richtige Diagnose gestellt werden. Im Zweifelsfall ist eine konsiliarische fachneurologische Untersuchung, ggf. mit elektrophysiologischer Diagnostik, angezeigt, um eine exakte Zuordnung der radikulären Schmerzen zu erreichen. Das Wissen um die exakt betroffene Wurzel ist die Grundlage der Therapie, bei der die Katheterspitze genau an der betroffenen Wurzel platziert werden muss. Als weitere Maßnahme sollte eine konventionelle Röntgendiagnostik durchgeführt werden, um wurzelunabhängige Pathologien und Ursachen einer möglichen pseudoradikulären Schmerzsymptomatik zu erkennen. Komplettiert wird die Bildgebung durch magnetresonanztomographische Aufnahmen des betroffenen Bereichs in T1- und T2-Wichtung sowie in T1-Wichtung mit Gadolinium in axialer und sagittaler Ebene, um neben einer Bandscheibenpathologie auch postoperative Vernarbungen als Schmerzursache identifizieren zu können, wie sie in Abbildung 6.1 dargestellt sind. Sind die bildgebenden Befunde mit dem klinischen Untersuchungsbefund in Einklang zu bringen, so kann die Indikation zur Katheterbehandlung mit einer exakten Diagnose gestellt werden. Bestehen Differenzen bezüglich der bildgebenden Befunde und dem klinischen Bild, so muss eine erweiterte Diagnostik erfolgen. Hier ist es durchaus indiziert, den Patienten einer psychologischen Untersuchung zuzuführen. Werden hier adäquate pathologische Befunde erhoben, so ist die Katheterbehandlung nach RACZ kontraindiziert.

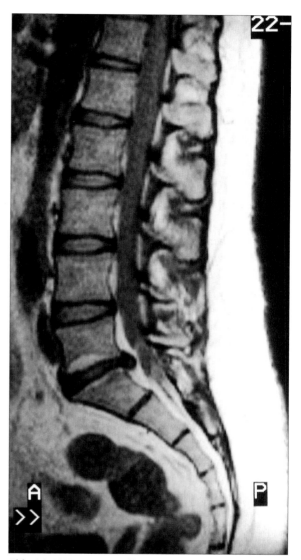

**Abb. 6.2:** MRT mit Darstellung einer Bandscheibenprotrusion

An weiterer präoperativer Diagnostik sollte eine laborchemische Blutuntersuchung durchgeführt werden, um v.a. den aktuellen Gerinnungsstatus und die allgemeine Narkosefähigkeit zu überprüfen, die dann durch einen Anästhesiologen festgestellt werden sollte.

## Notwendiges Instrumentarium/ Medikamente

Die für die Durchführung der Intervention notwendigen Geräte sind in Abbildung 6.3 dargestellt. Sie sind in verschiedenen Ausführungen erhältlich und über folgende Adresse zu beziehen:

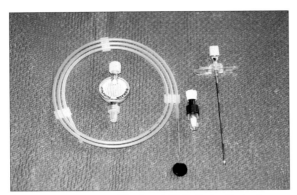

**Abb. 6.3:** Instrumente für die RACZ-Katheter-Technik

FIT, Generalvertretung der EPIMED INTERNATIO-NAL, Osterwaldstraße 39, 80805 München, Tel.: 089/363672, Fax: 089/363079, E-Mail: fit-foeveny@t-online.de, www.epimedint.com.

Folgende Instrumente und Medikamente sind essenziell:

- ◢ Sprungfederepiduralkatheter (TUN-L-XL-Katheter, 84 mm);
- ◢ Epiduralnadel (16-G-Nadel TW 11,25);
- ◢ EPIMED-Flat-Filter;
- ◢ Konnektor;
- ◢ SOLUTRAST-300 (ALTANA PHARMA AG, Byk-Gulden-Str. 2, 78467 Konstanz, Tel.: 07531/84-0, Fax: 07531/84-2474, E-Mail: customer service@altanapharma.de, www.altanapharma. com);
- ◢ NAROPIN, 2 mg/ml (ASTRA ZENECA GMBH, 22876 Wedel, Tel.: 04103/7080, www.astra zeneca.com);
- ◢ NATRIUMCLORID 10% (B. BRAUN MELSUN-GEN AG, Carl-Braun-Straße 1, 34212 Melsungen, Tel.: 05661/71-0, Fax: 05661/71-4567, E-Mail: info@bbraun.com, www.bbraun.de);
- ◢ VOLON A40 (BRISTOL-MYERS SQUIBB, Saporobogen 6–8, 80809 München, Tel.: 089/ 121420, E-Mail: info-service@bms.com, www. bms.com);
- ◢ HYLASE DESSAU, 1.500 IE (PHARMA DESSAU, Luxemburgstr. 8, 06846 Dessau, Tel.: 0340/ 65100, www.pharma-dessau.de).

Sämtliche Artikel sind CE-zertifiziert.

## Präinterventionelle Aufklärung

Die epidurale Neurolyse bedarf einer speziellen Aufklärung. Der Grund hierfür liegt in der Tatsache, dass das Verfahren bislang bezüglich seiner Wirksamkeit nicht evaluiert worden ist. Auch wenn es inzwischen eine Reihe von guten und sehr guten klinischen Ergebnissen gibt, so kann der Grad der Wirksamkeit nicht eingeschätzt und der Stellenwert der Methode im Vergleich zu anderen therapeutischen Verfahren nicht beurteilt werden. Im Aufklärungsgespräch muss betont werden, dass es sich bei der Methode um einen individuellen therapeutischen Heilversuch handelt.

Ebenso bedarf die Verwendung der beiden Substanzen Hyaluronidase und 10%ige NaCl-Lösung einer besonderen Aufklärung. Bei der Injektion von Hyaluronidase, Lokalanästhetika und hypertoner Kochsalzlösung im Rahmen der RACZ-Therapie handelt es sich um den Einsatz von Fertigarzneimitteln, die den dafür gültigen arzneimittelrechtlichen Bestimmungen unterliegen. Seit einem Grundsatzgutachten des Medizinischen Dienstes des MDK vom Mai 2000 ist bekannt, dass die Verwendung der Hyaluronidase bezüglich Indikation und Applikationsform und auch Dosierung außerhalb der arzneimittelrechtlichen Zulassung erfolgt. Diese Problematik hat auch aktuell Bestand. So wies das Bundesinstitut für Arzneimittel und Medizinprodukte (BfArM) im Jahre 2002 darauf hin, dass das Medikament WYDASE in Deutschland nicht zugelassen ist; im Übrigen wurde darauf verwiesen, dass davon ausgegangen werden sollte, dass eine Zulassung für eine von der Fachinformation abweichende Anwendungsart und für andere Hyaluronidaseanwendungsgebiete nicht erteilt wurde.

Nach der beim DIMDI vorgehaltenen Arzneimittelinformationsdatenbank des BfArM ist HYLASE DESSAU das einzige in Deutschland zugelassene Präparat, welches Hyaluronidase als Einzelsubstanz enthält. So ist der Patient im Aufklärungsgespräch darauf hinzuweisen, das HYLASE DESSAU lediglich zur i.m., i.v. oder s.c. Anwendung zugelassen ist, nicht aber für intraartikuläre, peridurale oder spinale Anwendungen. Damit ist dieses Präparat für eine Verwendung, wie sie im Rahmen der Wirbelsäulenkathetertechnik nach RACZ erfolgt, in Deutschland derzeit nicht zugelassen. Ähnlich problematisch ist die Verwendung der 10%igen NaCl-Lösung im Rahmen der RACZ-Katheter-Technik. Auch hier ist eine Applikation epidural nicht vorgesehen, sodass der Patient auch hierüber sorgfältig aufzuklären ist.

Im begründeten Einzelfall, insbesondere bei fehlender therapeutischer Alternative, kann der Arzt einen Heilversuch mit einem Arzneimittel ohne zugelassene Indikation durchführen. Haftungsrelevante Probleme entstehen in der Regel nur bei Auftreten von Komplikationen. Sind diese auf die nicht zugelassenen Medikamente zurückzuführen, erlischt die Produkthaftung durch den Hersteller, und der behandelnde Arzt muss die Gleichwertigkeit der RACZ-Katheter-Methode im Vergleich zu etablierten Verfahren nachweisen, was nicht gelingen kann, da hierzu keine ausreichende Datenlage vorhanden ist.

Neben diesen speziellen Aufklärungshinweisen sind eine Reihe von materialien- und verfahrensspezifischen Komplikationen aufzuklären. Vorrangig sind dies Katheterschäden. Diese können von leichten Beschädigungen, die keine klinische Relevanz haben, bis hin zu kompletten Katheterabscherungen reichen (s. Abb. 6.4). Allerdings bedeutet dies nicht, dass daraus eine Indikation zur offenen Entfernung des Katheterstücks hergeleitet werden kann, da der abgescherten Katheterteil in der Regel keine pathologischen neurologischen Befunde induziert.

Im Folgenden sind die weiteren Aufklärungspunkte aufgelistet:

◢ Allergie auf verwendete Medikamente, speziell Lokalanästhetika, Hyaluronidase und Kontrastmittel,
◢ epidurale Hämatome,
◢ erhöhtes Infektionsrisiko durch die Verwendung von Kortison,
◢ Möglichkeit einer lebensbedrohlichen Meningitis,
◢ komplikationsbedingte, möglicherweise persistierende neurologische Defizite,
◢ Erfolglosigkeit der Methode,
◢ systemische Arzneimittelnebenwirkungen, z.B. Veränderungen des Blutzuckerspiegels,
◢ Verletzungen der Dura und versehentliche intrathekale Applikation,
◢ katheterbedingte Schäden und Duraverletzungen,
◢ Verletzung von Beckenorganen durch die Epiduralnadel bei Punktion via falsa,

◢ Kreislaufkomplikation bei versehentlicher intravasaler Applikation von Lokalanästhetika bis hin zum therapierefraktären Kreislaufstillstand,
◢ erhöhtes lokales Infektionsrisiko durch Lage des Katheters im Bereich der Analfalte,
◢ übliche chirurgische Komplikationen, wie Thrombose, Infektion Wundheilungsstörung etc.

## Durchführung der Intervention

Vor der technischen Durchführung sind eine Reihe von speziellen vorbereitenden Maßnahmen zwingend notwendig. So ist die ausführliche Aufklärung ein wesentlicher Bestandteil der Behandlung, denn nur wenigen ist bewusst, dass es sich bei der Methode nach RACZ um ein nicht evaluiertes Verfahren handelt, für das bislang kein Wirksamkeitsnachweis vorliegt, sodass die Methode als experimentell eingestuft werden muss [Klakow-Frank, Rheinberger 2003].

Zusätzlich sollten in jedem Fall eine fachärztliche anästhesiologische Beurteilung des Narkoserisikos sowie eine allgemeine Operationsvorbereitung, wie bei konventionellen offenen Eingriffen üblich, vorgenommen werden. Besonderes Augenmerk liegt dabei auf der exakten Kontrolle des Gerinnungsstatus.

Die Behandlung hat unter sterilen Operationsbedingungen zu erfolgen, ähnlich wie in Abbildung 6.5 dargestellt. Zu Beginn der Intervention erfolgen die Anlage eines venösen Zuganges, eines EKG, einer nicht invasiven Blutdruckmessung, und einer pulsoxymetrischen Sauerstoffsätti-

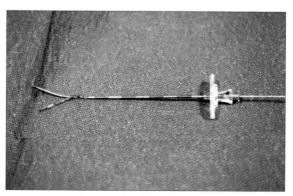

**Abb. 6.4:** Partielle Katheterabscherung durch die Schliffkante der Epiduralnadel

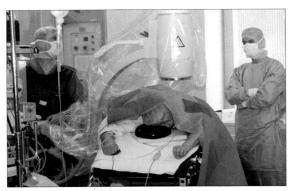

**Abb. 6.5:** Durchführung der Intervention unter Operationsbedingungen und Standby-Narkose mit komplettem Monitoring

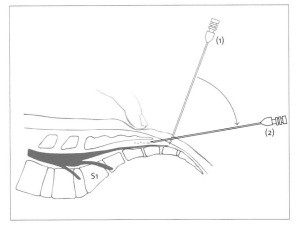

**Abb. 6.6:** Aufsuchen und Zugang zum Hiatus sacralis von kaudal

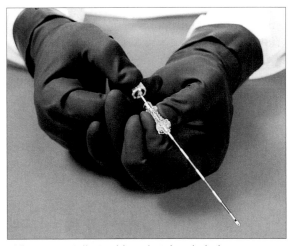

**Abb. 6.7:** Spezielle Strahlenschutzhandschuhe

gungsmessung sowie die Applikation eines Antibiotikums. Dann wird der Hiatus sacralis in Bauchlage anhand der anatomischen Orientierungspunkte sowie unter Bildwandler Kontrolle identifiziert (s. Abb. 6.6). Es folgt eine chirurgische Hautdesinfektion, der zu penetrierende Bereich wird steril abgedeckt, und eine lokale Infiltration mit einem Lokalanästhetikum (z.B. 5 ml Mepivacain 1%) wird durchgeführt. Danach erfolgt die Einbringung des Trokars (16-G-TW-Epiduralnadel der Firma EPIMED INTERNATIONAL, Johnstown, USA) mit der Führungskanüle in den Hiatus sacralis und ein Vorschieben bis max. auf Höhe S4, um eine Verletzung der Dura zu vermeiden. Der Zugang zum Hiatus sacralis beginnt etwa 3 cm distal und 2 cm lateral, sodass der Katheter später einen längeren Weg durch das Subkutangewebe hat. Auf diese Weise kann das Infektionsrisiko bereits reduziert werden. Durch Einspritzen von 1 ml des wasserlöslichen Kontrastmittels Iopamidol (SOLUTRAST-300, BYK GULDEN, Konstanz) wird die Lage des Trokars radiologisch in anterior-posteriorer und seitlicher Ebene kontrolliert. Sollte dieses Verfahren von einzelnen Personen sehr häufig durchgeführt werden, so ist das Trage von speziellen Bleischutzhandschuhen sinnvoll, um Strahlenschäden zu vermeiden (s. Abb. 6.7). Das Kontrastmittel darf sich nur im ventralen Epiduralraum ausbreiten, erst dann können die weiteren Schritte durchgeführt werden.

Bei korrekter Lage des Trokars können 5 ml eines rasch wirkenden Lokalanästhetikums durch den liegenden Trokar in den kaudalen Epiduralraum injiziert werden, damit die weitere Manipulation im Epiduralraum schmerzfrei erfolgen kann. Anschließend wird der Sprungfederepiduralkatheter (TUN-L-XL der Firma EPIMED INTERNATIONAL, Johnstown, USA) in den Führungstrokar eingebracht und bis auf die zuvor identifizierte Höhe und Seite manövriert. Diese Manöver zur Positionierung des Katheters können nur gelingen, wenn zuvor etwa 2 cm von der Katheterspitze entfernt ein 30°-Winkel gebogen wurde. Durch Torsion des Katheters kann nun die Spitze an die gewünschte Position gebracht werden. Dies geschieht unter radiologischer Kontrolle. Nach exakter Platzierung werden 10 ml wasserlösliches Kontrastmittels zur Epidurographie injiziert, wobei sich im Bereich der Fibrosen nun ein entsprechender typischer Füllungsdefekt zeigen sollte

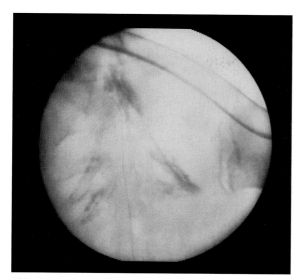

**Abb. 6.8:** Exakte Katheterpositionierung unter radiologischer Kontrolle und nach Epidurographie

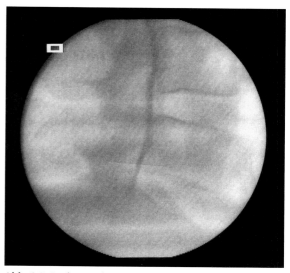

**Abb. 6.9:** Exakte Katheterpositionierung im ventralen Epiduralraum nach Epidurographie

(s. Abb. 6.8). Die unbedingt durchzuführende Epidurographie dient der Verifikation der Katheterlage und reduziert so eine akzidentelle intrathekale Injektion der Substanzen mit potenziell schwerwiegenden Komplikationen. Der Katheter muss im ventralen Epiduralraum platziert und dies entsprechend, wie in Abbildung 6.9 gezeigt, dokumentiert werden. Im Zweifelsfall kann bei jeder erneuten Lageänderung des Katheters eine erneute Epidurographie durchgeführt werden. Sollte sich eine intrathekale Ausbreitung zeigen, ist die Behandlung an dieser Stelle abzubrechen und kann nach 6 Wochen wiederholt werden.

Bei exakter ventral-lateraler epiduraler Lage werden nun 4 ml Ropivacain (NAROPIN, ASTRAZENICA, Wedel, 2 mg/ml) injiziert und 15 Minuten gewartet, um festzustellen, ob sich ein motorischer Block ausbildet. Dieser dient als Beweis für eine subarachnoidale Fehllage, sodass der weitere Eingriff abgebrochen werden muss. Sind keine Anzeichen einer subarachnoidalen Fehllage nachweisbar, erfolgt die Instillation von weiteren 6 ml Naropin (2 mg/ml) und anschließend von 10 ml 10%iger NaCL-Lösung (NATRIUMCLORID 10%, BRAUN, Melsungen) mit 40 mg Triamcinolonacetonid (VOLON A40, BRISTOL-MYERS SQUIBB, München) und 1.500 IE Hyaluronidase (HYLASE DESSAU, 1.500 IE, PHARMA DESSAU, Dessau). Dann wird der Katheter mit 1 ml 0,9%iger NaCl-Lösung (NATRIUMCLORID 0,9%, BRAUN, Melsungen) gespült und mit 2 Haltenähten fixiert, ein Bakterienfilter (EPIMED INTERNATIONAL, Johns-

town, USA) konnektiert und ein steriler Verband angelegt. Zur Infektionsprophylaxe wird stets ein Antibiotikum (z.B. SOBELIN, 300 mg, PHARMACIA, Erlangen) verabreicht. An den Tagen 1 und 2 nach der Operation werden zunächst 10 ml NAROPIN und ca. 15 min später 10 ml hypertone NaCl-Lösung (10%) über einen Zeitraum von 30 min per infusionem injiziert und abschließend der Katheter wieder mit 1 ml isotoner NaCl-Lösung gespült. Nach der letzten Applikation erfolgt die Entfernung des Katheters mit Kontrolle auf Vollständigkeit. Die antibiotische Therapie wird bis zum ersten Tag nach Katheterentfernung, im Regelfall mit 4 × 300 g SOBELIN p.o., weiter fortgeführt.

## Komplikationsmöglichkeiten

In unserem eigenen Kollektiv, welches wir seit 1999 überblicken, traten bislang keine schwerwiegenden Komplikationen auf. Transiente neurologische Defizite im Bereich der lysierten Nervenwurzel waren durch die lokale Applikation der verwendeten Lokalanästhetika bedingt, welche die Nervenwurzel im behandelten Segment umspülen. Diese in der Regel mehr sensorisch als motorisch ausgeprägten Nebenwirkungen waren sämtlich nach kurzer Zeit, innerhalb weniger Stunden, wieder komplett rückläufig. Eine mögliche Komplikation mit klinischer Relevanz ist die akzidentelle subarachnoidale Injektion von Lokalanästhe-

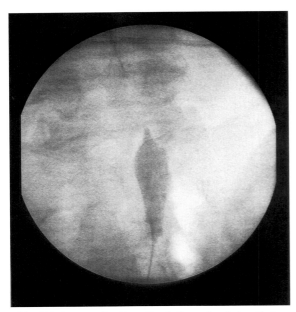

**Abb. 6.10:** Duraperforation: Darstellung durch Applikation des KM, welches eine Myelographie zeigt

tika oder hypertoner Kochsalzlösung. Gerade bei epiduralen Fibrosen, wie sie nach Operationen oder Bandscheibenvorfällen auftreten können, ist die Gefahr einer Duraperforation mit dem Risiko einer subarachnoidale Injektion deutlich erhöht. Besondere Gefahren gehen vom Lokalanästhetikum und der hypertonen Kochsalzlösung aus [Erdine, Talu 2002]. Aus einer nicht erkannten akzidentellen subarachnoidalen („spinalen") Injektion der Lokalanästhetika kann eine hohe Spinalanästhesie mit Ausbreitung der Blockade bis zu den zervikalen Segmenten, im Extremfall auch eine totale Spinalanästhesie, möglich sein, die, wenn sie nicht erkannt wird, letal verlaufen kann. Zeitgleich kommt es zu einer ausgeprägten Herz-Kreislauf-Depression mit Hypotonie und Bradykardie. Das Risiko einer intrathekalen Lage kann reduziert werden, wenn initial während der Katheterplatzierung und unmittelbar vor Injektion der Medikamente eine Epidurographie durchgeführt wird. Im Fall einer Duraperforation zeigt sich dann anstelle einer epidurographischen Darstellung eine klassische Myelographie (s. Abb. 6.10), sodass die weitere Behandlung abgebrochen und der Katheter entfernt werden muss.

Bei subarachnoidaler Applikation von hypertonem Kochsalz werden in 10% der Fälle temporäre kardiale (Hypertonie, Tachykardie) und respiratorische (Tachypnoe, Lungenödem) Komplikationen beschrieben. Ursächlich hierfür ist die osmo-

tisch bedingte Volumenzunahme des Liquors mit konsekutivem Anstieg der intrazerebralen Drucks [Ventafridda, Spreafico 1974]. Etwa 1% der Patienten entwickeln schwerwiegende und z.T. persistierende neurologische Schäden, wie Para- oder Tetraplegien [Kim et al. 1988]. Histopathologisch konnten hier eine Reduktion myelinisierter Fasern des Myelons und eine verstärkte Kollageneinlagerung im Bereich der spinalen Meningen festgestellt werden.

Auch eine ungewollte intravasale Injektion kann auftreten [Erdine, Talu 2002]. Sie ist in der Regel Folge einer unbemerkten epiduralen Venenpunktion. Durch eine sorgfältige Bauchlagerung, eine obligate Aspiration vor Injektion und eine Epidurographie kann das Risiko allerdings reduziert werden. Kommt es trotz negativem Aspirationsversuch zu einer intravasalen Injektion des Lokalanästhetikums, so resultieren je nach verwendetem Typ toxische Lokalanästhetikaspiegel, die zu perioraler Taubheit und verwaschener Sprache bis hin zu lebensgefährlichen tonisch-klonischen Krämpfen führen können.

Epidurale Raumforderungen sind zwar selten auftretende, aber schwere Komplikationen. Als Ursache sind Infektionen (Abszesse) und Hämatome möglich. Bei mehr als 3000 durchgeführten epiduralen Neurolysen berichtete Racz über lediglich 2 Patienten, die eine Meningits entwickelten. Spinale Abszesse werden nicht erwähnt. Insgesamt kann das Risiko einer rückenmarknahen Infektion bei korrekter Vorgehensweise als niedrig eingeschätzt werden. Eine strenge Asepsis bei Anlage des Katheters und allen folgenden Injektionen ist obligat.

Auch spinale Hämatome sind eher seltene, aber schwere Komplikationen, die bei allen rückenmarknahen Analgesieverfahren auftreten können. In der Folge sind Areflexie, Muskelschwäche und Sensibilitätsverlust möglich. Bislang wurde allerdings im Rahmen der RACZ-Katheter-Technik über keinen entsprechenden Fall berichtet.

Entsprechend der Pharmakokinetik und Pharmakodynamik der bei einer Vielzahl älterer Patienten zur Anwendung kommenden blutgerinnungshemmenden Substanzen wurden Empfehlungen erarbeitet, die in Tabelle 6.2 zusammengefasst sind und über einzuhaltende Zeitintervalle informieren [Gogarten et al. 2003].

Komplikationen mit dem verwendeten Katheter selbst stellen eine realistische und klinisch relevante Möglichkeit dar. So kommt es immer wieder, gerade in der ersten Phase der Anwendung der Kathetermethode, zu partiellen, gelegentlich auch totalen Abscherungen des Katheters. Racz selbst berichtete über 5 komplette Katheterabscherungen bei 3.000 Behandlungen, die eine chirurgische Revision erforderlich machten. Die spezielle Konfiguration der von Racz verwendeten Einführnadeln und Kathetersysteme reduziert dieses Risiko allerdings deutlich.

Bei der Verwendung von Kontrastmittel und Hyaluronidase besteht das Risiko einer allergischen Reaktion. Während dies für Kontrastmittel allgemein bekannt ist, ist dies für die Hyaluronidase weitaus seltener der Fall. Die Häufigkeit einer Überempfindlichkeitsreaktion nach Anwendung von Hyaluronidase wird mit 3% angegeben [Moore 1951]. Angaben zu Überempfindlichkeitsreaktionen bei der epiduralen Neurolyse werden in der Literatur nicht gemacht und spielen in der Praxis scheinbar eine untergeordnete Rolle. Eine mögliche Erklärung hierfür kann die gleichzeitige Anwendung eines Glukokortikoids mit Depotfunktion sein.

Eine versehentliche subarachnoidale Injektion der Hyaluronidase erscheint allerdings unproblematisch, wie aus einer Publikation geschlossen werden kann, bei der diese zur Therapie chronischer Arachnoiditiden eingesetzt wurde [Gourie-Devi, Satish 1984].

Während der Applikation der Medikamente können starke Schmerzen generiert werden, v.a. bei Injektion der hypertonen Kochsalzlösung. Problematisch ist hier, dass die Schmerzen erst nach einer Latenzzeit von einigen Sekunden nach der Injektion auftreten, sodass mit einer Zunahme der Schmerzen gerechnet werden muss, auch wenn die Injektion sofort unterbrochen wurde. Da die Intervention in der Regel unter Standby-Narkose-Bedingungen durchzuführen ist, können die Schmerzen durch i.v. Gabe eines potenten, rasch wirksamen Analgetikums schnell therapiert werden. Wenn nach Injektion des Lokalanästhetikums aber ausreichend lange gewartet (ca. 10 min) und die 10%ige NaCl-Lösung langsam injiziert wird, sind die auftretenden Schmerzen gut tolerabel.

Eine weitere Komplikation, die immer wieder auftritt, ist der Verschluss der Katheterspitze mit Fettgewebe oder einem kleinen Thrombus während der Katheterplatzierung. Diesem kann begegnet werden, indem das Lumen immer wieder mit 1–2 ml isotoner Kochsalzlösung gespült wird.

## Ergebnisse in der Literatur

Im Rahmen einer prospektiven Studie am Klinikum Rechts der Isar wurden 61 Patienten mit der RACZ-Katheter-Technik behandelt, davon 35 Frauen und 26 Männer. Drei Monate postoperativ konnten 59 Patienten und 6 Monate postoperativ 55 Patienten nachuntersucht werden. Es wurden nur monosegmentale Behandlungen durchgeführt. Am häufigsten wurden die Etagen L 5/S 1 (n=27) und L 4/5 (n=21) behandelt. Lediglich 11 Patienten hatten den Ursprung der Radikulopathie auf Höhe L 3/4. Das Segment L 2/3 war nur in 2 Fällen betroffen. Zu Beginn der Studie konnte

**Tab. 6.2:** Richtlinien für Zeitintervalle vor und nach rückenmarknaher Punktion bzw. Katheterentfernung (mod. nach Gogarten et al. 2003)

| Pharmakon | Zeitintervall vor Punktion/ Katheterentfernung | Zeitintervall nach Punktion/ Katheterentfernung | Laborkontrollen |
|---|---|---|---|
| Unfraktionierte Heparine (Low Dose/High Dose) | 4 Stunden | 1 Stunde | Thrombozytenzahl |
| Niedermolekulare Heparine (Low Dose/ High Dose) | 10–12 Stunden/24 Stunden | 2–4 Stunden | Thrombozytenzahl (bei Therapiedauer von >5 Tagen) |
| Kumarine (MARCUMAR) | bis INR <1,4 | keine Einschränkung | Quick-Wert |
| Acetylsalicylsäure (ASPIRIN) | >2 Tage | keine Einschränkung | Blutungszeit |
| Ticlopidine (TIKLYD) | >10 Tage | keine Einschränkung | Blutungszeit |
| Clopidogrel (PLAVIX) | >7 Tage | keine Einschränkung | Blutungszeit |

ein Ausgangsreferenzwert auf dem OSWESTRY-Score von 67±14 Punkten festgestellt werden. Zwölf Wochen nach Katheterbehandlung kam es zu einer Verbesserung auf 19±11 Punkte. Diese Verbesserung um 48 Punkte war statistisch signifikant (p<0,05) im Vergleich zum Baselinewert. Nach 6 Monaten kam es im Vergleich zum 3-Monatswert zu einer leichten Verschlechterung, gemessen auf dem OSWESTRY-Score (28±15 Punkte), die aber nicht statistisch signifikant vom 3-Monatswert zu unterscheiden war, sich aber weiter signifikant vom Baselinewert abhob (p<0,05). Auch die subjektive Schmerzempfindung, evaluiert mit dem McNab-Score, verbesserte sich im gleichen Sinne. Schwerwiegende Komplikationen (Paralyse, Plegie, Cauda-equina-Syndrom, kardiovaskuläre oder allergische Reaktionen) wurden in unserer Untersuchung nicht beobachtet; 21 Patienten entwickelten unmittelbar nach der Prozedur ein transitorisches neurologisches Defizit mit sensiblen und motorischen Ausfällen im Bereich der lysierten Nervenwurzel, welches aber innerhalb von 3 Stunden nach Anlage des epiduralen Katheters ohne supportive Maßnahmen rückläufig war. Die Defizite waren in der Mehrzahl rein sensorisch. Am Tag der Entlassung (3. postoperativer Tag) bestand in allen Fällen eine Restitutio ad integrum. Bei 2 Patienten erfolgte während der Behandlung eine Duraperforation, die vor Instillation der vorgesehenen Medikamente mittels Epidurographie erkannt werden konnte, sodass die Prozedur abgebrochen und 6 Wochen später wiederholt wurde. Ebenfalls in 2 Fällen kam es während der Behandlung zu partiellen Katheterabscherungen. Diese wurden rechtzeitig während der Manipulation bemerkt, sodass die beschädigten Katheter gegen neue Systeme ausgetauscht wurden und die Prozedur fortgesetzt werden konnte. In einem Fall kam es zu einer leichten lokalen Infektion. Diese wurde 7 Tage nach Zug des Katheters klinisch, laborchemisch (C-reaktives Protein, Blutkörperchensenkungsgeschwindigkeit, Blutbild) und magnetresonanztomographisch erkannt und erfolgreich antibiotisch therapiert.

Es existieren keine placebokontrollierten prospektiven Studien, die geeignet wären, einen Wirksamkeitsnachweis zu erbringen. Entsprechend kam die HTA-Arbeitsgruppe der Bundesärztekammer 2003 zur zusammenfassenden Beurteilung, dass das Verfahren nach RACZ weiterhin als

experimentell eingestuft werden muss [Klakow-Franck, Rheinberger 2003]. Es gibt allerdings inzwischen eine Reihe von Publikationen, die zeigen, dass sich das klinische Bild der chronischen Radikulopathie günstig beeinflussen lässt. Racz konnte 1989 bereits feststellen, dass die Kathetertechnik im Rahmen der chronischen Radikulopathie sinnvoll eingesetzt werden kann [Racz, Heavner, Sigeton 1989]. Er konnte 72 Patienten von 260 in seine Studie aufnehmen, davon 41 Männer (21–76 Jahre) und 31 Frauen (27–81 Jahre). Ursache der Radikulopathie waren meist postoperative Fibrosen. Insgesamt 62 Patienten (86,1%) benötigten vorher Opiate. Die Schmerzanamnese betrug bei 10 Patienten mehr als 10 Jahre, bei 12 Patienten lag sie bei 3–10 Jahren; 20 Patienten hatten 1–3 Jahre und 12 Patienten 1–12 Monate Schmerzen.Nach der Entlassung zeigten 52 Patienten eine deutliche Schmerzlinderung, 2 Patienten eine mäßige und 18 Patienten keine. Die Schmerzmedikation konnte nach der Behandlung im Durchschnitt deutlich reduziert werden, lediglich ein Patient erhöhte die Dosis der Schmerzmedikation. Bei 15 von 72 Patienten konnte keine wesentliche und anhaltende Linderung festgestellt werden. Der überwiegende Teil der Patienten berichtete über eine klinisch relevante Verbesserung der Schmerzsituation.

In einer weiteren Arbeit konnten Racz, Heavner und Raj [1997] zum einen zeigen, dass es nach Katheterbehandlung zu einer deutlichen Besserung der Beschwerden kommt, zum anderen, dass sich das Ergebnis durch den Einsatz der Hyaluronidase verbessern lässt. In dieser prospektiven Studie wurden aus einem Kollektiv von 1.500 Patienten 100 Personen ausgewählt, von denen 50 die Intervention mit Hyaluronidase und 50 die gleiche Intervention, aber ohne Hyaluronidase erhielten. Die Nachuntersuchung erfolgte bis zu 3 Jahre nach der Intervention. Hier zeigte sich, dass die Rate der Therapieversager in der Gruppe ohne Hyaluronidase bei 18% lag, im Gegensatz zur Hyaluronidasegruppe, in der die Rate 6,1% betrug. Die übrigen Patienten waren entweder schmerzfrei oder ihre Beschwerden waren deutlich gebessert. Es konnten auch hier keine relevanten Nebenwirkungen festgestellt werden. Zu ähnlichen Ergebnissen kommen auch deutsche Arbeitsgruppen [Gerdesmeyer et al. 2003; Schneiderhan 2000]; die klinischen Ergebnisse unterscheiden sich nicht von denen amerikanischer Arbeitsgruppen. Auch hier konnten keine klinisch relevanten persistierenden Nebenwirkungen festgestellt werden, sodass man die Methode als relativ nebenwirkungsarm bezeichnen kann. Klinisch lässt sich eine deutliche Verbesserung der chronischen Radikulopathie erreichen, sodass diese Methode in das mögliche therapeutische Spektrum der minimalinvasiven Verfahren aufgenommen werden sollte.

## Kostenerstattung

Die Erstattung der Kosten durch die gesetzlichen Krankenversicherungen ist zurzeit nicht möglich, da es sich bei der RACZ-Katheter-Methode um eine nicht anerkannte Leistung handelt. In den meisten Fällen werden Analogziffern zur Anwendung gebracht, sodass eine Kostenerstattung im Analogverfahren möglich ist. Prinzipiell handelt es sich aber um eine Einzelfallleistung, die seit der negativen Stellungnahme der HTA-Arbeitsgruppe der Bundesärztekammer von 2003 zunehmend restriktiver von den Krankenkassen bezüglich Abrechnung behandelt wird. Die überwiegende Zahl der Katheterverfahren wird heute als IGEL-Leistung abgerechnet.

Folgende OPS-Analogziffern werden bei der Kostenermittlung verwendet:
- 8-900: intravenöse Anästhesie;
- 8-910: epidurale Injektionen;
- 8-914: Injektion von Medikamenten an die Nervenwurzel;
- 5-056.6: Neurolyse.

## Fazit und klinische Relevanz

Die bislang publizierten Studien konnten zeigen, dass sich der Verlauf einer chronischen Radikulopathie nach Bandscheibenoperation oder bei Bandscheibenvorfällen günstig mit der von Racz beschrieben Technik beeinflussen lässt. Das Verfahren ist zudem nur selten mit klinisch relevanten Komplikationen behaftet. Die positiven Ergebnisse reichen zwar derzeit nicht zum Nachweis einer Wirksamkeit aus, rechtfertigen aber den klinischen Einsatz der RACZ-Methode. Sie sollte allerdings nur unter strenger Indikationsstellung, unter kontrollierten Bedingungen und nach sorg-

fältiger Aufklärung des Patienten durchgeführt werden. Bei der Diskussion der Methode ist zu berücksichtigen, dass auch mögliche Alternativverfahren zur Behandlung der chronischen Radikulopathie bis heute keine höhere Evidenz zeigen. Da aber auch operative Verfahren bislang ohne Wirksamkeitsnachweis blieben, der von minimalinvasiven Verfahren gefordert wird, sollte dieses minimal-invasive Verfahren nach strenger Prüfung vor einer möglichen operativen Intervention indiziert werden. Bei der hohen Inzidenz chronischer Radikulopathien bei Bandscheibenvorfällen und nach Bandscheibenoperationen besteht eine hohe klinische Relevanz dieser Methode.

## Literaturverzeichnis

Babar S, Saifuddin A, MRI of the post-discectomy lumbar spine. Clin Radiol (2002), 57 (11), 969–981

Deyo RA, Weinstein JN, Low back pain. Primary care. N Engl J Med (2001), 344 (5), 363–370

Erdine S, Talu GK, Precautions during epidural neuroplasty. Pain Practice (2002), 2, 308–314

Gerdesmeyer L et al., Minimally invasive percutaneous epidural neurolysis in chronic radiculopathy. A prospective feasibility trial. Orthopäde (2003), 32, 869–876

Göbel H, Epidemiologie und Kosten chronischer Schmerzen: Spezifische und unspezifische Rückenschmerzen. Schmerz (2001), 15, 92–98

Gogarten W et al., Rückenmarksnahe Regionalanästhesien und Thromboembolieprophylaxe/antithrombotische Medikation. Anästhesiologie Intensivmedizin (2003), 3, 218–230

Gourie-Devi M, Satish P, Intrathecal hyaluridase treatment of chronic spinal arachnoiditid of noninfective etiology. Surg Neurol (1984), 22, 231–233

Heavner JE, Racz GB, Raj P, Percutaneous epidural neuroplasty: Prospective evaluation of 0,9% NaCl versus 10% NaCl with or without hyluronidase. Reg Anesth Pain Med (1999), 24, 202–207

Ivanic GM et al., The post-discectomy syndrome. Aetiology, diagnosis, treatment, prevention. Arch Orthop Trauma Surg (2001), 121, 494–500

Kelsey JL, White A, Epidemiology and impact of low back pain. Spine (1980), 5, 133–142

Kim RC et al., Myelopathy after intrathecal administration of hypertonic saline. Neurosurgery (1988), 22, 942–944

Klakow-Franck R, Rheinbeger P, Stellenwert der minimalinvasiven Wirbelsäulenkathetertechnik nach Racz. Dtsch Ärztebl (2003), 100 (15), A1022–A1023

Kuslich SD, Ulstrom CL, Michael CJ, The tissue origin of low back pain and sciatica. Orthopaedic Clin NA (1991), 22, 181–187

Manchikanti L et al., Role of one day epidural adhesiolysis in management of chronic low back pain: a randomized clinical trial. Pain Physician (2001), 4, 153–166

Moore DC, The use of hyaluronidase in local and nerve block analgesie other than the spinal block: 1520 cases. Anesthesiology (1951), 12, 611–626

Olmarker K, Rydevik B, Holm S, Edema formation in spinal nerve roots induced by experimental, graded compression: An experimental study on the pig cauda equina with special reference to differences in effects between rapid and slow onset of compression. Spine (1989), 14, 569–573

Racz GB, Intractable pain therapy using a new epidural catheter. JAMA (1982), 248, 579–581

Racz GB, Heavner JE, Raj PP, Epidural neuroplasty. Sem Anesthesia (1997), 16, 302–312

Racz GB, Heaver JE, Raj PP (1998) Nonsurgical management of spinal radiculopathy by the use of lysis of adhesions (neuroplasty). In: Racz GB, Evaluation and treatment of chronic pain, 3rd edn, 533–542. Williams & Wilkins, Philadelphia

Racz GB, Heavner JE, Sigleton W (1989) Hypertonic saline and corticosteroid injected epidurally for pain control. In: Racz GB, Techniques of neurolysis, 73–94, Kluwer Academic Publishers, Boston

Rompe JD et al., Intra- und post-operative Risikoanalyse nach lumbaler Bandscheibenoperation. Z Orthop (1999), 137, 201–205

Ross JS et al., Association between peridural scar and recurrent radicular pain after lumbar discectomy: Magnetic resonance evaluation. Neurosurgery (1996), 38, 855–863

Saifuddin A, Mitchell R, Taylor BA, Extradural inflammation associated with annular tears: demonstration with gadolinium-enhanced lumbar spine MRI. Eur Spine J (1999), 8 (1), 34–39

Schneiderhan R, Minimalinvasive epidurale Wirbelsäulen-Kathetertechnik bei chronischen Rückenschmerzen. Orthopädische Praxis (2000), 36 (2), 104–108

Ventafridda V, Spreafico R, Subarachnoid saline perfusion. Adv Neurol (1974), 4, 477–484

Vroomen PCAJ et al., Conservative treatment of sciatica: A systematic review. J Spinal Disord (2000), 13 (6), 463–469

# 7 Bildgesteuerte periradikuläre Infiltrationstherapie

*G. Schmid, M. Jergas*

## Indikation

Bandscheibenerkrankungen kommen in einem hohen Prozentsatz sowohl in der symptomatischen als auch in der asymptomatischen Bevölkerung vor [Jensen et al. 1994]. Der relativ günstige natürliche Verlauf bandscheibenassoziierter Erkrankungen unter konservativer Behandlung ist durch Studien gut belegt [Bush, Cowan, Gishen 1992], und es wurde nachgewiesen, dass sich besonders große Bandscheibenvorfälle unter konservativer Therapie verkleinern und sogar verschwinden können [Delauche-Cavallier et al. 1992]. Trotz allem wird ein Teil dieser Patienten aufgrund von neurologischen Defiziten oder chronischen Schmerzen einer Operation zugeführt. Diese weist eine hohe primäre Erfolgsrate auf, ein Postdiskotomiesyndrom mit persistierenden Schmerzen tritt jedoch bei bis zu 40% der Patienten auf [Hedtmann 1992].

Unsere Vorstellung, dass die Lumboischialgie durch den direkten Druck des Bandscheibenvorfalls auf die Nervenwurzel ausgelöst wird, wurde in den vergangenen Jahren durch zahlreiche Studien diversifiziert. Neben der mechanischen Komponente spielen eine diskusbedingte perineurale Entzündung, eine Fibrose und eine vaskuläre Stase eine große Rolle beim Unterhalten der Schmerzen bei konservativ behandelten Patienten [Cooper et al. 1995; Groenblad et al. 1994]. Die Kompressionsverletzung des Spinalnervs unterbricht die Blut-Nerv-Schranke mit der Folge eines vasogenen Ödems [Kobayashi et al. 1993]. In experimentellen Untersuchungen konnte auch gezeigt werden, dass autologes Nucleus-pulposus-Gewebe ohne direkten neuralen Kontakt eine Beeinflussung der Nervenleitgeschwindigkeit und fokale axonale Degenerationen hervorrufen kann [Groenblad et al. 1994; Haughton, Nguyen, Ho 1993; Olmarker, Rydevik, Nordborg 1993; Olmarker et al. 1997]. Intradiskale Substanzen können in den Epiduralraum austreten und die Nervenwurzeln erreichen, wie in diskographischen pathologischen Studien gezeigt werden konnte [MacMillan, Schaffer, Kambin 1991]. Dies mag als Erklärung dafür dienen, warum auch bei nicht hernierten Bandscheiben eine chemische Interaktion zwischen intradiskalen Zerfallsprodukten und dem Nervengewebe möglich ist und eine chemische Radikulitis induziert werden kann [Garvin, Rydevik, Brown 1991; Marshall, Trethewie 1973]. Insgesamt unterstützen diese Befunde die These, dass neben der mechanischen Kompression ein Teil der Rückenschmerzen und der radikulären Symptomatik biochemisch induziert wird. Dies könnte auch erklären, warum die Größenreduktion des Bandscheibenvorfalls nicht mit einem proportionalen Rückgang der Schmerzen im Lasègueschen Beinhebeversuch verknüpft ist [Thelander et al. 1992].

Das Konzept der periradikulären Fibrose und Entzündung macht die entzündungshemmende Behandlung mit periradikulären oder epiduralen Kortikoidinjektionen zu einer attraktiven Alternative. In einer placebokontrollierten doppelblinden Studie konnte gezeigt werden, dass nicht steroidale entzündungshemmende Medikamente keinen gesicherten Nutzen bei der Behandlung der akuten Lumboischialgie besitzen [Weber, Holme, Amlie 1993]. Der positive Einfluss von lokalen Steroidinjektionen in Kombination mit anderen konservativen Therapiemaßnahmen wurde in einer kontrollierten Multicenter-Studie bestätigt [Blomberg et al. 1994]. Die erhöhte Wirksamkeit einer direkten Vor-Ort-Therapie, d.h. die Überlegenheit von direkten epiduralen/perineuralen Kortikoidinjektionen gegenüber ungezielten paravertebralen Injektionen, wurde in einer weiteren Arbeit dargelegt [Kraemer et al. 1997]. Zum Ausschluss eines systemischen Effekts war den Patienten mit NaCl-Injektionen die gleiche Menge an Triamcinolon intramuskulär appliziert worden.

Die epidurale Behandlung einer Lumboischialgie stellt kein neues Verfahren dar. Bereits 4 Jahre bevor Mixter und Barr 1934 den Vorfall von Bandscheibengewebe als Ursache der Lumboischialgie entdeckten, waren von Evans [1930] epidurale Injektionen mit Procain über den Hiatus sacralis mit gutem Erfolg bei Lumboischialgie angewandt worden. In der anästhesiologischen wie auch in der orthopädischen Schmerztherapie erfolgt der Zugang oft ohne Kontrolle durch ein Bild gebendes Verfahren oder lediglich unter Durchleuchtungskontrolle nach klinischer Untersuchung und Palpation der Zwischenwirbelräume in den dorsalen Epiduralraum oder den Hiatus sacralis. In den vergangenen Jahren hat sich die periradikuläre und epidurale Injektion unter Computertomographie-(CT-)Steuerung zu einer schnellen und exakten Ergänzung zu den Injektionen ohne Bildsteuerung bzw. unter Durchleuchtung etabliert. Die CT-Steuerung erlaubt die exakte Platzierung der Nadelspitze im Epiduralraum oder bei lateralem Zugang unter der Schulter des austretenden Spinalnervs am Foramen intervertebrale. Die Verteilung des Medikamentengemisches kann durch die Verteilung einer zuvor applizierten kleinen Menge Kontrastmittel exakt abgeschätzt werden. Sowohl Nadellage als auch Kontrastmittelverteilung können als Bild gespeichert und so bei wiederholten Behandlungen als Korrekturmöglichkeit herangezogen werden.

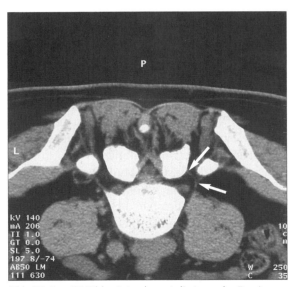

**Abb. 7.1:** Das CT-Bild zeigt sehr gut die Lage der Fascia cribriformis (**Pfeil**), die bei einer posterolateralen perineuralen Injektion durchstoßen werden muss, um eine gute Medikamentenverteilung entlang des Nervs und des Spinalganglions zu erreichen und ein Abfließen in die Muskulatur oder das paravertebrale Fettgewebe zu vermeiden.

Besonders hilfreich ist die Beobachtung der Kontrastmittelverteilung unter CT-Kontrolle bei den lateralen perineuralen Injektionen. Hier muss die Fascia cribriformis, die den perineuralen Raum manschettenartig abgrenzt, durchstoßen werden, um eine günstige Medikamentenverteilung entlang des Spinalnervs bis zum Epiduralraum zu erreichen (s. Abb. 7.1). Die Notwendigkeit einer Bildsteuerung der Injektionen wird kontrovers diskutiert. Nur wenige Studien beschäftigen sich mit diesem Thema. So publizierten Renfrew et al. [1991] eine prospektive Auswertung von 316 epiduralen Injektionen über den Hiatus sacralis. Ohne Bildsteuerung lag eine korrekte Platzierung der Nadel nur in 48–62% der Fälle vor, abhängig von der Erfahrung des Untersuchers. Selbst bei scheinbar korrekter Nadellage fand sich ein schneller venöser Abfluss nach Kontrastmittelgabe unter Durchleuchtungskontrolle bei weiteren 9% der Injektionen. Bei den direkten interlaminären epiduralen Injektionen ohne Bildsteuerung berichteten White, Derby und Wynne [1980] über eine fehlerhafte Nadelpositionierung in 25% der Fälle. Die Bildsteuerung macht die Injektionstherapie somit unabhängiger von der Erfahrung des Untersuchers, die Kortikoidmenge kann durch die gezielte Applikation minimiert werden, und Muskelnekrosen durch intramuskuläre Fehlinjektionen des kristallinen Kortikoids werden verhindert. Des Weiteren hilft die Bildsteuerung, einen schmerzhaften Kontakt zu neuralen Strukturen oder dem Periost zu vermeiden. Als besonderer Vorteil ist hervorzuheben, dass mit der CT-gesteuerten Injektionsbehandlung gezielt auf die vorliegenden morphologischen Veränderungen und ihren Bezug zur klinischen Symptomatik eingegangen werden kann.

Das Behandlungsziel der Injektionstherapie ist der geschädigte Nerv. Je gezielter man ihn umspülen kann, umso effektiver ist die Therapie, wie von Kraemer et al. [1997] in einer Vergleichstudie mit ungezielten epiduralen Injektionen und gezielten epidural-perineuralen Injektionen in den ventralen Epiduralraum dargelegt wurde. Eine zentrale Rolle in der Schmerzverarbeitung scheint jedoch auch das Spinalganglion zu spielen. Die Injektion sollte deshalb so gesteuert werden, dass die Wurzeltasche des betroffenen Nervs vom Duralschlauch bis zum Spinalganglion möglichst gut vom injizierten Medikamentengemisch umspült

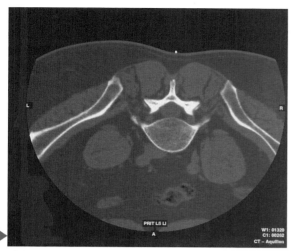

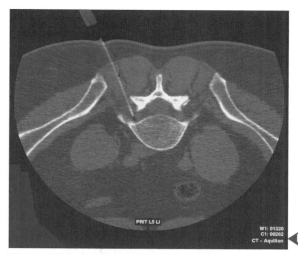

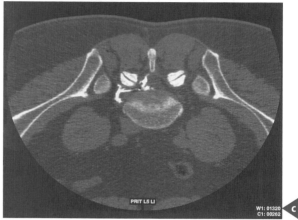

**Abb. 7.2:** Posterolaterale perineurale Injektion. **a)** Eine röntgendichte Hautmarkierung wird über den Dornfortsätzen angebracht, um die Entfernung des Einstichpunkts von hier aus zu vermessen. **b)** Die Nadel wird ungefähr in einem 30°-Winkel an das Facettgelenk herangeführt. **c)** Nach Durchstoßen der Fascia cribriformis wird die Nadelspitze lateral am Neuroforamen perineural platziert und das Kontrastmittel injiziert. Es findet sich eine gute perineurale KM-Verteilung mit Abfluss entlang des Spinalganglions bis zum Epiduralraum. Anschließend können die Wirksubstanzen injiziert werden.

wird. Dies kann von lateral in Form der klassischen (postero-)lateralen perineuralen Injektion erfolgen. Diese Injektionsform wird unter Durchleuchtungskontrolle in vielen orthopädischen Abteilungen als diagnostische Radikulographie eingesetzt, um bei polyradikulärer Symptomatik durch einen Wurzelblock mit wenigen Millilitern Lokalanästhetika die hauptsächlich schmerzende Wurzel herauszufiltern. Beim CT-gesteuerten Verfahren wird die Nadel von lateral an das Facettgelenk herangeführt. Unter Wahrung des Knochenkontakts kann die Kanüle dann langsam so weit vorgeschoben werden, bis die Fascia cribriformis punktiert ist, die den perineuralen Raum abtrennt [Paz-Fumagalli, Haughton 1993]. Wird an dieser Stelle injiziert, so erreicht man häufig eine optimale Medikamentenverteilung perineural entlang des Spinalganglions bis epidural (s. Abb. 7.2).

Diese Injektionsform ist indiziert bei allen Wurzelreizsyndromen unterschiedlicher Genese, wenn die Wurzel gut zugeordnet werden kann.

Besonders gut geeignet ist sie, wenn die zugrunde liegende Pathologie ebenfalls zum Wurzelkanal hin orientiert ist, also z.B. bei foraminalen und lateralen Bandscheibenvorfällen oder anderweitigen Wurzelkanalengen. Da sich lateral auch die Aufzweigung des Nervs befindet, werden neben der radikulären Symptomatik (R. ventralis) auch tief sitzende Kreuzschmerzen (R. meningeus) und Rückenschmerzen mit pseudoradikulärer Ausstrahlung (R. dorsalis) behandelt. Dies erweitert die Indikation zu dieser Injektionsform auf die nicht radikulären Schmerzsyndrome beträchtlich.

Dem gegenüber steht die epidural-perineurale Injektionstherapie, mit der man den Raum medial des Neuroforamens angeht. Da sich hier die Mehrzahl der Bandscheibenvorfälle und der postoperativen Narben befindet und sowohl der austretende Nerv als auch die zum nächsten Wurzelkanal traversierende Wurzel hier erreicht werden können, ist dieser Injektionsort in vielen klinischen Situationen besonders geeignet. Technisch wird so vor-

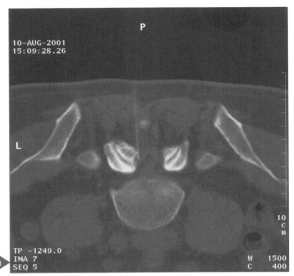 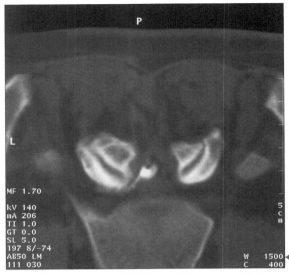

**Abb. 7.3:** Es handelt sich um denselben Patienten wie in Abb. 7.1. In Höhe L5/S1 findet sich hier ein links paramedial gelegener Prolaps, der die Wurzel S1 links tangiert. Aufgrund der Lage des Prolapses und der anatomischen Verhältnisse mit weitem interlaminärem Fenster bietet sich hier eine direkte epidurale Injektion in den ventralen Epiduralraum an. Die Nadel wird in „Loss-of-Resistance-Technik" durch das breite Lig. flavum geführt, bis der Druckverlust in der aufgesetzten Spritze das Erreichen des Epiduralraums signalisiert. Ggf. kann noch etwas NaCl-Lösung nachinjiziert werden, um den Duralsack etwas zur Seite zu schieben. Das Kontrastmitteldepot wird durch den Prolaps zwar nach dorsal verlagert, es zeigt sich jedoch auch eine KM-Spur um den Prolaps herum bis perineural.

gegangen, dass die Nadel fast parallel zum Dornfortsatz bis zum Lig. flavum vorgeführt wird. Unter leichtem Druck einer kochsalzgefüllten Spritze wird das Ligament perforiert, bis der plötzliche Druckverlust in der Spritze das Erreichen des Epiduralraums anzeigt („Loss-of-Resistance-Technik"). Der Duralschlauch wird durch die injizierte Flüssigkeit etwas zur Seite geschoben und eine Punktion der Dura so meist vermieden. Das Flüssigkeitsdepot kann etwas vergrößert werden, um einen freien Weg zum ventralen Epiduralraum zu gewinnen (s. Abb. 7.3). Bei postoperativen Narben kann die Nadel direkt durch die Narbe bis zum ventralen Epiduralraum vorgeschoben werden. Im Fall von ungünstigen anatomischen Verhältnissen mit kleinem Knochenfenster kann ein kontralateraler gekreuzter Zugang gewählt werden, die Nadel wird dann parallel zum Lig. flavum in den ventralen Epiduralraum vorgeführt (s. Abb. 7.4).

Manche Arbeitsgruppen bevorzugen auch den transduralen Zugang, indem sie eine sehr dünne 29-G-Kanüle durch den Duralschlauch in den ventralen Epiduralraum vorschieben. Besonders geeignet ist die epidural-perineurale Injektion, wie schon erwähnt, bei paramedialen und medialen Bandscheibenvorfällen, bei lateralen Rezessusstenosen (s. Abb. 7.4) und bei monoradikulären Symptomen. Als Therapie der Wahl kann sie bei

der epiduralen Narbenbildung gelten (s. Abb. 7.5, 7.6). Da die Medikamentenverteilung in vertikaler Richtung im Epiduralraum jedoch relativ frei ist, können auch polyradikuläre Symptome oder bisegmentale mediale Pathologien gut behandelt werden. Davon abgegrenzt werden kann die dorsale epidurale Injektion, bei der nach Durchstoßen des Lig. flavum die Medikamente unspezifisch und in etwas größeren Flüssigkeitsmengen im dorsalen Epiduralraum verteilt werden (s. Abb. 7.7). Zum einen muss diese Injektionsform angewandt werden, wenn es nicht möglich ist, den ventralen Epiduralraum zu erreichen. Zum anderen wird sie eingesetzt zur Behandlung der zentralen Spinalkanalstenose, bei der eine gezielte Applikation in den ventralen Epiduralraum nicht notwendig ist, und bei unspezifischer polyradikulärer Symptomatik. Zu den ungezielten Behandlungen zählt ebenfalls die meist unter Durchleuchtungskontrolle durchgeführte Injektion über den Hiatus sacralis.

Eine ausgezeichnete Wirksamkeit besitzen diese Injektionen auch bei einer Behandlung im Bereich der Brust- und der Halswirbelsäule. Im Bereich der Brustwirbelsäule besteht meist ein einseitiges, segmental orientiertes klinisches Bild oder lokale Schmerzen. Diese werden ausgelöst durch spondylophytäre Anbauten mit Verengung

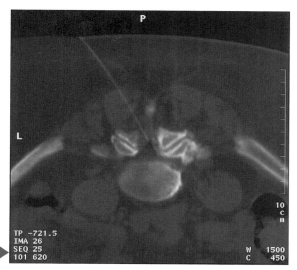 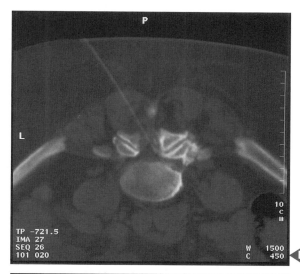

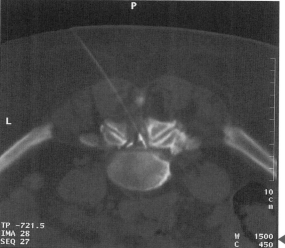

**Abb. 7.4:** Bei ungünstigen anatomischen Verhältnissen wie bei diesem Patienten mit Facettenhypertrophie und knöcherner Einengung des Wurzelkanals bei deutlich sklerosiertem Lig. flavum kann ein ipsilateraler Zugang in den Epiduralraum nicht möglich sein. Eine posterolaterale perineurale Injektion wird ebenfalls durch die knöcherne Enge behindert. In einem solchen Fall bietet sich eine kontralaterale Injektion an, bei der die Nadel nach Perforation des ipsilateralen Lig. flavum parallel zum kontralateralen Lig. flavum und unter Schonung des Duralschlauchs bis in den ventralen Epiduralraum vorgeführt wird. Die hochgradige Wurzelkanalenge verhindert jedoch ein Abfließen des KM zum Spinalganglion.

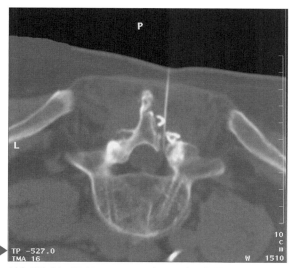 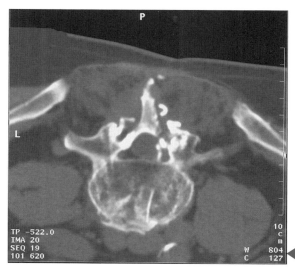

**Abb. 7.5:** Die CT-Steuerung ist besonders hilfreich bei erschwerten Bedingungen nach vorausgegangener Operation. Bei diesem Patienten mit Zustand nach Spondylodese erlaubt ein kleines Knochenfenster das Vorführen der Nadel in den Epiduralraum mit guter Umspülung der betroffenen Nervenwurzel durch das Medikamentengemisch.

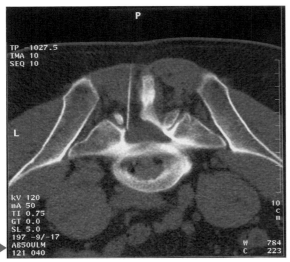 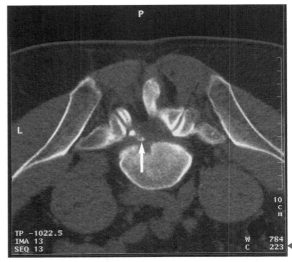

**Abb. 7.6:** Das Vorführen der Nadel ist beim Postdiskotomiesyndrom auch durch breite Narbenbildungen hindurch möglich. Die ummauerte Wurzel S1 links kommt als Aussparung im KM-Depot zur Darstellung und wird so optimal von den Wirksubstanzen erreicht (**Pfeil**).

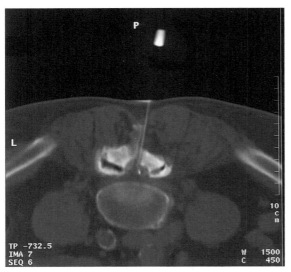 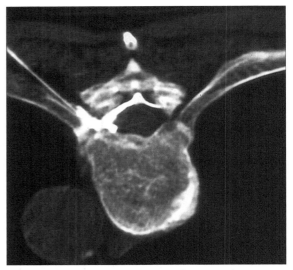

**Abb. 7.7:** Auch bei höhergradigen Spinalkanalstenosen wie bei diesem Patienten mit ausgeprägten Spondylarthrosen ist es meist möglich, die Nadel millimetergenau im Spinalkanal zu platzieren. In diesen Fällen reicht die Injektion in den dorsalen Epiduralraum aus. Die Flüssigkeitsmengen müssen der spinalen Enge angepasst werden, um keine Dekompensation der Spinalkanalstenose auszulösen.

**Abb. 7.8:** Bei thorakalen Injektionen kann mit der posterolateralen perineuralen Injektion auch eine optimale, bis epidural reichende Verteilung erreicht werden.

der Neuroforamina und seltener auch durch paramedial gelegene kleine Bandscheibenvorfälle. Auch Arthrosen der Costotransversalgelenke spielen eine Rolle. Da die Dornfortsätze thorakal dachziegelartig übereinander stehen, ist hier ein medialer Zugang zum Epiduralraum schwieriger. Wir bevorzugen deshalb die posterolaterale perineurale Injektion, mit der sich im Thorakalbereich ebenfalls häufig ein guter Abfluss nach epidural

erreichen lässt, mit der aber in optimaler Weise Veränderungen am Costotransversalgelenk mitbehandelt werden können (s. Abb. 7.8). Außerdem wird durch den Zugang von lateral eine direkte Verletzungsgefährdung des Myelons vermieden.

An der Halswirbelsäule besteht ein weites Indikationsspektrum, da die Indikation zur zervikalen Operation streng gestellt wird, aber auf der anderen Seite Zervikobrachialgien als Volkskrankheit

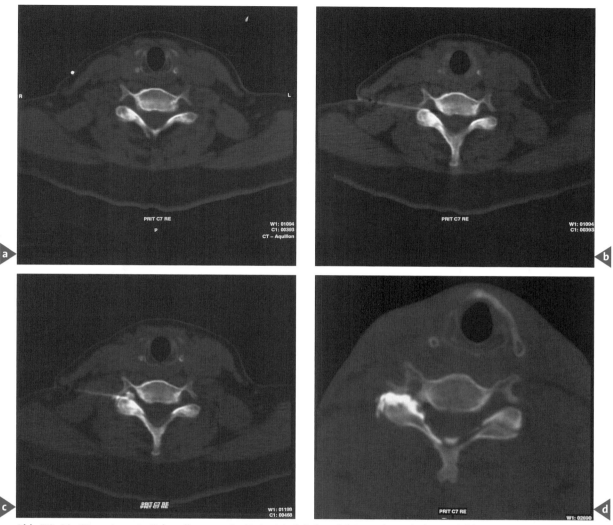

**Abb. 7.9:** Die CT-gesteuerte Behandlung an der Halswirbelsäule erfolgt von lateral. **a)** Nativbild mit Hautmarkierung; Von hier aus kann der Einstichort so gewählt werden, dass auch oberflächliche Venen geschont und Hautblutungen vermieden werden. **b)** Dorsal der A. vertebralis wird die Nadel bis zum Neuroforamen vorgeführt. **c)** Meist verteilt sich das Kontrastmittel perineural im Bereich des Neuroforamens. **d)** Ein Abfluss nach epidural (anderer Patient) ist im Bereich der Halswirbelsäule seltener zu beobachten.

bezeichnet werden können. Die am häufigsten angewandten Injektionsformen sind die unter Durchleuchtungskontrolle durchgeführte Injektion in den dorsalen Epiduralraum und die CT-gesteuerte laterale perineurale Injektion an das Neuroforamen. Bei ersterer wird in Bauchlage des Patienten und seitlicher Durchleuchtung bei flektierter Kopfstellung des Patienten der dorsale Epiduralraum in „Loss-of-Resistance-Technik" punktiert. Als anatomische Landmarke dient hier besonders die Spinolaminarlinie, die die dorsale Begrenzung des knöchernen Spinalkanals darstellt. Da sich die Nadelspitze bei dieser Technik im zervikalen Spinalkanal direkt dorsal des Mye-

lons befindet, besteht ein erhöhtes Risiko potenzieller Myelonverletzungen, und abrupte Bewegungen des Patienten während der Behandlung müssen unbedingt vermieden werden. Der Vorteil der Behandlung besteht darin, dass die zervikal sehr häufig vorkommenden multisegmentalen Spinalkanaleinengungen durch Retrospondylosen mit einer Behandlung erreicht werden können. Bei der lateralen perineuralen Injektion ist das Myelon nicht direkt gefährdet, da sich die Nadel außerhalb des Spinalkanals befindet. Allerdings liegt eine hohe räumliche Nähe zur A. vertebralis vor. Ein Gefäßkontakt kann jedoch aufgrund der CT-Steuerung vermieden werden (s. Abb. 7.9). Die

Behandlung eignet sich besonders gut für mono-radikuläre und pseudoradikuläre Beschwerden, da Unkarthrosen und Spondylarthrosen gleichzeitig mitbehandelt werden. Eine Injektion in den ventralen Epiduralraum analog zur Behandlung an der Lendenwirbelsäule wird zervikal wegen der Gefährdung des Myelons nicht routinemäßig angewandt.

## Präinterventionelle Diagnostik

Wichtigste Voraussetzung für die Behandlung ist eine ausführliche körperliche Untersuchung des Patienten mit Erhebung des orthopädisch-neurologischen Status, um das Krankheitsbild exakt zu definieren und einen Ausgangsstatus zu dokumentieren. Wichtig hierbei ist auch die Erhebung des Pulsstatus, um nicht eine parallele Gefäßerkrankung zu übersehen. Bei klinisch nicht eindeutigen Krankheitsbildern und insbesondere bei bereits vorhandenen deutlichen neurologischen Defiziten oder Lähmungserscheinungen ist vor Therapiebeginn ein fachneurologisches Konsil anzustreben, um eine etwaige dringende Operation nicht zu verzögern. Vor Beginn der Behandlung sollte eine aktuelle Schnittbilddiagnostik (Magnetresonanztomographie/CT), die nicht älter als 6 Monate ist, vorliegen. Wenn sich die klinische Symptomatik seit den letzten Aufnahmen geändert hat, so ist die Bildgebung zu aktualisieren. Die Analyse von klinischem Befund und Bildgebung muss zu einer möglichst genauen Eingrenzung und Definition des Krankheitsbildes und der schmerzauslösenden Ursachen führen und sollte wenn möglich mit einer exakten Segmentzuordnung mit abschließendem Therapieplan enden. Gerinnungsstörungen oder aktive entzündliche Veränderungen müssen ausgeschlossen sein.

## Notwendiges Instrumentarium

### Kosten

Die Kosten sind den Tabellen 7.1 und 7.2 zu entnehmen.

### Bestelladresse

Die Hersteller der Produkte gehen aus den Tabellen 7.1 und 7.2 hervor.

Wir verwenden die in den Tabellen 7.1 und 7.2 genannten Materialien wie folgt: Bei der STERI-CAN-Einmalkanüle handelt es sich um eine sehr

**Tab. 7.1:** Medikamente

| Substanz | Dosis | Kosten |
|---|---|---|
| Triamcinolonacetonid | 10–40 mg | 5 Amp.: ca. 3 € |
| Scandicain | 0,5% | 1 Amp.: ca. 2 € |
| Bupivacain | 0,25% | 5 Amp.: ca. 6 € |

**Tab. 7.2:** Instrumentarium

| Name | Größe | Bezeichnung/Nummer | Hersteller | Kosten |
|---|---|---|---|---|
| Koaxiales Interventionsset | 23 G, 10/15/20 cm | EMS 22-10/Nr. 201; EMS 22-15/Nr. 202; EMS 22-20/Nr. 203 | MICROMED GESELLSCHAFT FÜR MEDIZINISCHE LASERSYSTEME MBH, Westring 303, 44629 Herne, Tel.: 02323/9399-00, Fax: 02323/9399-055, www.micromed-gmbh.de | ca. 8 € |
| STERICAN-Einmalkanülen | 23 G, 6 cm; 23 G, 8 cm | 0466 5600; 0466 5635 | B. BRAUN MELSUNGEN AG, Carl-Braun-Straße 1, 34212 Melsungen, Tel.: 05661/71-0, Fax: 05661/71-4567, E-Mail: info@bbraun.com, www.bbraun.de | weniger als 1 € |
| SPINOCAN-Koaxialsystem | 29 G, 12 cm | 0450 1918 | B. BRAUN MELSUNGEN AG, Carl-Braun-Straße 1, 34212 Melsungen, Tel.: 05661/71-0, Fax: 05661/71-4567, E-Mail: info@bbraun.com, www.bbraun.de | weniger als 15 € |

scharf geschliffene Nadel, die sich ohne große Schmerzen durch das Weichteilgewebe führen lässt. Sie eignet sich zur Behandlung an der Halswirbelsäule ausgezeichnet, da hier die Weichteile besonders empfindlich sind. Bei kurzem Zugangsweg können gegebenenfalls noch dünnere Einmalkanülen benutzt werden. An der Lendenwirbelsäule können alle 3 Systeme eingesetzt werden. Das 29-G-System ist jedoch besonders geeignet für nicht bildgesteuerte Injektionen oder komplizierte kontralaterale Zugänge und wird von uns deshalb selten eingesetzt. Wenn die Stichtiefe 8 cm nicht überschreitet, können ebenfalls die kostengünstigen Einmalkanülen verwendet werden. Bei größeren Stichtiefen verwenden wir das koaxiale Interventionsset, welches von verschiedenen Herstellern angeboten wird. Diese Systeme bieten den Vorteil, dass sie Tiefenmarkierungen in Abständen von 1 cm besitzen und so die Annäherung an das Ziel besser abgeschätzt werden kann. Des Weiteren sind diese Systeme besonders atraumatisch, da der Mandrin mit dem Nadelschliff glatt abschließt und so eine gute Gleitfläche entsteht, um sich an knöchernen Strukturen entlang zu tasten. Bei intraspinaler Behandlung wird so eine versehentliche Punktion des Duralschlauchs unwahrscheinlicher.

Die Dosierung der Medikamente sollte individuell angepasst werden. Während die oberflächliche Lokalanästhesie mit 0,5%igem Scandicain meist unproblematisch ist, sollte der behandelnde Arzt bei der epiduralen oder perineuralen Injektion von Bupivacain oder ähnlich langwirksamen Lokalanästhetika bedenken, dass bei Dosierungen von >0,25% bereits deutliche motorische Schwächen auftreten können, die sich mitunter erst nach Stunden zurückbilden. Dies kann insbesondere unter ambulanten Behandlungsbedingungen von Bedeutung sein. Auf der anderen Seite kann es von Vorteil sein, mittels einer solchen ausgedehnten „periduralen/perineuralen Anästhesie" dem Patienten einen akuten Behandlungserfolg zu verschaffen, der durch die Aufhebung schmerzhafter Muskelverspannungen auch zu einem dauerhaften Behandlungserfolg beitragen kann. Das injizierte Kontrastmittel ist in der Menge gewöhnlich klein (1–2 ml) und wird zu gleichen Teilen mit NaCl-Lösung verdünnt, um eine Überkontrastierung zu vermeiden. Das Kortikoid wird von uns in Dosierungen von 10–40 mg pro Therapiesitzung

eingesetzt. Der Vorteil der besseren Wirkung der Dosis von 40 mg ist abzuwägen gegen die vermehrt auftretenden Nebenwirkungen; deshalb muss die Dosierung individuell an den Patienten angepasst werden. Zervikal sollten tendenziell kleinere Kortikoidmengen appliziert und gegebenenfalls auf Lokalanästhetika verzichtet werden.

## Präinterventionelle Aufklärung

Die Aufklärung sollte auf die Risiken aufmerksam machen, die unter „Komplikationsmöglichkeiten" (s. unten) genannt sind. Insbesondere sind die Möglichkeit einer Entzündung (Meningitis, intraspinaler Abszess), eine Gefäßverletzung mit Blutungsfolge und eine Nervenverletzung als äußerst seltene Komplikationsmöglichkeiten zu erwähnen. Diese können die Notwendigkeit einer Operation nach sich ziehen. Bei akuten Infekten anderer Ursache ist eine Behandlung mit Kortikoiden kontraindiziert. Dem Patienten muss bewusst sein, dass er diesen Sachverhalt seinem behandelnden Arzt zu erkennen gibt, ebenso wie eine akute Gastritis oder akute Magenulzera. Bei ambulanter Behandlung ist der Patient speziell darüber zu informieren, dass er im Anschluss an die Behandlung nicht selbst Auto fahren soll, da die Motorik in Abhängigkeit vom Injektionsort und der Dosis eingeschränkt sein kann und die Fahrfähigkeit nicht gewährleistet ist. Eine Gerinnungsstörung oder eine Schilddrüsenüberfunktion sollte ausgeschlossen sein.

## Durchführung der Intervention

Die einzelnen Schritte der Behandlung sind in einer Checkliste (s. Tab. 7.3) aufgeführt. Eine entsprechende Aufklärung des Patienten sollte vorliegen, eine Gerinnungsstörung ausgeschlossen sein.

## Komplikationsmöglichkeiten

Schwere Komplikationen der CT-gesteuerten Schmerztherapie sind selten. Leichtere Nebenwirkungen durch das Kortikoid – wie Gewichtszunahme, Muskelkrämpfe, Steroidakne, vaginale Zwischenblutungen und Magen-Darm-Störungen –

**Tab. 7.3:** Checkliste zur Durchführung der periradikulären Infiltrationstherapie

| Injektionsbehandlung lumbal |
|---|

- Bequeme Bauchlagerung des Patienten, Fußrolle
- Anfertigen eines CT-Topogramms, Anfertigen einzelner Schnittbilder, Festlegung der Behandlungsebene
- Anbringen einer röntgendichten Hautmarkierung
- Einzeichnen des Injektionsortes, der Stichtiefe und des Injektionswinkels relativ zur Hautmarkierung am Monitor
- Übertragung der Einstichstelle mittels Laser auf die Haut mit wischfester Markierung
- Ausführliche Hautdesinfektion (>3 Minuten) der geplanten Einstichstelle
- Vorbereitung der Medikamente, Auswahl des Nadeltyps nach anatomischen Vorgaben
- posterolaterale perineurale Injektion:
  – oberflächliche Lokalanästhesie
  – Vorführen der Nadel an das Facettgelenk von lateral (ca. 25°- bis 45°-Winkel)
  – vorsichtiges Vorschieben bis zum Neuroforamen
  – Unterkreuzen des Segmentnervs
  – KM-Injektion
  – bei regelrechter KM-Verteilung Injektion des Medikamentengemisches
  – Bilddokumentation der Zwischenschritte nach Bedarf
- epidurale Injektion:
  – oberflächliche Lokalanästhesie
  – Vorführen der Nadel auf das Lig. flavum: ipsilateral, kontralateral (gekreuzt)
  – mittels mit NaCl-Lösung gefüllter Spritze Durchstoßen des Ligaments in „Loss-of-Resistance-Technik"
  – KM-Injektion
  – Bei regelrechter KM-Verteilung Injektion des Medikamentengemisches
  – Bilddokumentation der Zwischenschritte nach Bedarf

| Injektion thorakal |
|---|

wie lumbal mit posterolateraler perineuraler Injektion

| Injektion zervikal |
|---|

- bequeme Rückenlagerung des Patienten mit flacher Kopflagerung
- gegebenenfalls Anlage eines Spanngurtes, um die unteren zervikalen Segmente besser zu erreichen
- Injektionsvorbereitung und Zugangsplanung wie lumbal
- Einstich dorsal der Gefäß-Nerven-Scheide
- Vorführen der Nadel bis zur vorderen Begrenzung des Facettgelenks in Höhe des Wurzelkanals
- vorsichtiges Vorschieben der Nadel dorsal der A. vertebralis bis zum Neuroforamen
- KM-Injektion
- Bei regelrechter KM-Verteilung Injektion des Medikamentengemisches
- Bilddokumentation der Zwischenschritte nach Bedarf

treten bei ca. 10% der Patienten mit wiederholten Injektionen auf und sind üblicherweise zeitlich begrenzt. Allerdings wurde nachgewiesen, dass bereits eine einzelne epidurale Injektion von 15 mg Dexamethasonacetat die endogene Sekretion von Kortisol für eine Woche unterdrückt. Obwohl die Autoren [Maillefert et al. 1996] keine Änderung des Serumglukosespiegels fanden, ist eine wiederholte Injektionsbehandlung bei Diabetikern sicherlich sehr sorgfältig abzuwägen. Ebenso ist die Indikation sehr streng zu stellen bei anamnestisch bekanntem Ulkusleiden oder einer akuten oder chronischen Gastritis. Abhängig von der Injektionstechnik treten Kopfschmerzen bei

1,9–3,6% der Patienten auf [Kraemer et al. 1997]. Permanente Nervenwurzelverletzungen durch die Injektion wurden von denselben Autoren bei 182 Patienten nicht beobachtet. Auch die später operierten Patienten zeigten keine iatrogene Wurzelschädigung, in einigen Fällen fanden sich intraoperativ kleine, reaktionslose Depots des kristallinen Trägers des Kortikoids.

Eine epidurale Abszessbildung ist sehr selten und tritt mit einer ungefähren Häufigkeit von 1:30.000 auf [Zenz, Jurna 1993]. Allerdings ist ein streng aseptisches Arbeiten zwingende Voraussetzung, um eine solche Komplikation zu vermeiden. Eine temporäre Paraplegie als schwere Komplikation wurde ebenfalls in einem Fall beschrieben. Vorübergehende akute Paresen treten insbesondere dann auf, wenn die Lokalanästhetika versehentlich intradural injiziert werden. Intrathekale Injektionen im Bereich von Hals- und Brustwirbelsäule sollten unbedingt vermieden werden, wenn ein Lokalanästhetikum benutzt wird, da dies zur akuten respiratorischen Insuffizienz führen kann. Die Verwendung von Kortikoidkristallsuspensionen im Bereich der Hals- und auch der Brustwirbelsäule sollte den besonders Erfahrenen vorbehalten bleiben, da eine versehentliche Injektion in die A. vertebralis oder ein anderes spinales Gefäß mit der Folge einer Kristallembolisation denkbar ist. Insbesondere bei voroperierten Patienten kann eine zirkuläre Verteilung des Kontrastmittels auf eine ungewollte Punktion des spinalen Subarachnoidalraums hinweisen. Durch den kleinen Verteilungsraum werden auch bei kleiner Menge an injiziertem Lokalanästhetikum viele Nervenwurzeln erreicht, und es treten kurzzeitig akute Paresen auf. Dies ist insbesondere bei der ambulanten Behandlung von Bedeutung. Anaphylaktoide Reaktionen gegen die verwandten Medikamente und das Kontrastmittel sind grundsätzlich möglich, und eine entsprechende Allergieanamnese sollte erhoben werden. In der Literatur sind auch Fälle einer symptomatischen spinalen epiduralen Lipomatose als Folge einer Langzeitbehandlung mit epiduralen Steroidinjektionen beschrieben [Roy-Camille et al. 1991].

## Strahlenbelastung

Obwohl die Computertomographie ein relativ strahlenbelastendes Verfahren darstellt, konnte in eigenen Untersuchungen gezeigt werden, dass eine der Durchleuchtung ähnliche Strahlenexposition erreicht werden kann, wenn die Untersuchung als Niedrigdosis-CT durchgeführt wird (Schmitz et al. 2002). Die damit erhältliche Bildqualität ist ausreichend, um die Nadel exakt zum Zielort zu steuern und die Verteilung des Kontrastmittels zu überwachen. Die Äquivalenzdosis, die damit pro Untersuchung erreichbar ist, liegt in der Größenordnung von einer Röntgenaufnahme der Lendenwirbelsäule in 2 Ebenen.

## Ergebnisse in der Literatur

Die epidurale Injektion von Steroiden wurde in der europäischen Literatur erstmals in den 1950er Jahren erwähnt [Lièvre, Block-Michel, Attali 1957; Robecchi, Capra 1952]. Zum Zeitpunkt ihrer Einführung und auch in den darauf folgenden Jahren musste die epidurale Therapie mit Steroiden als probatorische Maßnahme betrachtet werden. Die als zum Teil erfolgreich gewertete Therapieform wurde daraufhin weiter verfolgt, z.T. unter der Vorstellung einer angenommenen antiinflammatorischen Wirkung oder einer Vermeidung bzw. Auflösung von Adhäsionen und Fibrosen [Feldman, Behar 1961; Green et al. 1980; Ito 1971; Lindahl, Rexed 1950]. Erst in den letzten Jahren erhielt diese Therapieform eine pathophysiologische Grundlage. Neben der mechanischen Irritation, die v.a. im Bereich des Spinalganglions zu irregulären Entladungen führen kann, scheint ein multifaktorieller Mechanismus radikulärer Schmerzsyndrome vorzuliegen. Zytokine, Prostaglandine und andere Substanzen, wie Phospholipase $A_2$, sind Bestandteil von Nucleus pulposus und Anulus oder werden bei Kontakt mit dem herniierten Nucleus pulposus freigesetzt [Franson, Saal, Saal 1992; Kang et al. 1996; McCarron et al. 1987; O'Donnell, O'Donnell 1996; Saal 1995; Saal et al. 1990; Takahashi et al. 1996]. Diese Entzündungsmediatoren können zu entzündlichen Veränderungen der Nervenwurzel mit intrazellulärem Ödem und Expansion der Schwannschen Zellen führen, und diese Entzündungsreaktion kann ohne Kompression der Nervenwurzel stattfinden [Olmarker et al. 1996]. Auch die Gabe von Lidocain allein konnte in einer anderen Studie die entzündlichen Veränderungen einer Nervenwurzel nach kurzzeitiger Exposition mit Nucleus-pulposus-Material bereits reduzieren [Yabuki et al. 1998]. In einer anderen In-vivo-Studie konnten Hayashi et al. [1998] zeigen, dass Betamethason eine thermische Hyperalgesie in einem Radikulopathiemodell zu reduzieren vermochte. Dieser Effekt konnte nicht für Bupivacain oder für Kochsalzlösung beobachtet werden.

Der Erfolg der Bandscheibenoperation kann damit sowohl auf die Beseitigung der mechanischen Kompression der entzündeten Wurzel als auch auf die Entfernung des entzündungsauslösenden Prozesses zurückgeführt werden. In der Tat sind die kurzfristigen Ergebnisse der Bandscheibenoperation recht gut, langfristig scheinen sie jedoch denen konservativ behandelter Radikulopathien nicht immer überlegen zu sein, weshalb auf eine strenge Indikationsstellung geachtet werden sollte [Weber 1983].

Neben der entzündlichen Radikulitis wird auch die Rolle des Spinalganglions in der Schmerzentstehung diskutiert. Es besteht die Hypothese, dass die Druckerhöhung durch die herniierte Bandscheibe zu Ödem und Ischämie im Spinalganglion führt und letztendlich zu einer neuronalen Dysfunktion. Eine weitere Hypothese nimmt an, dass eine Verletzung der Nervenzellen innerhalb des Spinalganglions, z.B. durch Druck von außen, zu einer erhöhten Mechanosensitivität und Spontanaktivität führt. Da Steroide ebenfalls in der Lage sind, die C-Faser-Aktivität zu blockieren, ergibt sich auch hier ein möglicher Ansatzpunkt der therapeutischen Effizienz von Steroiden bei radikulärer Symptomatik.

Zahlreiche Studien mit wechselnden Ergebnissen zur Effektivität der epiduralen Injektionsbehandlung liegen heute vor. Evans [1930] gibt bereist in seinem Patientenkollektiv von 40 Patienten eine Beschwerdebesserung bei etwa 60% der Patienten durch die Injektion von Procain an. Dabei handelt es sich jedoch um kurzfristige Beobachtungen. Beachtung finden sollten einige prospektive Studien, die die Wirkung der epiduralen Therapie mit einem Steroidpräparat und einem Placebo verglichen. So fanden Dilke, Burry und Grahame [1973] bei Injektion von 80 mg Methylprednisolon in den Epiduralraum im Vergleich zu einer Kochsalzinjektion in die interspinösen Ligamente eine signifikante Beschwerdebesserung in der Steroidgruppe im Vergleich zur Placebogruppe. Bush und Hillier [1991] fanden in einer kleinen prospektiven Studie nach 4 Wochen eine deutliche Schmerzreduktion nach epiduraler Gabe von 80 mg Triamcinolon im Vergleich zu einer Kontrollgruppe. Die Ergebnisse nach einem Jahr zeigten keine signifikanten Unterschied mehr zwischen den beiden Gruppen.

Neben diesen relativ positiven Berichten findet sich auch eine Reihe von Studien, die keinen oder einen nur minimalen Effekt der Steroidtherapie sehen. Bei der Betrachtung der Mehrzahl der bisher durchgeführten Studien ergeben sich grundsätzliche Probleme in der vergleichenden Bewer-

tung. Insgesamt ist eine Einbeziehung von Patienten mit Rückenschmerzen in einer klinischen Umgebung schwierig, da die Patienten meist mit der Erwartung einer wahrhaften Behandlung zu einer Therapie überwiesen werden. Studien zur Wirksamkeit einer Therapie von Rückenschmerzen beinhalten oft eine relativ kleine Zahl an Studienteilnehmern. Statistisch verwertbare Differenzen sind in vielen Studien allein aus diesem Grund nicht zu entdecken. Auch die unterschiedliche Zusammensetzung der Patientenkollektive stellt ein großes Problem dar. Viele Studien berichten über ein unselektioniertes Patientenkollektiv, das sich aus Patienten mit verschiedenen Schmerzsyndromen zusammensetzt und teilweise kombinierte Therapiestrategien erfordert. Hier stellt sich dann ein Vergleich zwischen Therapiegruppen als beinahe unmöglich dar. Nicht nur die unterschiedliche Vorgehensweise zur Applikation der Therapie, sondern auch die Zusammensetzung der Therapie und die individuelle Anpassung auf die Bedürfnisse der Patienten stellen Hindernisse für die Vergleichbarkeit von Studien dar.

Zahlreiche Studien weisen auch für die Injektion von isotoner Kochsalzlösung eine Besserung der Beschwerdesymptomatik radikulärer Symptome auf, die sich durch einen Placeboeffekt allein nicht erklären lässt. Hier liegt der Effekt wohl in einem Spül- und Verdünnungseffekt und damit einer lokalen Änderung des entzündlichen Milieus, welches durch einen Bandscheibenvorfall hervorgerufen wird. Die Injektionstherapie mit hypertoner Kochsalzlösung, die nach Schlarb [1988] zu einer Besserung der radikulären Symptomatik führen soll, ließ sich in vitro nicht auf eine Schrumpfung von Bandscheibengewebe zurückführen [Wittenberg et al. 1990]. Wahrscheinlich wird dieser Effekt ebenfalls durch die Änderung des entzündlichen Milieus in der Umgebung der Nervenwurzel bedingt.

Die Häufigkeit der Steroidinjektion ist ein wichtiger und bisher wenig beachteter Punkt in der epiduralen Therapie mit Steroiden. So bestehen hinsichtlich der Häufigkeit der Therapie Unterschiede zwischen fast allen bisher veröffentlichten Studien, und einmalige bis zu 10-malige epidurale Steroidinjektionen in täglichen bis wöchentlichen Abständen sind beschrieben [D'Hooghe et al. 1976; Dilke, Burry, Grahame 1973; Groenemeyer et al. 1995; Ito 1971; Swerdlow, Sayle-Creer 1970 ]. Bereits 1972 hatten Warr et al. festgestellt, dass mehr als 50% der Patienten, die nach einer ersten Injektion keine Beschwerdebesserung zeigten, bei Wiederholung der Injektion schließlich doch positiv reagierten [Warr et al. 1972]. Spätere Untersuchungen von Hickey [1987] sowie von Dilke, Burry und Grahame [1973] und auch von Seibel, Grönemeyer und Grumme [1989] vermochten diese Beobachtung zu bestätigen. In einem solchen Licht mögen auch die Ergebnisse einer ansonsten sehr hochwertigen doppelblinden Studie zur Wirksamkeit der Steroide von Snoek, Weber und Jørgensen [1977] dadurch fragwürdig erscheinen, dass lediglich eine Injektion durchgeführt wurde. Gleiches gilt für die vielfach zitierte prospektive Studie von White, Derby u. Wynne [1980].

Aus den bisherigen Untersuchungen ist also die Folgerung zu ziehen, dass eine mehrmalige epidurale Injektionstherapie indiziert ist, auch bei Versagen des ersten Therapieversuchs. Die Zeitspanne zwischen den Injektionen sollte 2 Wochen betragen, da ein sofortiges Ansprechen der Schmerzen auf eine Steroidtherapie nicht zu erwarten ist und eine erhöhte lokale Steroidkonzentration nach epiduraler Gabe für diesen Zeitraum abzusehen ist [Green et al. 1980; Swerdlow, Sayle-Creer 1970]. Der Einfluss der verabreichten Dosis bei epiduraler Steroidgabe ist lediglich in einer kleinen prospektiven Studie von Groenemeyer et al. [1995] untersucht worden. Dabei war das klinische Ergebnis der Patienten, die die epidurale Injektionstherapie mit 40 mg Triamcinolon pro Behandlung erhielten, im Vergleich zu der Gruppe mit der niedrigeren Dosierung signifikant besser. Eine neuere Studie geht auch auf die unterschiedliche Effektivität verschiedener Kortikoide ein und stellte eine bessere Wirksamkeit von Triamcinolonacetonid im Vergleich zu einem Bethamethasongemisch fest [Stanczak et al. 2003].

Epidurale Adhäsionen werden als mögliche Indikation für eine epidurale Injektionstherapie mit Steroiden angesehen. Häufig entstehen solche Adhäsionen in der Folge von Operationen an der Wirbelsäule. Die operative Adhäsiolyse erbringt meist nicht die gewünschte Beschwerdebesserung für die Patienten [Wynn Parry 1989]. Obwohl die epidurale Gabe von Steroiden z.T. als erfolgreich berichtet wurde [Davidson, Robin 1961; Goebert et al. 1961], ist zu bedenken, dass das injizierte

Volumen wahrscheinlich oft nicht den gewünschten Wirkort erreicht. Daher wurden andere Techniken mit Einlage von epiduralen Kathetern und unter Verwendung größerer Flüssigkeitsmengen eingeführt [Hatten 1980; Racz et al. 1982; Roberson, Hatten, Hesselink 1979]. Auch diese Verfahren haben jedoch nur einen begrenzten Erfolg, und in einer Studie von Racz und Holubec [1989] fanden sich gute Ergebnisse bei 43% der Patienten nach 2 Monaten; nach 3–6 Monaten betrug die Erfolgsrate nur noch 12,5%. Stolker, Vervest und Groen [1994] schlugen daher die epidurale Gabe von Hyaluronidase zur Therapie epiduraler Fibrosen und Adhäsionen vor und berichten über eine Erfolgsrate von 64% bei 28 Patienten nach einem Jahr. Die CT-Steuerung erlaubt das Vorbringen der Nadel durch die epidurale Fibrose bis an den geschädigten Nerv. In der Praxis hat sich diese Injektionsform als eine der wenigen effektiven Behandlungsformen bewährt. Kontrollierte randomisierte Studien zu diesem Thema liegen unseres Wissens bisher nicht vor.

Von mehreren Untersuchern wurde die epidurale Injektionstherapie auch bei Spinalkanalstenose mit den Symptomen einer Claudicatio spinalis durchgeführt. Die mittelfristigen Untersuchungsergebnisse der Studien von Schmid et al. [1999] sowie von Uhlenbrock und Arlinghaus [1997] beinhalten die Erkenntnis, dass bei initial relativ guter Besserung der Beschwerdesymptomatik nur etwa 30% der Patienten von dieser Behandlung profitieren. Eine systematische Untersuchung der epiduralen Injektionsbehandlung findet sich in der kürzlich erschienenen Studie von Fukusaki et al. [1998]. Die Autoren untersuchten 3 Patientengruppen mit schwerer Claudicatio spinalis, von denen die erste Gruppe über einen epiduralen Zugang 8 ml Kochsalzlösung erhielt, die zweite Gruppe 8 ml 1%ige Mepivacainlösung und die dritte Gruppe 8 ml 1%ige Mepivacainlösung unter Zusatz von 40 mg Methylprednisolon. Die Injektionsbehandlung wurde 2-mal in einwöchigen Abständen wiederholt. Auch wenn initial etwa 60% der Patienten in den Gruppen 2 und 3 profitierten, so bestand nach 3 Monaten kein Unterschied mehr zwischen allen 3 Gruppen, und lediglich ein Patient aus jeder Gruppe (ca. 5%) zeigte zu diesem Zeitpunkt eine Beschwerdebesserung. In einem Übersichtsartikel spricht Benzon [1986] zumindest von einem vorübergehenden Effekt, der insbesondere bei älteren Patienten durchaus eine Indikation zum Versuch einer epiduralen Therapie darstellen kann. In einem solchen Kollektiv mit magnetresonanztomographisch festgestellter Spinalkanalstenose berichten Ciocon et al. [1994] über eine deutliche Schmerzreduktion der Patienten über 10 Monate. Damit biete sich die epidurale Steroidgabe als probatorische Therapie auch bei der Spinalkanalstenose bei Patienten mit erhöhtem perioperativen Risiko an sowie bei Patienten, die eine operative Therapie verweigert haben.

## Kostenerstattung

### EBM

Ziffern 07215, (50 Punkte), 34502, (2.565 Punkte).

### GOÄ

Ziffern 1, 491, 255, 267, 5374, 5376, 5377.

## Fazit und klinische Relevanz

Etwa 80% aller Erwachsenen werden im Laufe ihres Lebens Rückenschmerzen erleben. Etwa jeder dritte Erwachsene in Deutschland leidet unter Rückenschmerzen, und Rückenschmerzen sind ebenfalls der häufigste Grund für einen Arztbesuch und eine stationäre Krankenhausbehandlung. Die jährliche Inzidenzrate beträgt etwa 5% [Andersson 1991; de Girolamo 1991; Frymoyer, Cats-Baril 1991]. Laut einer Statistik der Bundesanstalt für Arbeitsschutz für die Jahre 1990 und 1991 führten Rückenschmerzen zu 165 Mio. Arbeitsunfähigkeitstagen und 22 Mrd. DM als Folgekosten aufgrund des damit verbundenen Produktionsausfalls [Bundesanstalt für Arbeitsschutz 1994], und nach einer Statistik aus dem Jahre 2002 bedingten Erkrankungen des Muskel- und Skelettsystems 135 Mio. Arbeitsunfähigkeitstage und 12 Mrd. € als Folgekosten aufgrund des damit verbundenen Produktionsausfalls [Bundesanstalt für Arbeitsschutz 2002]. Bis zu 7% der Patienten mit akuten Rückenschmerzen sind längerfristig arbeitsunfähig und verursachen 80% der Gesamtbehandlungskosten [Frymoyer 1988]. Chronische Rückenschmerzen sind ursächlich für 17% aller

Berufsunfähigkeits- und Erwerbsunfähigkeitsrenten [Bundesanstalt für Arbeitsschutz 1994].

Aus der Studienlage und unserer eigenen klinischen Erfahrung ergibt sich, dass die epidural-perineurale Injektionstherapie eine hocheffektive Methode ist, um den Patienten insbesondere kurz- und mittelfristig eine deutliche Beschwerdelinderung zu verschaffen. Bisher nicht bewiesen ist, dass diese Behandlung auch langfristig eine überlegene Wirkung gegenüber anderen konservativen oder operativen Therapiemaßnahmen besitzt oder eine Operation dadurch verhindert werden kann. Der besondere Wert der epidural-perineuralen Therapie ist der eines zusätzlichen Behandlungsangebots bei nicht ausreichender Effizienz der konservativen Basistherapie, bei fehlender Indikation oder mangelnder Bereitschaft des Patienten zur Operation und als eine der wenigen Therapieoptionen beim Postdiskotomiesyndrom. Sie unterstützt den natürlichen Heilungsmechanismus der Absorption von prolabiertem Bandscheibengewebe und wirkt direkt auf die neurale Entzündung. Durch die kurz- und mittelfristige Beschwerdebesserung wird eine längerfristige Arbeitsunfähigkeit verhindert, von der bekannt ist, dass sie neben ihrer volkswirtschaftlichen Bedeutung einen der hauptsächlichen negativen Prädiktoren des weiteren klinischen Verlaufs darstellt.

Zusammenfassend ist das Ziel der Injektionstherapie also nicht, den Patienten zu heilen, indem die schmerzauslösende Ursache beseitigt wird, sondern ihm eine vorübergehende Linderung seiner Schmerzen zu verschaffen, die den natürlichen Heilungsmechanismen Zeit zur Selbstheilung gibt.

## Literaturverzeichnis

Andersson GBJ (1991) The epidemiology of spinal disorders. In: Frymoyer JW (Ed.), The Adult Spine: Principles and Practice, 107–146. Raven Press, New York

Benzon HT, Epidural steroid injections for low back pain and lumbosacral radiculopathy. Pain (1986), 24 (3), 277–295

Blomberg S et al., Manual therapy with steroid injections – a new approach to treatment of low back pain. Spine (1994), 19 (5), 569–577

Bundesanstalt für Arbeitsschutz (1994) Amtliche Mitteilungen

Bundesanstalt für Arbeitsschutz (2002) Statistik

Bush K, Cowan N, Gishen P, The natural history of sciatica associated with disc pathology. A prospective study with clinical and independant radiologic follow-up. Spine (1992), 17 (10), 1205–1212

Bush K, Hillier S, A controlled study of caudal epidural injections of triamcinolone plus procaine for the management of intractable sciatica. Spine (1991), 16 (5), 572–575

Ciocon JO et al., Caudal epidural blocks for elderly patients with lumbar canal stenosis. J Am Geriatr Soc (1994), 42 (6): 593–596

Cooper RG et al., Herniated intervertebral disk-associated periradicular fibrosis and vascular abnormalities occur without inflammatory cell infiltration. Spine (1995), 20 (5), 591–598

Davidson JT, Robin GC, Epidural injections in the lumbosciatic syndrome. Br J Anaesth (1961), 33, 595–597

D'Hooghe R et al., Peridural injection of corticosteroids in the treatment of the low back pain-sciatica syndrome. Acta Orthop Belg (1976), 42 (2), 157–165

de Girolamo G, Epidemiology and social costs of low back pain and fibromyalgia. Clin J Pain (1991), 7 (Suppl 1), S1–S7

Delauche-Cavallier MC et al., Lumbar disc herniation. Computed tomography changes after conservative treatment of nerve root compression. Spine (1992), 1 (8), 927–933

Dilke TFW, Burry HC, Grahame R, Extradural corticosteroid injection in management of lumbar nerve root compression. BMJ (1973), 2, 635–637

Evans W, Intrasacral epidural injection therapy in the treatment of sciatica. Lancet (1930), 1225–1229

Feldman S, Behar AJ, Effect of intrathecal hydrocortisone on advanced adhesive arachnoiditis and cerebrospinal fluid pleocytosis. Neurology (Minneapolis) (1961), 11, 251–256

Ferrante FM et al., Clinical classification as a predictor of therapeutic outcome after cervical epidural steroid injections. Spine (1993), 18 (6), 730–736

Franson RC, Saal JS, Saal JA, Human disc phospholipase A2 is inflammatory. Spine (1992), 17 (6 Suppl), S129–S32

Frymoyer JW, Back pain and sciatica. N Engl J Med (1988), 310, 291–300

Frymoyer JW, Cats-Baril WL, An overview of the incidences and costs of low back pain. Orthop Clin North Am (1991), 22 (2), 263–271

Fukusaki M et al., Symptoms of spinal stenosis do not improve after epidural steroid injection. Clin J Pain (1998), 14, 148–151

Garvin SR, Rydevik BL, Brown RA, Compressive neuropathy of spinal nerve roots. A mechanical or biological problem? Spine (1991), 16 (2), 162–166

Goebert HW et al.., Painful radicuopathy treated with epidural injections of procain and hydrocortisone acetate. Anaesth Analg (1961), 40, 130–134

Green PW et al., The role of epidural cortisone injection in the treatment of diskogenic low back pain. Clin Orthop (1980), 153, 121–125

Groenblad M et al., A controlled immunohistochemical study of inflammatory cells in disc herniation tissue. Spine (1994), 19 (24), 2744–2751

Groenemeyer D et al., Die microinvasive CT-gesteuerte periradikulaere Behandlung von chronisch bandscheibenbedingten Funktionsstoerungen. Wien Med Wschr (1995), 145, 129–139

Hatten HP, Lumbar spidurography with meztramide. Radiology (1980), 137, 129–136

Haughton VM, Nguyen CM, Ho KC, The etiology of focal spinal arachnoiditis. An experimental study. Spine (1993), 18 (9), 1193–1198

Hayashi N et al., The effect of epidural injection of betamethasone or bupivacaine in a rat model of lumbar radiculopathy. Spine (1998), 23 (8), 877–885

Hedtmann A, Das sogenannte Postdiskotomiesyndrom – Fehlschläge der Bandscheibenoperation? Orthopäde (1992), 130, 456–466

Hickey RF, Outpatient epidural steroid injections for low back pain and lumbosacral radiculopathy. N Z Med J (1987), 100 (832), 594–596

Ito R, The treatment of low back pain and sciatica with epidural corticosteroids injection and its pathophysiological basis. Nippon Seikeigeka Gakkai Zasshi (1971), 45 (9), 769–777

Jensen MC et al., Magnetic resonance imaging of the lumbar spine in people without back pain New E Med J (1994), 331 (2), 69–73

Kang JD et al., Herniated lumbar intervertebral discs spontaneously produce matrix metalloproteinases, nitric oxide, interleukin-6, and prostaglandin E2. Spine (1996), 21 (3), 271–277

Kobayashi S et al., Vasogenic edema induced by compression injury to the spinal nerve root. Spine (1993), 18 (11), 1410–1424

Kraemer J et al., Lumbar epidural perineural injection. A new technique. Eur Spine Journal (1997), 6, 357–361

Lièvre JA, Block-Michel H, Attali P, L'injection transsacrée. Etude clinicque et radiologigue. Bull Soc Méd Oaris (1957), 73, 1110–1118

Lindahl O, Rexed B, Histologic changes in spinal nerve roots of operated cases of sciatica. Acta Orthop Scand (1950), 20, 215–225

MacMillan J, Schaffer JL, Kambin P, Routes and incidence of communication of lumbar discs with surrounding neural structures. Spine (1991), 16 (2), 167–171

Maillefert JF et al., Cortisol levels after single local steroid injection. Am J Med (1996), 100, 586–587

Marshall LL, Trethewie ER, Chemical irritation of nerve roots in disc prolapse. Lancet (1973), 2, 320

McCarron RF et al., The inflammatory effect of nucleus pulposus. A possible element in the pathogenesis of low-back pain. Spine (1987), 12 (8), 760–764

Mixter WJ, Barr JS, Rupture of the intervertebral disk with involvement of the spinal canal. N Engl J Med (1934), 211, 210

O'Donnell JL, O'Donnell AL, Prostaglandin E2 content in herniated lumbar disc disease. Spine (1996), 21 (14), 1653–1655; discussion 1655–1656

Olmarker K et al., The effects of normal, frozen and hyaluronidase-digested nucleus pulposus on nerve root structure and function Spine (1997), 22 (5), 471–476

Olmarker K et al., Ultrastructural changes in spinal nerve roots induced by autologous nucleus pulposus. Spine (1996), 21 (4), 411–414

Olmarker K, Rydevik B, Nordborg C, Autologous nucleus pulposus induces neurophysiologic and histologic changes in porcine cauda equina nerve roots. Spine (1993), 18 (11), 1425–1432

Paz-Fumagalli R, Haughton VM, Lumbar cribriform fascia: Appearance at freezing microtomy and MR imaging. Radiology (1993), 187, 241–243

Racz GB, Holubec JT (1989) Lysis of adhesions in the epidural space. In: Racz GB, Techniques of neurolysis, 57–72. Kluwer, Boston

Racz GB et al., Intractable pain therapy using a new epidural catheter. JAMA (1982), 248 (5), 579–581

Renfrew DL et al. Correct placement of epidural steroid injections: fluoroscopic guidance and contrast administration AJNR-Am-J-Neuroradiol (1991),12 (5), 1003–1007

Robecchi A, Capra R, L'idrocortisone (composto F). Prime esperienze cliniche in campo reumatologico. Minerva Med (1952), 98, 1259

Roberson GH, Hatten HP, Hesselink JH, Epidurography: selective catheter technique and review of 53 cases. AJR (1979), 132 (5), 787–793

Roy-Camille R et al., Symptomatic spinal epidural lipomatosis induced by a long-term steroid treatment. Review of the literature and report of two additional cases. Spine (1991), 16 (12), 1365–1371

Saal JS, The role of inflammation in lumbar pain. Spine (1995), 20 (16), 1821–1827

Saal JS et al., High levels of inflammatory phospholipase A2 activity in lumbar disc herniations. Spine (1990), 15 (7), 674–678

Schlarb K (1988) Viele schmerzgeplagte Patienten strahlen nach der Kochsalzspritze. Backnanger Kreiszeitung

Schmid G et al., CT-Guided Epidural/Perineural Injections in Painful Disorders of the Lumbar Spine: Short- and Extended-Term Results. Cardiovasc Intervent Radiol (1999), (22), 493–498

Schmitz A et al., Vergleich der effektiven Dosis bei CT- und durchleuchtungsgesteuerten perineuralen Injektionen (abstract). RöFo (2002), 174 (Suppl), S202

Seibel RMM, Grönemeyer DHW, Grumme T (1989) Neue Verfahren der Therapie degenerativer Wirbelsäulenerkrankungen in der interventionellen Radiologie.

In: Grönemeyer DHW, Seibel RMM, Interventionelle Computertomographie, 92–130. Ueberreuter, Wien

Snoek W, Weber H, Jørgensen B, Double blind evaluation of extradural methylprednisolone for herniated lumbar discs. Acta Orthop Scand (1977), 48, 635–641

Stanczak J et al., Efficacy of Epidural Injections of Kenalog and Celestone in the Treatment of Lower Back Pain. AJR (2003), 181, 1255–1258

Stolker RJ, Vervest AC, Groen GJ, The management of chronic spinal pain by blockades: a review. Pain (1994), 58 (1), 1–20

Swerdlow M, Sayle-Creer W, A study of extradural medication in the relief of the lumbosciatic syndrome. Anaesthesia (1970), 25, 341–345

Takahashi H et al., Inflammatory cytokines in the herniated disc of the lumbar spine. Spine (1996), 21 (2), 218–224

Thelander U et al., Straight leg raising test versus radiologic size, shape and position of lumbar disc hernias. Spine (1992), 17 (4), 395–398

Uhlenbrock D, Arlinghaus K, The results of CT-guided periradicular pain control. Fortschr.Roentgenstr (1997), 166 (6), 528–534

Warr AC et al., Chronic lumbosciatic syndrome treated by epidural injection and manipulation. Practitioner (1972), 209, 53–59

Weber H, Lumbar disk herniation: a controlled, prospective study with ten years of observation. Spine (1983), 8, 131–140

Weber H, Holme I, Amlie E, The natural course of acute sciatica with nerve root symptoms in a double-blind placebo controlled trial evaluating the effect of piroxicam. Spine (1993), 18 (11), 1433–1438

White AH, Derby R, Wynne G, Epidural injections for the diagnosis and treatment of low back pain. Spine (1980), 5, 78–86

Wittenberg RH et al., The effect of sodium chloride solution on disc tissue. Orthop (1990), 128, 223–226

Wynn Parry CB (1989) The failed back. In: Wall PD, Melzack R, Textbook of pain, 341–353. Churchill Livingston, Edinburgh

Yabuki S et al., Effects of lidocaine on nucleus pulposus-induced nerve root injury. Spine (1998), 23 (22), 2383–2390

Zenz M, Jurna J (1993) Lehrbuch der Schmerztherapie. Wiss. Verlagsgesellschaft, Stuttgart

# 8 Computertomographisch gesteuerte Mikrodiskotomie bei Bandscheibenprotrusionen durch Neodym-YAG-Laser (PLDD) oder durch Coblationssonde (Nukleoplastie)

*M. Tetzlaff*

Eine Untersuchung der Universität Hannover hat für das Jahr 1998 ergeben, dass für Krankheiten der Wirbelsäule bei den gesetzlichen Krankenkassen 3,7 Mio. Krankschreibungen mit 71,5 Mio. Arbeitsunfähigkeitstagen registriert wurden. Dadurch gingen der deutschen Volkswirtschaft in diesem Zeitraum 9 Mrd. € verloren. Insgesamt 21% aller Frühberentungen (1998: 53.000 Fälle) wurden durch Rückenerkrankungen verursacht und lösten Kosten in Höhe von 3,2 Mrd. € aus. Die volkswirtschaftlichen Gesamtkosten, verursacht allein durch Rückenschmerzen, betrugen für das Jahr 1998 etwa 33,1 Mrd. €. Andere Studien nennen für das gleiche Jahr Summen zwischen 17 und 47 Mrd. €.

Obwohl die Angaben in den einzelnen Studien stark voneinander abweichen, sollten diese enormen Kosten die Medizin veranlassen, preiswerte, hochwirksame sowie für den Patienten risiko- und schmerzarme Therapien zu entwickeln. Ferner sollten diese Therapien für den Anwenderkreis leicht erlernbar sein und die Behandlungsergebnisse reproduzierbar dokumentiert werden können. Solche Verfahren stellen die computertomographisch gesteuerte Nukleoplastie und die Laserdiskotomie dar. Hierbei handelt es sich um Verfahren aus der Gruppe der „schnittbildgesteuerten Mikrotherapien".

Die computertomographisch gesteuerte Mikrotherapie hat nach ihrer Erstbeschreibung 1989 durch die Radiologen Grönemeyer und Seibel [Grönemeyer, Seibel 1989 und WMW Sonderdruck; Grönemeyer et al. 1993] zunächst wenig Beachtung gefunden (s. Abb. 8.1). Dies lag aus Sicht des Autors am fehlenden Interesse der für dieses Verfahren prädestinierten Fachgruppen der Orthopäden und Neurochirurgen und am Mangel von geeigneten Computertomographie-(CT-)Geräten. Erst in den Jahren 1995–1999 sind entscheidende Arbeiten über diese Verfahren erschienen, bemerkenswerterweise fast ausschließlich von Radiologen [Casper, Hartmann, Mullins 1995;

Hendrickx; Sieber 1999; Sieber, Berenddsen, Tollgaard 1996].

Ascher und Choy [Choy 1995; Choy, Case, Ascher 1987] führten die ersten perkutanen Nucleus-pulposus-Laserbehandlungen (PLDD) 1985/86 mit einem 1.064-nm-Neodym-YAG-Laser durch. Hierdurch konnte aber nur bei 2 von 19 Patienten Beschwerdefreiheit erreicht werden; 17 Patienten mussten sich einer Nachoperation unterziehen. Erst der Wechsel der Wellenlänge auf 1.320 nm führte zu einem wesentlich besseren Ergebnis. Später kamen auch andere Lasersysteme – wie der Holmium-YAG-Laser und, seit Ende der 1990er Jahre, zunehmend Diodenlasersysteme – hinzu [Casper, Hartmann, Mullins 1995; Merk, Wissel, Wahl 1997; Sieber 1999; Wittenberg, Steffen 1997].

Die Nukleoplastie ist die jüngste Technik der minimal-invasiven Eingriffe aus der Gruppe der Mikrotherapien. Sie wurde 1997 erstmals beschrieben [Nirschl et al. 2002; O'Neill 2002; Singh et al. 2002]. Hier wird die Energie zur intradiskalen Volumenreduzierung mittels Radiofrequenzstrom zugeführt. Weltweit wurden mit dieser Technik bisher ca. 1.000.000 Eingriffe durchgeführt [O'Neill 2002; Sanders 2002; Sharps, Isaac 2002; Singh et al. 2002].

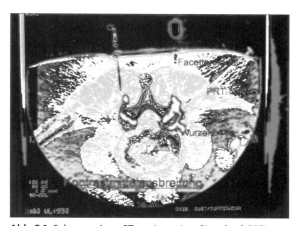

**Abb. 8.1:** Schema einer CT-gesteuerten Standard-PRT (PRT: periradikuläre Therapie) nach Grönemeyer und Seibel, welche die Basistechnik der modernen Wirbelsäuleninterventionen darstellt (als Aquarell).

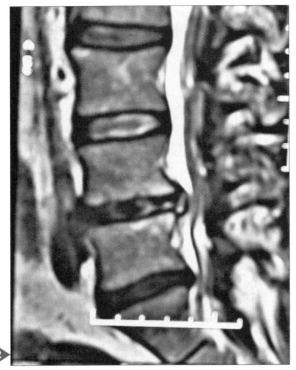

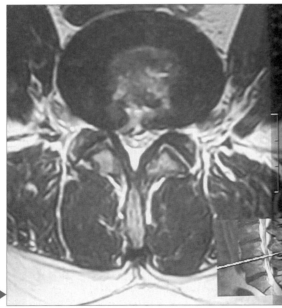

**Abb. 8.2, 8.3:** MRT der Lendenwirbelsäule: Protrusio in Höhe L 4/5 rechts

## Indikation

Indikationen sind:
- frischer, nicht sequestrierter Bandscheibenvorfall mit radikulärem Befund bis zu Lähmungen (Kraftgrad 3/5), analog zur Chemonukleolyse (s. Abb. 8.2, 8.3);
- Protrusio mit rezidivierender Radikulopathie und positivem „Memory Pain" bei Discographie (Typen 5, 7 und 8 nach Krämer) [Krämer 1994];
- „Moving-Disc-Phänomen" in der Magnetresonanzfunktionsmyelographie mit entsprechendem klinischen Bild; der Beinschmerz sollte den Rückenschmerz überwiegen.

Relative Indikationen sind:
- mäßige Spinal- und Recessusstenosen bei gleichzeitiger Protrusio,
- Chondrosen des klinisch auffälligen Segments (Höhenminderung von <30%),
- klinisch schmerzhafte Olisthesen, MEYERDING I, mit Protrusio,
- postoperative Segmentinstabilität mit und ohne radikuläre Symptomatik.

Kontraindikation sind:
- sequestrierter Bandscheibenvorfall,
- Bandscheibenvorfall mit hochgradiger Lähmung,
- Bandscheibenmassenvorfall,
- Protrusio mit negativer Diskographie,
- idiopathische oder degenerative Spinalstenose mit Claudicatio spinalis,
- Olisthesen MEYERDING II und höher,
- floride oder subakute Diszitis,
- Zustand nach Chemonukleolyse,
- Osteochondrosen mit erheblicher Bandscheibendegeneration und zentralem Vakuumphänomen,
- erhebliche zangenförmige dorsale Einengung des Intervertebralraums und der Protrusio durch den Processus uncinatus (Discographietypen 6 und 9 nach KRÄMER; s. Abb. 8.4) [Krämer 1994; Krämer, Ludwig 1999; Sieber 1999; Tetzlaff 1999].

## Präinterventionelle Diagnostik

Zur präinterventionellen Diagnostik gehören:

◢ sorgfältige Anamnese und klinische Befunderhebung, einschließlich Neurostatus, mit Dokumentation;

◢ natives Röntgenbild in mindestens 2 Ebenen;

◢ Computertomographie (CT), besser Magnetresonanztomographie (MRT), wobei die Untersuchung nicht länger als 4 Wochen zurückliegen sollte, postoperativ immer mit Kontrastmittel, evtl. zusätzlich Funktionsmyelo-MRT;

◢ bei unklarem neurologischen Befund: Elektromyographie (EMG)/Messung der Nervenleitgeschwindigkeit (NLG), evtl. sensibel evozierte Potenziale (SEP) und fachneurologischer Befund;

◢ bei Diskrepanz zwischen klinischem Bild und Bildgebung: Provokationsdiskographie.

Vor dem Eingriff sollte eine periradikuläre Therapie (PRT) in der Technik nach Grönemeyer und Seibel erfolgen. Der Patient muss dadurch passager eine deutliche Schmerzlinderung angeben. Die PRT ist zu dokumentieren.

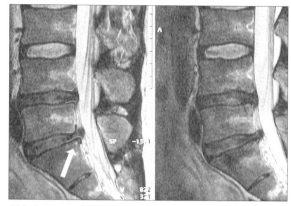

**Abb. 8.4:** MRT der Lendenwirbelsäule: Bei L 5/S 1 ist der Intervertebralraum dorsal stark eingeengt (Pfeil).

## Notwendiges Instrumentarium

Als optische Führungshilfe zur Lagebestimmung der Interventionskanüle bei der PLDD und der Nukleoplastie ist entweder ein digitaler Röntgen-C-Bogen oder ein Interventions-CT-Gerät erforderlich. Die Intervention sollte in einem für ambulante chirurgische Eingriffe zugelassenen Raum erfolgen, um die erforderlichen hygienischen Voraussetzungen für einen Eingriff an der Bandscheibe zu erfüllen. Die Bandscheibe besteht aus einem bradytrophen, schlecht vaskularisierten Gewebe. Deshalb sind akute bzw. latente, zweizeitig auftretende Diszitiden bestmöglich zu vermeiden.

Zur Platzierung der Interventionsnadel mittels C-Bogen bedient man sich heute der sog. Tunneltechnik. Hierzu verwendet man idealerweise 2 Röntgenbögen, welche im anterior-posterioren und im seitlichen Strahlengang aufgestellt werden (s. Abb. 8.5, 8.6).

Der Autor bedient sich ausschließlich der CT-Steuerung mittels Interventions-CT-Gerät. Hierbei handelt es sich um ein sog. Multislice-Gerät, wel-

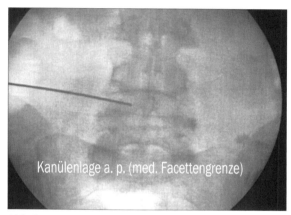

**Abb. 8.5:** Intervention unter Durchleuchtung

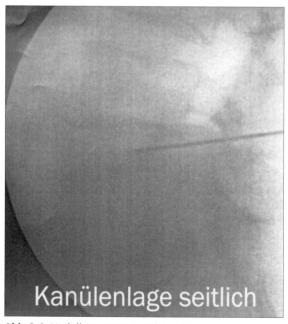

**Abb. 8.6:** Nadellage unter Durchleuchtung

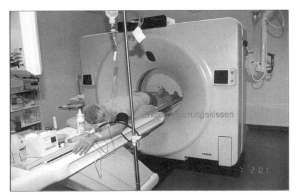

**Abb. 8.7:** Interventions-CT-Gerät der Firma GE

ches bis zu 16 Scans pro Röhrenumlauf aufzeichnet und somit eine extrem schnelle dreidimensionale Lokalisation ermöglicht (s. Abb. 8.7). Hilfreich ist ein zusätzlicher Kontrollmonitor im Operationssaal.

## Laserdiskotomie

Für die PLDD sind ein Lasergenerator und die dazugehörigen Lichtfaserkabel erforderlich. Lasersysteme werden mittlerweile von zahlreichen Herstellern angeboten. Beschränkt sich die Anwendung auf die reine intradiskale Volumenreduzierung, so ist ein Neodym-YAG-Laser sinnvoll. Bei intraspinaler Anwendung, z.B. bei der Endoskopie, sollte ein Diodenlaser verwendet werden. Zum einen sind die Lichtleiter so dünn, dass sie durch 23-G-Nadeln passen, zum anderen ist die thermische Belastung des Gewebes deutlich geringer als beim Neodym-YAG-Laser bei vergleichbarem Ablationseffekt.

Die Anschaffungskosten für ein Lasersystem liegen zwischen 20.000 und 45.000 €. Die Lichtleitersets kosten ca. 200 € pro Stück und die Interventionsnadel ca. 20 €. Die Glasfaserleiter und die Nadeln sind nur zum Einmalgebrauch zugelassen

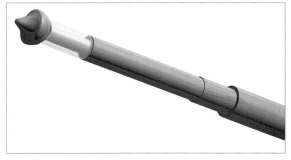

**Abb. 8.8:** Nukleoplastiestandardsonde

und können neben dem Operationszuschlag bei gesetzlich Versicherten nicht gesondert abgerechnet werden. Mittlerweile gibt es auch resterilisierbare Leitersysteme. Diese sind sehr teuer und meist nur in einem Plasmasterilisator zu sterilisieren.

## Auswahl von Lieferanten für Lasersysteme und Interventionszubehör

DORNIER MEDTECH GMBH, Argelsrieder Feld 7, 82234 Wessling, Tel.: 08153/888-0, Fax: 08153/888-665, www.dornier.com.

MICROMED GESELLSCHAFT FÜR MEDIZINISCHE LASERSYSTEME MBH, Westring 303, 44629 Herne, Tel.: 02323/9399-00, Fax: 02323/9399-055, www.micromed-gmbh.de.

RADIMED, Lothringer Str. 36b, 44805 Bochum, Tel.: 0234/890029-0, Fax: 0234/890029-9, E-Mail: info@radimed.de, www.radimed.de.

ARTHROCARE EUROPE AB, Baggensgatan 25, 11131 Stockholm, Schweden, Tel.: 0046-854617200, Fax: 0046-854617239, E-Mail: info@ arthrocare.se, www.arthrocare.com.

## Nukleoplastie

Für die Nukleoplastie benötigt man ein spezielles Steuergerät, welches von der Firma ARTHROCARE zur Verfügung gestellt wird. Neben dem mitgelieferten Fußschalter ist ein resterilisierbarer Handgriff hilfreich, welcher auf den Sondengriff geclippt werden kann und alle Funktionen des Fußschalters – also Wahl der Energiestufe sowie des Ablations- und des Coblationsstroms – bietet [Tetzlaff 2002]. Weiter sind spezielle Sonden erforderlich, welche in einem Sterilset mit 2 Interventionsnadeln und Adapter geliefert werden. Zurzeit sind 3 verschiedene Sonden erhältlich:

◢ die Standardsonde PERC-DLE SPINEWAND, welche für die meisten Protrusionen an der unteren Brust- und der Lendenwirbelsäule verwendet werden kann (s. Abb. 8.8);

◢ die MICRO-DISCOBLATOR-MDC-Sonde, welche durch eine weit ausladende Sondenspitze ein großes Plasmafeld erzeugt, dadurch ist die Entfernung größerer Mengen von Bandscheibengewebe möglich;

◢ die PERC-DC-SPINEWAND-Sonde, welche deutlich kleiner als die oben beschriebenen Sonden ist, durch eine 19-G-Nadel platziert

Version 2/02

Name:
Vorname:
Geb.:
EDV-Nr.:

## Einwilligungserklärung zur Operation

Herr Dr. med. Tetzlaff, Arzt für Orthopädie, hat mich heute am ......... in einem mündlichen Gespräch über den bei mir vorgesehenen Eingriff unterrichtet, bei dem ich alle für mich interessierenden Fragen zur Untersuchung und zur Operation stellen konnte. Ich habe keine weiteren Fragen.

Ich willige in die erforderliche Operation:

NUCLEOPLASTY
LASERDISKOTOMIE
ENDOSKOPISCHE BANDSCHEIBEN-OP
OFFENE, MIKROSKOPISCHE BANDSCHEIBEN-OP

einschließlich eventuell notwendiger Änderungen und Erweiterungen ein.

Im Rahmen dieses Aufklärungsgespräches wurden mir auch alternative Behandlungsmöglichkeiten aufgezeigt, deren Vor- und Nachteile erörtert, und ich habe mich nach sorgfältiger Abwägung zu dem oben genannten Eingriff entschlossen.

Über die Risiken:

Infektion (auch der Bandscheibe)
Thrombose
Reizung oder Verletzung der Nervenwurzel mit möglicher Lähmung
Verletzung der Rückenmarkshäute, welche eine offene OP zur Folge haben kann
Unvollständige Entfernung des Vorfalls
Rezidivvorfall
Verletzung großer Bauchgefäße und Bauchorgane mit eventuell erforderlicher Bauch-OP
Hitzeschaden der angrenzenden Wirbelkörper nach Laserdiskotomie

wurde ich ebenfalls aufgeklärt.

Da es sich um eine ambulant/kurzstationär durchgeführte Operation handelt, wurde ich auch über das Verhalten bei eventuell auftretenden Störungen nach Entlassung aus der Praxis aufgeklärt. Mir ist bekannt, dass ich bei anhaltenden Schmerzen, so beim Auftreten von Störungen z. B. einsetzenden Blutungen, Missempfindungen in Armen oder Beinen, starken Schmerzen etc., mich unverzüglich mit dem Operateur oder einem Vertreter und in Ausnahmefällen mit dem nächst erreichbaren Krankenhaus in Verbindung setzen muss.

.............................................................
Ort und Datum

.............................................................
Unterschrift des Patienten bzw. Sorgeberechtigten

...................................
Unterschrift des Arztes

**Abb. 8.9:** Musteraufklärungsbogen

werden kann und speziell für die Halswirbelsäule entwickelt wurde.

Die Sondenkosten liegen für alle oben genannten Typen zurzeit bei 998 €. Diese werden bei Privatversicherten über die Sachkosten abgerechnet. Bei gesetzlich Versicherten besteht leider bisher keine einheitliche Regelung. In den KV-Bereichen München Stadt und Land, Nord-Württemberg, Oberfalz und Nordrhein werden die Sonden über Sonderregelungen erstattet. Für die übrigen KV-Bereiche besteht zurzeit nur die Möglichkeit, die Nukleoplastie als Gesamtleistung, also als sog. „IGELeistung", abzurechnen.

## Präinterventionelle Aufklärung

In Abbildung 8.9 ist ein Musteraufklärungsbogen dargestellt, wie er in der Abteilung des Autors verwendet wird [Tetzlaff 1999].

## Durchführung der Intervention

Voraussetzungen für die Durchführung der Intervention sind:
◢ Der die intradiskale Intervention durchführende Arzt muss die Facharztanerkennung für Orthopädie oder Neurochirurgie haben und über ausreichend operative Erfahrung an der Wirbelsäule verfügen, um entscheiden zu können, bei welchem Patienten eine Intervention sinnvoll ist, und um mögliche Komplikationen selbst operativ zu beherrschen. Dieser Maßstab entspricht der Zulassung zur Chemonukleolyse.

◢ Der Arzt muss 500 Interventionen wie PRT unter Anleitung nachweisen, davon 200 an Hals- und Brustwirbelsäule, um selbstständig arbeiten zu können.
◢ Der Arzt und die Einrichtung müssen die Zulassung zum „ambulanten Operieren" haben.
◢ Die intradiskale Intervention sollte ausschließlich in einer Klinik mit Operationsabteilung und der Möglichkeit der stationären Behandlung durchgeführt werden.
◢ Ein Anästhesist muss „standby" erreichbar sein [Tetzlaff 1999].

### Nukleoplastie

Die Nukleoplastie, ebenso wie die Laserdiskotomie, muss unter definiert standardisierten Bedingungen erfolgen [Tetzlaff 2002]:
◢ Lagerung des Patienten in Bauchlage bei Intervention an der Brust- und Lendenwirbelsäule, Rückenlagerung bei Eingriffen an der Halswirbelsäule auf einem allseitig zugänglichen Interventions-CT-Gerät unter bestmöglicher Entkrümmung des zu behandelnden Wirbelsäulenabschnitts (s. Abb. 8.10, 8.11);
◢ Anlage eines EKG- und Pulsüberwachungsgeräts;
◢ genaue Koordinatenplanung der Einstichstellen („Land Marks") und Übertragung der Punkte auf den Patienten, was bei Interventions-CT-Geräten mittels Lasermarkierung sehr genau möglich ist; die CT-Gantry ist deckplattenparallel einzustellen (s. Abb. 8.12, 8.13);
◢ nach Wischdesinfektion und Lokalanästhesie Platzierung der Interventionsnadel (17-G-

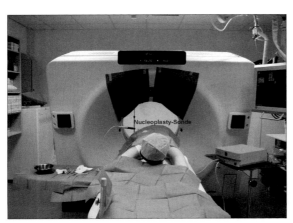

**Abb. 8.10:** Operationssitus im Interventions-CT-Gerät

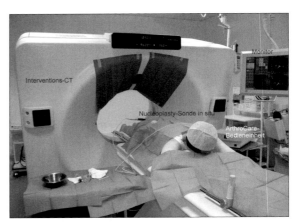

**Abb. 8.11:** Situs bei Nukleoplastie

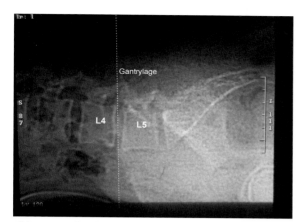

**Abb. 8.12:** Höhenlokalisation

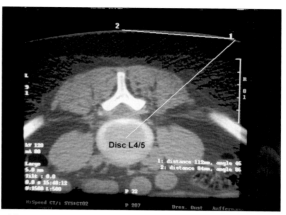

**Abb. 8.13:** Koordinatenplanung

Nadel mit Tiefengraduierung unter CT-Kontrolle), im Regelfall per postero-lateralem Zugang;

◢ bei korrekter intradiskaler Nadellage am Rand des Nucleus pulposus (s. Abb. 8.14, 8.15) Einführen der ARTHROCARE-Koagulationssonde, auf die zuvor ein fixierbarer Tiefenbegrenzer aufgesetzt wurde; Vorschieben der Sonde bis zum gegenüberliegenden Rand des Nukleus; jetzt Fixierung des Tiefenbegrenzers, dann Zurückziehen der Sonde bis zum Ausgangspunkt und Ausrichten der Sondenmarkierung auf 12 Uhr;

◢ eigentliche Nukleoplastie: die ARTHROCARE-Sonde wird langsam bis zum Tiefenbegrenzer vorgeschoben, bei gleichzeitiger Gabe des bipolaren RF-Stroms zur Koagulation (s. Abb. 8.16–8.19); beim Zurückziehen der Sonde Einsatz des ablativen Stroms durch Frequenzänderung, dieser Vorgang wird im Uhrzeigersinn bei 2, 4, 6, 8 und 10 Uhr wiederholt; im Bereich der Halswirbelsäule wird die Sonde ausschließlich gedreht, nicht aber vor- und zurückgeschoben;

◢ abschließend CT-Kontrolle (s. Abb. 8.20–8.22);

◢ intradiskale Gabe von 1–2 ml Neomycinsulfat und Bacitracin (NEBACETIN);

◢ Entfernen der Instrumente, steriler Pflasterverband.

Die gesamte Nukleoplastie ist als Hardcopy auf einem Röntgenfilm zu dokumentieren [Tetzlaff 1999, 2002].

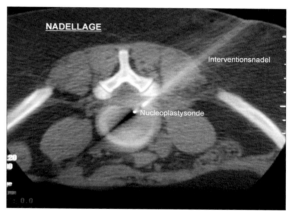

**Abb. 8.14:** Nadellage

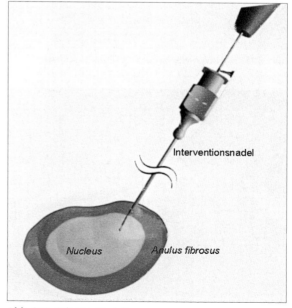

**Abb. 8.15:** Schema Nadellage

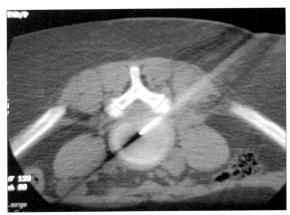

**Abb. 8.16:** Sondenvorschub bei Nukleopastie

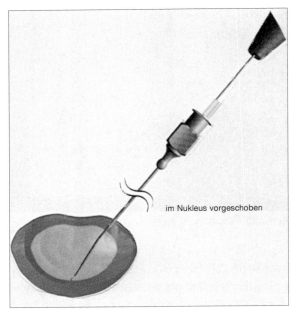

**Abb. 8.17:** Schema Sondenvorschub

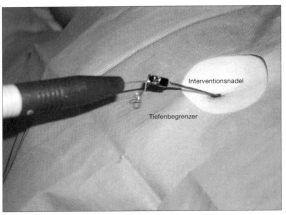

**Abb. 8.18:** SPINEWAND-Sonde in Interventionsnadel

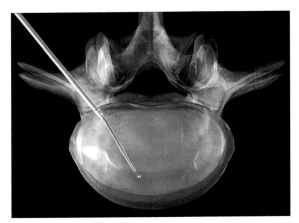

**Abb. 8.19:** Sonde intradiskal

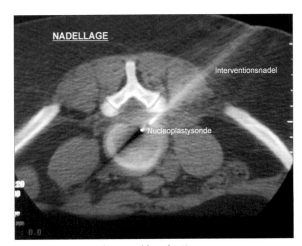

**Abb. 8.20:** Zustand vor Nukleoplastie

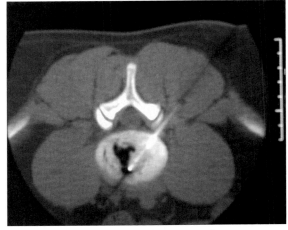

**Abb. 8.21:** Zustand nach 3 Coblationsimpulsen

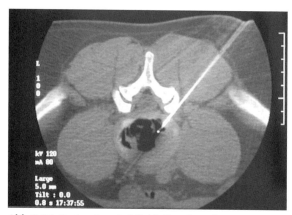

**Abb. 8.22:** Zustand nach 6 Coblationsimpulsen

## Laserdiskotomie

Das Vorgehen bei der Laserdiskotomie entspricht dem Grunde nach dem Vorgehen bei der Nukleoplastie. Lediglich das intradiskale Vorgehen ist unterschiedlich:

◢ intradiskale Platzierung einer 18-G-Interventionsnadel in den Nucleus pulposus;

◢ evtl. Einbringen einer zweiten 21-G-Nadel von der kontralateralen Seite aus, durch welche der Überdruck während der Vaporisation entweichen und durch welche mit Lokalanästhetika gespült werden kann;

◢ deckplattennahe Nadelspitzenpositionierung wegen der erheblichen thermischen Wirkung des Neodym-YAG-Lasers bestmöglich vermeiden; der Patient klagt dann über erhebliche Schmerzen bei jedem Laserimpuls;

◢ Einführen der Barefiberglassonde mit einem Überstand von 2–3 mm zur Nadelspitze; ein sog. Tiefenbegrenzer (kleine Metallscheibe mit zentraler Bohrung, welche auf den Lichtleiter

geschoben und mit einer kleinen Imbusschraube fixiert wird) oder ein Reiter ist hilfreich;

◢ Impulsdauer von 1 s, 20 Watt pro Einzelimpuls, max. 1.000 Joule Gesamtenergie (MEDILAS FIBERTOM 4060);

◢ Kontrolle der Vaporisierung mittels CT nach Applikation von 300 Joule und am Ende der Behandlung;

◢ am Schluss der Behandlung intradiskale Gabe von 1–2 ml Neomycin und Bacitracin (NEBACETIN);

◢ Dokumentation der Intervention auf Röntgenfilm (s. Abb. 8.23, 8.24).

## Wirkprinzip der Nukleoplastie

Das Wirkprinzip der Nukleoplastie wurde 1997 erstmals beschrieben und „Coblation" (s. Abb. 8.25) genannt [O'Neill 2002; Sharps Isaac 2002; Singh et al. 2002; Tetzlaff 2002]. Darunter versteht man einen elektrochemischen Prozess: Ein Radiofrequenzstrom bildet bei einer Temperatur von 40–70°C ein stark ionisierendes Plasmafeld. Dadurch werden die langkettigen Eiweißmoleküle gespalten (Koagulation; s. Abb. 8.26). Es entstehen $O_2$, $NO_2$, $CO$, $CO_2$ und $H_2$. Dies geschieht beim Vorschieben der Sonde. Das so histochemisch veränderte Gewebe wird anschließend durch Frequenzänderung beim Zurückziehen der Sonde abladiert (s. Abb. 8.27), die frei werdenden Gase werden resorbiert. Es kommt zu einer intradiskalen Druckminderung. Da bei einer Protrusio definitionsgemäß sowohl der Anulus fibrosus weitgehend als auch das Lig. longitudinale vollständig intakt ist, kommt es zu einer Retraktion der Protrusio. Dadurch wird der schmerzverursachende

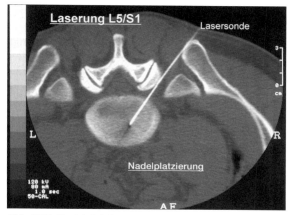

**Abb. 8.23:** Nadelplatzierung

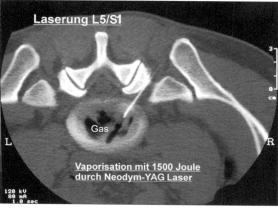

**Abb. 8.24:** Zustand nach Laserdiskotomie

Druck auf die neuralen und ligamentären Strukturen reduziert. Ferner wird durch die intradiskale Temperaturerhöhung möglicherweise die Kollagenfaserstruktur verfestigt.

## Wirkprinzip der Laservaporisation

Allen Lasersystemen gemeinsam ist die Gewebereduktion durch Vaporisation. Darunter versteht man die Photoablation. Laserimpulse von kurzer Dauer, aber hoher Leistungsdichte, sog. Hochleistungsimpulse, überführen das Gewebe in einen gasförmigen oder plasmatischen Zustand. Die Wirkung des Lasers ist abhängig von der Absorption des Laserlichts. Die eingestrahlte Energie wird überwiegend in Form von Wärme in die Umgebung verteilt. Da die Bandscheibe zu 70–85% aus Wasser besteht, ist die Wasserabsorption ein gutes Kriterium für die Wirksamkeit des Lasers. Der Schrumpfungsprozess der Bandscheibe wird vorrangig durch den thermischen Effekt verursacht. Die Absorption des Lichtes mit einer Wellenlänge

von 2.100 nm (Holmiumlaser) ist deutlich höher als Licht der Wellenlänge von 1.320 nm (Neodymlaser). Umgekehrt verhält es sich mit der Eindringtiefe: je höher die Absorption, desto geringer die Eindringtiefe.

Auf der Suche nach geeigneten Lasersystemen wurde die Ablationsrate, also die Gewichts- bzw. die Volumenreduktionsrate der Bandscheibe, untersucht. Hinsichtlich der Gewebereduktion konnten für den Neodymlaser deutlich höhere Werte ermittelt werden (0,73 g bei 1.000 Joule) als beim Holmiumlaser (0,35 g bei 1.000 Joule). Diesen Effekt erkauft man sich durch eine deutlich höhere intradiskale Temperatur beim Neodymlaser (s. Abb. 8.28). Dadurch erhöht sich das Risiko der thermischen Deckplattennekrose der angrenzenden Wirbelkörper [Casper, Hartmann, Mullins 1995; Grönemeyer et al. 1993; Merk, Wissel, Wahl 1997; Yonezawa et al. 1989, 1990].

Yonezawa et al. [1990] konnten am Kaninchen mit einem 1.065-nm-Neodym-YAG-Laser eine deutliche Druckreduzierung auch noch nach 6 Monaten nachweisen. Choy et al. [1987] beschrieben mit dem gleichen Lasersystem am menschlichen Wirbelsäulenpräparat eine Druckreduzierung um 40% nach Gabe von 1.000 Joule bei 10 Watt × 100 s, vergleichbar der APLD-Wirkung (APLD: automatische perkutane lumbale Dekompression) und deutlich höher als mit einem Holmium-YAG-Laser. Eine höhere Energieapplikation hatte keine weitere druckreduzierende Wirkung [Wittenberg, Steffen 1997].

Von Freemont wird eine Denervierung intradiskaler propriozeptiver und peridiskaler Nerven (sympathische Fasern, R. meningeus, R. communicans griseus) beschrieben. Es soll eine photoche-

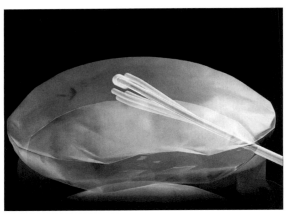

**Abb. 8.25:** Intradiskaler Coblationsbereich

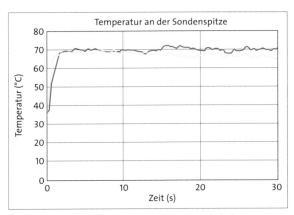

**Abb. 8.26:** Koagulationstemperatur intradiskal

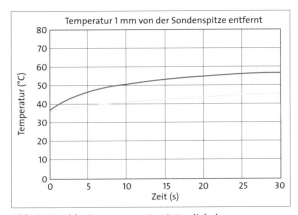

**Abb. 8.27:** Ablationstemperatur intradiskal

mische Wirkung auf Entzündungsmediatoren – wie Phospholipase AZ, Zytokine, Prostaglandine – und die Neurotransmittersubstanz P nach Ohlmarker entstehen. Hellinger beschreibt die Verfestigung der Kollagenstruktur des Anulus fibrosus als „Late Shrinking".

Der Diodenlaser mit einer Wellenlänge von 940 bzw. 980 nm soll physikalisch vergleichbare Eigenschaften haben wie der Neodymlaser. Hier ist die Leistungsdichte höher, sodass dünnere Lichtleiter verwendet werden können. So hat die Firma RADIMED ein Lasersystem angekündigt, bei welchem eine Energie von bis zu 15 Watt durch 0,65 mm dicke Fasern appliziert werden kann, welche durch 23-G-Nadeln zu platzieren sind.

### Nachbehandlung

Nach Laserdiskotomie wie auch nach Nukleoplastie tragen die Patienten für 2 Wochen postoperativ tagsüber eine Lumbalbandage ohne Pelotte. In der ersten Woche sollten Sitzen und langes Stehen bestmöglich gemieden werden. Ab der 2. Woche erfolgen 2- bis 3-mal wöchentliche stabilisierende Krankengymnastik und leichte manuelle Therapie unter Vermeidung von Schmerzen, gleichzeitig die Abschulung der Lumbalbandage; diese sollte dann nur noch beim langen Sitzen, besonders im Auto, und bei körperlich schwerer Arbeit getragen werden. Ab der 6. Woche erfolgt Krankengymnastik an Geräten unter Anleitung. Arbeitsunfähigkeit besteht in der Regel für 2 Wochen. Analgetika und Muskelrelaxanzien sind nach Bedarf zu verordnen.

### Komplikationsmöglichkeiten

Der Autor führte in der Zeit von Dezember 1993 bis Juli 2004 insgesamt 1.452 Laserdiskotomien mit dem Neodym-YAG-Laser MEDILAS FIBERTOM 4060 von DORNIER (1064 nm, max. 80 Watt) und 24 Eingriffe mit dem Diodenlaser CERALAS D15, einem Halbleiterdiodenlaser, durch; 41 Nukleoplastien wurden dokumentiert. Alle Eingriffe erfolgten in Lokalanästhesie und CT-navigiert. Bei 14 Eingriffen, darunter eine Nukleoplastie, erfolgte die stationäre Betreuung für max. 3 Tage wegen Begleiterkrankungen. Alle übrigen Eingriffe wurden ambulant durchgeführt.

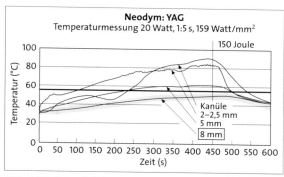

**Abb. 8.28:** Intradiskale Temperatur bei Laservaporisation

Als Komplikationen nach Laserdiskotomien (s. Tab. 8.1) mit dem Neodymlaser kam es bei 5 Patienten zu einer Diszitis, eine Infektion musste operativ versorgt werden. Seit 1997 wird die Bandscheibe postoperativ durch die liegende Interventionsnadel mit 2 ml NEBACETIN gespült. Seither hat der Autor keine Infektion mehr beobachtet. Bei 23 Patienten kam es zu einer hitzebedingten Deckplattennekrose, und zwar bei 22 Patienten in Höhe L 5/S 1 und bei einem Patienten in Höhe L 4/5, welche in der Regel jeweils 6 Wochen postoperativ klinisch stumm wurde. Bei 9 Patienten kam es zu einer geringen sensomotorischen Radikulopathie, welche sich in allen Fällen spontan rückbildete. Bei einem Patienten wurde statt des Segments L 4/5 die Höhe L 3/4 gelasert (Etagenfehler). Bei 3 Patienten kam es in einem Zeitraum von max. 4 Wochen an der gelaserten Bandscheibe zu einem Massenvorfall, davon wurde ein Patient endoskopisch, die anderen beiden offen nukleotomiert. Eine Laserung musste abgebrochen werden, da der Kühlschlauch intraoperativ undicht wurde und das Gerät systembedingt abschaltete.

Bei Eingriffen mit dem Diodenlaser kam es zu keiner Komplikation.

**Tab. 8.1:** Komplikationen bei 1.476 Laserdiskotomien

| Komplikationen | Häufigkeit (n) |
|---|---|
| Diszitiden | 5 |
| Deckplattennekrosen | 23 |
| Passagere Radikulopathien | 6 |
| Postoperativer Massenvorfall | 3 |
| Etagenfehler | 1 |
| Operationsabbruch bei Gerätedefekt | 1 |

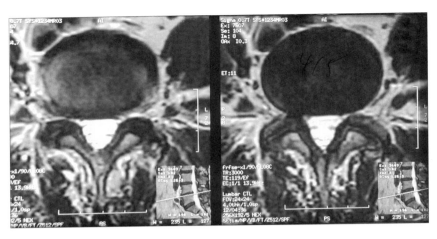

**Abb. 8.29:** Segment L 4/5 vor Nukleoplastie

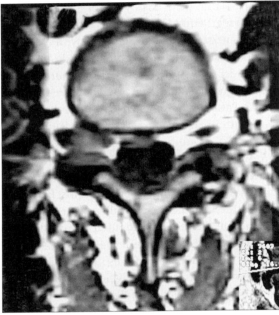

**Abb. 8.30:** Segment L 4/5 nach Nukleoplastie mit intraforaminalem Bandscheibenvorfall rechts

**Tab. 8.2:** Komplikationen nach 41 Nukleoplastien

| Komplikationen | Häufigkeit (n) |
| --- | --- |
| Intraforaminaler Vorfall durch Interventionsnadel | 1 |
| Notwendigkeit der Nachlaserung bei fehlender Druckentlastung | 2 |
| Operationsabbruch bei schwerer psychovegetativer Entgleisung des Patienten | 1 |

In einem Fall kam es nach Nukleoplastie (s. Tab. 8.2) zu einem intraforaminalen Vorfall im Neuroforamen (s. Abb. 8.29, 8.30), durch welches die Interventionsnadel beim dorsolateral-interforaminalen Zugang in die Bandscheibe platziert wurde. Die sensomotorische L4-Radikulopathie bildete sich nach 2-maliger PRT im Abstand von jeweils einer Woche nach 3 Wochen vollständig zurück. Bei 2 Patienten wurde innerhalb von 6 Wochen nach Nukleoplastie eine Laserdiskotomie erforderlich, da es zu keiner Besserung der Ischialgie kam; bei beiden konnte hierdurch Beschwerdefreiheit erreicht werden. Bei einem Patienten musste der Eingriff nach Setzen der Lokalanästhesie abgebrochen werden, da er psychovegetativ entgleiste. Weitere Komplikationen traten bei der Nukleoplastie nicht auf. Auch in der Literatur wird weder von Singh et al. [2002], Sharps und Isaac [2002] noch O'Neill [2002] über Komplikationen berichtet.

In der Literatur wird von Fehlplatzierungen der Interventionsnadel – einschließlich intraabdominaler Komplikationen, wie Darmperforationen und laserinduzierte Darmnekrosen mit Notwendigkeit der anschließenden operativer Resektion – berichtet [Hellinger 2002]. Die Diszitishäufigkeit liegt nach Sieber bei 0,1% [Sieber 1999; Sieber, Berenddsen, Tollgaard 1996]. Neurologische Schäden oder postoperative Verschlechterungen bei vorbestehenden neurologischen Defiziten werden mit einer Häufigkeit von 0,6% angegeben. Mit Ausnahme einer Studie von Grönemeyer et al. [1993] verwenden alle anderen Autoren als optische Führungshilfe den Röntgen-C-Bogen. Es sollte durch eine Multicenter-Studie herausgefunden werden, ob nicht die CT-Steuerung zur Intervention die weitaus sicherere Vorgehensweise ist.

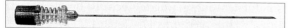

**Abb. 8.31:** Interventionsnadel mit Tiefengraduierung

Aus Sicht des Autors ist eine unabdingbare Voraussetzung die Verwendung von Interventionsnadeln mit eingravierter Zentimetergraduierung (s. Abb. 8.31) [Tetzlaff 1999, 2002]. Nur so ist die visuelle Tiefenkontrolle durch den Operateur möglich und die gefürchtete ventrale Perforation nahezu ausgeschlossen. Die Applikationssonden sollten gegen ein zu tiefes Einführen durch Reiter gesichert werden.

Zusammenfassend darf festgestellt werden, dass die in diesem Kapitel beschriebenen intradiskalen Verfahren in der Hand des erfahrenen Anwenders eine sehr geringe Komplikationsrate aufweisen.

## Ergebnisse in der Literatur

Wie auch bei anderen Verfahren zur Behandlung der Bandscheibenkrankheit [Bauer et al. 1991; Davis, Onik, Helms 1991; Dietz et al. 1982; Hijikata et al. 1987; Nirschl et al. 2002; Onik et al. 1987, 1990; Sanders 2002; Sharps, Isaac 2002; Smith 1964; Sollmann et al. 1988], zieht sich die magische 70%ige Erfolgsquote bei intradiskal druckreduzierenden Verfahren durch die Literatur. So berichtet Siebert [1999] von 78,3% guter bis sehr guter Ergebnisse nach Laserdiskotomie, Grönemeyer et al. [1993] von 75% guter Resultate, bei Kotlainen waren es sogar 84%. Im Bereich der Halswirbelsäule sind die Ergebnisse noch besser. So berichten Bonaldi, Li-J und Lee in getrennten Studien über gute Ergebnisse in einer Häufigkeit von bis zu 100%!

Lee et al. berichteten 1996 über eine Vergleichsstudie zwischen PLDD (Holmium-YAG-Laser), Chemonukleolyse und automatisierter Nukleotomie (APLD). Die Follow-up-Periode betrug ein Jahr; 68% der PLDD-Patienten gaben das Ergebnis mit „beschwerdefrei" an, bei der Chemonukleolyse waren es 55%, in der APLD-Gruppe 48%.

Für die Nukleoplastie liegen wenige Arbeiten vor. Allen gemeinsam ist die geringe Fallzahl von max. 64 Patienten. Singh et al. [2002] berichten von 59% guten bis sehr guten Ergebnissen nach einem Jahr, Sharps und Isaac [2002] erreichten zu 79% gute Ergebnisse, Chen et al. zu 82%.

## Kostenerstattung

Die Laserdiskotomie gehört zu den schulmedizinisch etablierten Verfahren und wird entsprechend der Bandscheibenoperation abgerechnet (s. Tab. 8.3). In einigen KV-Bereichen, wie z.B. in Schleswig-Holstein, ist die Laserung in den Katalog zur Förderung ambulanter Operationen aufgenommen worden. Eine Möglichkeit, die Nukleoplastie bei gesetzlich Versicherten abzurechnen, besteht zurzeit nicht. Allein die Sachkosten der Coblationssonde von 998 € würden den Wert der Operationsziffer und des Operationszuschlags aufzehren (s. Tab. 8.4). Da die in diesem Kapitel beschriebenen Verfahren ambulante Eingriffe darstellen, wird die Abrechnung über DRG im stationären Bereich wohl nur in Ausnahmefällen möglich sein. Wegen der Höhe der Sondenkosten empfiehlt der Autor, auch bei Privatversicherten die Übernahme der Sachkosten durch Kostenvoranschlag vor dem Eingriff durch die Kassen prüfen zu lassen.

## Fazit und klinische Relevanz

Als der Autor 1993 mit einem Neuroradiologen die „Abteilung für interventionelle MikroTherapie und MikroChirurgie" zunächst als fachübergreifende Arbeitsgemeinschaft gegründet hat, war es sein Bestreben, durch den direkten Dialog zwischen Radiologen und Klinikern ein Korrelat zwi-

**Tab. 8.3:** Abrechnungsziffern Laserdiskotomie nach EBM 2000 plus

| Ziffer | Text |
|---|---|
| | Ordinationskomplex |
| 18210 | bis 5. Lebensjahr |
| 18211 | 6.–59. Lebensjahr |
| 18212 | ab 60. Lebensjahr |
| 18215 | Konsultationskomplex |
| 34280 | Durchleuchtung *oder* |
| 34502 | CT-gesteuerte Intervention |
| 31134 | Eingriff an Knochen und Gelenken Kategorie D4 |
| 05330 | Anästhesie oder Kurznarkose |
| 05331 | *Eventuell:* Fortsetzung Anästhesie Zuschlag weitere 15 Minuten |
| 02360 | Anwendung von Lokalanästhetika |

**Tab. 8.4:** Abrechnungsbeispiel für Laserdiskotomie oder Nukleoplastie nach GOÄ 96

| Ziffer | Text |
|--------|------|
| 1 | Beratung |
| 5 | Symptombezogene Untersuchung *oder* |
| 7 | Körperliche Untersuchung |
| 800 | Eingehende neurologische Untersuchung |
| 62x2 | Hinzuziehung eines ärztlichen Assistenten |
| 5295 | BV/TV-Durchleuchtung *oder* |
| 5374 | CT der Zwischenwirbelscheiben |
| 471 | Lumbalanästhesie bis zu 2 Stunden |
| 447 | Zuschlag amb. Anästhesie >400 Punkte |
| 614 | Messung Sauerstoffpartialdruck |
| 650 | EKG |
| 2282 | OP eines BV's in 1 Segment |
| 445 | Zuschlag amb. OP >1200 Punkte |
| 441 | Laseranwendung |
| 706 | Licht-/Laserkoagulation |
| 400k | Kosten für Interventionsnadel (23–49 €), *gemäß Nachweis* |
| 500k | Kosten für Laserlichtleiter (ca. 200 €) *oder* Nukleoplastiesonde (998 €), *gemäß Nachweis* |

schen den Beschwerden des Patienten und den Befunden, insbesondere in den modernen Schnittbildverfahren wie CT und MRT, zu finden [Tetzlaff 1999]. Angeregt durch das Buch „Interventionelle Computertomografie" von Grönemeyer und Seibel, erschienen 1989, und in dem Bestreben, möglichst vielen Patienten mit der Diagnose „Bandscheibenvorfall" eine Operation zu ersparen, wurde zunächst mit einem konventionellen CT-Gerät der Firma GE angefangen, CT-gesteuerte Wurzelbehandlungen und später auch Laserdiskotomien durchzuführen. Heute besitzt die Abteilung zwei 1,5-Tesla-MRT-Geräte, ein offenes 0,7-Tesla-MRT-Gerät sowie 2 Interventions-CT-Geräte mit „Realtime-Steuerung". Jährlich werden in dem Institut ca. 15.000 Interventionen von Orthopäden und Neurochirurgen durchgeführt. Durch die Einführung eines internen Qualitätsmanagements wurde die Effektivität der Verfahren gesteigert und die Komplikationsrate drastisch verringert.

Der Abteilung wurde im Dezember 2000 das ARTHROCARE-SPINE-SURGERY-System zur Verfügung gestellt [Tetzlaff 2002]. Der Autor hat die durchleuchtungsgestützte Technik durch Einsatz eines Interventions-CT-Gerätes modifiziert. Dadurch beträgt die gesamte Operationsdauer max. 20 min. Indikation und interventionelles Vorgehen sind nahezu identisch mit der Laserdiskotomie. Für den Patienten ist die Nukleoplastie wegen der geringeren Wärmeentwicklung intradiskal deutlich angenehmer. Dringend erforderlich ist allerdings die Anpassung der Interventionsnadel auf den üblichen Durchmesser von 18 G. Auch sollte der Nadelschliff verbessert werden.

Sowohl die Laserdiskotomie als auch die Nukleoplastie stellt ein für den Patienten nahezu schmerzloses, in örtlicher Betäubung ambulant durchführbares Verfahren dar. Für den Arzt ist die Technik leicht erlernbar. Die Lernkurve ist steil und kurz, da durch die visuelle Kontrolle mittels CT für den ausbildenden Arzt eine gute Korrigierbarkeit der Interventionsnadel besteht. In der Hand eines geübten Operateurs ist der Eingriff nahezu risikolos. Ein weiterer Vorteil ist die Vermeidung von epiduralen Narben, welche für das Postnukleotomiesyndrom (PNS) [Krämer 1987] verantwortlich gemacht werden.

Die Erfolgsquote der beschriebenen Verfahren steht und fällt mit der richtigen Indikationsstellung! Wird die Indikation zu großzügig gestellt – entweder weil der Anwender die Grenzen der Eingriffe nicht kennt oder aus merkantilen Gesichtspunkten („... *ein CT ist teuer und muss ausgelastet werden*") –, so sinken die Behandlungserfolge drastisch. Anders als bei interventionellen Injektionstechniken, wie z.B. der PRT, wird sowohl bei der Laserdiskotomie als auch bei der Nukleoplastie Bandscheibengewebe zerstört. Dies sollte bei der Indikationsstellung, auch unter haftungs- und strafrechtlichen Gesichtpunkten, berücksichtigt werden.

Bei sorgfältiger Indikationsstellung sind die hier beschriebenen Verfahren eine wertvolle Ergänzung der Palette der Therapiemöglichkeiten der bandscheibenbedingten Schmerzsyndrome. Die Nukleoplastie muss allerdings noch beweisen, ob sie einen Vorteil gegenüber der Laserdiskotomie erbringt.

# Literaturverzeichnis

Bauer et al. (1991) Orthopädische Operationslehre, Wirbelsäule. Thieme, Stuttgart

Casper G, Hartmann V, Mullins L, Percutaneous laser disc decompression with the holmium: YAG Laser. J Clin Laser Med Surg (1995), 13, 195–203

Choy DSJ, Clinical experience and results with 389 PLDD procedures with the Nd: YAG laser, 1986 to 1995. J. Clin Laser Med Surg (1995), 13 (3), 209–214

Choy DSJ, Case RB, Ascher P, Percutaneous laser ablation of lumbar disc. A preliminary report of in vitro and in vivo experience in animal and four human patients. 33rd Annual Meeting. Orthop Res Soc (1987), 1, 19

Davis GW, Onik G, Helms C, Automated percutaneous discectomy. Spine (1991), 16, 359–363

Dietz H et al. (1982) Klinische Neurochirurgie, Band 1. Thieme, Stuttgart

Grönemeyer D, Seibel R (1989) Interventionelle Computertomografie. Ueberreuter, Wien

Grönemeyer D, Seibel R, Die mikroinvasive, CT-gesteuerte peri-radikuläre Therapie zur Behandlung von chronisch bandscheibenbedingten Funktionsstörungen. WMW 145, Sonderdruck

Grönemeyer D et al., Atraumatic CT-controlled percutaneous laser nucleotomy. Minimaly invasive Therapy (1993), 2, 247–255

Hellinger J, Komplikationen der nonendoskopischen Laserdiskusdekompression und -nukleotomie (PLDN) mit dem Neodym-YAG-Laser 1064 nm. Orthopädische Praxis (2002), 38 (5), 335–341

Hendrickx P, Interventionelle Computertomografie. Schnetztor

Hijikata S et al. (1978) Percutaneous nucleotomy for low back pain. 14th World Congress SICOT, Kyoto

Hijikata S et al., Percutaneous discectomy: a new treatment method for lumbar disc herniation. Toden Hosp (1975), 5, 5–13

Krämer J, Das Postdiskotomiesyndrom – PDS. Z Orthop (1987), 125, 622–625

Krämer J (1994) Bandscheibenbedingte Erkrankungen, 3. Aufl. Thieme, Stuttgart

Krämer J, Ludwig J, Die operative Behandlung des lumbalen Bandscheibenvorfalls. Orthopäde (1999), 28, 579–584

Merk H, Wissel H, Wahl B, Experimentelle Untersuchungen zur gewebereduzierenden Wirkung und zu morphologischen Veränderungen an der Leichenbandscheibe durch den Holmium- und den Neodym-YAG-Laser. Lasermedizin (1997), 13, 45–49

Nirschl M et al. (2002) Preliminary data: Side effects and complications of lumbar nucleoplasy. ISIS Annual Meeting 6–8 Sept. International Spine Injection Society, Austin, Texas, 113–114

O'Neill C (2002) Percutaeous discectomy using nucleoplasty. ISIS Annual Meeting 6–8 Sept. International Spine Injection Society, Austin, Texas, 66–67

Onik G, Maroon J, Helms C, Automated percutaneous discectomy. Initial patient experience. Radiology (1987), 162, 129–132

Onik G et al., Automated percutaneous discectomy: a prospective multi-institutional study. Neurosurg (1990), 26, 228–233

Sanders N (2002) Percutaneous disc decompression: an historical perspective. ArthrCare Corporation, Sunnyvale, CA

Sharps L, Isaac Z, Percutaneous disc decompression using nucleopasty. Pain Physician (2002), 5 (2), 121–126

Sieber W, Perkutane Nukleotomieverfahren beim lumbalen Bandscheibenvorfall. Orthopäde (1999), 28, 598–608

Sieber W, Berenddsen B, Tollgaard J, Die perkutane Laserdiskusdekomprssion (PLDD). Orthopäde (1996), 25, 42–48

Singh V et al., Percutaneous disc decompression using coblation (nucleopasty) in the treatment of chronic discogenic pain. Pain Physician (2002), 5 (3), 250–259

Smith L, Enzyme dissolution of the nucleus pulposus in humans. JAMA (1964), 187, 137–140

Sollmann WP et al. (1988) Intra- und postoperative Komplikationen bei lumbalen Bandscheibenoperationen. In: Bock WJ, Schirmer M, Komplikationen bei neurochirurgischen Eingriffen, 143–149. Zuckerschwerdt, München, Bern, Wien, San Francisco

Tetzlaff EM (1999) CT-gesteuerte „Periradiculäre Therapie" bei Bandscheibenvorfällen in der modifizierten Technik nach Grönemeyer und Seibel. Habilitationsschrift, in Prüfung

Tetzlaff EM (2002) CT-gesteuerte „Nucleoplasty" bei Bandscheibenprotrusionen in der modifizierten Technik nach Grönemeyer und Seibel mit der PercD Bipolarsonde von ArthroCare. Vortrag auf Einladung der Ärztekammer München im Januar 2002

Wittenberg R, Steffen R (1997) Minimal invasive intradiskale Therapie lumbaler Bandscheiben, Band 68, Bücherei des Orthopäden. Enke, Stuttgart

Yonezawa T et al., The system and the procedure of percutaneous interdiscal laser nucleotomy. Spine (1990), 15, 1175–1185

Yonezawa T et al. (1989) Percutaneous intradiscal laser discectomy. In: Mayer HM, Brocks M, Percutaneous lumbar discectomy, 187–196. Springer, Berlin

# 9 Autologe Chondrozytentransplantation (ADCT) bei Patienten mit lumbalem Bandscheibenvorfall

*H.J. Meisel, C. Hohaus*

## Einleitung

Degenerative Erkrankungen der Wirbelsäule stellen ein häufiges Problem in den westlichen Industrieländern dar. Mehr als 80% der Bevölkerung leiden mindestens einmal im Leben unter relevanten Rückenschmerzen [Waddell 1987]. Der lumbale Bandscheibenvorfall ist zwar nur in etwa 5% der Fälle für den isolierten Rückenschmerz verantwortlich, allerdings stellt er die Hauptursache radikulärer Symptome dar. Schätzungen zufolge sind 5% aller Männer und ca. 2,5% aller Frauen mindestens einmal im Leben davon betroffen.

Das Krankheitsbild tritt mit einem Maximum im mittleren Lebensalter (46–55 Jahre) auf. Epidemiologische Untersuchen zeigen, das in Deutschland 17% der Begründungen für Rentenanträge wegen Erwerbsunfähigkeit auf Rückenleiden zurückzuführen sind. Bandscheibenveränderungen im engeren Sinne werden in 6% der Fälle genannt, wobei ein überproportionales Ansteigen der Häufigkeit in den vergangenen Jahren beobachtete werden konnte. Die Inzidenz der operativen Therapie von Bandscheibenvorfällen betrug 1996 in Deutschland 61 Eingriffe pro 100.000 Einwohner [Kast et al. 2000].

Selbst bei Patienten, die keine Beschwerden angeben, fanden sich in einer amerikanischen prospektiven Studie [Boden et al. 1990] bei 93% der über 60-jährigen Patienten im Magnetresonanztomogramm Zeichen degenerativer Veränderungen. In einer retrospektiven Studie bei über 600 autopsierten Patienten zeigten sich spezielle degenerative Veränderungen bei 97% der 50-jährigen Patienten [Miller, Schmatz, Schultz 1988].

## Bandscheibendegeneration

Im Rahmen der Evolution hat sich der Mensch die Einzigartigkeit des aufrechten Ganges mit der Instabilität der Wirbelsäule erkauft. Aufgrund der axialen Belastung sind degenerative Veränderungen an der Wirbelsäule des Menschen deutlich ausgeprägter als bei anderen Wirbeltieren.

Im Laufe des Lebens verändert sich die menschliche Bandscheibe in Form, Volumen und Zusammensetzung. Die offensichtlichste Veränderung, die sich auf die Degeneration zurückführen lässt, ist die Verringerung der Zelldichte in der Bandscheibe und damit eine Reduktion der knorpelspezifischen extrazellulären Komponenten Typ-II-Kollagen und Proteoglykan. Es kommt zu einer Abnahme der Wasserbindungsfähigkeit der Bandscheibe, wodurch ein Verlust an Elastizität entsteht. Die Bandscheibe ist somit nicht mehr in der Lage, die axialen Stauchungskräfte entsprechend gleichmäßig in Zugkräfte umzuverteilen. Unphysiologische Fehl- oder Überbelastungen führen zudem zur Schädigung der Faserstrukturen des Anulus fibrosus. Treten zusätzlich Veränderungen der knorpeligen Abschlussplatten der Wirbelkörper auf, kann es durch die Form- und Konsistenzveränderungen zu Verlagerungen des Nucleus pulposus kommen.

Dem Kollagen kommt dabei eine wichtige Rolle zu. In gesunden Bandscheiben sind 7 Typen des Kollagens vertreten (Typen I, II, III, V, VI, IX und X). Während im Anulus fibrosus mehr Typ-I-Kollagen gefunden wird, besteht der gesunde Nucleus pulposus hauptsächlich aus Typ-II-Kollagen. In Verbindung mit den Proteoglykanen ist das Typ-II-Kollagen für die Wasserspeicherung verantwortlich. Beide Matrixstrukturen werden von den Chondrozyten gebildet. Im Rahmen der Degeneration differenzieren die Chondrozyten und bilden im fibroblastenartigen Endstadium statt Typ-II-Kollagen nun Typ-I-Kollagen. Dadurch kommt es zum Verlust der Wasserbindungsfähigkeit der extrazellulären Matrix.

Die meisten Überlegungen zur Schädigung der Bandscheibe beziehen sich auf degenerative Veränderungen in der Gewebemorphologie, wodurch biomechanische Veränderungen im Bewegungssegment entstehen. Aber das mechanische Versagen der Bandscheibe ist mehr als nur eine logische Folge der Zellstruktur. Es ist abhängig vom ausgeglichenen Metabolismus der Zellen, um die extrazelluläre Matrix effizient erhalten zu können. Bei degenerativen Veränderungen treten zusätzlich Veränderungen der Grund- und Deckplatten der angrenzenden Wirbelkörper auf. Durch die Sklerosierung kommt es zur Störung der nutritiven Vorgänge. Dadurch ist der Metabolismus der Bandscheibe nicht mehr adäquat möglich.

Aufgrund der Avaskularität der Bandscheiben sind die natürlichen Reparations- und Regenerationsprozesse stark limitiert.

Es gibt verschieden Ansätze, die Regeneration von degenerierten Bandscheiben zu unterstützen.

Es existieren viel versprechende tierexperimentelle Studien zum Einsatz von Wachstumsfaktoren zur Stimulation von Bandscheiben [Gruber et al. 1997; Osada et al. 1996; Thompson, Oegama, Bradford 1991]. Nishida et al. [2000] konnten zeigen, dass Osteogenetic Protein-1 einen positiven Effekt auf die Chondrozyten- und Osteozytenproliferation in Gelenkknorpel hat. Auch in Bandscheiben von Kaninchen zeigte sich unter Osteogenetic Protein-1 eine Erhöhung des Proteoglykangehalts im Nukleus [Takegami et al. 2000].

Diese Ansätze funktionieren allerdings nur bei noch erhaltenen Bandscheiben mit leicht- bis mittelgradigen degenerativen Veränderungen, da die Voraussetzung für die Wirkung von Wachstumsfaktoren vitale Chondrozyten sind. Bei höhergradigen Degenerationen, die z.B. schon mit Bandscheibenvorfällen einhergehen, kann man davon ausgehen, dass sich nur noch wenige vitale Chondrozyten im Gewebe befinden. In diesem Fall erscheint es angebracht, dem degenerierten Bandscheibengewebe vitale Zellen zuzuführen, die in der Lage sind, Typ-II-Kollagen und Proteoglykan zu produzieren, wodurch sich die normale Funktion der Bandscheibe wieder annähernd herstellen ließe [Ganey et al. 2003].

### Kultivierung von Chondrozyten

In verschiedenen Studien konnte gezeigt werden, dass Chondrozyten in vitro als Monolayer angezüchtet werden können [Moon et al. 1992; Nishida et al. 1999; Thompson, Oegama, Bradford 1991]. Ebenso ließ sich nachweisen, dass diese in vitro kultivierten Chondrozyten ihre spezifischen Fähigkeiten der Proteoglykanbildung bei Kontakt mit anderen Kollagenen wieder zeigen [Chelberg et al. 1995; Josimovic-Alasevic et al. 1997].

Die Kultivierung der Zellen zur Transplantation erfolgt bei der CO.DON AG unter GMP-Standardbedingungen.

## Indikation

Die Indikation zur autologen Chondrozytentransplantation (ADCT) besteht prinzipiell nur bei Patienten, die sich aufgrund eines bestehenden Bandscheibenvorfalls einer operativen Therapie unterziehen müssen. Da sich dieses Verfahren momentan noch in den Ansätzen befindet und nur im Rahmen einer prospektiven randomisierten Studie durchgeführt wird, sind die Einsatzmöglichkeiten auf das Studienprotokoll limitiert.

In die Studie werden Patienten mit monosegmentalen Protrusionen, Vorfällen oder Sequestern eingeschlossen. Das Alter ist auf 18–60 Jahre begrenzt, um eine Heterogenität der Gruppen zu gewährleisten. Ausschlusskriterien sind u.a. Morbus Bechterew, im Magnetresonanztomogramm sichtbare Veränderungen der Endplatten in den Stadien II und III nach Modic sowie Voroperationen (Chemonukleolyse oder andere perkutane Operation). Patienten mit chronischen Erkrankungen der Wirbelsäule und solche mit generalisierten Erkrankungen sind ebenso ausgeschlossen wie Patienten mit schweren neurologischen Defiziten.

## Präinterventionelle Diagnostik

Die Diagnostik vor dem Ersteingriff entspricht dem Standard bei Patienten mit Bandscheibenvorfällen mit Bestimmung der paraklinischen Laborbefunde. Die klinische Diagnostik sollte den Ausschlag zur bevorstehenden Operation geben. Es wird ein Schnittbildverfahren benötigt. Da unsere Anwendungen im Rahmen der Studie vorgenommen werden, erhalten alle Patienten, die mit einem Computertomogramm der Lendenwirbelsäule zur Operation erscheinen, eine präoperative Magnetresonanztomographie (MRT) des betroffenen Segments und der sich anschließenden Segmente. Des Weiteren wird im Rahmen der Studie eine konventionelle seitlich Röntgenaufnahme angefertigt. Eine Diskographie wird präoperativ nicht benötigt.

Vor dem Zweiteingriff erfolgt eine erneute Blutkontrolle, um entzündliche Veränderungen ausschließen zu können. Eine Bildgebung wird vor Replantation nicht benötigt.

Im Rahmen der Transplantation wird eine Druck-Volumen-Messung der Bandscheibe [nach Brock et al. 1984] durchgeführt, um die Dichtigkeit des Anulus fibrosus zu überprüfen. Dazu werden ca. 2 ml physiologische Kochsalzlösung in den Nukleus appliziert und der Druck über einen Druckaufnehmer für mindestens 3 min dokumentiert. Dieser sollte bei einem Wert von 300 bar konstant bleiben.

## Präinterventionelle Aufklärung

Die Aufklärung zum primären operativen Eingriff, d.h. zur Sequestrektomie, erfolgt in üblicher Weise. Zusätzlich werden die Patienten über die Notwendigkeit der Abnahme von ca. 150 ml Vollblut aufgeklärt. Ansonsten muss beim Ersteingriff keine erweiterte Aufklärung vorgenommen werden.

Vor der Transplantation der Chondrozyten erfolgt eine erneute Aufklärung durch den Operateur. Dabei wird der Patient über das perkutane Verfahren in Lokalanästhesie aufgeklärt. Infektionsgefahr und Verletzungsrisiko nervaler Strukturen entsprechen dem Risiko anderer perkutaner Eingriff an der Bandscheibe. Die Methode wird dem Patienten in aller Ausführlichkeit erneut nahe gebracht. Wichtig ist die Erwähnung eines erhöhten Rezidivrisikos nach erfolgter Transplantation.

## Durchführung der Intervention

Der Eingriff erfolgt unter den standardisierten Bedingungen eines aseptischen operativen Eingriffs. Der Patient erhält eine Allgemeinanästhesie und wird in Hocklagerung operiert. Auf eine perioperative Antibiotikagabe wird verzichtet. Die Operation wird routinemäßig als mikrochirurgische interlaminäre Fensterung in der betroffenen Höhe durchgeführt. Es werden intraoperativ ca. 150 ml autologes Vollblut zur Herstellung des Nährmediums entnommen.

Die Operation wird als bei uns übliche Sequestrektomie durchgeführt. Das hintere Längsband wird longitutinal eröffnet, das Bandscheibenfach von losen Bandscheibenanteilen befreit. Alle festen Bandscheibenanteile verbleiben im Bandscheibenfach.

Dieses Vorgehen ist notwendig, damit bei der Replantation noch ausreichend vitales Gewebe im Innern der Bandscheibe zur Verfügung steht, was die Voraussetzung für ein Anwachsen der autologen Chondrozyten im Nukleus ist.

Das gewonnene Bandscheibenmaterial wird von möglicherweise anhaftendem Umgebungsgewebe separiert und in eine spezielle Pufferlösung gegeben. Alternativ ist die Verwendung von physiologischer Kochsalzlösung möglich. Die weitere Kultivierung erfolgt beim Hersteller des Transplantats.

Der weitere postoperative Verlauf ist identisch mit dem bei Patienten, die nicht in der Studie eingeschlossen sind. Die Patienten sind angehalten, die ersten 2 Tage möglichst im Liegen zu verbringen. Dann schließt sich die Mobilisierung unter physiotherapeutischer Betreuung an. Je nach Zustand der Patienten folgt eine Anschlussheilbehandlung. Während des ersten stationären Aufenthalts wird ein Stützkorset für den Patienten angepasst. Dieses soll aber erst nach der Transplantation verwendet werden.

Die Transplantation erfolgt 3 Monate nach dem Primäreingriff. Zu diesem Zeitpunkt ist der perforierte Anulus fibrosus wieder verheilt. Die Zellen werden bei ca. 4°C gekühlt mehrfach gesichert per Postweg angeliefert.

Unter standardisierten Bedingungen im chirurgischen aseptischen Operationssaal wird die Transplantation durchgeführt. Der Patient wird in Bauchlage gelagert. Es erfolgt die bildwandlergestützte Lokalisation der Höhe in 2 Ebenen. Das Operationsgebiet wird entsprechend desinfiziert und steril abgedeckt, das Areal mit steriler Folie abgeklebt. Es erfolgt eine oberflächliche Lokalanästhesie mit 1%igem Xylocain. Die folgenden Schritte werden unter Fluoroskopiekontrolle vorgenommen. Die Punktionskanüle wird kontralateral der voroperierten Seite an der Bandscheibe platziert, die Lanzette entfernt. Nun erfolgen die Positionierung der Penetrationsnadel im Zentrum der Bandscheibe sowie das Aufsetzten eines 3-Wege-Hahnes zwischen Kanüle und Y-Konnektor.

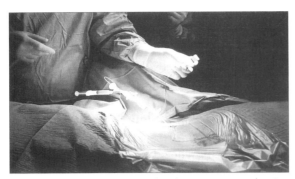

**Abb. 9.1:** Transplantation; Druck-Volumenmessung (nach Brock et al 1989) der Bandscheibe vor der Transplantation.

An diesem wird der Druckaufnehmer angeschlossen. Bis zu 2 ml sterile physiologische isotonische Kochsalzlösung werden in den Nukleus appliziert und der Abflussweg verschlossen. Der Druck in der Bandscheibe wird im Abstand von 3 s über insgesamt 3 min dokumentiert; er darf 300 bar nicht unterschreiten. Damit wird eine Kontinuität des Anulus [nach Brock et al. 1984] dokumentiert (s. Abb. 9.1). Die Kochsalzlösung wird unter Sog abgezogen, der 3-Wege-Hahn mit dem Drucksensor entfernt. Das sterile, die Zellsuspension erhaltene Röhrchen wird geschwenkt, um eine optimale Verteilung der Zellen zu gewährleisten, und der Inhalt in eine 2-ml-Spritze aufgezogen. Die Injektion in den Nukleus erfolgt ohne Kontrastmittel und ohne Röntgenkontrolle. Jetzt wird gemäß dem vorher bestimmten Volumen der Penetrationskanüle isotonische Kochsalzlösung nachgespritzt. Das Applikationssystem wird entfernt, es folgen lokale Wundversorgung und Abschlussdesinfektion.

Nach dem Eingriff müssen die Patienten für 24 Stunden strikte Bettruhe in Rückenlage einhalten. Die Chondrozyten benötigen ca. 8 Stunden, um im Restgewebe der Bandscheibe sicher anhaften zu können. Die nächsten 24 Stunden ist weiterhin Bettruhe einzuhalten, allerdings mit Beginn isometrischer Übungen. Bis zum 21. postoperativen Tag wird das vorher angepasste Stützkorsett getragen. Dies geschieht zur Vermeidung einer übermäßigen Beanspruchung des entsprechenden Segments.

## Komplikationsmöglichkeiten

Die Komplikationsmöglichkeiten der Erstoperation entsprechen denen einer routinemäßig ausgeführten interlaminären Fensterung mit Prolapsentfernung. Das Rezidivrisiko bei Sequestrektomie ohne komplette Ausräumung des Bandscheibenfachs ist nicht höher als mit Mikrodiskektomie [Thomé, Barth, Schmiedek 2004].

Bei der Replantation besteht prinzipiell ein erhöhtes Risiko einer Infektion, da die Zellsuspensionen einen gewissen Transportweg hinter sich haben. Diesem wird allerdings durch mehrfache sterile Verpackungen und Transport als menschliches Organ mit entsprechenden Voraussetzungen vorgebeugt. Zu Immunreaktionen ist es weder in Tierversuchen noch bei den Transplantationen bei Menschen gekommen. Da generell autologe Zellen und Nährmedien verwendet werden, besteht kein erhöhtes Risiko einer Immunreaktion.

Ein erhöhtes Risiko eines Frühprolapses nach der Transplantation besteht nicht.

Da die Transplantation in Lokalanästhesie durchgeführt wird, entfallen die perioperativen Risiken der Narkose. Eine Thromboseprophylaxe wird postoperativ mit einem niedermolekularen Heparin durchgeführt.

## Ergebnisse in der Literatur

Für die Anwendung bei Menschen gibt es, abgesehen von der Pilotstudie, noch keine veröffentlichen Ergebnisse, da sich die Transplantation autologer Chondrozyten noch in der Phase III der klinischen Anwendung befindet.

Es existieren aber einige Vorstudien an Tiermodellen, die alle sehr positive Ergebnisse zeigten. In einer Versuchsreihe an Ratten konnte nachgewiesen werden, dass in vitro gezüchtete Zellen aus autologen Bandscheiben nach Transplantation eine nukleusähnliche Struktur annahmen [Gruber et al. 2002]. In einer Studie am Kaninchen konnten Sakai et al zeigen [2003], dass auch mesenchymale Stammzellen, eingebettet in ein Atelokollagen, eine deutliche Reduktion der degenerativen Veränderungen bewirken. Anhand einer Langzeitbeobachtung bei Hunden konnten Ganey at al. [2003] nachweisen, dass in vitro gezüchtete Chondrozyten nach Transplantation in eine degenera-

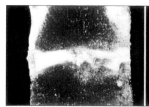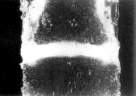

**Abb. 9.2:** Hundestudie; Pathologie der Wirbelsäule des Hundes 12 Monate nach der Transplantation. **Links:** nicht transplantiertes Segment L 1/2, **rechts:** transplantiertes Segment L 3/4.

tiv veränderte Bandscheibe in der Lage sind, die Veränderungen zu reparieren und den weiter fortschreitenden Prozess zu verlangsamen. Bei diesen Hunden wurden die Segmente L 1/2, L 2/3 und L 3/4 unterschiedlich behandelt: Im Segment L 1/2 wurde die Bandscheibe ähnlich einer Degeneration modifiziert. Es wurden Chondrozyten aus dem Gewebe gewonnen, aber nicht transplantiert. Das Segment L 2/3 diente als Kontrolle und wurde chirurgisch nicht verändert. Die Behandlung am Segment L 3/4 erfolgte in identischer Weise wie am Segment L 1/2, allerdings wurden die kultivierten Chondrozyten über ein perkutanes Verfahren nach 12 Wochen transplantiert. Die Auswertung wurde radiologisch, mittels MRT und funktionellen Röntgenaufnahmen, durchgeführt. Zusätzlich erfolgten die makroskopisch-anatomische und die histologische Aufarbeitung (s. Abb. 9.2).Die Studie zeigte, dass die kulturelle Anzüchtung der Chondrozyten technisch gut möglich ist, zudem dass die Transplantation relativ unkompliziert ist und von den Tieren gut vertragen wurde. Die Ergebnisse belegen eine signifikante Wiederherstellung der Bandscheibenhöhe in den transplantierten Segmenten im Vergleich zu den nicht transplantierten. Die transplantierten Chondrozyten produzieren eine extrazelluläre Matrix, die der ursprüngli-

chen Matrix der Bandscheibe sehr nahe kommt. Es lässt sich in der regenerierten Bandscheibe im Nukleus Typ-II- und im Anulus Typ-I-Kollagen nachweisen. Zwar konnte der Nucleus pulposus nicht vollständig regeneriert werden, aber die Ergebnisse zeigen eine Funktionalität des Regenerats und eine Regredienz der degenerativen Veränderungen.

## Fazit und klinische Relevanz

Die Ergebnisse der experimentellen Studien zeigen eine gute Funktionalität der Transplantation autologer Chondrozyten in die degenerativ veränderte Bandscheibe. Allerdings lassen sich die Ergebnisse nur schwierig direkt auf den Menschen übertragen, da der Mensch eine aufrechte Haltung hat, bei der die axialen Kräfte im Bereich der unteren Lendenwirbelsäule deutlich verstärkt sind.

In der Pilotstudie zur autologen Chondrozytentransplantation am Menschen wurden bei 11 Patienten, die sich einer Sequestrektomie wegen bestehender neurologischer Symptome unterzogen, die kultivierten Chondrozyten transplantiert.

Das ganze Prozedere der Transplantation ist technisch einfach und unkompliziert durchführbar. Beim chirurgischen Vorgehen gab es keine Komplikationen, der Druck-Volumen-Test [Brock et al. 1984] zeigte bei allen Patienten einen kontinenten Anulus fibrosus 3 Monate nach der Sequestrektomie (s. Abb. 9.3.). Die Ergebnisse der Kontrolluntersuchungen belegen eine deutliche Besserung der Schmerzsymptomatik, die motorischen Defizite besserten sich bei 87,5% der Patienten und die sensiblen Defizite bei 50% vollständig. Die restlichen Beschwerden sind unerheblich und meist residuelle Zustände der primär bestandenen

**Abb. 9.3:** Pilotstudie; Ergebnisse nach Transplantation (Pat. männlich, 38 Jahre), **links:** MRT (T1) 3 Monate nach Sequestrektomie vor der Transplantation, **rechts:** MRT (T1) 12 Monate nach Transplantation.

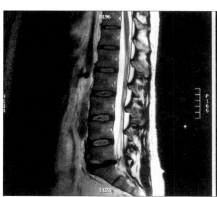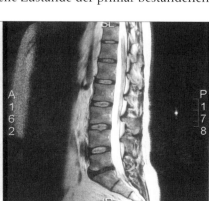

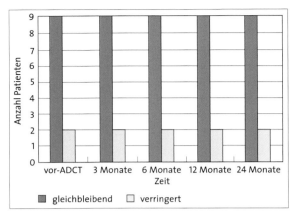

**Abb. 9.4:** Bandscheibenhöhe mittels MRT

Radikulopathie. Diese Ergebnisse sind weniger auf die Transplantation als auf die Sequestrektomie zurückzuführen. Ähnliche Ergebnisse zeigen sich auch bei den nicht transplantierten Patienten. Im Magnetresonanztomogramm ließ sich eine nahezu gleich bleibende Höhe der Bandscheiben nach Transplantation feststellen (s. Abb. 9.4).

Ein sicherer Benefit, der durch die Transplantation der Chondrozyten erreicht wird, besteht in einer stabilen Bandscheibenhöhe nach der Transplantation und einem Aufhalten der Degeneration der angrenzenden Deckplatten (s. Abb. 9.5). Dies konnte auch in den tierexperimentellen Studien gezeigt werden.

Für den klinischen Alltag ist dieses Verfahren in Bezug auf Durchführbarkeit, Komplikationsrate und Benefit für den Patienten sicher zu etablieren. Momentan liegen aber nur die Ergebnisse der Pilotstudie vor. Seit 2002 gibt es die „Eurodisc-Studie", eine prospektive randomisierte Multicenter-Studie. Dabei werden Sequestrektomie und autologe Chondrozytentransplantation mit der als Golden Standard etablierten Sequestrektomie ver-

glichen. Erst nach Vorliegen der Ergebnisse dieser Studie wird über eine tatsächliche Einführung in die klinische Praxis entschieden werden können.

## Literaturverzeichnis

Boden SD et al., Abnormal magnetic resonance scans of the lumbar spine in asymptomatic subjects: a prospective investigation, J Bone Joint Surg Am (1990), 72, 1178–1184

Brock M et al., Intradiscal pressure-volume response: a methodological contribution to chemonucleolysis. J Neurosurg (1984), 60, 1029–1032

Chelberg MK et al., Identification of hetergenous cell populations in normal human intervertebral disc. J Anat (1995), 186, 42–53

Ganey T et al., Disc chondrocyte transplantation in a canine model: A treatment for degenerated or damaged intervertebral disc. Spine (2003), 28, 2609–2620

Gruber HE et al., Human intervertebral disc cells from the annulus: Three-dimensional culture in agarose or alginate and responsiveness to TGF-beta 1. Exp Cell Res (1997), 235, 13–25

Gruber HE et al., Autologous intervertebral disc cell implantation: a model using Psammomys obesus, the sand rat. Spine (2002), 27, 1626–1633

Josimovic-Alasevic O et al. (1997) Three dimensional cultures of cells derived from fibrous disc cartilage for treatment of discopathy. Proceedings of the 2nd Fribourg International Symposium for Cartilage Repair, 97–98

Kast E, Antoniadis G, Richter HP, Epidemiologie von Bandscheibenoperationen in der Bundesrepublik Deutschland. Zentralbl Neurochir (2000), 61, 22–25

Miller JA, Schmatz C, Schultz AB, Lumbar disc degeneration: correlation with age, sex and spine level in 600 autopsy specimens. Spine (1988), 13, 173–178

Moon SH et al. (1992) Human intervertebral disc cells are susceptible to adenovirus-mediated gene transfer. Procdings of the 14th Annual Meeting of the North American Spine Society, Chicago, 92–94

Nishida K et al., Modulation of the biologic activity of the rabbit intervertebral disc by gene therapy: An in vivo study of adenovirus-mediated trafnsfer of the

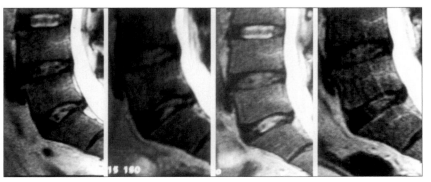

**Abb. 9.5:** Verlauf nach Transplantation L 5/S 1, **von links:** 7 Monate, 11 Monate, 15 Monate, 30 Monate.

human transforming growth factor β1 encoding gene. Spine (1999), 24, 2419–2425

Nishida Y et al., Osteogenetic protein 1 promotes the synthesis and retention of extracellular matrix within bovine articular cartilage and chondrocyte cultures. Osteoarthritis Cartilage (2000), 8, 127–136

Osada R et al., Autocrine/paracrine mechanism of insulin-like growth factor-1 secretion, and the effect of insulin-like growth factor-1 on proteoglycan synthesis in bovine intervertebral discs. J Orthop Res (1996), 14, 690–699

Sakai D et al., Transplantaion of mesenchymal stem cells embedded in Atelocollagen gel to the intervertebral disc: a potential therapeutic model for disc degeneration. Biomaterials (2003), 24, 2531–3541

Takegami K et al., In vivo administration of osteogenic protein-1 increases proteoglycan content and disc height in rabbit intervertebral disc. Ortho Res Soc Trans (2000), 25, 338

Thomé C, Barth M, Schmiedek P (2004) Sequestrectomy versus „standard" microdiscectomy in the treatment of sequestrated lumbar disc prolapse: A randomized clinical trial. Proceedings of the 55th Annual Meeting of the German Society of Neurosurgery, Köln, 84

Thompson JP, Oegema TR, Bradford DS, Stimulation of mature canine intervertebral disc by growth factors. Spine (1991), 16, 253–269

Wadell G, A new clinical model for the treatment of low back pain. Int Orthop (1987), 9, 1–10

# 10 Endoskopisch und computertomographisch kontrollierte Nukleotomie

*M. Tetzlaff*

Schon 1956 berichtete Craig [1956] über perkutane Techniken zur Gewinnung von Wirbelkörperbiopsien. Im Jahre 1963 erfolgte durch Smith [1964] die erste Chemonukleolyse, welche als Wegbereiter der heute weit verbreiteten intradiskalen Interventionen angesehen werden muss; 1975 beschrieben Hijikata et al. [1975] die manuelle perkutane Nukleotomie. Im Jahre 1982 modifizierten Suezawa et al. [1983] die Technik, indem sie 2 Zugänge gleichzeitig zur Operation einführten (s. Abb. 10.1). Ab 1983 kontrollierte Suezawa seine Operationen endoskopisch. Im Jahre 1985 stellte Onik [Davis, Onik, Helms 1991; Onik, Maroon, Helms 1987; Onik et al. 1990] die Technik der automatisierten perkutanen lumbalen Nukleotomie (APLD) vor. Zeitgleich setzen Ascher und Choy [Choy, Case, Ascher 1987] intradiskal Lasersysteme zur Vaporisation von Bandscheibengewebe ein.

Die Radiologen Grönemeyer und Seibel [Grönemeyer, Seibel 1989 und WMW Sonderdruck; Hendrickx] beschrieben 1989 die Computertomographie-(CT-)Steuerung bei wirbelsäulennahen Injektionen und bei intradiskalen Interventionen wie der Lasernukleotomie. Es wurde eine Therapieform geschaffen, welche eine hohe Präzision beim Setzen der Interventionsnadeln erlaubt [Tetzlaff 1999, 2002]. So war es die fast logische Konsequenz, die CT-Steuerung auch bei Operationen an der Wirbelsäule einzusetzen. Wieder war es ein Radiologe, Gerhard Vogl [1999], welcher 1991 zunächst mit flexiblen, später mit starren Endoskopen experimentierte. Die rasche Entwicklung endoskopischer Instrumente gestattete nun rasch die computertomographisch und die endoskopisch kontrollierte Nukleotomie.

Ende der 1980er Jahre standen nunmehr eine Reihe von perkutanen intradiskalen Verfahren zur Verfügung [Kambin, Zhou 1996], welche ihren therapeutischen Stellenwert im Vergleich zur mikrochirurgischen Nukleotomie im Routineeinsatz beweisen mussten.

## Indikation

Die Indikation [Bauer et al. 1991; Haag 1999; Kambin, Gellmann 1983] zur endoskopischen Bandscheibenoperation entspricht weitestgehend derjenigen bei offener Operation. Das von Leu et al. [1996] angegebene Schema, welches Verfahren bei welcher Art von Wirbelsäulenschmerz und bei welchem Typ von Bandscheibenvorfall indiziert ist, stellt auch heute noch eine brauchbare Orientierung dar.

Eine Operationsindikation besteht bei konservativ therapieresistenten Radikulopathien, wenn die Therapiemaßnahmen über einen Zeitraum von 6–12 Wochen erfolglos bleiben. Unabdingbare Voraussetzung für die endoskopische Operation ist aber, dass eine Arbeitskanüle in das prolabierte Bandscheibengewebe oder in den Sequester geführt werden kann. Ein erfolgreicher Zugang kann aufgrund eines Magnetresonanz- oder Computertomogramms nicht mit letzter Sicherheit vorausgesagt werden. Gelingt die Punktion mit der 18-G-Interventionsnadel nicht, muss der endoskopische Eingriff abgebrochen und in offener Technik fortgesetzt werden.

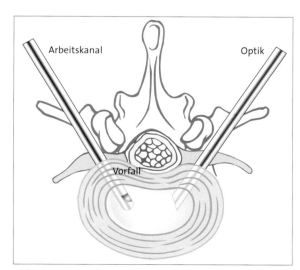

**Abb. 10.1:** Biportaler Zugang bei perkutaner Nukleotomie

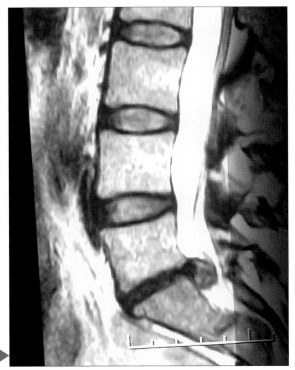

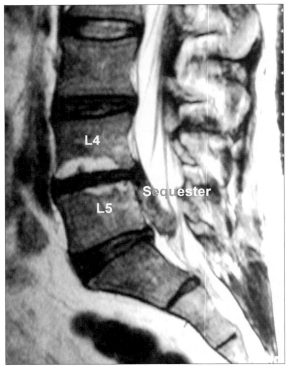

**Abb. 10.4:** Nach kaudal sequestrierter Massenvorfall in Höhe L 4/5

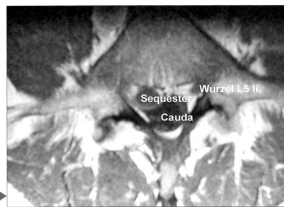

**Abb. 10.2, 10.3:** Frischer, sequestrierter Bandscheibenvorfall in Höhe L 5/S 1 rechts

Indikationen sind:
- ◢ frische sub- und transligamentäre Bandscheibenvorfälle mit und ohne Sequester bei radikulären Reizzeichen und Lähmung bis Kraftgrad III (s. Abb. 10.2, 10.3),
- ◢ Rezidivvorfälle, auch nach vorausgegangenen offenen Operationen in klassischer mikrochirurgischer Technik,
- ◢ Radikulopathie durch epi- und perineurale Narbenbildung nach offener Diskotomie.

Relative Indikationen sind:
- ◢ mäßige Foramen- und Recessusstenose mit radikulärem Befund bei begleitendem Vorfall,
- ◢ teilverkalkter alter Vorfall,
- ◢ große, weit unter die Lamina reichende Sequester (s. Abb. 10.4),
- ◢ weitgehende Überdachung des Sequesters oder des Vorfalls durch die Dura spinalis,
- ◢ echte Olisthesen (Grad II und höher nach MEYERDING) des betroffenen Segments,
- ◢ Pseudolisthesen im betroffenen Segment.

Kontraindikationen sind:
- ◢ höhergradige Lähmungen,
- ◢ Conus-/Caudasyndrom,
- ◢ floride oder latente Diszitiden,
- ◢ spinale oder vertebragene Tumoren,
- ◢ Blutgerinnungsstörungen,
- ◢ Allgemeinerkrankungen, welche ambulante oder kurzstationäre Operationen ausschließen,
- ◢ endoskopisch unmöglicher Zugang, entweder bei Spinal- und/oder Recessusstenose oder bei Maskierung des Vorfalls durch die Dura spinalis (s. Abb. 10.5).

## Präinterventionelle Diagnostik

Mehr noch als vor offenen chirurgischen Band-
scheibeneingriffen ist die präoperative Diagnostik
zur Planung endoskopischer Operationen von
besonderer Wichtigkeit [Vogl 1999]. Wegen der
streng definierten Zugänge und aufgrund der
engen anatomischen Verhältnisse im Spinalkanal
ist die Schnittbilddiagnostik (Computer- und/oder
Magnetresonanztomographie) von entscheidender Bedeutung, da eine Korrektur des Endoskopzu-
gangs fast nicht möglich ist, zumindest aber eine
komplett neue Operationsstrategie erfordert.

Vor einer endoskopischen Bandscheibenoperation sollten erfolgen:

- ◢ sorgfältige Anamneseerhebung unter besonderer Beachtung der Vortherapie und der psychosozialen Faktoren des Patienten (Rentenbegehren, Arbeitsplatzverlust etc.),
- ◢ Dokumentation des klinischen Befundes einschließlich eines Neurostatus mit Beschreibung der sensiblen und motorischen Radikulopathie, bei unklarem neurologischen Befund
  Anfertigung eines Elektromyogramms/Mes-
  sung der Nervenleitgeschwindigkeit,
- ◢ Anfertigung eines Röntgenbildes in 2 Ebenen,
  evtl. auch von Funktionsaufnahmen,
- ◢ Anfertigung eines Magnetresonanztomo-
  gramms, postoperativ immer mit Kontrastmittel (Gadolinium), evtl. zusätzlich Durchführung einer Funktionsmyelomagnetresonanzto-
  mographie,
- ◢ Anfertigung eines Computertomogramms bei
  Verdacht auf Spinal- und/oder Recessusstenose,
- ◢ evtl. Provokationsdiskographie bei unklarem
  neurologischen Befund oder als Etagendiagnostik bei Mehrsegmentschaden.

## Notwendiges Instrumentarium

Ideal ist ein Operationsraum mit einem hochmo-
dernen Interventions-CT-Gerät (s. Abb. 10.6,
10.7). Hierunter versteht man ein Spiral-CT-Gerät
mit einem sehr schnellen Bildaufbau und der
Option der „Realtime-Steuerung", d.h. es kann
eine videoähnliche Bildsequenz erzeugt werden.
Dies ist bei Punktionen in schwierigen anatomischen Bereichen sehr hilfreich. Diese Geräte verfü-

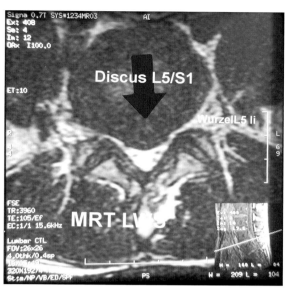

**Abb. 10.5:** Bandscheibenvorfall, allseitig von Dura überlagert

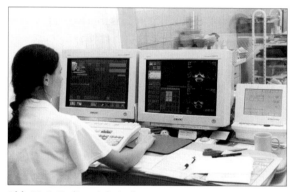

**Abb. 10.6:** Bedieneinheit des Interventions-CT-Geräts

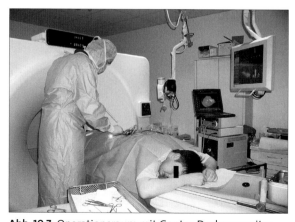

**Abb. 10.7:** Operationsraum mit Gantry, Deckenmonitor
und Dokumentationseinheit

gen heute über einen Multidetektor, welcher pro Röhrenumlauf bis zu 16 Scans aufzeichnet. Dies hat eine deutliche Reduzierung der Strahlenbelastung für den Patienten zur Folge und erlaubt dem Operateur ein sehr viel schnelleres Arbeiten. Sehr hilfreich ist auch ein zusätzlicher CT-Kontrollmonitor im Operationsraum, welcher über ein Deckenstativ im Raum frei beweglich sein sollte.

Im Bereich der endoskopischen Wirbelsäulenchirurgie sind als wesentliche Hersteller die Firmen STORZ, WOLF und ZEPPELIN zu nennen. Das Grundequipment entspricht dem der Gelenkendoskopie. Aus Kostengründen sollte man die heute im Regelfall vorhandenen Endoskopietürme – bestehend aus Endokamera mit Verstärker, Farbmonitor, Kaltlichtquelle und Dokumentationseinheit (S-VHS-Rekorder, Videoprinter, DVD-Kamera mit S-VHS-Eingang oder PC mit hochwertiger TV-Karte) – verwenden. Die oben genannten Endoskopiehersteller bieten ihr Spezialinstrumentarium ausnahmslos mit kompatiblen Anschlüssen für Lichtquelle und Videokamera anderer Hersteller an.

Das Grundinstrumentarium besteht aus:
- 18-G-Interventionskanüle mit Tiefengraduierung,
- KIRSCHNER-Draht als „Gatewire",
- stumpfen Dilatationshülsen in aufsteigender Größe mit Tiefengraduierung,
- Operationshülse mit Tiefengraduierung,
- Spül-Saug-Schaft,
- Weitwinkeloptik in Geradeausblicktechnik 0° oder Vorausblicktechnik 30° (STORZ) oder 70° (WOLF),
- Trepanen zum Eröffnen des Anulus fibrosus.

Das Spezialinstrumentarium umfasst:
- unterschiedlich große, teils scharfe, teils stumpfe Zangen,
- Laserschaft,
- Saug-Beiß-Stanzen.

Grundsätzlich unterscheidet man Wirbelsäulenendoskope, welche eine festeingebaute Optik mit zusätzlichen Arbeits- und Spülkanälen besitzen, z.B. das YESS-Endoskop (WOLF), das LEU-Endoskop (STORZ) oder das HAEMATOSCOPE nach LEE (ZEPPELIN), von solchen, bei denen die Optik zur eigentlichen Operation passager entfernt werden muss, z.B. das VOGL-Endoskop (STORZ). Der Vorteil der erstgenannten Endoskope liegt auf der Hand: Der Operateur kann wie gewohnt sein Tun ständig visuell kontrollieren. Der entscheidende Nachteil besteht aber darin, dass bautechnisch bei diesen Endoskopen der eigentliche Operationskanal sehr klein ist, in der Regel nur 3 mm im Durchmesser. Entsprechend sind die Fasszangen klein und das damit gewonnene Material gering. Größere Sequester lassen sich in toto so nicht entfernen. Endoskope mit einem Arbeitskanal von 4 oder 5,5 mm haben aber einen Außendurchmesser von mindestens 6,5 mm. Dadurch ist der Einsatz dieser Endoskope auf Patienten beschränkt, welche einen normal weiten Spinalkanal haben. Den besten Kompromiss stellt aus Sicht des Autors zurzeit das Endoskop nach VOGL (STORZ) dar. Es besitzt einen Außendurchmesser der Operationskanüle von 5,5 mm mit einem Arbeitskanal von 5 mm. Dieses Endoskopiesystem erlaubt zwar nur eine Operation ohne simultane Sicht, dies ist aber nur für den Anfänger von Nachteil.

Die endoskopische Bandscheibenchirurgie steckt im Vergleich zur Arthroskopie, insbesondere des Kniegelenks, noch in den Kinderschuhen. In enger Kooperation mit den Herstellern erarbeiten einige „Pioniere" neue Instrumente und Optiken. Ferner wird versucht, durch Kompatibilität der verschiedenen Instrumentensätze die Variabilität der Systeme zu erhöhen, was das Indikationsspektrum erweitert und individuelle Wünsche der Operateure berücksichtigt.

## Kosten

Die Kosten für das Grundinstrumentariumset schwanken zwischen ca. 8.000 € bei STORZ (VOGL-Endoskop) und 10.900 € bei ZEPPELIN für das HAEMATOSCOPE. Die Preise verstehen sich zzgl. der gesetzlichen Mehrwertsteuer. Es sollte bei der Kostenkalkulation bedacht werden, dass mindestens 2 komplette Siebe vorhanden sein sollten, damit der operative Eingriff nicht bei einem defekten oder unsterilen Instrument abgebrochen werden muss.

## Bestelladressen

KARL STORZ GMBH & CO. KG, Mittelstr. 8, 78532 Tuttlingen, Tel: 07461/708-0, Fax: 07461/708-105, www.karlstorz.de.

RICHARD WOLF GMBH, Pforzheimer Straße 32, 75438 Knittlingen, Tel.: 07043/35-0, Fax:

07043/35-300, E-Mail: info@richard-wolf.com, www.richard-wolf.com.

ZEPPELIN MEDICAL INSTRUMENTS LTD., Gartenstr. 17, 82049 Pullach, Tel.: 089/74442398, Fax: 089/74424809, www.zeppelin-instruments. com.

## Präinterventionelle Aufklärung

Die Aufklärung zum endoskopischen Eingriff an der Bandscheibe unterscheidet sich nicht von derjenigen bei einer offenen Operation [Bauer et al. 1991; Scholz, Freiherr von Salis-Soglio 1999; Schreiber, Suezawa, Leu 1989; Sollmann et al. 1988]. Lediglich die intraoperative Duraverletzung (s. Abb. 10.8, 10.9) stellt eine Besonderheit dar. Auch wenn diese Komplikation nicht typisch für den endoskopischen Eingriff ist, muss der Patient im Aufklärungsgespräch besonders darauf hingewiesen werden, da sich bei Realisierung dieser Komplikation das operative Vorgehen schlagartig ändert: Ein wirksamer Duraverschluss durch Naht, Muskelpatch oder Tachokompflies ist endoskopisch nicht möglich. Der in der Regel in Lokal- bzw. Spinalanästhesie durchgeführte Eingriff muss abgebrochen und in klassischer mikroskopischer Technik in Allgemeinanästhesie fortgesetzt werden.

Allgemeine Risiken sind:
- ◢ Wundheilungsstörung,
- ◢ Infektion mit Abszessbildung und allgemeiner Sepsis,
- ◢ Thrombose und Lungenembolie,
- ◢ Lagerungsschaden einschließlich peripherer Nervenläsion,

- ◢ allergische Reaktion auf das Lokalanästhetikum, das jodhaltige Röntgenkontrastmittel oder das lokal verabreichte Antibiotikum,
- ◢ Postpunktionskopfschmerz.

Spezielle Risiken sind:
- ◢ Ausbleiben einer Schmerzreduktion durch die Operation, evtl. Schmerzzunahme,
- ◢ ausbleibende Rückbildung der präoperativ bestehenden sensiblen und/oder motorischen Radikulopathie,
- ◢ Diszitis (Häufigkeit: 2%) mit evtl. erforderlicher Drainageoperation,
- ◢ Verletzung einer Nervenwurzel mit möglicher Lähmung,
- ◢ postoperative Ausbildung eines Conus-Cauda-Syndroms mit Blasen-Mastdarm-Störung, Impotenz und Paraparese,
- ◢ Duraverletzung mit nachfolgender Liquorfistel,
- ◢ unvollständige Entfernung des Vorfalls,
- ◢ Früh- und Spätrezidiv,
- ◢ postoperative Segmentinstabilität,
- ◢ Auftreten eines Postdisketomiesyndroms,
- ◢ Verletzung von Bauchorganen – wie Gefäße Darm und Harnleiter – mit evtl. erforderlicher Bauchoperation.

## Durchführung der endoskopischen Nukleotomie

Da vom Autor am häufigsten angewandt, wird nachfolgend die Technik anhand des VOGL-Endoskops geschildert.

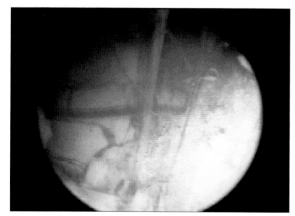

**Abb. 10.8:** Dura vor Eröffnung

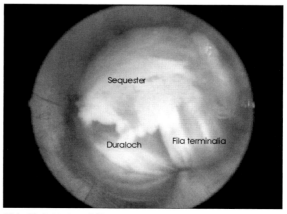

**Abb. 10.9:** Weit eröffnete Dura in Höhe LWK 5/SWK 1 mit den Fila terminalia

Die Platzierung des Endoskops kann mit Hilfe eines Röntgen-C-Bogens in sog. Tunneltechnik erfolgen oder computertomographisch gesteuert mittels eines Interventions-CT-Gerätes. Der Autor verwendet ausschließlich die CT-Steuerung, da diese ein sehr schnelles Arbeiten und die postoperative Erfolgskontrolle erlaubt. Ein weiterer Vorteil besteht darin, dass die angrenzenden Weichteile – wie Muskulatur, Nerven, Durasack, Bandscheiben, Blutgefäße und Bauchorgane – dargestellt werden [Vogl 1999]. Die Strahlenbelastung bei Benutzung moderner CT-Geräte ist deutlich niedriger als bei konventionellen Röntgen-C-Bögen.

Im Gegensatz zur klassischen mikroskopisch assistierten Bandscheibenoperation erfolgt die computertomographisch und endoskopisch kontrollierte Technik in 2 Schritten:

⊿ Platzierung der Arbeitskanüle,
⊿ Entfernung des Bandscheibenvorfalls.

### Platzierung der Arbeitskanüle

Bei Eingriffen im Bereich der Brust- und Lendenwirbelsäule wird der Patient in Bauchlage (s. Abb. 10.10) gelagert, bei Eingriffen an der Halswirbelsäule liegt er in Rückenlage. Durch Verwendung strahlendurchlässiger Lagerungskissen sollte die jeweilige Krümmung des zu operierenden Wirbelsäulenabschnitts bestmöglich ausgeglichen werden. Ideal ist die Ausrichtung des zu operierenden Bandscheibenfachs parallel zur CT-Gantry. Diese steht im Regelfall senkrecht zum Lagerungstisch. Es ist aber darauf zu achten, dass der häufig schmerzgeplagte Patient so komfortabel gelagert wird, dass er in dieser Position für die Dauer des Eingriffs, welcher 20–60 min benötigt, möglichst ruhig liegen kann.

### Zugangswege

Der Zugangsweg wird durch die Lage des Bandscheibenvorfalls und die anatomischen Gegebenheiten bestimmt. Folgende Wege sind möglich:

⊿ transligamentär dorso-paradural ipsilateral (s. Abb. 10.11),
⊿ transligamentär dorso-paradural kontralateral,
⊿ dorsolateral intradiskal,
⊿ dorsolateral extradiskal,
⊿ dorsalateral transforaminal (s. Abb. 10.12).

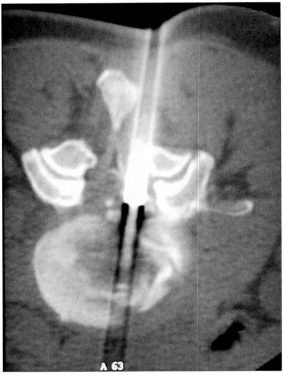

**Abb. 10.11:** Arbeitskanal in situ

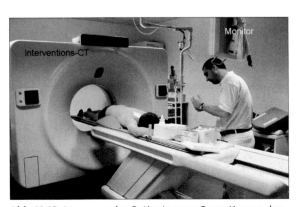

**Abb. 10.10:** Lagerung des Patienten zur Operation an der Lendenwirbelsäule

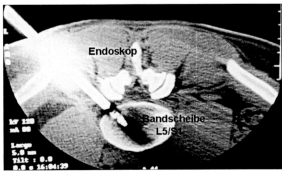

**Abb. 10.12:** Arbeitskanal transforaminal mit Fasszange intradiskal

Entlang der Dornfortsatzreihe sollte ein dünner Bleidraht als „Land Mark" (s. Abb. 10.13) aufgeklebt werden. Anschließend wird ein seitliches Topogramm (Scout; s. Abb. 10.14) des zu operierenden Wirbelsäulenabschnitts auf dem Monitor erstellt. Nun erfolgen das Markieren des zu operierenden Segments und die Anfertigung mehrerer Schichten bei einer Gantry-Stellung von 0°. Anhand der so erzeugten CT-Scans wird am Monitor der CT-Konsole der beste Zugangsweg eingezeichnet (s. Abb. 10.15). Der Rechner ermittelt den Abstand der Zugangsstelle von der „Land Mark", den Einstichwinkel und die Einstichtiefe bis zur Bandscheibe. Jetzt kann mit Hilfe der Laserpositionierhilfe der Einstichpunkt exakt mit einem wasserfesten Hautmarker auf dem Patienten markiert werden (Technik nach Grönemeyer und Seibel) [Grönemeyer, Seibel 1989 und WMW Sonderdruck; Hendrickx; Tetzlaff 1999; Vogl 1999].

Als Nächstes erfolgen die Hautdesinfektion in Wischtechnik und die sterile Abdeckung des Patienten mit einem wasserundurchlässigen Einmalabdecklochtuch, bei dem das Loch mit Klebeauflage patientenseitig ausgestattet sein sollte, um das Tuch gegen Verrutschen zu sichern und das Unterspülen durch die Spülflüssigkeit während der Endoskopie zu verhindern. Die Lokal- und die Stichkanalanästhesie erfolgen mit 1- bis 2%iger Scandicainlösung ohne Adrenalinzusatz (s. Abb. 10.16), anschließend das Platzieren einer 18-G-Interventionskanüle mit Tiefengraduierung. Der Einstichwinkel wird visuell durch Vergleich mit dem im Operationsraum befindlichen CT-Kontrollmonitor verglichen, auf dem sich das Schnittbild mit den eingezeichneten Zugangskoordinaten befindet. Die Kontrolle der Nadellage erfolgt durch Kontroll-Scans. Erreicht die Nadelspitze das Lig. flavum oder die Wurzel intraforaminal, muss der Mandrin entfernt und eine 5-ml-Spritze mit 4 ml 1%iger Scandicainlösung unter Zusatz von 1 ml eines parenteralen, jodhaltigen Kontrastmittels (z.B. Isovist 300) aufgesetzt werden (s. Abb. 10.17). Nun erfolgen das Vorschieben der Nadel bis zur geplanten Tiefe bei gleichzeitiger Injektion des Betäubungsmittel-Kontrastmittel-Gemisches und die erneute Anfertigung von Kontroll-Scans. Es sollte nun die Nadelplatzierung im Sequester oder intradiskal dokumentiert werden. Die Kontrastmittelverteilung muss einen extraduralen Verlauf zeigen; nur so ist gewährleistet, dass beim Vor-

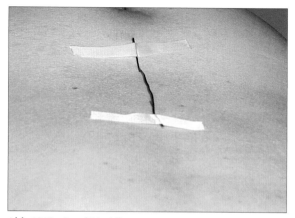

Abb. 10.13: „Land Mark"

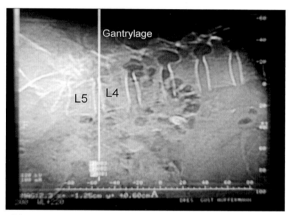

Abb.10.14: Topogramm zur Höhenlokalisation

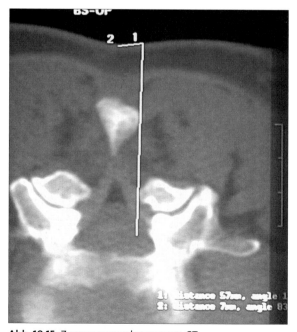

Abb. 10.15: Zugangswegplanung am CT

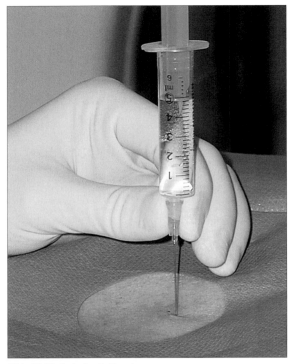

**Abb. 10.16:** Lokalanästhesie

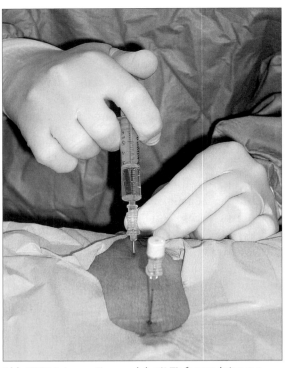

**Abb. 10.17:** Interventionsnadel mit Tiefengraduierung

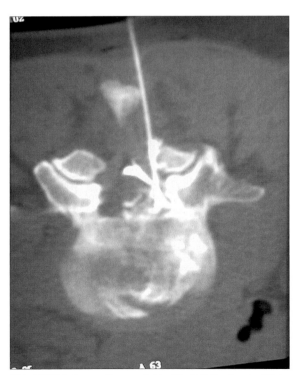

**Abb. 10.18:** Interventionsnadel im Vorfall: Kontrastmittelausbreitung in die Bandscheibe, aber extradural

schieben der Bougierhülsen kein Liquorleck
gesetzt wird (s. Abb. 10.18).

Durch die Kanüle wird nun ein KIRSCHNER-
Draht als „Gatewire" platziert und die Interventionsnadel entfernt. Es erfolgt eine Hautinzision
von ca. 5 mm Länge, dann das Vorschieben der
Dilatationshülsen in aufsteigender Größe durch
vorsichtig drehende Bewegungen. Die Tiefe der
Hülsen kann anhand der gravierten Graduierung
kontrolliert werden. Nun wird der 5,5-mm-
Arbeitskanal in gleicher Weise platziert. Es folgen
das Entfernen des KIRSCHNER-Drahtes und der
Dilatatoren sowie eine abschließende CT-Kontrolle. Die Platzierung der Punktionskanüle und des
Arbeitsschafts ist auf einem Röntgenfilm manipu-
lationssicher zu dokumentieren. Abschließend
wird der Spüladapter auf den Arbeitskanal aufgesetzt.

### Entfernung des Bandscheibenvorfalls

Nachdem der Arbeitskanal fixiert und der Spüladapter an eine Saugpumpe oder an das Überlauf-
gefäß angeschlossen ist, erfolgt das Einführen des
Endoskops. Gleichzeitig wird die Spülflüssigkeit
(kalte physiologische Kochsalzlösung unter Zusatz

**Abb. 10.19:** Endoskop mit Kamera in situ

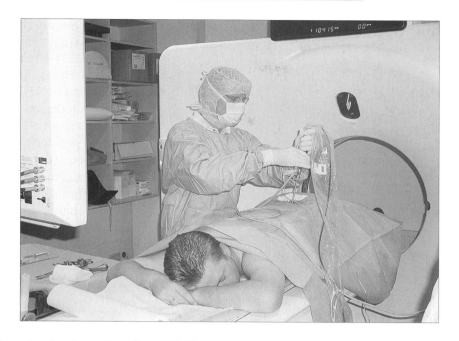

eines Breitbandantibiotikums) mit einem Druck von 300 mmHg über eine Druckpumpe oder eine Druckmanschette durch den Endoskopieschaft zugeführt. Es erfolgt die anatomiegerechte Ausrichtung der Optik und der Kamera (s. Abb. 10.19). Der Autor bevorzugt die Ausrichtung des optischen Systems auf dem Monitor entsprechend der Patientenlage. Der erste optische Eindruck sollte der typisch zerfranste Sequester (s. Abb. 10.20, 10.21) oder das prall vorgewölbte Lig. longitudinale posterior sein. *Cave:* Das hintere Längsband kann gelegentlich mit der eingeklemmten Dura verwechselt werden (s. Abb. 10.8, 10.9)! Diese ist aber deutlich stärker vaskularisiert, und beim vorsichtigen Zuückziehen des Arbeitskanals werden die Fila terminalia sichtbar. Das Bandscheibenfach wird nach Entfernen der Optik mit dem Trepan vorsichtig eröffnet. Anschließend erfolgt eine erneute optische Kontrolle. Nun sieht man das weißlich faserige Bandscheibengewebe. Dieses wird mit Fasszangen unterschiedlicher Größe, der Saug-Beiß-Zange oder mittels Laservaporisation entfernt (s. Abb. 10.22, 10.23). Zwischendurch sollten optische Kontrollen erfolgen (s. Abb. 10.24). Kann kein Gewebe mehr gewonnen werden, wird der Arbeitskanal unter endoskopischer Sicht langsam zurückgezogen. Gleichzeitig wird durch vorsichtige Seitwärtsbewegung versucht, weiteres Bandscheibengewebe in das Endoskop zu „schaukeln". Am Ende der Operation sollten der Durasack und die zuvor bedrängte Nervenwurzel

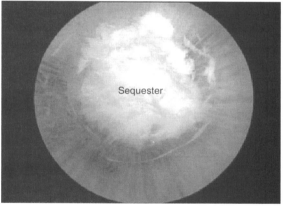

**Abb. 10.20:** Ausgangsbefund bei Primäreingriff

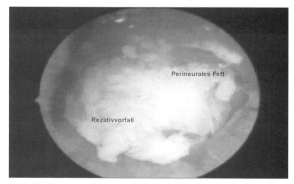

**Abb. 10.21:** Befund bei Rezidiveingriff

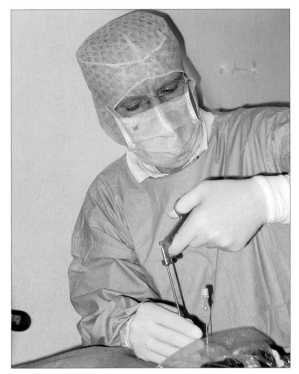

**Abb. 10.22:** Fasszange im Arbeitskanal

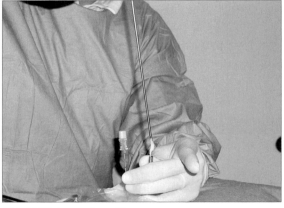

**Abb. 10.23:** Sequesterentfernung

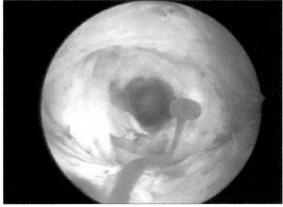

**Abb. 10.24:** Blick in das Bandscheibenfach

dargestellt werden (s. Abb. 10.25, 10.26). Nun erfolgt das Entfernen des Arbeitskanals unter Sicht (s. Abb. 10.27). Die Stichinzision wird mit einer einzelnen Rückstichnaht oder einem Steristrip verschlossen.

Die Endoskopie sollte entweder fortlaufend videodokumentiert oder zumindest die entscheidenden Operationshasen sollten bilddokumentiert werden. Hier wird vom Autor der gleiche Standard gefordert wie er in der Arthroskopie schon seit Jahren üblich ist.

Postoperativ wird der Patient für einen Tag stationär überwacht, um Komplikationen, wie spinale Blutungen, schnell zu erkennen.

## Nachbehandlung

In der ersten postoperativen Woche sollte der Patient wenig sitzen und stehen. Die Körperhaltung sollte regelmäßig gewechselt werden. In der zweiten Woche erfolgt dann zunehmend intensive Krankengymnastik, später auch an Geräten. Hierbei ist darauf zu achten, dass es weder bei den Anwendungen noch danach zu Schmerzen kommt (sog. Nachklingschmerz). Arbeitsfähigkeit ist in der Regel nach 2–3 Wochen gegeben. Eine Lumbalbandage verwendet der Autor nicht.

## Durchführung der autologen endoskopischen Bandscheibentransplantation

Der Schweizer Orthopäde Gerber hat 1999 in Gelsenkirchen von 4 Patienten berichtet, welche er zunächst offen an einem Bandscheibenvorfall operiert hatte. Das dabei gewonnene Bandscheibengewebe wurde von der Firma CO.DON AG in einem neuen Verfahren [Ganey, Meisel 2002; Ganey et al. 2003; Tetzlaff 2004] bearbeitet. Dabei werden aus dem Bandscheibengewebe des Vorfalls die vitalen Knorpelzellen isoliert und in der Zellkultur in einer speziellen Nährlösung nur unter Zusatz von patienteneigenem Blutserum vermehrt. Auf diese Weise können vermehrungs- und differenzierungsfähige Bandscheibenzellen gewonnen und dem Patienten nach einigen Wochen, wenn der Anulus verheilt ist, mittels Injektion in die Bandscheibe replantiert werden. Die dabei verwendete Technik entspricht der sog. Dis-

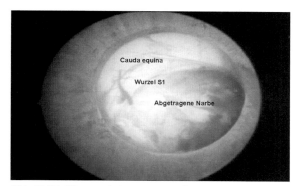

**Abb. 10.25:** Situs nach Sequesterentfernung

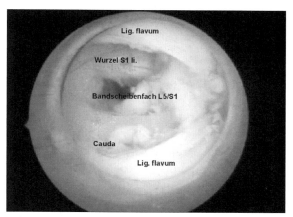

**Abb. 10.26:** Situs bei Operationsende

kographietechnik. Nach der Transplantation integrieren sich die Bandscheibenknorpelzellen in die degenerierte Bandscheibe und bauen durch die Neusynthese von Matrixbausteinen das zerstörte Bandscheibengewebe wieder auf. Folge: Die Bandscheibe kann ihre ursprüngliche Funktion idealerweise wieder aufnehmen, und einer weiteren Degeneration kann so entgegengewirkt werden.

Der Autor hat die Gerbersche Technik im Jahre 2000 modifiziert [Tetzlaff 2004] und die Nukleotomie zur Materialentnahme intra- bzw. extraforaminal endoskopisch vorgenommen. Eine Gewebetrennung nach Anulus- und Nukleusgewebe ist nicht erforderlich, da die Gemischkulturen im Hinblick auf die Proliferation und die Differenzierung und somit für die Geweberegeneration besonders geeignet sind. Das Zelltransplantat wird von der kontralateralen Seite mit einer 21-G-Nadel replantiert.

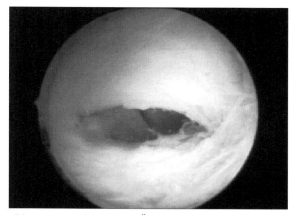

**Abb. 10.27:** Lig. flavum: Die Öffnung ist nur 0,5 cm lang.

Anschließend muss der Patient noch für 4 Wochen eine Rückenstützbandage tragen, um im täglichen Leben die transplantierte Bandscheibe zu entlasten. Gleichzeitig erfolgt eine Muskel aufbauende Krankengymnastik. Zwölf Wochen nach erfolgter Transplantation ist die neue Bandscheibe uneingeschränkt belastbar.

Als Ausschlusskriterium zur Lebendtransplantation sieht der Autor deutlich degenerative Umbauprozesse des zu behandelnden Junghanschen Bewegungssegments (Osteochondrose), ausgeprägte Spondylarthrosen und Spinal- sowie Recessusstenosen. Vorausgegangene intradiskale Interventionen – wie Chemonukleolyse, Laserdekompression oder Nukleoplastie – sind ebenso Kontraindikationen. Bei diesen Verfahren kommt

es zur Denaturierung eines Großteils der diskalen Chondrozyten und zu einer Zerstörung der Neovaskularisierung des Anulus fibrosus. Damit sinkt die Wahrscheinlichkeit, teilungs- und differenzierungsfähige Zellen zu erhalten und zu züchten. Auch findet das Transplantat vor Ort denkbar schlechte Voraussetzungen, die transplantierten Zellen einzunisten und deren Vitalität und damit den Behandlungserfolg zu sichern.

## Ergebnisse

In eine Studie wurden an 2 Kliniken je 6 Patienten aufgenommen, welche seit ca. einem Jahr unter Lendenwirbelsäulenbeschwerden mit einseitiger Radikulopathie litten. Die ausgewählten Patienten sollten nicht älter als 40 Jahre sein und einen Beruf mit leichter bis mittelschwerer körperlicher Belastung ausüben. Klinisch war eine Monoradikulopathie gefordert, mit einem entsprechenden bildmorphologischen Korrelat in Form eines

Bandscheibenvorfalls oder einer Protrusio im Magnetresonanztomogramm. Anomalien der Lendenwirbelsäule – z.B. Olisthesen, Zustand nach Voroperationen und Vorinterventionen – galten als Ausschlusskriterium, ebenso eine Arbeitsunfähigkeit über mehr als 6 Wochen im vorangegangenen Jahr und ein laufender Rentenantrag, ferner eine Therapie mit systemischen Steroiden und eine Hormoneinahme. Die klinische und magnetresonanztomographische Follow-up-Periode betrug 2 Jahre, mit einem Untersuchungsintervall von 3 Monaten. Es wurde erwartet, dass durch die Bandscheibentransplantation – bei altersentsprechender Belastung der Lendenwirbelsäule – Beschwerdefreiheit erreicht werden konnte. Im Magnetresonanztomogramm sollte in der T2-gewichteten Aufnahme eine vermehrte Wassereinlagerung dokumentiert werden, das sog. Phänomen der „Black Disc" sollte verschwinden.

Durch den Autor wurden im Jahr 2001 insgesamt 6 Patienten operiert. Bei einem Patienten konnte keine lebensfähige Zellkultur gezüchtet werden, sodass 5 Patienten die Studie beendeten.

Es erfolgte zunächst eine Druckentlastung der Wurzel durch endoskopische Disektomie mittels transforaminalem Zugang. Nach Aufarbeitung der entnommenen Zellen und eine elektronenmikroskopische Dokumentation einer gesicherten Zellpopulation von mindestens 6 Mio. lebens- und teilungsfähiger Chondrozyten erfolgte die Zelltransplantation computertomographisch navi-

giert von der kontralateralen Seite aus, im Mittel 7 Wochen nach der Entnahme.

Bei 4 Patienten konnte eine signifikante bis gute Verbesserung der Lebensqualität und der Belastbarkeit der Lendenwirbelsäule erreicht werden, bei einem Patienten blieb das Beschwerdebild unverändert. Bei keinem der Patienten trat im Nachbeobachtungszeitraum eine Arbeitsunfähigkeit wegen Lendenwirbelsäulenbeschwerden auf. Im Rahmen der magnetresonanztomographischen Verlaufsbeobachtung über 2 Jahre konnte nur bei einem Patienten eine vermehrte Wassereinlagerung 18 Monate post operationem dokumentiert werden. Therapeutische Komplikationen, wie z.B. eine Diszitis, traten bei keinem Patienten auf.

### Fazit

Durch die endoskopische Druckentlastung kam es bei 5 Patienten zu einer anhaltenden Beschwerdearmut und einer altersentsprechenden Belastbarkeit der Wirbelsäule. Allerdings konnte nur bei einem Probanden die vermehrte Wassereinlagerung durch Implantation vitaler Chondrozyten dokumentiert werden.

Die Frage, ob eine autologe Bandscheibentransplantation eine sinnvolle Therapieergänzung im Vergleich zur endoskopischen Diskektomie mit anschließender konservativer Nachbehandlung darstellt, konnte die Studie nicht abschließend

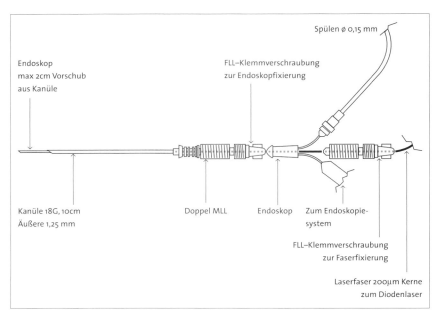

Spülen ⌀ 0,15 mm

Endoskop
max 2cm Vorschub
aus Kanüle

FLL–Klemmverschraubung
zur Endoskopfixierung

Kanüle 18G, 10cm
Äußere 1,25 mm

Doppel MLL

Endoskop

Zum Endoskopie-system

FLL–Klemmverschraubung
zur Faserfixierung

Laserfaser 200µm Kerne
zum Diodenlaser

**Abb. 10.28:** LUTZE-Endoskop. **Äußere 1,25 mm** Außendurchmesser von 1,25 mm; **MLL** Schraubadapter mit doppelter Schraubverbindung für LUER-Anschluss; **FLL** Schraubadapter mit einem Schraubengewinde auf der einen Seite und einer konischen Quetschverbindung auf der gegenüberliegenden Seite; **Kerno** Kerndurchmesser

beantworten. Möglicherweise war die Fallzahl zu gering, da In-vitro- und tierexperimentelle Untersuchungen eindrucksvolle Ergebnisse des Chondrozytenwachstums zeigen. Auch die Kosten allein für das Transplantat in Höhe von 6.000 €, welche in der Regel vom Patienten zu tragen sind, sollten bei dieser Therapieform berücksichtigt werden.

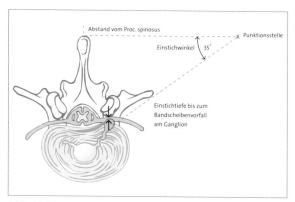

**Abb. 10.29:** Interventionsplanung

## Durchführung der endoskopisch kontrollierten „periradikulären Neurolyse" mit dem LUTZE-Endoskop

Der Berliner Neurochirurg Matthias Lutze hat 1999 [Tetzlaff 1999, 2002] ein nur 0,89 mm im Außendurchmesser großes, resterilisierbares Fiberglasendoskop entwickelt (s. Abb. 10.28). Dieses kann durch eine 18-G-Interventionsnadel eingeführt werden und hat eine 0°-Optik mit einem Blickwinkel von 70°. Es verfügt über einen Spül- und einen Arbeitskanal.

Der Autor führte damit bisher 117 Interventionen in der Standardtechnik der periradikulären Therapie (PRT) durch. Der Zugang erfolgte computertomographisch navigiert posterolateral transforaminal (s. Abb. 10.29, 10.30) wie auch interlaminär epidural in den Recessus lateralis. Unter Sicht

mit Videodokumentation und Spülung mit 0,9%iger NaCl-Lösung und Zusatz von Cefotaxim mit einem Druck von 300 mmHg wurden die PRT durchgeführt (s. Abb. 10.31, 10.32). Dabei konnte gezeigt werden, dass schon geringe Flüssigkeitsmengen (Wirksubstanzen: 3 ml 1%ige Scandicainlösung mit 300 IE HYLASE DESSAU und 25 mg Duraprednisolon) ausreichen, um die vom Autor 1999 beschriebene chemomechanische Neurolyse zu erreichen (s. Abb. 10.33, 10.34). In 95 Fällen wurde dokumentiert, dass das Ganglion und der behandelte Nerv nach PRT frei beweglich waren. Dies ließ sich durch den postoperativen klinisch-neurologischen Befund bestätigen.

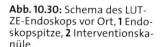

**Abb. 10.30:** Schema des LUTZE-Endoskops vor Ort, **1** Endoskopspitze, **2** Interventionskanüle.

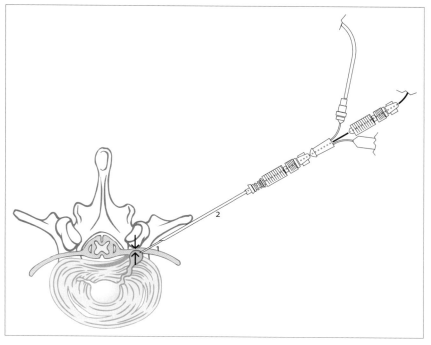

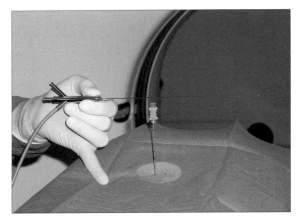

Abb. 10.31: LUTZE-Endoskop und Interventionsnadel

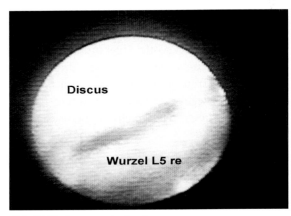

Abb. 10.33: Ausgangsbefund

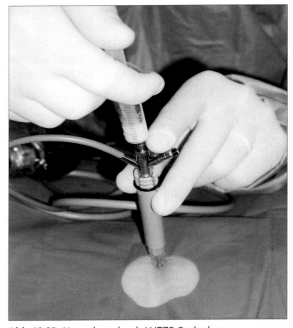

Abb. 10.32: Neurolyse durch LUTZE-Endoskop

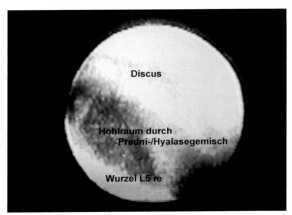

Abb. 10.34: Befund nach Neurolyse (Der Zeitraum zwischen den Endoskopiebildern vor Neurolyse und nach Neurolyse betrug 10 min; die Bildqualität ist relativ schlecht, da die hier verwendeten Bilder mit einem Digitalfotoapparat von einem analogen Video über einen Fernsehapparat erstellt wurden.)

## Komplikationsmöglichkeiten

Dem Grunde nach entsprechen die Komplikationsmöglichkeiten bei endoskopischen Wirbelsäuleneingriffen denen von offenen, mikroskopisch assistierten Bandscheibenoperationen [Bauer et al. 1991; Dietz et al. 1982; Krämer, Ludwig 1999; Sollmann et al. 1988]. In der Literatur schwanken die Angaben zur Häufigkeit intraoperativer Komplikationen zwischen 1,6% und 15,8%. Duraverletzungen werden bei Primäreingriffen mit einer Häufigkeit von 1,8% und bei Rezidiveingriffen mit einer Häufigkeit von 17,4% angegeben. Der Autor hat in seinem Patientengut bei 179 Operationen an 175

Patienten keine postoperative Infektion beobachtet. Dies liegt wahrscheinlich daran, dass der Spülflüssigkeit 1,0 g Cefotaxim (CLAFORAN) je Liter zugesetzt wird. Auch Thrombosen und Embolien wurden nicht beobachtet. Als Prophylaxe wurden für 3 Tage 40 mg Enoxaparin (CLEXANE) verabreicht. Ein Etagenfehler trat ebensowenig auf wie die ventrale Perforation des Lig. longitudinale anterius. Bei 6 Patienten kam es postoperativ zu starken Kopfschmerzen über max. 5 Tage als Ausdruck eines Liquorverlustsyndroms aufgrund eines kleinen Liquorlecks, welches sich spontan verschloss. Bei 2 Patienten war eine offene mikrochirurgische Duraversorgung erforderlich. In einem Fall kam es zu einer postoperativen Verschlechterung der motorischen Radikulopathie, welche sich nach offener, mikrochirurgischer Druckentlastung durch Recessuserweiterung in „Cross-over-Technik" vollständig zurückbildete. Elf Patienten mussten nach dem endoskopischen Eingriff im Intervall von bis zu 4 Wochen offen nachoperiert werden, weitere 4 sich einer endoskopischen Nachbehandlung unterziehen, da entweder nicht der gesamte Sequester entfernt werden konnte und deshalb keine ausreichende Druckentlastung der Wurzel erreicht wurde oder es zu einem Frührezidiv kam. Zwei Operationen (eine bei intraforaminalem Bandscheibenvorfall und eine bei dorso-paradural ipsilateralem Zugang) mussten wegen starker Blutung mit erheblicher Sichtbehinderung abgebrochen werden. Bei 2 Patienten war eine Punktion des Vorfalls nicht möglich, da sich trotz Nadellagenkorrektur stets eine intraspinale Kontrastmittelausbreitung fand, obwohl im präoperativen Nativmagnetresonanztomogramm keine Duraummantelung des Sequesters zur Darstellung kam (s. Tab. 10.1).

## Ergebnisse in der Literatur

Bemerkenswert ist bei der Durchsicht von Studien zu Bandscheibenoperationen und -interventionen, dass die Höhe der Rate an Komplikation ebenso stark schwankt wie der Anteil guter und sehr guter Ergebnisse. Im Jahre 1978 erreichten Hijakata et al. [1978] bei 80 Patienten zu 68% gute Ergebnisse. Schreiber, Suezawa und Leu [1989] erzielten 1979 zu 90% ein gutes Resultat, Mayer

und Brock [1993] im Jahre 1993 sogar zu bis zu 95%. Erwähnenswert an dieser Studie ist, dass das Segment L 5/S 1 nicht berücksichtigt wurde. Haag [1999] berichtete 1999 bei transforaminaler endoskopischer Nukleotomie mit dem SOFAMOR-DANEK-Endoskop über 69% guter Ergebnisse. Er weist auf eine steile Lernkurve bei dieser Operationstechnik hin.

## Kostenerstattung

Bei gesetzlich versicherten Patienten mag es in den einzelnen KV-Bereichen Unterschiede geben. Nach Kenntnis des Autors kann die endoskopische Bandscheibenoperation entsprechend der offenen Operation abgerechnet werden (s. Tab. 10.2, 10.3).

## Fazit und klinische Relevanz

Bedingt durch die nicht überzeugenden Langzeitergebnisse der offenen Diskotomie, welche in der Literatur unter dem Begriff „Postdiskotomiesyndrom" [Krämer 1987] subsummiert werden, besteht vielerorts das Bestreben, durch neue, möglichst wenig invasive Verfahren für das weltweite Problem der Bandscheibenkrankheit eine adäqua-

**Tab. 10.1:** Komplikationen bei endoskopischen Bandscheibenvorfalloperationen des Autors

| Komplikationen | Häufigkeit (n) |
|---|---|
| Postoperativer Kopfschmerz | 6 |
| Große Duraverletzungen | 2 |
| Passagere Wurzelparese | 1 |
| Unvollständige Vorfallentfernung oder Frührezidiv | 11 |
| Operationsabbruch wegen starker Blutung | 2 |
| Operationsabbruch bei technisch unmöglicher Punktion des Bandscheibenvorfalls | 2 |

**Tab. 10.2:** Abrechnungsziffern für gesetzlich Versicherte nach EBM 2000 plus

| Ziffer | Text |
|---|---|
| 18210 18211 18212 | Ordinationskomplex bis 5. Lebensjahr 6.–59. Lebensjahr ab 60. Lebensjahr |
| 18215 | Konsultationskomplex |
| 34280 | Durchleuchtung *oder* |
| 34502 | CT-gesteuerte Intervention |
| 31134 | Eingriff an Knochen und Gelenken Kategorie D4 |
| 31145 | Endoskopischer Gelenkeingriff (Arthroskopie) der Kategorie E5 |
| 31257 | Zentraler neurochirurgischer Eingriff der Kategorie P7 |
| 05330 | Anästhesie oder Kurznarkose |
| 05331 | *Eventuell:* Fortsetzung Anästhesie Zuschlag weitere 15 Minuten |

Tab. 10.3: Abrechnungsbeispiel für Privatversicherte nach GOÄ 96

| Ziffer | Text |
|--------|------|
| 1 | Beratung |
| 7 | Körperliche Untersuchung |
| 800 | Eingehende neurologische Untersuchung |
| 62x5 | Hinzuziehung eines ärztlichen Assistenten |
| 5295 | BV/TV-Durchleuchtung |
| 5374 | CT der Zwischenwirbelräume |
| 471 | Lumbalanästhesie bis zu 2 Stunden |
| 447 | Zuschlag bei amb. Anästhesie >400 Punkte |
| 614 | Messung Sauerstoffpartialdruck |
| 650 | EKG |
| 2282 | OP eines BV's 1 Segment |
| 2583 | Neurolyse (wenn diese gesondert erfolgt) |
| 2566 | Dekompression Nervenwurzel (statt 2282) |
| 2555 | Eröffnung Spinalkanal (statt 2282) |
| 445 | Zuschlag amb. OP >1200 Punkte |
| 441 | Zuschlag bei Laseranwendung |
| 706 | Licht-/Laserkoagulation |
| 440 | Zuschlag Endoskop/Mikroskop |
| 400K | Kosten für Interventionsnadel (23–49 €) |
| 340 | Kontrastmittelgabe Spinalraum |
| 357 | Kontrastgabe mittels Katheter |
| 372 | Kontrastmittelgabe in Bandscheibe |

te, risikoarme und für den Operateur möglichst gut reproduzierbar Therapie zu erarbeiten.

Die computertomographisch gesteuerte Endoskopie darf ohne Frage als ein Schritt in diese Richtung bezeichnet werden. Sicher steckt die Wirbelsäulenendoskopie verglichen mit der Kniearthroskopie noch in den Kinderschuhen. Mehr noch als bei letztgenannter Operation ist es für den Operateur von eminenter Wichtigkeit, dass er über ausreichend Erfahrung in der offenen, mikrochirurgischen Bandscheibenchirurgie verfügt. Weiter ist eine fast zwingende Voraussetzung der sichere Umgang mit durchleuchtungs- und computertomographisch gesteuerten Punktionen und Interventionen an der Wirbelsäule [Tetzlaff 1999]. In der Abteilung des Autors sind 500 Interventionen – wie PRT, Laserdiskotomien und Nukleoplastien – Voraussetzung für die Durchführung der compu-

tertomographisch gesteuerten Bandscheibenvorfalloperation. Hilfreich sind auch Leichenoperationskurse, um den Umgang mit dem Endoskop stressfrei zu erlernen.

In der Hand des Erfahrenen stellt die Wirbelsäulenendoskopie eine wertvolle Ergänzung der Standardverfahren dar. Sie bildet die logische Weiterentwicklung der computertomographisch gesteuerten Interventionen.

Durch eine enge, innovative Kooperation zwischen Operateur und Industrie kann in naher Zukunft die Indikation für endoskopische Wirbelsäuleneingriffe hoffentlich erweitert werden. Wünschenswert wäre z.B. eine Kugelfräse, um juxtaglomeruläre Facettenzysten zu entfernen oder eine Recessusstenose zu beseitigen.

## Literaturverzeichnis

Bauer et al. (1991) Orthopädische Operationslehre, Wirbelsäule. Thieme, Stuttgart

Choy DSJ, Case RB, Ascher P, Percutaneous laser ablation of lumbar disc. A preliminary report of in vitro and in vivo experience in animal and four human patients. 33rd Annual Meeting. Orthop Res Soc (1987), 1, 19

Craig FS, Vertebral body biopsy. J Bone Joint Surg [Am] (1956), 38, 93–103

Davis GW, Onik G, Helms C, Automated percutaneous discectomy. Spine (1991), 16, 359–363

Dietz H et al. (1982) Klinische Neurochirurgie, Band 1. Thieme, Stuttgart

Ganey TM et al. Disc chondrocyte transplantation in a canine model: a treatment for degenerated intervertebral disc. Spine (2003), 28 (23), 2609–2620

Ganey TM, Meisel HJ, A potential role for cell-based therapeutics in the treatment of intervertebral disc herniation. Eur Spine (2002), 11 (Suppl 2), 206–214

Grönemeyer D, Seibel R (1989) Interventionelle Computertomografie. Ueberreuter, Wien

Grönemeyer D, Seibel R, Die mikroinvasive, CT-gesteuerte peri-radikuläre Therapie zur Behandlung von chronisch bandscheibenbedingten Funktionsstörungen. WMW 145, Sonderdruck

Haag M, Transforaminale endoskopische Mikrodiscektomie. Indikation und kurze bis mittelfristige Ergebnisse. Orthopäde (1999), 28, 615–621

Hijikata S et al. (1978) Percutaneous nucleotomy for low back pain. 14th World Congress SICOT, Kyoto

Hijikata S et al. Percutaneous discectomy: a new treatment method for lumbar disc herniation. Toden Hosp (1975), 5, 5–13

Hendrickx P, Interventionelle Computertomografie. Schnetztor

Kambin P, Gellmann H, Percutaneous lateral discectomy of the lumbar spine: a preliminary report. Clin Orthop (1983), 174, 127–132

Kambin P et al., Arthroscopic microdiscectomy and selective fragmentectomy. Clin Orthop Relat Res (1998), 347, 150–167

Kambin P, Zhou L, History and current status of percutaneous arthroscopic disc surgery. Spine (1996), 21 (Suppl), 57–61

Krämer J, Das Postdiskotomiesyndrom – PDS. Z.Orthop (1987), 125, 622–625

Krämer J, Ludwig J, Die operative Behandlung des lumbalen Bandscheibenvorfalls. Orthopäde (1999), 28, 579–584

Leu HF et al., Percutaneous disc surgery at Balgrist since 1979 – from discotomy to interbody fusion. Bull Hops Joint Dis (1996), 54, 190–197

Mayer HM, Brock M, Percutaneous endoscopic discetomy: surgical technique and preliminary results compared to microsurgical discectomy. J Neurosurg (1993), 78, 216–225

Onik G, Maroon J, Helms C, Automated percutaneous discectomy. Initial patient experience. Radiology (1987), 162, 129–132

Onik G et al., Automated percutaneous discectomy: a prospective multi-institutional study. Neurosurg (1990), 26, 228–233

Scholz R, Freiherr von Salis-Soglio G, Offene lumbale Bandscheibenoperation. Orthopäde (1999), 28, 585–592

Schreiber A, Suezawa Y, Leu HJ, Does percutaneous nucleotomy with discoscopy replace conventional discectomy? 8 years of experiences and results and treatment of herniated lumbar disc. Clin Orthop (1989), 238, 35–42

Sieber W, Perkutane Nukleotomieverfahren beim lumbalen Bandscheibenvorfall. Orthopäde (1999), 28, 598–608

Smith L, Enzyme dissolution of the nucleus pulposus in humans. JAMA (1964), 187, 137–140

Sollmann WP et al. (1988) Intra- und postoperative Komplikationen bei lumbalen Bandscheibenoperationen. In. Bock WJ, Schirmer M, Komplikationen bei neurochirurgischen Eingriffen, 143–149. Zuckerschwerdt, München, Bern, Wien, San Francisco

Suezawa Y et al. (1983) Disuskopie – Ein weiterer Schritt zur Diagnostik und Behandlung der lumbalen Diskusläsion. In: Hackbroch MH, Refior HJ, Jäger M, Biomechanik der Wirbelsäule, 130–135. Thieme, Stuttgart, New York

Tetzlaff EM (1999) CT-gesteuerte „Periradiculäre Therapie" bei Bandscheibenvorfällen in der modifizierten Technik nach Grönemeyer und Seibel. Habilitationsschrift, in Prüfung

Tetzlaff EM, Endoskopisch kontrollierte „Periradiculäre Neurolyse". Extracta orthopaedica (2002), 9, 25

Tetzlaff EM, Bandscheibentransplantation mit körpereigenem Bandscheibengewebe. Orthopress Medizin Aktuell (2004), 3, 58–59

Vogl G (1999) Entfernung prolabierten Bandscheibenmaterials. CT- und endoskopisch kontrollierte Nukleotomie. Endo-Press, Tuttlingen

# 11 Intradiskale elektrothermale Therapie (IDET)

*G.M. Heß*

## Einleitung

Die intradiskale elektrothermale Therapie (IDET) wurde 1997 als eine Therapie zur Behandlung chronischer diskogener Lumbalgien entwickelt [Saal, Saal 2000]. Dabei wird eine flexible Wärmesonde perkutan in den Anulus fibrosus der zu behandelnden Bandscheibe eingeführt und anschließend erwärmt. Die dadurch induzierten Effekte sind schlussendlich nicht geklärt. Hypothesen gehen von einer Schrumpfung der Kollagenfasern des Anulus fibrosus, einer Ablation von Nozizeptoren in der Bandscheibe wie auch von einer Änderung des chemischen Milieus mit zellulärer Regeneration nach Setzen einer thermischen Läsion aus [Karasek, Bogduk 2001].

Bezüglich der klinischen Ergebnisse liegt inzwischen eine randomisierte, doppelblinde und placebokontrollierte Studie vor, welche einen Effekt der Therapie für eine gut selektierte Patientenpopulation belegt [Pauza et al. 2004].

Die intradiskale elektrothermale Therapie ist ein minimal-invasives Verfahren, welches sehr sicher ist und die Lücke zwischen der konservativen Therapie und Operationen, wie dem totalen Bandscheibenersatz oder der Spondylodese an der Lendenwirbelsäule, schließt.

## Indikation

Chronische Rückenschmerzen sind eine der häufigsten Ursachen für Erwerbsunfähigkeit und vorzeitige Berentung. Es wird geschätzt, dass 70–90% der europäischen und amerikanischen Bevölkerung zu irgendeinem Zeitpunkt in ihrem Leben akute Lumbalgien erleiden. Akute Schmerzen im Bereich der Lendenwirbelsäule können häufig durch eine konservative Therapie mit analgetischer Medikation, Krankengymnastik und einer Änderungen des Lebensstils gelindert werden bzw. klingen mit der Zeit von allein ab. Dies ist bei 90%

der Patienten innerhalb von 6–12 Wochen der Fall, allerdings haben epidemiologische Studien gezeigt, dass die Beschwerden in 60% der Fälle rezidivieren [Andersson 1999].

Chronische Lumbalgien können rezidivierend oder persistierend sein. Bei etwa 40% der Patienten mit chronischen Beschwerden wird ein diskogener Schmerz als Beschwerdeursache vermutet [Kuslich 1991; Schwarzer et al. 1995].

Chronische Lumbalgien aufgrund einer mittels Diskographie gesicherten diskogenen Schmerzursache stellen *die* Indikation für die intradiskale elektrothermale Therapie (IDET) dar. Obwohl die Existenz des diskogenen Schmerzes inzwischen allgemein akzeptiert ist, ist die zugrunde liegende Pathologie oft wenig bekannt, weshalb nachfolgend etwas ausführlicher darauf eingegangen wird.

Die Innervation des Discus intervertebralis ist seit den 1930er Jahren im Rahmen von Forschungsarbeiten zunehmend dokumentiert worden. Die Arbeit von Bogduk, Tynan und Wilson [1981] legte den Ursprung der lumbalen Bandscheibeninnervation dar. Coppes et al. [1990] erkannten nozizeptive Eigenschaften in den Nerven des äußeren Anulus fibrosus. Sie fanden Nervenfasern, welche bis in das mittlere Drittel des Anulus reichen. Freemont et al. [1997] beobachteten darüber hinaus eine signifikante Neovaskularisierung mit neuraler Expression von Substanz P und brachten diese Vorgänge mit der Degeneration der Bandscheibe und Lumbalgien in Verbindung. Sie identifizierten Nervenfasern bis in die Tiefe des inneren Drittels des Anulus fibrosus sowie im Nucleus pulposus verschiedener Bandscheibenproben.

Zum natürlichen Verlauf der Bandscheibendegeneration gehört der Verlust von Flüssigkeit im Nukleus, mit der Folge, dass sich die Lamellen des Anulus verziehen. Dieses Phänomen führt zu einer erhöhten Mobilität der betroffenen Segmente und zu einer Scherbelastung des Anulus. Im weiteren Verlauf kann es zu einer Delamination des Anulus und zu Fissuren kommen. Die anuläre Delamination ist ein nachweislich eigenständiges und von anulären Fissuren getrennt auftretendes Ereignis. Die Fissuren können radial oder konzentrisch sein, wie Abbildung 11.1 zeigt. Die fortschreitende degenerative Veränderung der Bandscheibe verändert auch ihre mechanischen Eigenschaften. Die Rissbildung (Internal Disc Disruption) [Crock 1986] und die Delamination des Anulus können zu chronischen Schmerzen führen. Es wurde gezeigt, dass Mechanorezeptoren in der Wand der Bandscheibe im Rahmen der Mobilisierung der Bandscheibe Signale erzeugen und nozizeptive Gewebe nach Behandlung mit Entzündungsmediatoren sensibilisiert werden. Dies führt zu einer Senkung der Reizschwelle. Die Kombination aus anulären Fissuren, Delamination und Mikrofrakturen von Kollagenfibrillen mit der Folge einer mechanischen Verformung der anulären Lamellen und anschließender Sensibilisierung von Nozizeptoren, welche möglicherweise bereits durch Phospholipase $A_2$, Stickoxide, einen gesunkenen pH-Wert oder die Aktivität von Metalloproteinasen vorsensibilisiert waren, bildet ein Szenario für den chronischen diskogenen Schmerz. Afferente Stimuli führen zur Freisetzung von Substanz P und zur Schmerzempfindung. Die wiederholte Stimulierung des dorsalen Nervenwurzelganglions führt nachweislich zur prolongierten

neuralen Aktivität der Rezeptorfelder im peripheren Anteil der Bandscheibe, welche unter fortgesetzter axialer Belastung bestehen bleibt.

Wirken mechanische und chemische Reize zusammen, kann es zu chronischen diskogenen Schmerzen kommen.

## Präinterventionelle Diagnostik

Aus der Gruppe der Patienten mit chronischen diskogenen Lumbalgien, welche durch eine umfassende konservative Therapie mit krankengymnastischen Übungsbehandlungen, medizinischer Trainingstherapie, physikalischer Behandlung sowie analgetischer und antiphlogistischer Medikation keine bleibende Besserung erfahren haben, gilt es, diejenigen Patienten zu selektionieren, welche von der intradiskalen elektrothermalen Therapie profitieren können.

Zunächst einmal gilt es, die Diagnose „diskogenes Schmerzsyndrom" zu sichern. Dies geschieht durch Erhebung einer gründlichen Anamnese, bei der die meisten Betroffenen über vorherrschende Lumbalgien klagen, teilweise auch mit einer pseudoradikulären Schmerzausstrahlung, jedoch keine monoradikuläre Schmerzsymptomatik oder neurologische Ausfallerscheinungen aufweisen.

Des Weiteren geben die Patienten typischerweise an, dass die chronischen Lumbalgien v.a. im Sitzen ausgeprägt seien und die Sitzzeit deutlich einschränkten. Ein häufiges Wechseln der Körperhaltung erbringt eine Beschwerdelinderung, und viele Patienten sind bei Bewegung und beim Sport sogar schmerzfrei.

Die klinische Untersuchung ist bei Patienten mit diskogenem Schmerzsyndrom oft unergiebig, sensible und motorische Ausfallerscheinungen müssen aber ausgeschlossen werden.

Von den bildgebenden Verfahren sollten Röntgenaufnahmen der Lendenwirbelsäule in 2 Ebenen, bei Verdacht auf eine segmentale Instabilität auch Funktionsaufnahmen in Inklination und Reklination sowie eine Magnetresonanztomographie (MRT) durchgeführt werden. Die Nativröntgenbilder zeigen in der Regel einen altersentsprechenden Normalbefund, teilweise kann eine geringe Höhenminderung eines Zwischenwirbelraums erkannt werden. Bei der MRT gilt es, das Signal der Bandscheiben (Dehydrierung, „Black

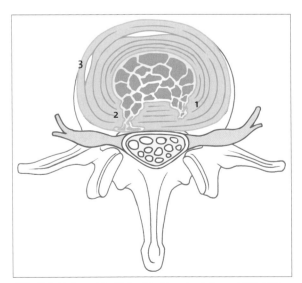

**Abb. 11.1:** Unterschiedliche Stadien der Internal Disc Disruption (IDD) mit beginnendem Radiärriss (**1**) und bis in den äußeren Anulus bzw. nach epidural reichendem Riss (**2**); außerdem konzentrische Einrisse des Anulus (**3**)

Disc") und der Endplatten (Modic-Veränderungen) zu beurteilen sowie die Kontur des dorsalen Anulus zu beschreiben und einen (sequestrierten) Bandscheibenvorfall auszuschließen. Besonderes Augenmerk ist auf das Vorhandensein einer High-Intensity-Zone (HIZ) zu richten, welche bei der T2-gewichteten MRT im Bereich des dorsalen Anulus sichtbar werden kann und in mehr als 80% der Fälle mit einer internen Bandscheibenruptur korreliert [Lam, Carlin, Mulholland 2000].

Das diagnostische Procedere umfasst auch den Ausschluss anderer Schmerzgeneratoren, wie z.B. eines Facettengelenksyndroms (durch intraartikuläre, bildwandlergesteuerte Injektionen oder einen Medial-Branch-Block der entsprechenden Segmente) oder eines schmerzhaften Iliosakralgelenksyndroms, und endet mit Durchführung einer Diskographie.

Die idealen Kandidaten für das IDET-Verfahren zeigen eine deutliche Provokation der sonst vorherrschenden Lumbalgien bei geringem Injektionsdruck und geringem Injektionsvolumen des Kontrastmittels während der Diskographie. Bezüglich der Injektionsvolumina und der Parameter des Öffnungsdrucks sei auf die Leitlinien der International Spinal Injection Society (ISIS) verwiesen [Endes, Bogduk 2001]. Das Muster der Kontrastmittelverteilung wird fluoroskopisch anhand der Klassifikation nach Adams oder im Postdiskographiecomputertomogramm anhand der Dallas-Klassifikation beschrieben. Gelingt in der mutmaßlich pathologisch veränderten Bandscheibe eine Provokation der üblichen Schmerzen, so sollte auch eine Diskographie einer benachbarten Bandscheibe als Kontrolle durchgeführt werden, wobei diese negativ hinsichtlich einer Schmerzprovokation sein muss. Die Diskographie sollte mindestens 2 Tage vor der geplanten intradiskalen elektrothermalen Therapie durchgeführt werden, sodass Kontrastmittelreste die Positionierung des Katheters nicht stören können.

Bei einer Höhenminderung des Zwischenwirbelraums um mehr als 50% ist die Anwendung des Verfahrens aufgrund der schlechten Katheternavigation deutlich erschwert und die Ergebnisse weniger befriedigend. Bei einigen Patienten mit interner Bandscheibenruptur ist die Diskographie falsch-negativ, weil ein intradiskaler Druck während der Diskographie nicht aufgebaut werden kann. In diesen Fällen kann die IDET-Therapie dennoch sinnvoll sein. Voraussetzung ist, dass die anderen diagnostischen Voraussetzungen, wie oben beschrieben, gegeben sind und sich aus den einzelnen Puzzlestücken ein stimmiges Bild ergibt.

## Notwendiges Instrumentarium

Für die intradiskale elektrothermale Therapie wird folgendes, eingriffspezifisches Instrumentarium benötigt:

◢ Generator (ESS 20S) mit Fußschalter,
◢ SPINECATH INTRADISCAL CATHETER (2 vorrätig für jede Bandscheibe),
◢ SMITH & NEPHEW Introducer-Nadel, 17 G, 15 cm lang,
◢ SMITH & NEPHEW Verbindungskabel (steril),
◢ für besondere Fälle: SPINECATH XL INTRADISCAL CATHETER mit 23 cm langer Introducer-Nadel.

Das Instrumentarium kann bestellt werden bei: SMITH & NEPHEW GMBH, Endoscopy, Osterbrooksweg 71, 22869 Schenefeld, Tel.: 040/8390030, Fax: 040/8307026, www.smith-nephew.com.

In Deutschland betragen die Kosten für das Verbrauchsmaterial 789,18 € für den SPINECATH INTRADISCAL CATHETER, 181 € für eine Packung (5 Stück) SMITH & NEPHEW Introducer-Nadeln und 75 € für eine XL Introducer-Nadel (Angaben jeweils zzgl. Umsatzsteuer; Stand: Mai 2004).

Benötigt werden außerdem das übliche Abdeckmaterial, ein Antibiotikum als Kurzinfusion (z.B. ZINACEF, 1,5 g) sowie ein Lokalanästhetikum.

Der Eingriff sollte in einem Operationssaal erfolgen; ein C-Bogen sowie ein zur Durchleuchtung geeigneter Operationstisch sind weitere Voraussetzungen für die Durchführung einer intradiskalen elektrothermalen Therapie.

## Präinterventionelle Aufklärung

Bei allen intradiskalen Verfahren ist hier an erster Stelle die Diszitis zu nennen. Weitere Risiken sind die Verletzung aller para- und prävertebral gelegenen anatomischen Strukturen, insbesondere der Dura sowie der großen Bauchgefäße durch die

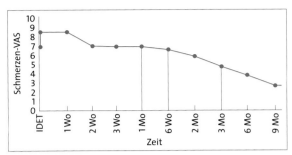

**Abb. 11.2:** Typischer Verlauf der Schmerzen (Angabe entsprechend VAS) nach IDET

Introducer-Nadel. Bei der Erwärmung einer fehlplatzierten Wärmesonde ist eine Schädigung der Spinalnerven mit vorübergehender Radikulopathie bis hin zum Cauda-equina-Syndrom möglich (2 Fälle beschrieben bei über 70.000 durchgeführten Eingriffen, beide Patienten waren in Vollnarkose!). Bei unvorsichtigem Hantieren mit einer beim Vorschieben abgeknickten Wärmesonde besteht die Gefahr des Materialbruchs. Hier sind weltweit weniger als 20 Fälle bekannt; das abgebrochene Ende ist in allen Fällen in der Bandscheibe verblieben.

Im Rahmen der Aufklärung ist es unabdingbar, mit dem Patienten auch den zeitlichen Ablauf der Rekonvaleszenz nach dem Eingriff und insbesondere die typische Erholungskurve eingehend zu besprechen. Wie in Abbildung 11.2 gezeigt, kommt es bei den meisten Patienten nach der Intervention zunächst zu einer Verstärkung ihrer gewohnten Schmerzen, welche bis zu 2 Wochen anhalten kann. Erst danach tritt eine langsame und schrittweise Besserung ein. Dies muss dem Patienten bereits vor dem Eingriff bewusst sein, um hier einer falschen Erwartungshaltung und Sorgen über den Beschwerdeverlauf vorzubeugen.

## Durchführung der Intervention

Der Eingriff der intradiskalen elektrothermalen Therapie sollte idealerweise in einem Operationssaal unter den üblichen sterilen Kautelen und fluoroskopisch gesteuert durchgeführt werden. Nur so kann eine genaue Positionierung des Katheters erreicht und auch überprüft werden.

Der Patient wird auf dem Bauch gelagert und entsprechend der Standardvorgehensweise für steriles Arbeiten vorbereitet und abgedeckt.

In der Regel reicht es aus, den Eingriff in Lokalanästhesie durchzuführen, manche Patienten benötigen aber auch eine leichte Analgosedierung. Ganz wesentlich für die Sicherheit des Eingriffs ist die Fähigkeit des Patienten zur Kooperation. Eine Allgemeinanästhesie ist daher kontraindiziert, da eine etwaige Nervenwurzelreizung bei einer Fehlplatzierung des Katheters so unbemerkt bleiben könnte. So sind beide in der Literatur publizierten Fälle eines Cauda-equina-Syndroms nach IDET auf die Durchführung des Eingriffs in Vollnarkose zurückzuführen.

Für die Positionierung der Introducer-Nadel wird ein posterolateraler Zugang in Point-of-Needle-Technik verwendet. Der Bildwandler wird dabei so eingestellt, dass zum einen die Endplatten des betroffenen Segments parallel ausgerichtet sind und zum anderen im schrägen Strahlengang der obere Gelenkfortsatz des kaudalen Wirbels das gegenständliche Bandscheibenfach in etwa halbiert (s. Abb. 11.3). Ziel ist es, den Anulus unmittelbar vor dem oberen Gelenkfortsatz im sog. sicheren Dreieck, d.h. der kaudalen Hälfte des Bandscheibenraums, zu punktieren. Die Nadellage wird im anterior-posterioren und im seitlichen Strahlengang dokumentiert und anschließend der Katheter vorgeschoben. Er kann dabei sowohl durch die vorgebogene Spitze als auch durch Rotation nach kranial oder kaudal navigiert werden. Es ist zu fordern, daß der gesamte dorsale Anulus abgedeckt wird (s. Abb. 11.4). Sollte dies von einer Seite aus nicht möglich sein, so ist nach Erwärmen

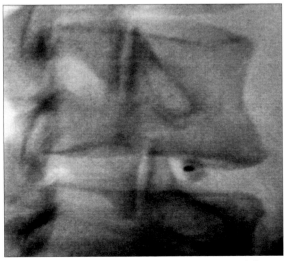

**Abb. 11.3:** Posterolateraler Zugang, „Point-of-Needle"-Technik

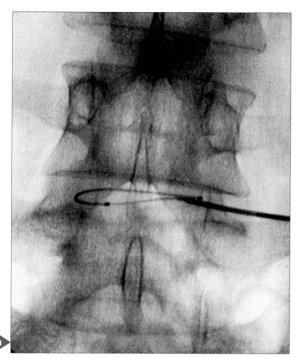

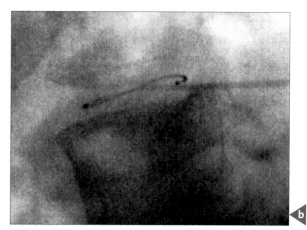

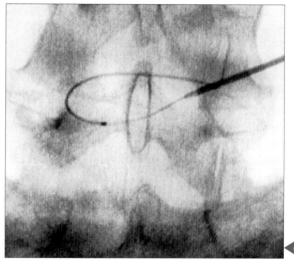

**Abb. 11.4:** Optimale Lage des IDET-Katheters mit vollständiger Abdeckung des dorsalen Anulus; Ansicht im a.p. (**a**), seitlichen (**b**) und a.p. Gantry-Strahlengang (**c**)

des Katheters ein weiterer Katheter von der Gegenseite aus einzuführen, um den gesamten dorsalen Anulus zu behandeln.

Die Erwärmung folgt dem im Generator programmierten Temperaturprotokoll, wobei bei einer Temperatur von 65°C gestartet und in Schritten von 30 s die Temperatur um je 1°C gesteigert wird. Nach 13 min wird eine Temperatur von 90°C erreicht, welche für 4 min beibehalten wird. Dies ist bei korrekter Lage der Wärmesonde für die Patienten in der Regel nicht mit Schmerzen verbunden, sondern führt meist lediglich zu einem Druckgefühl im Rücken, selten zu heftigen Lumbalgien. Treten ausstrahlende Schmerzen in die Beine oder neurologische Ausfälle auf, was regelmäßig erfragt und kontrolliert werden muss, so ist die Erwärmung unverzüglich zu unterbrechen.

Nach Beendigung des Temperaturprotokolls können Sonde und Nadel entfernt werden, wobei eine abgeknickte Sonde stets mit der Nadel zusammen entfernt werden muß, um ein Abscheren zu verhindern.

Eine Antibiose ist zu empfehlen, sei es als i.v. Single-Shot-Gabe oder als intradiskale Injektion.

## Komplikationsmöglichkeiten

Die Komplikationsmöglichkeiten wurden bereits unter dem Punkt „Präinterventionelle Aufklärung" als Risiken besprochen.

Eine Verstärkung der üblichen Lumbalgien für bis zu 2 Wochen Dauer stellt keine Komplikation dar, sondern tritt im normalen Heilungsverlauf immer wieder einmal auf.

Kommt es hingegen zu erheblichen und andersartigen Lumbalgien, evtl. in Begleitung von Allgemeinsymptomen, so ist an eine Spondylodiszitis zu denken und eine entsprechende laborchemische und bildgebende Diagnostik (MRT mit Kontrastmittel) durchzuführen.

Insgesamt ist die intradiskale elektrothermale Therapie ein sehr sicheres interventionelles Verfahren, die Komplikationsrate in der Literatur liegt bei deutlich unter 1%, im Patientengut des Autors (ca. 150 Patienten in 5 Jahren) traten bislang keine Komplikationen auf.

## Ergebnisse in der Literatur

Zur intradiskalen elektrothermalen Therapie liegen zahlreiche Studien vor, welche bei der Herstellerfirma des Instrumentariums angefordert werden können. Besonders erwähnenswert ist die von Pauza et al. [2004] durchgeführte randomisierte, prospektive, doppelblinde und placebokontrollierte Studie. Die Einschlusskriterien umfassten ein Alter von 18–65 Jahren, Lumbalgien seit mehr als 6 Monaten mit Verstärkung im Sitzen, Ausschluss von radikulären Schmerzen, Ausschluss einer Depression (Beck-Depression-Scale), Ausschluss von Voroperationen an der Lendenwirbelsäule, Begrenzung auf eine Höhenminderung von max. 30% der Ausgangshöhe des Zwischenwirbelraums und Nachweis einer positiven Diskographie, entsprechend den ISIS-Kriterien, von max. 2 benachbarten Bandscheiben bei negativer Kontrolletage. Insgesamt 64 Patienten mit einem Durchschnittsalter von 41 Jahren wurden in die Studie aufgenommen, 77% davon hatten seit mehr als 2 Jahren chronische Lumbalgien. Während des Eingriffs wurde eine 3:2-Randomisierung durchgeführt; 56 Patienten beendeten die Studie. In der Kontrollgruppe umfasste der Eingriff die Platzierung der Introducer-Nadel im äußeren Anulus, das Vorspielen des typischen Geräuschs des IDET-Generators und das Einspielen von Bildern auf dem Monitor des C-Bogens. Außerdem wurde auf eine gleichmäßige Verteilung von Dauer des Eingriffs sowie Häufigkeit eines uni- und bilateralen Zugangs geachtet. Als Outcome-Variablen wurden die Ergebnisse folgender Untersuchungen festgelegt: Visuelle Analogskala (VAS) mit 10 Punkten, SF 36, OSWESTRY-Disability-Index und BECK-Depression-Inventory (BDI). Die Vorabuntersuchungen sowie die Nachbehandlung erfolgten durch verblindete Untersucher. Die Entblindung wurde 6 Monate nach dem Eingriff vorgenommen.

Tabelle 11.1 zeigt die Ergebnisse der erfassten Variablen. Es ergab sich für VAS, den Bodily-Pain-Teil des SF 36, den Ostwestry-Index und den BDI eine statistisch signifikante Verbesserung in der IDET-Gruppe, verglichen mit der Kontrollgruppe. Die Physical-Function-Skala des SF 36 zeigt insgesamt keinen Unterschied in der Verbesserung zwischen den beiden Gruppen. Betrachtet man jedoch die Patienten, welche präoperativ eine deutliche Einschränkung aufwiesen, d.h. einen niedrigen Wert in der Physical-Function-Skala des SF 36 erreichten, so zeigt sich auch hier eine statistisch signifikante Verbesserung in der mittels IDET behandelten Gruppe, verglichen mit der Kontrollgruppe.

Nicht unerwähnt bleiben soll eine weitere randomisierte, prospektive, doppelblinde und placebokontrollierte Studie, welche von Freeman et al. [2003] in Australien durchgeführt und noch nicht publiziert wurde. Diese Studie zeigt im Unterschied zur Pauza-Studie keinen Vorteil der IDET-Behandlung gegenüber der Kontrollgruppe. Sie ergab vielmehr überhaupt keinen Effekt, weder in der Versuchs- noch in der Kontrollgruppe. Der Placeboeffekt ist in unzähligen Medikamentenstudien, aber auch interventionellen Untersuchungen nachgewiesen worden. Eine Studie, welche nun keinen Placeboeffekt erzielt, muss erhebliche Mängel in Konzeption und technischer Durchführung aufweisen und stellt nicht das zu testende Verfahren, sondern den Placeboeffekt an sich infrage [Bogduk 2004].

**Tab. 11.1:** Outcome-Variablen für Versuchs- und Kontrollgruppe, Signifikanzniveau [Pauza et al. 2004]

|  | IDET | Kontrolle | p-Wert |
|---|---|---|---|
| VAS | –2,4 | –1,2 | 0,03 |
| SF-36 BP | +17,3 | +8,6 | 0,03 |
| OSWESTRY-Questionnaire | –10,9 | –5,2 | 0,04 |
| BECK-Depression-Inventory | –1,1 | +0,6 | 0,02 |
| SF-36 PF | +15,1 | +12,3 | 0,32 |

## Kostenerstattung

Wie andere neuere Therapieverfahren, so ist auch die IDET weder im EBM noch in der GOÄ abgebildet. In einzelnen Bundesländern (z.B. Bayern und Baden-Württemberg) existieren Sondervereinbarungen dahingehend, dass die Sachkosten für Wärmesonde und Introducer-Nadel wie bei einer perkutanen Nukleotomie und der Eingriff an sich wie eine Diskektomie (OPS 2005 Nr. 5831.4) abgerechnet werden können. Allgemeingültige Angaben lassen sich derzeit leider nicht machen, und kurzfristige Änderungen hinsichtlich der Kostenerstattung der IDET sind wahrscheinlich.

## Fazit und klinische Relevanz

Die intradiskale elektrothermale Therapie stellt ein sicheres, minimal-invasives Verfahren zur Behandlung diskogener Lumbalgien dar, welches die Lücke zwischen konservativer und operativer Therapie verkleinert und für eine Gruppe gut ausgewählter Patienten eine neue therapeutische Option darstellt. Unabdingbar ist dafür die eindeutige Diagnose einer diskogenen Schmerzursache.

## Literaturverzeichnis

Andersson GBJ, Epidemiological features of chronic low back pain. Lancet, (1999), 354, 581–585

Bogduk N, Persönliche Kommunikation. April 2004

Bogduk N, Tynan W, Wilson AS, The nerve supply to the human intervertebral discs. J Anat (1981), 132, 39–56

Coppes NH et al., Innervation of anulus fibrosis in low back pain. Lancet (1990), 336, 189–190

Crock HV, Internal disc disruption. Spine (1986), 11, 650–653

Endres S, Bogduk N (2001) Practice guidelines and protocols. Lumbar disc stimulation. Syllabus of the ISIS 9th Annual Scientific Meeting. International Spinal Injection Society, San Francisco, 1456–1475

Freeman BJC et al. (2003) A randomized double-blind controlled efficacy study: Intradiscal Electrothermal Therapy (IDET) versus placebo. Proceedings of the European Spine Society Annual Meeting, September 2003

Freemont AJ et al., Nerve ingrowth into diseased intervertebral discs in chronic back pain. Lancet (1997), 350, 178–181

Karasek M, Bogduk N, Intradiscal Electrothermal annuloplasty: Percutaneous treatment of chronic discogenic low back pain. Techniques Reg Anesth Pain Manage (2001), 5, 130–135

Kuslich SD, The tissue origin of low back pain and sciatica: A report of pain response to tissue stimulation during operations on the lumbar spine using local anesthesia. Orthop Clin North Am (1991), 22, 181–187

Lam KS, Carlin D, Mulholland RC, Lumbar disc high-intensity zone: the value and significance of provocative discography in the determination of the discogenic pain source. Eur Spine J (2000), 9, 36–41

Pauza KJ et al., A randomized, placebo-controlled trial of Intradiscal Electrothermal Therapy for the treatment of discogenic low back pain. Spine J (2004), 4, 27–35

Schwarzer A et al., The prevalence and clinical features of internal disc disruption in patients with chronic low back pain. Spine (1995), 20, 1878

Saal JS, Saal JA, Management of chronic discogenic low back pain with a thermal intradiscal catheter. A preliminary report. Spine (2000), 25, 382–388

# 12  Percutaneous Laser Disc Decompression (PLDD) mittels Diodenlaser

*A. Kube, O. Kossack, M. Marianowicz, J. Schwickal-Melot*

## Indikation

Bei der PLDD handelt es sich bei korrekter Indikationsstellung um ein modernes minimal-invasives Therapieverfahren zur Behandlung hernierter und nicht sequestrierter Bandscheibenvorfälle an Hals- und Lendenwirbelsäule nach erfolgloser konservativer Therapie, einschließlich Wurzelblockaden und epiduraler Infiltrationen.

Chronische Rückenschmerzen mit Bandscheibenvorfall sind eine der häufigsten Ursachen für eine frühzeitige Berentung oder Erwerbsunfähigkeit.

Achtzig Prozent der westlichen Bevölkerung erleiden irgendwann im Leben eine akute Lumbalgie.

Bei intensiven konservativen medikamentösen und physiotherapeutischen Behandlungsmethoden sowie epiduralen Infiltrationen kommt es bei 90% der Patienten zu einer Besserung der Symptomatik innerhalb von 5–10 Wochen. Allerdings haben epidemiologische Studien gezeigt, dass die Beschwerden in 60% der Fälle rezidivieren können.

Dreißig Prozent bis 40% der chronisch persistierenden Beschwerden sind diskogene Schmerzen, deren Ursachen sowohl chemischer als auch mechanischer Art sein können.

Beim Bandscheibenvorfall kommt es zu einem Flüssigkeitsverlust im Nucleus pulposus, der eine Rissbildung und eine Delamination des Anulus fibrosus folgen können. Aufgrund der erhöhten Mobilität und der Scherbewegung im betroffenen Segment werden Mechano- und Nozizeptoren sensibilisiert, die zu einer Senkung der Reizschwelle führen und verstärkt Entzündungsmediatoren ausschütten.

Neben der mechanischen Irritation zeigt sich auch eine erhöhte Enzymaktivität mit Absenkung des pH-Wertes und Freisetzung von Stickoxiden, Phospholipase A2 und Substanz P, die die Schmerzempfindung erhöht.

Bei folgenden chronisch persistierenden klinischen Symptomen wird die Indikation zu einer perkutanen Bandscheibendekompression durch eine Lasertherapie an der Hals- oder Lendenwirbelsäule gestellt:

◢ Protrusion einer Hals- oder Lendenwirbelsäulenbandscheibe,
◢ Prolaps einer Hals- oder Lendenwirbelsäulenbandscheibe *ohne völlige* Zerreißung des Faserrings,
◢ chronischer diskogener Schmerz.

Das Ziel der Bandscheibendekompression durch den Diodenlaser ist es, nach Einführen der Lasersonde in den Nucleus pulposus der betroffenen Bandscheibe über einen Vaporisationseffekt die Bandscheibe schrumpfen zu lassen und damit den intradiskalen Druck zu reduzieren. Zusätzlich wird am Anulus fibrosus eine Denervierung der Schmerzrezeptoren erreicht, die durch Neovaskularisierung bei degenerativen und entzündeten Bandscheiben bis in das innere Drittel des Anulus fibrosus hinein reichend entstehen.

Angewendet werden darf diese Methode nicht bei sequestierten Bandscheibenvorfällen, bei der völlige Ruptur des Anulus fibrosus oder nach Voroperationen an der Wirbelsäule (insbesondere nach Chemonukleolyse oder nach offenen Nukleotomien), weil es hier durch die thermische Energieleistung des Laserstrahls zu einer Schädigung des Rückenmarks kommen kann.

Weitere Kontraindikationen für eine PLDD sind systemische und lokale Infektionen, maligne Erkrankungen, Allergien gegen die verwendeten Medikamente, Koagulopathien, die Einnahme von Acetylsalicylsäure (5 Tage vor dem Eingriff absetzen), schwere Herz-Kreislauf-Erkrankungen, insbesondere mit kardialen Arrhythmien, Alkoholabusus, schwere Psychosen oder Rentenbegehren.

Auch bei progredienten neurologischen Defiziten mit axonal bedingten motorischen Ausfällen soll die Lasertherapie nicht zum Einsatz kommen.

## Präinterventionelle Diagnostik

Wenn ein Patient mit entsprechendem Rückenschmerz mit radikulärer und neurologischer
Symptomatik vorstellig wird, muss neben ausführlicher Anamnese und intensiver klinischer Untersuchung auch eine Bild gebende Diagnostik (Röntgenaufnahmen in 2 Ebenen, Magnetresonanz-
und Computertomographie) stattfinden.

Die konventionellen Röntgenaufnahmen zeigen den Knochenstatus des zu untersuchenden
Wirbelsäulenabschnitts in der Regel mit altersent-
sprechendem Befund und teilweise mit höhenge-
minderten Zwischenwirbelräumen.

In der Magnetresonanztomographie (MRT)
werden die Bandscheiben, die Deckplatten sowie
das umliegende Nerven- und Weichteilgewebe
genau dargestellt. So erhält man Informationen
über die Dehydrierung des Nucleus pulposus
(„Black Disc Sign"), über den Zustand der Endplatten (MODIC-Veränderungen I oder/und II), über
Veränderungen am Anulus fibrosus und über die
Art des Bandscheibenvorfalls (Beschaffenheit der
Sequestrierung, Bandstrukturen, insbesondere des
hinteren Längsbandes).

Erkennt man im T2-gewichteten Bild im
Bereich des dorsalen Anulus fibrosus eine High-
Intensity-Zone (HIZ), korreliert diese in 80% der
Fälle mit einer internen Bandscheibenruptur.

Vor der PLDD sollte eine Diskographie durchgeführt werden. Leidet der Patient unter einem
diskogenen Schmerz, erkennt er bei geringer intradiskaler Injektion von Kontrastmittel den für ihn
typischen diskogenen Schmerz („Memory Pain").

Empfehlenswert ist außerdem eine fachneurologische Abklärung mit Elektromoyographie.

## Notwendiges Instrumentarium

Zur Durchführung der minimal-invasiven Band-
scheibendekompression durch den Diodenlaserfa-
ser benötigt man (s. Abb. 12.1–12.5):
- Lasereinheit,
- Laserfaser (200–320 microm),
- Laserführungsnadel (18 oder 21 G),
- Adapter,
- Führungshilfe: C-Bogen oder Computertomo-
  graphie-(CT-)Gerät,
- 2 ml Kontrastmittel für die Diskographie,

- 1 ml 0,9%ige NaCl-Lösung,
- 5 ml Mepivacain 1% für die Lokalanästhesie,
- 1 ml Ropivacain (2 mg/ml),
- 1 ml Triamcinolon 40,
- 5-ml-Spritze für die Lokalanästhesie,
- 2-ml-Spritze für Kontrastmittel,
- 2-ml-Spritze für Medikamente,
- steriles Abdecktuch,
- sterile Kompressen,
- steriles Pflaster,
- sterile Kittel, Handschuhe und Mundschutz,
- Interventionsraum,
- Überwachungsraum.

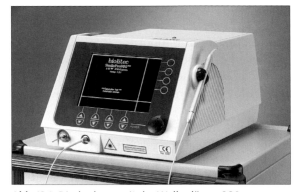

**Abb. 12.1:** Diodenlaser mit der Wellenlänge 980 nm

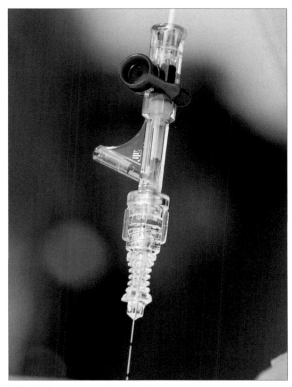

**Abb. 12.2:** Laserkanüle mit Adapter

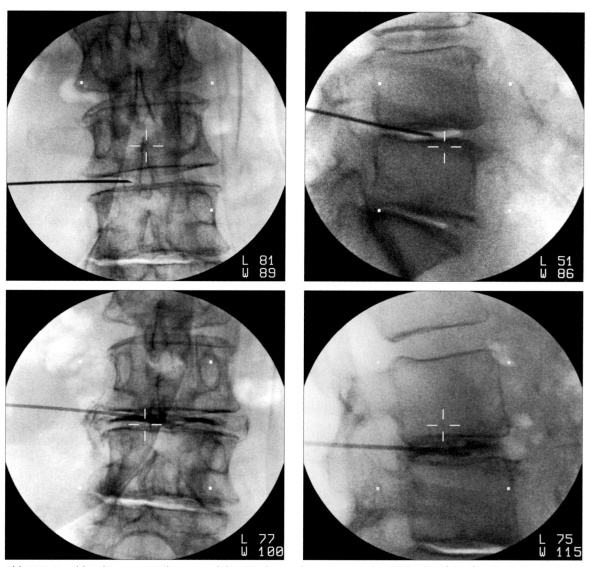

**Abb. 12.3:** Durchleuchtung mit Führungsnadel im Nucleus pulposus, a.p. und seitlich, ohne (oben) und mit Kontrastmittel (unten)

**Abb. 12.4:** Einführungsnadeln, seitliche Ansicht im Röntgenbild, mit Kontrastmittel (Diskographie)

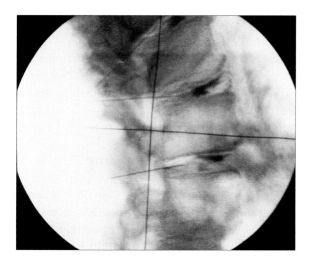

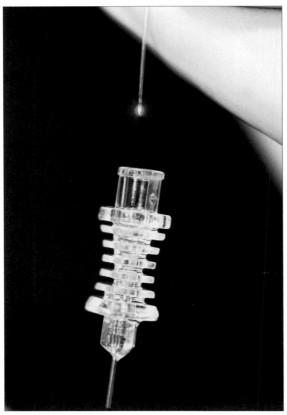

**Abb. 12.5:** Laserkanüle mit Adapter

## Kosten

- Lasergerät: 22.900 € netto (inklusive Schutzbrillen und 5 Sets).
- Set, bestehend aus Laserfaser und Nadel: 205 € netto.

## Bestelladressen

*Lasergeräte:* BIOLITEC AG, Winzerlaer Str. 2, 07745 Jena, Tel.: 03641/508-550, Fax: 03641/508-599, E-Mail: info@biolitec.de, www.biolitec.com.

*Laserfaser und Nadel:* RADIMED, Lothringer Str. 36b, 44805 Bochum, Tel.: 0234/890029-0, Fax: 0234/890029-9, E-Mail: info@radimed.de, www.radimed.de.

## Präinterventionelle Aufkärung

Mindestens 24 Stunden vor der Durchführung der minimal-invasiven Bandscheibendekompression durch die Lasertherapie ist der Patient über Alternativen, Risiken, eventuelle Komplikationen und Nebenwirkungen des Eingriffs mündlich und schriftlich aufzuklären.

Vor dem Eingriff erhält der Patient eine Sedierung und sollte nüchtern sein.

Der Patient muss bis zu einer Stunde in Bauchlage liegen können. Nach der Dekompression wird der Patient noch 3–4 Stunden überwacht und kann dann die Klinik oder Praxis verlassen.

Eine Verbesserung der Beschwerdesymptomatik tritt in der Regel nach 1–7 Tagen ein, kann in vereinzelten Fällen aber auch längere Zeit in Anspruch nehmen.

Zur Stabilisierung der Lendenwirbelsäule trägt der Patient für 6 Wochen nach dem Eingriff eine Lumbalbandage, deren Verwendung anschließend abtrainiert wird. Antiphlogistika können zur Unterstützung verabreicht werden. Um ein optimales Ergebnis zu gewährleisten, sollten in dieser Zeit längeres Sitzen vermieden und der Patient zum leichten Gehen ermutigt werden.

Zur Nachbehandlung stellt sich der Patient einige Tage nach dem Eingriff zur Wundkontrolle und dann noch einmal nach 6 Wochen in der Sprechstunde vor.

Erst nach Ablauf der 6 Wochen und nach optimaler Wundheilung wird mit stabilisierenden krankengymnastischen Übungsbehandlungen begonnen. Nach 4–6 Monaten sollte der Patient zur normalen körperlichen und sportlichen Aktivität zurückkehren.

## Durchführung der Intervention

Der Patient erhält in Bauchlage eine leichte Analgosedierung (z.B. mit Fentanyl, Midazolam, Propofol) unter Standardmonitoring mit Pulsoxymeter, Blutdruckmessung und EKG und wird mit einem i.v. Zugang versorgt (durch den Anästhesisten gelegt). Es sollte eine verbale Kommunikation mit dem Patienten während des Dämmerschlafs möglich sein, um eventuelle versehentliche Verletzungen der Nervenwurzel oder benachbarter Strukturen bei der Intervention auszuschließen.

Nach standardisierter Desinfektion und Abdeckung des Patienten wird bildgesteuert das Segment des Bandscheibenvorfalls in anterior-posteriorer Position aufgesucht. Daraufhin wird mit einem Lokalanästhetikum (z.B. 5 ml Mepivacain 1%) der Stichkanal von der symptomatischen Seite aus anästhesiert. Nach Wirkeintritt des Lokalanästhetikums wird die Laserführungsnadel ca. 5–8 cm paramedian und bildgesteuert in einem Winkel von etwa 45° in den Nucleus pulposus eingeführt. Hierbei ist wegen der Lordosierung in den unteren Segmenten unbedingt die Stellung des Bildverstärkers zu beachten; eine zephalo-kaudale Einstellung von bis zu 30° wird benötigt. Außerdem muss der Bildverstärker in eine Schrägstellung von etwa 45° gebracht werden, sodass sich der sog. „Scottie Dog" zeigt und die Grund- und Deckplatten parallel dargestellt werden. Die Laserführungsnadel wird im sog. „Tunnel-View" im Verlauf des Strahlengangs in Richtung des Bandscheibenfachs eingeführt. Zur Kontrolle sind auch seitliche und streng anterior-posteriore Einstellungen notwendig, um die Einführungstiefe beurteilen zu können. Degenerative Veränderungen, wie Spondylophyten, können den Zugang erschweren.

Beim Durchtreten der Nadel durch den Anulus fibrosus ist ein typischer derb-elastischer Widerstand spürbar. Danach fühlt man im Bandscheibeninneren einen „Loss of Resistance". Während der gesamten Behandlung wird der Patient zu Rückenschmerzen und Zeichen einer Nervenirritation mit Ischialgien befragt. Das Einspritzen von Kontrastmittel stellt eine typische Diskographie mit Sichtbarmachung degenerativer Veränderungen des Nucleus pulposus und Kontrastmittelaustritt in den Anulus fibrosus dar.

Nachdem nun sichergestellt ist, dass die Führungsnadel exakt an der richtigen Position liegt, wird die Laserfaser im Zentrum des Nucleus pulposus platziert. Liegt die Laserfaser nicht im Nucleus pulposus, sondern hat direkten Kontakt mit den Gewebefasern des Anulus fibrosus, gibt es keinen Vaporisierungseffekt. Stattdessen kommt es zu einer Verbrennung des Gewebes des Anulus fibrosus sowie der Wirbeldeck- und -grundplatten. Außerdem ist die Wellenlänge des Laserstrahls von 980 nm so gewählt, dass die Gallertflüssigkeit im Kern vaporisiert.

Der Laserstrahl erreicht mit einer Leistung von 4–7 Watt (variabel je nach Größe des Bandscheibenvorfalls und Konstitution des Patienten) und einem Pulsmode von 1,0 s On-Time Puls/1,0 s Off-Time eine Energie von 1.200–1.500 Joule. Während der Einwirkzeit des Laserstrahls soll eine stetige, nicht verbrannt riechende Dampfentwicklung entstehen (Vaporisierungseffekt), die zur Schrumpfung der Bandscheibe führt.

Hiernach kann man über den Injektionskanal ein antiphlogistisches und analgetisches Medikamentengemisch (z.B. 1 ml NAROPIN mit Triamcinolon) einbringen. Anschließend erfolgt das vorsichtige Entfernen des Laserfilaments und der Nadel. Nun wird die Einstichstelle mit einem sterilen Verband versorgt. Dem Patienten wird eine Lumbalbandage angelegt.

Nach 3–4 Stunden in einem Überwachungsraum kann der Patient aus der Behandlung entlassen werden.

## Komplikationsmöglichkeiten

Durch eine Fehlplatzierung der Führungsnadel kann es während des Eingriffs zu einer Schädigung von neuronalen Strukturen mit Lähmungen, zu einer Verletzung von Gefäßen mit Hämatombildung oder zu einer Schädigung von retroperitonealen Organen kommen. Eine Bild gebende Führungshilfe (C-Bogen oder CT-Gerät) ist daher für die Anwendung dieser Technik unumgänglich.

Auch können mechanisch-anatomische Veränderungen, wie z.B. osteophytäre Anbauten oder andere Strukturanomalien, eine regelrechte Platzierung der Einführungsnadel verhindern.

Eine unsachgemäße Laserbehandlung selbst kann thermale Schäden am Bandscheibengewebe (v.a. am Anulus fibrosus) sowie an Wirbeldeck- und -grundplatten mit Impressionsfrakturen hervorrufen.

Als weitere Folgen können Infektionen im Bereich des Einstichkanals, epidurale Abszesse, Diszitis, Meningitis oder sich verstärkende Rückenschmerzen auftreten. In der Literatur werden ein möglicher Materialabriss, Etagenfehler oder ein größerer postoperativer Bandscheibenprolaps beschrieben.

## Ergebnisse in der Literatur

Die PLDD wurde 1986 von P. Ascher und D.S. Choy [Choy 1995] in den klinischen Alltag eingeführt und seither in vielen internationalen Studien beschrieben [Choy 1995, 1998, 2001; Choy, Ngeow 1998; Gangi et al. 1996; Gevargez, Groenemeyer, Czerwinski 2000; Grasshoff et al. 2001; Groenemeyer et al. 2003; Harada et al. 2001].

Diese Studien beschreiben zum einen die Art des Lasers (Wellenlänge, Absorptionsspektrum) und zum anderen die klinische Indikationsstellung zur PLDD.

In den Studien werden 2 verschiedene Laser mit unterschiedlicher Wellenlänge benutzt. Auf der einen Seite der YAG-Laser mit einer Wellenlänge von 1.064 nm und einem Absorptionsspektrum von 14% in Wasser, zum anderen der Diodenlaser mit einer Wellenlänge von 980 nm und einem Absorptionsspektrum von 38% in Wasser.

D.S. Choy und Mitarbeiter [Choy 1998] zeigen in ihrer Studie mit einem Neodym-YAG-Laser (1.064 nm) über einen Beobachtungszeitraum von 12 Jahren und bei Anwendung an 518 Patienten eine Zufriedenheitsquote von 89% sowie eine Komplikationsquote von weniger als 1% nach den MACNAB-Kriterien.

Auch J. Harada et al. [2001] kommen zu dem Ergebnis, dass die PLDD mit einem YAG-Laser (1.064 nm) in allen ihren Fällen nach den MACNAB-Kriterien gut abgeschnitten hat.

D. Grönemeyer et al. [2003] kommen in ihrer 2003 mit einem YAG-Laser (1.064 nm) durchgeführten Studie zu dem Schluss, dass die PLDD unter Führungshilfe eine gute und effektive Methode bei hernierten Bandscheibenvorfällen ist. Hier wurden 200 Patienten mit herniertem Bandscheibenvorfall 1,3–4 Jahre nach Erhalt einer PLDD zu ihren Rückenschmerz befragt; 74% gaben eine Heilung oder eine deutliche Reduzierung der Rückenschmerzen an, außerdem würden 81,5% der befragten Patienten die Behandlung wieder vornehmen lassen.

In der Studie von Gevargez, Groenemeyer und Czerwinski [2000] über den Diodenlaser wird beschrieben, dass sich bei 71% der Patienten, die eine PLDD bei einem hernierten, nicht sequestrierten Bandscheibenvorfall erhielten, eine deutliche Besserung ihrer Rücken- und Beinschmerzen einstellte.

Entscheidend für die Indikation der PLDD ist ein nicht sequestrierter Bandscheibenvorfall [Choy 1995, 1998; Choy Ngeow 1998; Gangi et al. 1996; Gevargez, Groenemeyer, Czerwinski 2000; Groenemeyer et al. 2003], aber H. Grasshoff et al. [2001] zeigen in ihrer Studie auch, dass bei 100 Patienten, die eine Diskographie und anschließend eine PLDD erhalten hatten, diejenigen, die eine Ruptur des hinteren Längsbandes (in der Dis-

kographie als epidurales Leck erkennbar) aufwiesen, signifikant schlechtere Ergebnisse in der PLDD erreichten als Patienten ohne Ruptur des hinteren Längsbandes. Daraus wurde gefolgert, dass die Ruptur des hinteren Längsbandes eine Kontraindikation für die PLDD darstellt.

Wie die Studien an internationalen Wirbelsäulenzentren zeigen, sind sowohl die kurzfristigen als auch die langfristigen Ergebnisse ausgesprochen positiv [Choy 1998; Choy, Ngeow 1998; Gangi et al. 1996; Groenemeyer et al. 2003; Harada et al. 2001].

## Kostenerstattung

Die Kosten für eine PLDD werden von den gesetzlichen Krankenkassen in der Regel nicht übernommen.

Sie können als IGEL jedoch nach der GOÄ mit z.B. 1,5fachem Satz berechnet werden. Bei Privatversicherungen kann der 2,3fache bis 3,5fache Satz angesetzt werden.

Folgende Ziffern nach GOÄ können festgelegt werden: 1, 7, 800, 491, 445, 441, 471, 372, 2281, 706, 200, zzgl. Material- und Medikamentenkosten.

## Fazit und klinische Relevanz

Die perkutane Laser-Bandscheibendekompression (PLDD) stellt ein sicheres, minimal-invasives Verfahren zur Behandlung von hernierten und nicht sequestrierten Bandscheibenvorfällen an Hals- und Lendenwirbelsäule dar. Es verkleinert die Lücke zwischen konservativer und operativer Therapie und gibt Patienten nach eindeutiger Indikationsstellung eine weitere therapeutische Option.

Als Vorteile zeigen sich:
◢ kurze Rekonvaleszenzzeit mit kurzer Arbeitsunfähigkeit,
◢ schmerzarmer Eingriff,
◢ kurze Operationsdauer,
◢ gute standardisierte Dokumentation.

# Literaturverzeichnis

Bogduk N, Tynan W, Wilson AS, The nerve supply to the human intervertebral discs. J Anat (1981), 132, 39–56

Choy DS, Percutaneous Laser Disc Decompression (PLDD): 352 cases with an 8 ½ year follow-up. J Clin Laser Med Surg (1995), 13 (1), 17–21

Choy DS, Percutaneous Laser Disc Decompression (PLDD): 12 year's experience with 752 procedures in 518 patients. J Clin Laser Med Surg (1998), 16 (6), 325–331

Choy DS, Response of extruded intervertebral herniated discs to percutaneous laser disc decompression. J Clin Laser Med Surg (2001), 19 (1), 15–20

Choy DS, Ngeow J, Percutaneous Laser Disc Decompression (PLDD). J Clin Laser Med Surg (1998), 16 (2), 123–125

Crock HV, Internal disc disruption. Spine (1986), 11, 650–653

Enders S, Bogduk N (2001) Practice guidelines and protocols. Lumbar disc stimulation. Syllabus of the ISI's 9th annual Scientific Meeting, 1456–1475. International Spincal Injection Society, San Francisco

Gangi A et al., Percutaneous laser disc decompression under CT and fluoroscopic guidance: indications, technique and clinical experience. Radiographics (1996), 16 (1), 89–96

Gevargez A, Groenemeyer DW, Czerwinski F, CT-guided percutaneous laser disc decompression (PLDD) with Ceralas D, a diode laser with 980-nm wavelength and 200 microm fiber optics. Eur Radiol (2000), 10 (8), 1239–1241

Grasshoff H et al., Diskography findings and results of percutaneous laser disc decompression (PLDD). Rofo Fortschr Geb Rontgenstr Neuen Bildgeb Verfahr (2001), 173 (3), 191–194

Groenemeyer DW et al., Image-guided percutaneous laser disc decompression for herniated lumbar disks: a 4-year follow-up in 200 patients. J Clin Laser Med Surg (2003), 21 (3), 131–138

Harada J et al., CT-guided percutaneous laser disc decompression (PLDD) for cervical disk hernia. Radiat Med (2001), 19 (5), 263–266

Kuslich SD, The tissue origin of low back and sciata: A report of pain response to tissue stimulation during operations on the lumbar spine using local anesthesia. Orthop Clin North Am (1991), 22, 181–187

Lam KS, Carlin D, Mullholland RC, Lumbar disc high-intensity zone: the value and significance of provocate discography in the determination of the discogenic pain source. Eur Spine J (2000), 9, 36–41

Schwarzer A et al., The prevalence and clinical features of internal disc disruption in patients with chronic low back pain. Spine (1995), 20, 1878

# 13  Minimal-invasive endoskopische Techniken an der Wirbelsäule

*H. Böhm, R. Greiner-Perth*

## Einleitung

Erkrankungsmuster im Bereich der Wirbelsäule erfordern häufig ein kombiniertes ventrales und dorsales Vorgehen. Die in konventioneller, sog. offener Technik durchgeführten ventralen Eingriffe bedingen (mindestens) eine Umlagerung des Patienten bei einzeitigen Operationen oder ein mehrzeitiges Vorgehen. Es ist nicht alleinig die Minimierung des ventralen Zugangstraumas mit all ihren Vorteilen für den Patienten, sondern insbesondere die „Effektivierung" der Operationstechnik, die zur Triebkraft der Entwicklung der endoskopisch gestützten ventralen Wirbelsäulenchirurgie wurde. Unter Nutzung dieser Innovation sind einzeitige simultane ventrodorsale Eingriffe möglich geworden (s. Abb. 13.1). Von großer klinischer Relevanz sind die Eingriffe im Bereich der oberen Lenden- und der gesamten Brustwirbelsäule, die in Bauchlage vorgenommen werden können. Auf die detaillierte Erläuterung von endoskopische Eingriffen an der oberen Brustwirbelsäule (kranial von BWK 4) in Seitenlage, die einen Sonderfall darstellen, soll hier aus didaktischen Gründen verzichtet werden, ebenso wie auf die ausführliche Erläuterung der retroperitoneoskopisch assistierten Operationsverfahren.

Aus Gründen der Übersichtlichkeit wird eine indikationsbezogene Einteilung in Unterkapitel vorgenommen, auch unter Inkaufnahme einer zwangsläufigen inhaltlichen Redundanz.

## Endoskopisches ventrales Release bei Skoliosen

### Indikation

Der klinische Nachweis einer Skolioseprogredienz trotz konservativer Behandlung stellt die Hauptindikation für die operative Korrektur dar. Während bei den idiopathischen Skoliosen oftmals kosmeti-

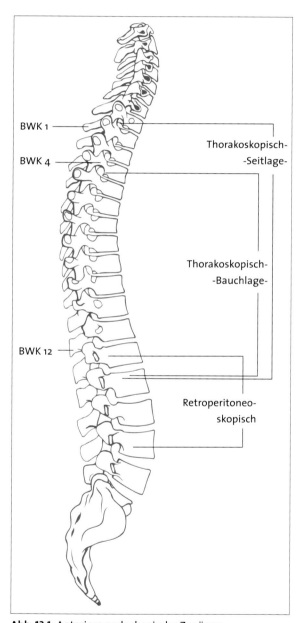

BWK 1

BWK 4

Thorakoskopisch-
-Seitlage-

Thorakoskopisch-
-Bauchlage-

BWK 12

Retroperitoneo-
skopisch

**Abb. 13.1:** Anteriore endoskopische Zugänge

sche Aspekte (Hauptklientel sind Mädchen in der Adoleszenz) eine große Rolle spielen, so sind bei den Lähmungsskoliosen eine drohende neurologische Verschlechterung oder der Verlust der Sitzfähigkeit die indikationsbestimmenden Faktoren.

Über die Notwendigkeit eines endoskopisch assistierten anterioren Release entscheidet die Korrigierbarkeit der Hauptkrümmung. Dies kann in der Regel anhand der klinischen Untersuchung und der Bending-Aufnahmen entschieden werden.

## Präinterventionelle Diagnostik

Diese erfolgt nach den etablierten Kriterien (Wirbelsäulenganzaufnahmen im Stehen, Bending-Aufnahmen, gegebenenfalls Extensionsaufnahmen), wobei der radiologischen Bestimmung der Gesamt- und der segmentalen Flexibilität von Haupt- und Nebenkrümmungen das Hauptaugenmerk gewidmet werden muss. Als Fusionsstrecke idiopathischer Skoliosen genügt bei unserer Technik der Bereich von End- zu Endwirbel. Bei KING-III- und -IV-Krümmungen kann in Abhängigkeit von der Rotation noch deutlich kürzer versteift werden. Bei Verdacht auf kongenitale Veränderungen ist eine Zusatzdiagnostik mittels Magnetresonanztomographie (MRT) oder Computertomographie (CT) erforderlich. Wird eine CT ohnehin benötigt oder liegt eine rigide, stark rotierte Krümmung vor, werden die Rohdaten so erfasst, dass eine Computernavigation im Bereich des Apex möglich ist. Die konventionelle Thoraxübersichtsaufnahme wird auf relevante Veränderungen, wie Rippenfrakturen oder Pleuraverklebungen, hin inspiziert. Ausgangsuntersuchungen für somatosensorisch und gegebenenfalls magnetisch evozierte Potenziale (SEP bzw. MEP) für ein intraoperatives Monitoring vervollständigen die Vorbereitung.

## Notwendiges Instrumentarium

Als Standardinstrumentarium verwenden wir das MIC-Set der Firma MEDICON.

### Kosten
Der Komplettpreis für das Set beträgt 8.000–10.000 € (brutto).

### Bestelladresse
MEDICON eG, Gänsäcker 15, Postfach 4455, 78509 Tuttlingen, Tel.: 07462/2009-0, Fax: 07462/2009-50, E-Mail: info@medicon.de, www.medicon.de.

## Präinterventionelle Aufklärung

Die Patientenaufklärung erfolgt nach den üblichen Richtlinien. Neben den allgemeinen Operationsrisiken – wie Wundinfektionen und Blutverluste, die die Notwendigkeit einer Fremdblutübertragung zur Folge haben können – muss auf die speziellen Risiken hingewiesen werden. Hierunter zählen die Verletzung der Thoraxorgane sowie großer Blutgefäße, wie Aorta, V. cava und V. azygos bzw. hemiazygos. Eine derartige Gefäßverletzung könnte ein sofortiges Umsteigen auf eine offene Thorakotomie erzwingen. Weiterhin müssen die Patienten über mögliche neurologische Komplikationen bis hin zur Querschnittlähmung informiert werden. Hierbei sollte zwischen den unterschiedlichen Genesen der Skoliosen differenziert werden. So ist bei der Korrektur idiopathischer Skoliosen im Gegensatz zu anderen Skolioseformen das Risiko des Auftretens neurologischer Komplikationen deutlich geringer. Um das neurologische Komplikationsrisiko weiter zu vermindern, werden derartige Korrektureingriffe unter intraoperativer Kontrolle der somatosensorisch evozierten Potenziale vorgenommen. Ferner sollte auf das mögliche Auftreten zugangsbedingter Intercostalneuralgien und pulmonaler Probleme, wie Atelektasen oder Pneumonien, hingewiesen werden.

In Ergänzung dieser bisher genannten Punkte machte die Deutsche Gesellschaft für Neurochirurgie auf die Gefahr des Visusverlusts (Genese wird noch kontrovers diskutiert) bei Eingriffen an der Wirbelsäule in Bauchlage aufmerksam.

## Durchführung der Intervention

### Technik des endoskopisch assistierten ventralen Skoliose-Release in Bauchlage
Der Operateur arbeitet auf der konvexen Seite sitzend, ein Assistent steht gegenüber, um Optik und gegebenenfalls Sauger zu führen. Günstig ist es, wenn für den Operateur ein Monitor sowie für Assistent, Operationsschwester und Anästhesist ein zweiter Monitor zur Verfügung stehen.

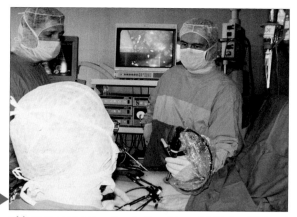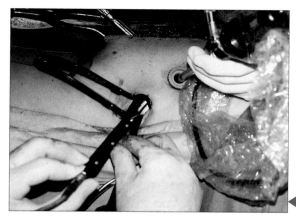

**Abb. 13.2:** Lagerungssitus in Bauchlage (**a**) (linker Bildrand = kaudal) und Detaildarstellung (**b**): Über den dorsalen Standardzugang ist die Wirbelsäule freigelegt, die Gelenke sind mobilisiert und die Verankerungsschrauben implantiert. Der Referenzbogen des Navigationssystems ist am kaudalen Wundrand erkennbar. Rechtsthorakal erkennt man den Thorako-Port mit der Optik und den Arbeitskanal, durch den aus dem Inneren des Brustkorbs das Licht der Optik scheint. Im Arbeitskanal befindet sich aktuell die Sonde des Navigationssystems.

### Standardvorgehen

Es wird mit 2 Inzisionen gearbeitet: eine 1 cm lange Stichinzision für den Port der Optik und eine 2,5 cm lange Inzision ("Minithorakotomie") für den Arbeitskanal. Beide liegen rippenparallel über dem Intercostalraum.

Wir empfehlen, zuerst die Minithorakotomie anzulegen, bei der lediglich die Intercostalmuskulatur auf eine Breite von 1,5 cm gespreizt wird. Es erfolgen das Eröffnen der Pleura parietalis und das mechanische Entblähen der ipsilateralen Lunge. Erforderlichenfalls können Pleuraverklebungen stumpf mit dem Finger gelöst werden, bevor man einen 1,2 cm breiter Sperrer einsetzt. Die Aufspreizung erfolgt nicht gegen, sondern parallel zu den Rippen auf einer Länge von ca. 2,5 cm. Über dem von intrathorakal den gleichen Intercostalraum nach proximal austastenden Finger werden dann die Stichinzision für den zweiten Zugang vorgenommen und ein 1 cm großer Kunststoff-Port eingedreht (s. Abb. 13.2). Die angewärmte, 1 cm messende Spezialoptik wird eingebracht. Alle weiteren Maßnahmen werden über die darüber angeschlossene Videokette kontrolliert und durch den intercostalen Arbeitskanal durchgeführt.

Bei kurzfristigem Atemstillstand, ausgelöst durch den Anästhesisten, erfolgt die Inspektion des zugänglichen Thoraxraumes auf Briden und gegebenenfalls das Lösen derselben, bis die laterale und ventrale Wirbelsäule frei ist. Ein aufklappbarer Lungenretraktor wird durch den Arbeitskanal eingebracht und mit seiner Spitze ventral der

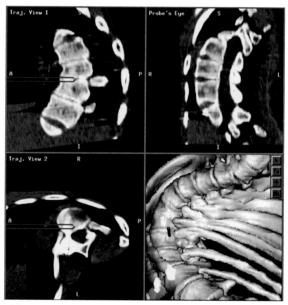

**Abb. 13.3:** Computerassistierte Navigation ventral zum Release von Bandscheiben sowie zur Resektion des vorderen bzw. hinteren Längsbandes und erforderlichenfalls auch des gegenseitigen Rippenköpfchens

Wirbelsäule verhakt. Eine Einlungenanästhesie ist nicht erforderlich.

Unter normaler Weiterbeatmung erfolgen klinische Orientierung und Höhenlokalisation. Die Möglichkeit, über die dorsale Wunde palpatorisch zu kontrollieren, macht die Durchleuchtungskontrolle meist verzichtbar. Was sich allerdings für die spätere Ausräumung der Bandscheiben bzw. Osteotomien bei stark rotierten bzw. schräg stehenden Zwischenwirbelräumen als sehr hilfreich erwiesen hat, ist die computerassistierte Navigation mit Registrierung dorsal und bildgestützem Arbeiten bis zur Dura von ventral über speziell adaptierte Instrumente (s. Abb. 13.3).

**Schritte im Einzelnen**

Es erfolgt die Längsspaltung der prävertebralen Pleura. Die Segmentalgefäße können meist geschont werden. Andernfalls werden sie mit einem

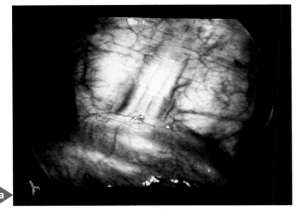

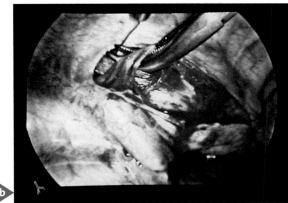

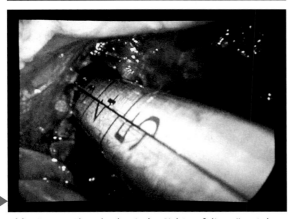

**Abb. 13.4a–c:** Thorakoskopische Sicht auf die prävertebrale Pleura, Unterfahren der Segmentalgefäße zur selektiven Unterbindung, Ausräumen der Bandscheibe, erforderlichenfalls Resektion der Längsbänder

Overhold (Standardinstrument, passt durch die Minithorakotomie) unterfahren (s. Abb. 13.4).

Ein Ende des Unterbindungsfadens wird mit einem modifizierten Nukleotom angereicht, im Overhold gefasst und durchgezogen. Die Knoten werden jeweils außerhalb des Thorax gelegt und mittels eines Knotenschiebers geknüpft. Alle Unterbindungen, Umstechungen oder die abschließende Naht der Pleura lassen sich auf diese Weise sicher durchführen.

Nach dem Abschieben der Pleura mittels kleiner Stieltupfer, die in arretierbaren Klemmen mit Revolvergriff gut führbar sind, wird der Lungenretraktor unter die prävertebrale Pleura umpositioniert und schützt so zusätzlich die V. azygos bzw. die Aorta.

Beginnend mit dem apikalen Zwischenwirbelraum wird der Anulus von ventral nach dorsal zunächst bis zum Rippenköpfchen inzidiert und mittels adaptierten Rongeuren und Nukleotomen entfernt. Graduierungen auf den Instrumenten und die Verfügbarkeit axialer Schnittbilder bzw. die computerasssistierte Navigation beschleunigen und erleichtern diesen Schritt (s. Abb. 13.4c). Dies trifft insbesondere für die Entfernung des Anulus der Konkavseite (in Nähe der Aorta) zu. Bei rigiden Krümmungen reicht die bisher erzielte Mobilität noch immer nicht für eine optimale Korrektur aus. In diesen Fällen resezieren wir das Rippenköpfchen der Konvexität mit Meißel und Rongeur. Anschließend kann der dorsale Anulus bis zum Längsband reseziert werden. Reicht auch dies nicht aus, osteotomieren wir (nur unter Navigation; s. Abb. 13.3) die konkavseitige Rippe in Höhe dieses Zwischenwirbelraums. Spezielle Wirbelkörperspreizer erlauben dann die manuelle Lockerung dieses Segments. Gegebenenfalls zeigt sich in diesem Stadium, dass eine weitergehende Stellungskorrektur durch dorsale Elemente verhindert wird. Dann wird von der dorsalen Wunde aus nachmobilisiert, bis sich das Segment ohne Kraftaufwand bewegen lässt. Erst dann frischen wir die Grund- und Deckplatten mit einem Meißel oder speziellen scharfen Löffeln an. Je nach Erfordernis kann dabei im Sinne einer Closing-Wedge-Osteotomie lateral (zur Skoliosekorrektur) oder ventral (zur Rekyphosierung) vermehrt Knochen abgetragen werden.

Analog wird bei den angrenzenden Segmenten vorgegangen. Meist stellen 3 apikale Segmente das wesentliche Korrekturhindernis dar. Muss kranial und kaudal eine weitere Bandscheibe mobilisiert werden, gelingt dies unter Zuhilfenahme abgewinkelter Instrumente in der Regel auch noch von diesem Zugang aus. Um noch weiter kranial eine weitere Bandscheibe auszuräumen, genügt es, die Optik durch den Arbeitskanal zu führen und mit schmalen Instrumenten durch den Port zu arbeiten. Ist es erforderlich, weiter nach kaudal zu mobilisieren, wird ein kaudaler, 1 cm messender Zusatzport 3 Intercostalräume tiefer eingebracht und analog dem Vorstehenden als Arbeitskanal benutzt. Dies ist auch bei ausgeprägten Skoliosen selten erforderlich.

Anschließend wird mittels eines Manipulators, der durch die Minithorakotomie eingebracht und gegen den Apexwirbel gedrückt wird, die Korrekturstellung in Bezug auf Skoliose, Derotation und Kyphose manuell gehalten, während von dorsal zunächst der konvexe und dann der konkave Stab inseriert und nach segmentaler Kompression bzw. Distraktion an den Schraubenköpfen fixiert wird. Wird der angestrebte ventrale Schluss des Zwischenwirbelraums nicht erreicht, bringt man Spongiosa ein. Nach thorakoskopischer Revision auf Bluttrockenheit wird die prävertebrale Pleura in Einzelknopftechnik unter Zuhilfenahme des Knotenschiebers readaptiert. Es folgen die Entfernung bzw. Absaugung noch verbliebener Gewebereste und Blutkoagel sowie das Zusammenklappen und Entfernen des Lungenretraktors. Die Optik wird ebenfalls entfernt. Vor dem Herausdrehen des Ports wird eine Thoraxdrainage durch dessen Öffnung geführt. Als Verschluss der Minithorakotomie reichen eine adaptierende Naht der Thoraxwandmuskulatur und 2 Hautklammern aus.

Es folgt ein erneuter Wechsel nach dorsal, wo nach einer Röntgenkontrolle evtl. nochmals segmental mittels Kompression und Distraktion nachkorrigiert wird. Abschließend werden die sorgfältige dorsale Spondylodese und der Wundverschluss vorgenommen.

### Besonderheiten des endoskopisch assistierten Zugangs in Bauchlage

Ein großes und wenig mobiles Schulterblatt erschwert das Arbeiten, da die Skapula dann nicht weit nach dorsal weggehalten werden kann. In unserem Krankengut erwies sich dies aber selbst bei hochthorakal linkskonvexen Krümmungen nicht als Ausschlusskriterium. Allerdings kann der Optik-Port in diesen Fällen nicht im gleichen Intercostalraum eingebracht werden.

Nach kaudal gelingt die Mobilisierung auf thorakoskopischem Weg bis in Höhe LWK 1/2. Das paravertebrale Abschieben des Zwerchfells von Wirbel und Bandscheibe schafft einen ausreichenden Zugang. Alles Weitere erfolgt analog dem oben Beschriebenen.

Muss weiter nach kaudal gegangen werden, wird je nach Skoliosetyp kombiniert mit dem thorakoskopischen Vorgehen oder isoliert (z.B. primär lumbale Krümmung, rigide Gegenkrümmung lumbal) die retroperitoneoskopische Freilegung erforderlich: Auch hier erfolgt das Vorgehen in Bauchlage von der Konvexität durch einen im Sitzen agierenden Operateur. Die Bauchmuskulatur wird jeweils in Faserrichtung auseinandergedrängt und der Peritonealsack nach ventral abgeschoben. Ein metallener Arbeitskanal mit einem Durchmesser von 4 cm, welcher in seiner Wandung Lichtleitfasern und die Arretierung einer Optik aufnimmt, wird vorgeschoben, der Psoas nach dorsal angehoben und dann auf den lateralen Aspekt von LWK 2 bzw. LWK 3 und LWK 4 aufgesetzt. Bei einem voluminösen Psoas kann die Erreichbarkeit von LWK 4 schwierig werden. Die weiteren Schritte der Bandscheibenausräumung und der segmentalen Mobilisierung erfolgen mit gleichem Instrumentarium analog dem Vorgehen im Thorax. Eine Ausnahme besteht lediglich darin, dass die Optik innerhalb des Arbeitskanals liegt, was häufiger zu Verschmutzungen führt.

### Komplikationsmöglichkeiten

Grundsätzlich muss zwischen intraoperativen Komplikationen und Folge- bzw. Spätkomplikationen unterschieden werden. Die direkten intraoperativen Komplikationen sind selten. Allgemein wird die Rate von vaskulären Komplikationen im Rahmen ventraler rekonstruktiver Eingriffe im Bereich der Brust- und Lendenwirbelsäule mit 3,4% angegeben [Oskouian, Johnson 2002]. In unserem bisher ausgewerteten Patientenklientel mussten wir keine relevanten intraoperativen Komplikationen verzeichnen. Ein Patient wurde wegen einer dorsalen Schraubenfehlplatzierung nachoperiert. Ein weiterer Patient entwickelte postoperativ einen Hämatothorax und musste

**Tab. 13.1:** Prinzipielle Komplikationsmöglichkeiten beim endoskopischen ventralen Release bei Skoliosen

| Intraoperative Komplikationen | Postoperative Komplikationen | Spätkomplikationen |
|---|---|---|
| • Gefäßverletzung<br>• Duraverletzung<br>• Rückenmarkverletzung<br>• Lungenverletzung | • Nachblutung<br>• Atelektasen<br>• Liquorzele bzw. Liquorrhö<br>• Wundheilungsstörung | • Implantatfehllage bzw. -lockerung<br>• Pseudarthrose<br>• Korrekturverlust<br>• Anschlussproblematik |

ebenfalls revidiert werden. Ein messbarer Korrekturverlust durch Implantatversagen (Lockerung der dorsalen Schrauben-Stab-Verbindung) trat in 2 Fällen auf. Tabelle 13.1 zeigt die grundsätzlichen Komplikationsmöglichkeiten.

### Ergebnisse in der Literatur

Ab Mitte 1996 bis 1999 führten wir das kombiniert in Bauchlage vorgenommene einzeitige dorsoventrale Release mit nachfolgender Skoliosekorrektur und Fixation von dorsal in 60 Fällen bei idiopathischer oder neuromuskulärer Skoliose durch [Böhm, El Saghir 2000]. Im Schnitt wurden 3,4 Segmente mobilisiert (2–6 Bandscheiben), bei 4 Patienten erfolgte neben dem thorakalen das gegenseitige lumbale Release. Das Alter der Patienten betrug im Durchschnitt 19 Jahre und reichte von 8–56 Jahren, was bedeutet, dass auch Erwachsenenskoliosen korrigiert wurden. Die Geschlechterverteilung mit 15 männlichen und 45 weiblichen Patienten kommt vor allem wegen der enthaltenen 9 Lähmungsskoliosen zustande. Die präoperative Skoliose von im Durchschnitt 72° (44–121°) konnte postoperativ auf 18° (–3° bis 39°)

korrigiert werden. In allen Fällen gelang eine Korrektur der Hypokyphose bis nahezu an den Normbereich. Der Rippenbuckel reduzierte sich um 80%. Aus Strahlenschutzgründen verzichteten wir auf routinemäßige prä- und postoperative CT-Derotationsmessungen (s. Abb. 13.5, 13.6). Die Korrekturergebnisse decken sich mit den Angaben von Newton et al. [1997].

Ein messbarer Korrekturverlust durch Implantatversagen (Lockerung der Schrauben-Stab-Verbindung dorsal) trat in 2 Fällen auf; in einem Fall musste wegen einer Schraubenfehlplatzierung dorsal, in einem Fall wegen eines Hämatothorax ventral nachoperiert werden.

Wundinfektionen oder neurologische Komplikationen traten bisher nicht auf.

Die durchschnittliche Operationsdauer war mit 328 min für Spanentnahme sowie dorsales und ventrales Vorgehen in dieser ersten Serie noch relativ lang. Bedingt durch die Lähmungsskoliosen lag allerdings auch die Versteifungsstrecke im Durchschnitt bei 8,55 Segmenten. In allen Fällen konnte eine Primärstabilität ohne Korsett erreicht werden, im Durchschnitt besuchten die Schüler nach 5 Wochen wieder den Unterricht.

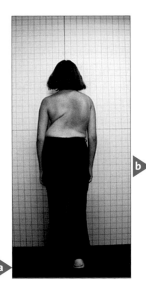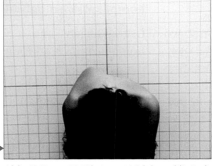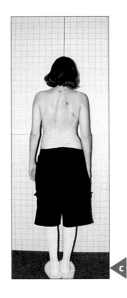

**Abb. 13.5a–c:** 14-jähriges Mädchen, klinisch vor und nach kombinierter ventro-dorsaler Skoliosekorrektur von BWK 2–11 in Bauchlage; rechts am medialen Skapularand die Wunden von Minithorakotomie bzw. Optik-Port/Thoraxdrainage

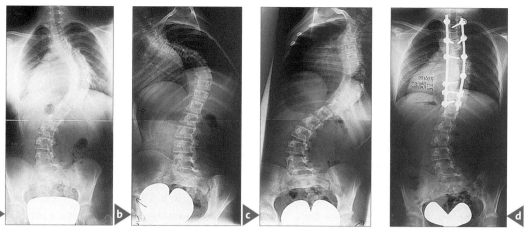

**Abb. 13.6a–d:** Radiologische Verlaufsbeobachtung der Patientin aus Abb. 13.5 in a.p. Ansicht. **a)** Stehend präoperativ: Die thorakal rechtskonvexe Skoliose bemisst sich zwischen BWK 5 und BWK 12 auf 86° nach COBB, die lumbale Gegenschwingung bis LWK 5 auf 30°. **b, c)** Bending-Tests mit Korrektur der lumbalen Krümmung auf 13° und der thorakalen Krümmung auf 56°. **d)** Postoperative Stehendaufnahme mit Korrektur der hochthorakalen Gegenkrümmung und der Hauptkrümmung auf 29°. Die Derotation des Apex ist klar erkennbar.

## Kostenerstattung

### EBM/GOÄ

Eine Abrechnung nach EBM bzw. GOÄ ist nicht sinnvoll, da sich der operative Aufwand nicht im Punktwert widerspiegelt.

## Fazit und klinische Relevanz

Nach über 8-jähriger Erfahrung mit diesem Vorgehen bei Skoliosen und operativem Einsatz thorakoskopisch assistierter Spondylodesetechniken bei Deformitäten zeigt sich die Kombination des endoskopisch assistierten ventralen Release mit dem konventionellen dorsalen Vorgehen als vorteilhaft. Sie erlaubt eine echte Derotation des Apex auch im Thorakalbereich sowie durch Ausräumen der Bandscheiben eine sichere Rekyphosierung. Diese beiden Komponenten führen in Verbindung mit der ebenfalls verbesserten Korrektur der Seitausbiegung zu einer echten dreidimensionalen Skoliosekorrektur. Die Nachteile der unzureichenden ventralen Krafteinleitung und Fixation werden vermieden, da Korrektur und Fixation von dorsal erfolgen. Dank des kombinierten Vorgehens und der Verwendung von Pedikelschrauben genügt bei idiopathischen Skoliosen eine Versteifungsstrecke von End- zu Endwirbel. Dies bedeutet, dass insbesondere bei KING-II-Kurven der thorakolumbale Übergang untangiert bleiben kann.

## Ventrales endoskopisches Release bei BECHTEREW-Kyphose

### Indikation

Der Kürze wegen wird der Begriff „BECHTEREW" im Folgenden – etwas inkorrekt – für alle ankylosierenden Spondylarthropathien verwandt. Chirurgische Maßnahmen sind keine Alternative, sondern ein Teilaspekt der Therapie dieser facettenreichen, interdisziplinär zu behandelnden chronischen Erkrankung.

Neurologische Symptome bei frischen Frakturen oder bei sog. ANDERSSEN-Läsionen (abakterielle Spondylodiszitis oder Ermüdungsfraktur, Ätiologie unklar) im Rahmen einer BECHTEREW-Erkrankung stellen eine absolute Indikation zur operativen Intervention dar. Eine dringliche Indikation besteht bei knöchernen Instabilitäten und/oder neurologischen Ausfällen. Ferner sehen wir eine Indikation zur operativen Aufrichtung, wenn durch die fortschreitende Dekompensation der Statik das begrenzte Blickfeld den Patienten im Alltag gefährdet oder wenn die Horizontaleinstellung der Blickachse nur noch über Beugung der Kniegelenke unter erheblichen Schmerzen möglich ist.

In Abhängigkeit von der statischen Situation sind zervikothorakale, lumbothorakale oder lumbale Korrekturspondylodesen möglich. Die lumbothorakalen Korrekturen sind in der Regel ventrodorsal kombiniert und damit thorakoskopisch durchführbar. Auf diese Operationsmethode werden wir im Folgenden näher eingehen.

### Präinterventionelle Diagnostik

Zunächst sollte bei der klinischen Untersuchung den Hüftgelenken Aufmerksamkeit gewidmet werden. Liegen erhebliche Beugekontrakturen vor, so ist eine endoprothetische Versorgung zu erwägen. Conditio sine qua non sind entsprechende Wirbelsäulenganzaufnahmen zur Einschätzung der Gesamtstatik. Alle Wirbelsäulenabschnitte sind in die röntgenologische Diagnostik einzubeziehen, um eventuelle zusätzliche, asymptomatische Frakturen oder ANDERSSEN-Läsionen auszuschließen. Ferner muss der kraniozervikale Übergang untersucht werden, da bei ca. 1–2% der BECHTEREW-Patienten eine atlantoaxiale Instabilität vorliegt. Die Röntgendiagnostik wird durch entsprechende Schnittbildverfahren ergänzt, wobei klar die MRT zu favorisieren ist. Auch hier sollte die gesamte Wirbelsäule, zumindest in sagittaler Schnittführung, einbezogen werden. Zusätzlich ist eine Lungenfunktionsdiagnostik hinsichtlich der zumeist eingeschränkten Vitalkapazität sinnvoll. Ausgangsuntersuchungen zur intraoperativen Ableitung der somatosensorisch evozierten Potenziale ergänzen die präoperativen Vorbereitungen.

### Notwendiges Instrumentarium

Siehe hierzu oben, Abschnitt „Ventrales endoskopisches Release bei Skoliosen“.

### Präinterventionelle Aufklärung

Die präoperative Patientenaufklärung sollte die unter dem Abschnitt „Ventrales endoskopisches Release bei Skoliosen“ genannten Punkte beinhalten. Im Gegensatz zu den Korrekturspondylodesen bei idiopathischen Skoliosen ist bei der BECHTEREW-Korrektur das Risiko für neurologische Komplikationen höher. Höher ist auch die Gefahr von Wundheilungsstörungen im Bereich des dorsalen Zugangs. In Abhängigkeit von der Knochenstruktur (häufig hochgradige Osteopenie bzw. Osteoporose) sind die Patienten über eine potenzielle postoperative Orthesenversorgung bis hin

zum Tragen eines RISSER-Gipses über einen Zeitraum von 12 Wochen aufzuklären, um einen möglichen Korrekturverlust zu begrenzen.

### Durchführung der Intervention

#### Besonderheiten des ventralen endoskopischen Release bei BECHTEREW-Kyphose

Der Eingriff wird ebenfalls in Bauchlage auf Lagerungsrahmen vorgenommen. Eine zusätzliche Beckenkammspanentnahme ist in der Regel nicht zwingend erforderlich. Die entsprechenden dorsalen Wirbelsäulenabschnitte werden subperiostal freigelegt. Bei der thorakolumbalen Korrektur wird zumeist über die Segmente BWK 10 bis LWK 1 korrigiert. Zur Vorbereitung einer längerstreckigen dorsalen Instrumentation werden die Pedikel, beispielsweise von BWK 7 bis SWK 1, besetzt. Im nächsten Schritt werden die dorsalen Osteotomien im Bereich der Segmente BWK 10 bis LWK 1 ausgeführt. Hierbei ist einerseits zu beachten, dass der resultierende Osteotomiespalt weit genug ist (>1 cm), und andererseits, dass die Osteotomie unter Schonung der Nervenwurzeln vollständig nach lateral durchgeführt wird. Die Anzahl der osteotomierten Segmente richtet sich nach der dorsalen Korrigierbarkeit. Nach Bildverstärkerkontrolle des Implantatsitzes erfolgt der Wechsel nach ventral.

Das endoskopische Standardvorgehen und die endoskopischen Schritte im Einzelnen entsprechen im Wesentlichen denen im Abschnitt „Ventrales endoskopisches Release bei Skoliosen“. Bei der BECHTEREW-Korrektur ist mitunter die Identifizierung des Bandscheibenfachs aufgrund der ventralen Ankylosierung problematisch. Deshalb ist hier eine Bildverstärkerkontrolle nicht nur zur ventralen Höhenlokalisation, sondern auch zum grund- und deckplattenparallelen Eröffnen des Bandscheibenfachs sinnvoll. Nach dem Ausräumen der Bandscheiben in dem dorsal osteotomierten Bereich können über einen speziellen Wirbelkörperspreizer die entsprechenden Segmente mobilisiert werden. Voraussetzungen für eine gute segmentale Mobilisation sind eine vollständige dorsale Osteotomie sowie eine ausreichende ventrale Osteotomie unter Schonung der Grund- und Deckplatten, die bei der Korrektur zur Krafteinleitung intakt sein sollten. Nach der ventralen Mobilisation kann nunmehr eine gute dorsale Korrek-

**Abb. 13.7:** Lagerung des Patienten in Bauchlage zur simultanen dorsalen und videoassistierten ventralen Mobilisation in „BAD-BERKA-Technik" sowie zu Korrektur und instrumentierter Fusion. **a)** Patient vor erfolgter Korrektur als „C" auf dem Operationstisch; **b)** nach erfolgter Korrektur: Wiederherstellung des „S"-Profils.

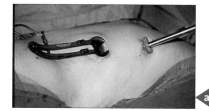
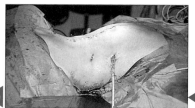

tur erzielt und nach Insertion und Fixierung der Stäbe gehalten werden. Anzustreben ist ein kompletter Schluss der dorsalen Osteotomieränder. Nunmehr kann der dorsale Wundverschluss erfolgen. Die ventralen Osteotomien können dann mit zurückgewonnenem Knochenmaterial und Anteilen resezierter Dornfortsätze aufgefüllt werden. Eine Anfrischung der Grund- bzw. Deckplatten ist hinsichtlich einer stabilen ventralen Abstützung nicht sinnvoll und wegen der osteogenetischen Potenz der BECHTEREW-Erkrankung auch nicht notwendig. Der ventrale Wundverschluss wird wie im Abschnitt „Ventrales endoskopisches Release bei Skoliosen" dargestellt vorgenommen (s. Abb. 13.7).

Das beschriebene endoskopische ventrale Vorgehen kann zur Optimierung der Korrektur mit dorsalen lumbalen Korrekturverfahren, wie der sog. Egg-Shell Procedure oder der Pedikelsubtraktionsosteotomie, kombiniert werden.

### Besonderheiten bei Frakturen oder ANDERSSEN-Läsionen

Diese Pathologien können alle Wirbelsäulenabschnitte betreffen. Die Korrektur erfolgt über die Fraktur bzw. über die ANDERSSEN-Läsion. Bei Vorliegen von Spinalkanalstenosen muss eine zusätzliche ventrale und/oder dorsale Duradekompression vorgenommen werden. Erhebliche segmentale Instabilitäten machen eine ventrale Instrumentation erforderlich (s. Abb. 13.8).

### Komplikationsmöglichkeiten

Todesfälle traten nicht auf. Bei einem vorher gehfähigen Patienten mit postoperativ zunächst normaler Rückenmarkfunktion kam es im weiteren Verlauf innerhalb von 48 Stunden aus vaskulärer Ursache zur Ausbildung einer kompletten und irreversiblen Querschnittlähmung. Am stärksten ins Gewicht fielen revisionsbedürftige Pseudar-

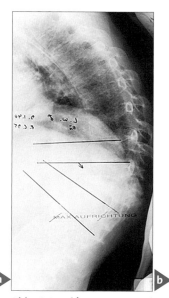
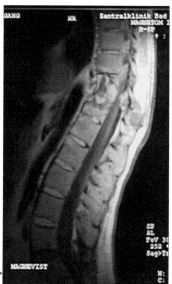
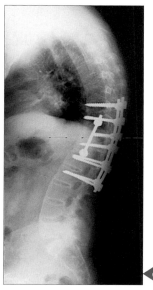

**Abb. 13.8: a, b)** Massive anguläre Fehlstellung durch ventrale Defektbildung bei einem 45-jährigen Mann mit Spinalkanalstenose; **c)** solide knöcherne Ausheilung nach dorso-ventro-dorsaler Aufrichtungsspondylodese mit minimal-invasiver thorakoskopisch assistierter Anfrischung, Spongiosaplastik und zusätzlicher ventraler Instrumentation. Vier Jahre postoperativ ist der Patient schmerzfrei bei vollbelastbarer Wirbelsäule ohne Korrekturverlust.

throsen mit einer Häufigkeit von 4% und Wundheilungsstörungen mit einer Häufigkeit von 3%.

Die grundsätzlichen Komplikationsmöglichkeiten sind in Tabelle 13.1 aufgelistet.

## Ergebnisse in der Literatur

Vom 01.01.1994 bis zum 31.12. 1999 wurden an unserer Abteilung bei 84 Patienten mit BECHTEREW-Erkrankung Korrekturosteotomien vorgenommen. Das Geschlechterverhältnis mit 8 weiblichen und 76 männlichen Patienten spiegelt die deutlich gravierenderen Verläufe beim Mann wieder. In 50 Fällen waren die Brust- und die Lendenwirbelsäule korrekturbedürftig. Der jüngste Patient war 26, der älteste 78 Jahre alt, bei einem Altersdurchschnitt von 49,4 Jahren. Der mittlere thorakale Kyphosewinkel betrug 69° (51–89°), der mittlere lumbale Lordosewinkel 23° (0–45°). Die mittlere Operationsdauer für die endoskopische Prozedur nahm 80 min in Anspruch. Es gab keine relevanten intraoperativen Komplikationen. Der mittlere Nachbeobachtungszeitraum betrug 41 (24–62) Monate. Bei allen Patienten konnte eine annähernd horizontale Blickachse (mittlere Korrektur von 34,5°) erreicht werden (s. Abb. 13.9, 13.10).

Unter Berücksichtigung zweier Nachoperationen konnte bei allen Patienten mit ANDERSSEN-Läsion diese extrem schmerzhafte Instabilität beseitigt werden [Böhm 2001].

Es fanden sich in der relevanten internationalen Literatur bisher keine Daten in Bezug auf die beschriebene kombinierte endoskopisch assistierte ventrodorsale Korrektur.

Vergleichbar gute Ergebnisse hinsichtlich Korrektur und klinischem Outcome weist die lumbale Pedikelsubtraktionsosteotomie auf. Es konnten, je nach Literaturangabe, Korrekturwerte zwischen 34° und 35,9° erreicht werden [Chen, Chien, Yu 2001; Kim et al. 2002; Niemeyer et al. 2002].

## Kostenerstattung

### EBM, GOÄ

Eine Abrechnung nach EBM bzw. GOÄ ist nicht sinnvoll, da sich der operative Aufwand nicht im Punktwert widerspiegelt.

## Fazit und klinische Relevanz

Fehlstellungen der eingesteiften Wirbelsäule können bei BECHTEREW-Erkrankung von schmerzhaften Überlastungssyndromen der Muskulatur über Einschränkungen des Blickfeldes, der Nahrungsaufnahme und der Teilnahme am gesellschaftlichen Leben bis hin zur Pflegebedürftigkeit

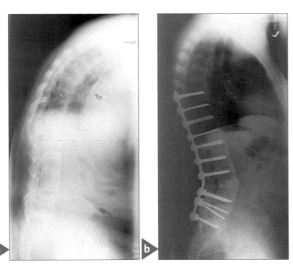

**Abb. 13.9: a)** Präoperatives seitliches Röntgenbild eines Patienten mit BECHTEREW-Kyphose; **b)** postoperative Situation nach endoskopischer ventrodorsaler Korrekturspondylodese und zusätzlicher Egg-Shell Procedure bei LWK 3

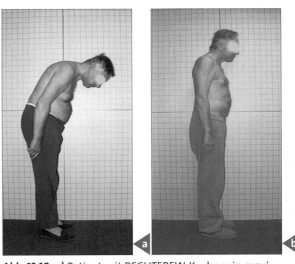

**Abb. 13.10: a)** Patient mit BECHTEREW-Kyphose in maximal aufgerichteter Haltung: keine wesentlich vermehrte Brustkyphose, doch bei aufgehobener Lendenlordose und fehlender Überstreckbarkeit der Hüftgelenke massive Fehlstellung des Rumpfes; **b)** Nach Aufrichtungsosteotomie des thorakolumbalen Übergangs und zusätzlicher Egg-Shell Procedure bei LWK 3 bestehen wieder ausgeglichene statische Verhältnisse.

wegen Schmerzsyndromen und Querschnittlähmungen führen.

Die operative Korrektur ist ein ebenso aufwändiger wie dankbarer Eingriff, bei dem in mehreren Teilschritten die versteifte Wirbelsäule mobilisiert, korrigiert und mittels Implantaten in optimaler Stellung fixiert wird. Die einzeitige simultane endoskopisch assistierte ventrodorsale Korrekturspondylodese stellt eine technisch ausgereifte und innovative Operationsmethode dar. Bei rechtzeitigem Vorgehen bei noch ungeschädigtem Rückenmark ist das Risiko einer operationsbedingten Querschnittlähmung gering.

Obwohl die Einsteifung nicht beseitigt ist, empfindet der „aufgerichtete" BECHTEREW-Patient die Phase nach dem Eingriff in aller Regel als „neues Leben", sodass diese Operationen für Patient und Arzt gleichermaßen außergewöhnlich dankbar sind.

## Endoskopisch assistierte Versorgung von Wirbelfrakturen

### Indikation

Dieser Abschnitt bezieht sich auf operationsbedürftige Frakturen im Bereich der gesamten Brustwirbelsäule und der oberen Lendewirbelsäule (s. Abb. 13.1). Bei akuten Frakturen ergibt sich die Indikation zu operativen Intervention aus dem Frakturtyp. Nach der AO-Klassifikation gelten Frakturen der Typen B und C als instabil und somit als versorgungsbedürftig. Bei Typ-A-Frakturen muss in Abhängigkeit von der Hinterkantensituation über die Operationsindikation entschieden werden. Eine relevante Einengung des Spinalkanals mit Kontakt zur Dura durch ein Hinterkantenfragment im Bereich des thorakalen Myelons stellt aus unserer Sicht eine Operationsindikation dar, auch wenn neurologische Symptome fehlen.

Über den Zeitpunkt der Operation bei akuten Frakturen besteht insofern Einigkeit, als bei Vorliegen einer progredienten neurologischen Symptomatik oder bei inkompletter Querschnittsymptomatik sofortiger Handlungsbedarf besteht. Instabile Frakturen ohne neurologische Ausfälle können mit aufgeschobener Dringlichkeit versorgt werden.

Eine Sonderstellung nehmen die posttraumatischen Kyphosen ein. Die Indikation zu einer Aufrichteoperation sollte sicherlich nicht an einem COBB-Winkel der segmentalen Kyphose festgemacht, sondern von der Gesamtstatik abhängig gemacht werden. Am thorakolumbalen Übergang kann aber bereits ab einem segmentalen Kyphosewinkel von 15° eine Operationsindikation gegeben sein, wenn aufgrund fehlender Kompensationsmöglichkeiten die Schädigung der – fast immer – kaudalen Bandscheibe im Sinne eines ventralen Aufklaffens mit konsekutiver Retrolisthesis droht.

Die Indikation zum kombinierten endoskopisch assistierten ventrodorsalen Vorgehen im Bereich der Brustwirbelsäule und der oberen Lendenwirbelsäule sehen wir bei:

◢ Hinterkantenfragmenteinstand mit Myelonalteration,
◢ Zerstörungen der vorderen Säule, die einen Wirbelköperersatz notwendig machen,
◢ Typ-B- und -C-Frakturen,
◢ posttraumatischen Kyphosen.

### Präinterventionelle Diagnostik

Die Bild gebende Diagnostik orientiert sich an den AO-Richtlinien [Kanz et al. 2002]. Diese beinhalten zunächst im Sinne einer Stufendiagnostik die Röntgenuntersuchung des gesamten Achsenorgans. Dabei ist zu beachten, dass sowohl der kraniozervikale als auch der zervikothorakale Übergang in ausreichender Qualität dargestellt werden, was eine sichere Beurteilung dieser Abschnitte erlaubt. In einem nächsten Schritt folgt die Schnittbilddiagnostik. Die Auswahl des Verfahrens richtet sich nach der jeweiligen Fragestellung. Mithilfe der CT kann die knöcherne Situation besser beurteilt werden. So kommen fragmentbedingte Spinalkanaleinengungen in der Darstellung mittels CT im Gegensatz zur Darstellung mittels MRT besser zur Ansicht. Die MRT hingegen ermöglicht eine aussagekräftigere Beurteilung der Weichteile (z.B. Einblutung in die Muskulatur und in den Bandapparat), zeigt deutlicher Einblutungen in den Spinalkanal (epidurale Hämatome) und erlaubt eine Beurteilung frakturbedingter morphologischer Veränderungen im Rückenmark (intramedulläres Hämatom, Myelonödem).

Bei ausgewählten Fragestellungen, wie z.B. zur Beurteilung der Liquorzirkulation bei einer posttraumatischen Kyphose, ist mitunter eine konventionelle Myelographie mit Postmyelo-CT indiziert.

Bei Elektiveingriffen sollten Voraussetzungen für das intraoperative Monitoring mit somatosensibel evozierten Potenzialen geschaffen werden.

## Notwendiges Instrumentarium

Siehe hierzu Abschnitt „Ventrales endoskopisches Release bei Skoliosen".

Bei partiellen oder vollständigen Korporektomien stellt sich das Problem der belastungsstabilen Rekonstruktion der vorderen Säule. Hierzu stehen strukturelle Eigenspäne aus Beckenkamm oder Tibia, allogene Transplantate oder metallische Stützkörper zur Verfügung. Neben dem Erfordernis eines weiteren Eingriffs für die Gewinnung des autologen Transplantats bleibt – insbesondere bei älteren Patienten und langstreckigeren Überbrückungen – die mangelnde mechanische Festigkeit des Spans ein Problem. In diesen Fällen ist der Einsatz eines Wirbelersatzes zu erwägen, der dann mit der anfallenden Eigenspongiosa aus dem Frakturbereich gefüllt werden kann und eine Beckenkammspanentnahme obsolet macht. Als Wirbelkörperersatz verwenden wir den endoskopisch assistiert einbringbaren und in situ teleskopartig aufspreizbaren „X-TENZ"-Titankörper der Firma DEPUY.

## Kosten

Größenabhängig, ca. 1.100 €.

## Bestelladresse

DEPUY SPINE, LTD, St. Anthonys Road, Beeston, Leeds LS11 8DT, England, Tel.: 0044-1132700461, Fax: 0044-1132025992, E-Mail: DePuySpine@dpygb.jnj.com.

JOHNSON & JOHNSON, www.jnj.com.

## Präinterventionelle Aufklärung

Alle wesentlichen im Abschnitt „Ventrales endoskopisches Release bei Skoliosen" genannten Punkte sollten Inhalt der Patientenaufklärung sein. Da bei der Versorgung von Wirbelkörperfrakturen häufig eine Korporektomie bzw. eine Teilkorporektomie notwendig ist, sollten die Patienten über die Möglichkeiten des Wirbelkörperersatzes informiert werden. Ferner sind die Patienten darüber aufzuklären, dass die Gefahr der postoperativen Verschlechterung der neurologischen Situation bei vorgeschädigtem Rückenmark deutlich höher ist. In Abhängigkeit vom Verletzungstyp und dem geplanten Vorgehen sollte eine spätere Material(-teil-)entfernung erwähnt werden.

## Durchführung der Intervention

Das endoskopische Standardvorgehen und die endoskopischen Schritte im Einzelnen entsprechen im Wesentlichen denen im Abschnitt „Ventrales endoskopisches Release bei Skoliosen". Ein simultanes ventrales und dorsales Arbeiten ist in vielen Fällen hinsichtlich der besseren Korrekturmöglichkeiten sinnvoll. Im Folgenden wird auf die Besonderheiten bei den 2 prinzipiellen ventralen Vorgehensweisen eingegangen.

### Endoskopische ventrale intersomatische Fusion

Siehe hierzu Abb. 13.11.

Dieses Vorgehen ist indiziert bei Typ-A-Frakturen (Typen A3.1 und A.3.2), wenn die Hinterkante des Wirbelkörpers intakt und noch ausreichend gesunde Knochensubstanz oberhalb der intakten Grundplatte vorhanden ist. Hierbei sollte eine zusätzliche Beckenkammspanentnahme erfolgen, da meist nicht genügend reimplantierbares Knochenmaterial anfällt.

Nach dem endoskopischen Standardzugang (s. Abschnitt „Ventrales endoskopisches Release bei Skoliosen") wird zunächst die affektierte Bandscheibe ausgeräumt. Im nächsten Schritt werden die frakturierten Knochenanteile im Bereich der Deckplatte entfernt, bis gesunde Knochensubstanz vorliegt. Nach Anfrischung der Grundplatte des darüber liegenden Wirbels wird der Defekt mit kortikospongiösen Spänen und lockerer Spongiosa aufgefüllt. Der Verschluss des ventralen Situs erfolgt wie im Abschnitt „Ventrales endoskopisches Release bei Skoliosen" beschrieben. Der dorsale Eingriff zur transpedikulären Stabilisierung und zur dorsalen Spondylodese kann entweder simultan oder im Anschluss an die ventrale Prozedur erfolgen.

### Endoskopische ventrale Koporektomie bzw. Teilkorporektomie

Siehe hierzu Abb. 13.12.

Eine Resektion bzw. Teilresektion eines Wirbelkörpers ist bei größeren frakturbedingten Wirbelkörperdefekten und/oder bei Spinalkanalstenosen,

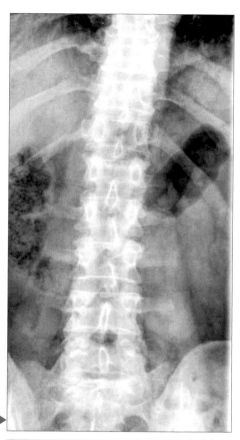

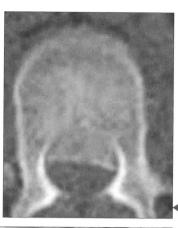

**Abb. 13.11: a, b)** Kranialer inkompletter Berstungsbruch mit großem Hinterkantenfragment und Durakompression Typ A.3.1 von LWK 1 bei einer 29-jährigen Patientin; **c–e)** postoperative Kontrolle nach endoskopisch assistierter ventraler intersomatischer monosegmentaler Fusion und dorsaler Stabilisierung von BWK 12 bis LWK 1

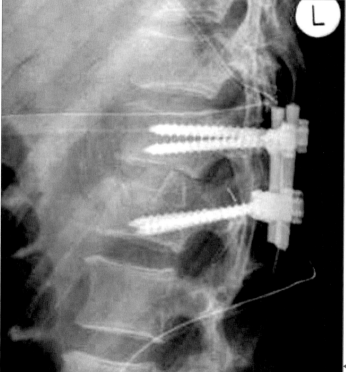

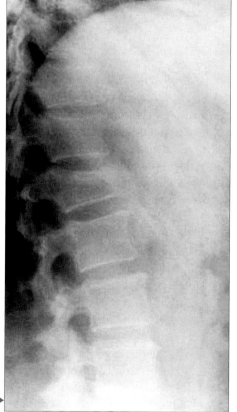

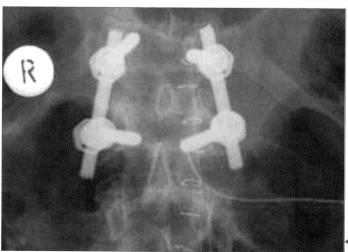

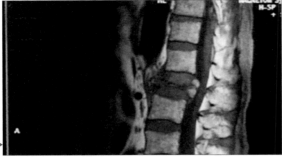

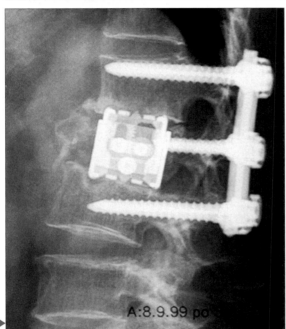

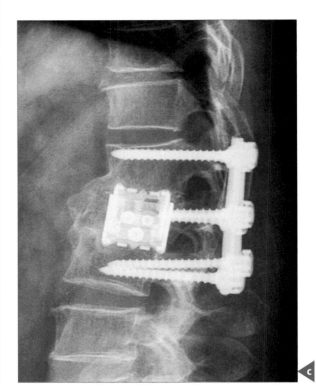

**Abb. 13.12: a)** Osteoporosebedingte Berstungsfraktur mit partieller Wirbelnekrose von LWK 1 mit fragmentbedingter Spinalkanalstenose bei einer 68-jährigen Patientin; **b)** postoperative Kontrolle nach Korporektomie und Wirbelköperersatz sowie dorsaler Stabilisierung von BWK 12 bis LWK 2; **c)** Röntgenkontrolle 2 Jahre postoperativ: knöchern fester Einbau des Wirbelkörperersatzes von LWK1

bedingt durch Verlagerung von Hinterkantenfragmenten, erforderlich. Der endoskopische Zugang wird wie im Abschnitt „Ventrales endoskopisches Release bei Skoliosen" beschrieben vorgenommen. Zunächst werden die angrenzenden Bandscheibenfächer dargestellt und die Bandscheiben entfernt. Eine Unterbindung der Segmentalgefäße vor dem frakturierten Wirbel ist meist erforderlich. Dann wird der betroffene Wirbelkörper schrittweise entfernt. Ist eine Duradekompression aufgrund verlagerter Hinterkantenfragmente erforderlich, so wird diese am günstigsten vom Bandscheibenfach aus vorgenommen. Eine gute anatomische Landmarke zur Einschätzung der dorsalen Grenze des Bandscheibenfachs ist das Rippenköpfchen. Das hintere Längsband muss sicher dargestellt werden. Nach Eröffnung und Resektion desselben in Höhe des Bandscheibenfachs kann nunmehr unter optischer Kontrolle

der Spinalkanal von den Knochenfragmenten bereinigt werden. Dabei empfiehlt es sich, auch die Dura sicher darzustellen. In gleicher Technik können epidurale Hämatome entlastet werden. Die Austastung des Situs erfolgt mittels Nervenhäkchen unterschiedlicher Länge. Der Korporektomiedefekt kann entweder mit tragfähigen kortikospongiösen Spänen oder mit verschiedenen Formen von Wirbelkörperersatz ausgefüllt werden. Wir bevorzugen einen aufspreizbaren Wirbelkörperersatz (X-TENZ-System der Firma DEPUY), weil hierüber eine gute In-situ-Extension möglich ist (s. Abb. 13.13).

Der Wirbelkörperersatz wird nach adäquater Anfrischung der Grund- und Deckplatte mit zurückgewonnenem Eigenknochen aufgefüllt. Zuvor sollte eine Bildverstärkerkontrolle den korrekten Implantatsitz dokumentieren. Die dorsale transpedikuläre Stabilisierung und die Spondylodese können entweder simultan oder im Anschluss an den ventralen Wundverschluss erfolgen.

### Besonderheiten bei hochthorakalen Prozessen

Frakturen oberhalb von BWK 4 können nicht in der beschriebenen Technik in Bauchlage operativ versorgt werden. In dieser hochthorakalen Lokalisation muss der ventrale Eingriff in Seitenlage (bevorzugt Rechtsseitenlage) mit abduziertem Arm vorgenommen werden. Die Minithorakotomie wird in der Axilla direkt im Verlauf der mittleren Axillarlinie angelegt.

### Komplikationsmöglichkeiten

Die Komplikationsmöglichkeiten entsprechen im Wesentlichen den in den Abschnitten „Ventrales endoskopisches Release bei Skoliosen" und „Ventrales endoskopisches Release bei BECHTEREW-Kyphose" aufgezählten. Bei durchgeführtem Wirbelkörperersatz besteht zusätzlich die Gefahr der Dislokation und des Einsinkens des Implantats.

### Ergebnisse in der Literatur

Im Zeitraum von Mai 1994 bis 1998 versorgten wir in unserer Einrichtung 93 Patienten (67 Männer, 26 Frauen) mit einem Durchschnittsalter von 31,2 (15–68) Jahren mit akuten Frakturen (n=71) und posttraumatischen Kyphosen (n=22) mit der beschriebenen Technik. Die mittlere Operationsdauer betrug 207 (129–320) min. Der Mittelwert der Kyphosekorrektur betrug 16,4° (2–32°). Ein Wechsel zur offenen Thorakotomie war nicht erforderlich.

Über vergleichbar gute Erfahrungen bei der endoskopisch assistierten Frakturversorgung berichten Khoo, Beisse und Potulski [2002] sowie Arand, Kinzl und Hartwig [2002].

### Fazit und klinische Relevanz

Die endoskopisch assistierte ventrodorsale Spondylodese in Bauchlage stellt eine adäquate und sichere Versorgung akuter Frakturen und posttraumatischer Deformitäten dar. Verglichen mit der offenen Thorakotomie führt die minimal-invasive Technik zur postoperativen Schmerzreduktion, zu kürzeren Hospitalisationszeiten und zu einem besseren kosmetischen Outcome.

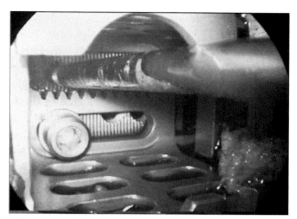

**Abb. 13.13:** Endoskopischer intraoperativer Situs bei Einbringen des Wirbelköperersatzes (X-Tenz)

Über die Verwendung eines extendierbaren Wirbelkörperersatzes kann eine optimale Wiederherstellung des Profils und der Stabilität der vorderen Säule erreicht werden.

## Endoskopisch assistiertes ventrales Débridement bei Spondylodiszitiden

### Indikation

Bei der Indikationsstellung zur operativen Herdsanierung bei Spondylodiszitiden ist zu bedenken, dass es sich hierbei meist um ältere, polymorbide Patienten handelt. Eine Operationsindikation sehen wir gegeben bei:
- Versagen der konservativen Therapie,
- Fortschreiten der knöchernen Wirbelkörperdestruktion,
- nicht beherrschbarer Schmerzsymptomatik,
- Abszessbildung paraspinal oder intraspinal,
- neurologischer Ausfallsymptomatik.

Alle operationsbedürftigen Spondylodiszitiden im Bereich der Brustwirbelsäule und der oberen Lendenwirbelsäule (s. Abb. 13.1) stellen aus unser Sicht eine Indikation für ein kombiniertes endoskopisch assistiertes ventrodorsales Vorgehen dar.

### Präinterventionelle Diagnostik

Zwingend erforderlich ist die Röntgenuntersuchung der gesamten spinalen Achse – einerseits um eventuelle weitere Spondylitisherde zu identifizieren und andererseits um das Ausmaß der knöchernen Destruktion beurteilen zu können. Im Rahmen der Stufendiagnostik folgt die MRT, anhand derer Aussagen über etwaige Abszessbildungen und deren Lokalisation getroffen werden können. Begleitend muss präoperativ die Entzündungsserologie (Leukozytenzahl, Blutkörperchensenkungsgeschwindigkeit, Konzentration des C-reaktiven Proteins) bestimmt werden, um Ausgangswerte für postoperative Verlaufskontrollen zu erhalten. Bei einem septischen Krankheitsbild sollten Blutkulturen abgenommen werden.

## Notwendiges Instrumentarium

Hierzu wird auf die vorangegangenen Abschnitte verwiesen.

## Präinterventionelle Aufklärung

Zu den grundlegenden Punkten der präoperativen Aufklärung wird auf die vorangegangenen Abschnitte verwiesen. Aufgrund des Alters und der Begleiterkrankungen in diesem Patientenkollektiv besteht ein höheres Risiko für postoperative Komplikationen, wie Atelektasen, Pneumonien und Wundheilungsstörungen. Letztere werden zusätzlich durch den infektiösen Charakter des Krankheitsbildes und der zugrunde liegenden gestörten Immunabwehr gefördert. Allerdings sollte auch bei der Aufklärung dem Patienten und seinen Angehörigen dargelegt werden, dass es sich bei der geplanten Operation oft um eine Ultima Ratio handelt.

## Durchführung der Intervention

Eine Beckenkammspanentnahme ist erforderlich. Anhand der Bild gebenden Diagnostik sollte im Rahmen der Operationsplanung die Größe der erforderlichen kortikospongiösen Späne abgeschätzt werden.

Der Eingriff erfolgt in der Regel in Bauchlage. Ausnahmen bilden die hochthorakalen Prozesse ab BWK 4, die in Rechtsseitenlage operiert werden (s. auch Abschnitt „Endoskopisch assistierte Versorgung von Wirbelfrakturen"). Der ventrale Standardzugang ist in den vorausgegangenen Abschnitten beschrieben, sodass hier auf weitere Details verzichtet wird.

## Besonderheiten des endoskopischen Débridements bei Spondylitiden

Die subperiostale ventrale Darstellung der betroffenen Wirbelsäulenabschnitte kann sich aufgrund prävertebraler entzündlicher Verklebungen schwierig gestalten. Häufig finden wir Adhäsionen zu den großen Gefäßen. Diese müssen mit äußerster Sorgfalt gelöst werden, um die Gefäße mit einem entsprechend platzierten Spatel zu schützen. Ist dies sicher gelungen, wird das betroffene Bandscheibenfach von den entzündlich veränderten Bandscheibenresten bereinigt. Über diesen Weg ist, sofern erforderlich, auch die Entlastung eines epiduralen Abszesses möglich. Sind mehrere Bandscheiben betroffen, wird im anderen Segment analog vorgegangen. In Abhängigkeit von der Wirbelkörperdestruktion sind Korporektomien oder Teilkorporektomien erforderlich. Die ventrale Defektüberbrückung ist abhängig vom Ausmaß des Débridements (s. Tab. 13.2). Eigene Erfahrungen aus über 270 in minimal-invasiver anteriorer Technik durchgeführten Operationen zeigen, dass bei adaptierter Infrastruktur mit diesem Vorgehen bei einem generell polymorbiden Patientenkollektiv deutlich komplikationsärmere Sanierungen möglich sind als mittels konventioneller offener transthorakaler Technik.

Zusätzlich können über die zu transplantierende Spongiosa lokal wirksame Antibiotikazusätze eingebracht werden. Bei sehr instabilen lokalen Verhältnissen ist eine zusätzliche ventrale Instrumentation sinnvoll (s. Abb. 13.14). Nach Abschluss der ventralen Prozedur werden die dorsale transpedikuläre Instrumentation und die Spondylodese durchgeführt. Im Fall einer Spondylodiszitis ist hinsichtlich einer potenziellen Keimverschleppung von einem simultanen ventrodorsalen Vorgehen abzuraten.

Tab. 13.2: Prinzipielle Möglichkeiten der Defektüberbrückung

| Ausmaß des Débridements | Ventrale Abstützung |
|---|---|
| • Diskektomie<br>• partielle Korporektomie<br>• Korporektomie | • intersomatische Fusion<br>• kortikospongiöser Span<br>• Wirbelkörperersatz oder kortikospongiöser Span |

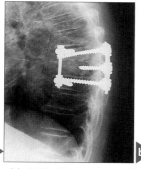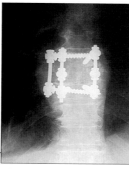

**Abb. 13.14:** Röntgenkontrolle 5 Jahre postoperativ bei ausgeheilter Spondylodiszitis in Höhe BWK 8–10 nach ventraler Teilkorporektomie, Transplantation eines kortikospongiösen Spans und vorderer Instrumentation

## Komplikationsmöglichkeiten

Aufgrund des Alters und der besagten Polymorbidität dieses Patientenklientels ist die Komplikationsrate zwangsläufig höher als bei anderen Eingriffen unter Verwendung dieser Technik. Benli et al. [2003] gaben nach ventrodorsaler Versorgung tuberkulöser Spondylitiden, allerdings in offener Technik, sowohl die Rate an Gefäßkomplikationen als auch die Rate an Wundinfektionen mit jeweils 3,2% an. Nach thorakoskopischem ventralem Débridement beschrieben Huang et al. [2000] eine Rate von 40% an Air-Lecks und eine Atelektase.

Im eigenen Patientenklientel hatten wir keine relevanten intraoperativen Komplikationen registrieren müssen. Die postoperativen Komplikationen setzten sich im Wesentlichen aus dorsalen Wundinfektionen und Nachkyphosierungen aufgrund des Einsinkens des ventralen Implantats zusammen.

## Ergebnisse in der Literatur

Im Hinblick auf die Schwere des Krankheitsbildes sind die operativen Ergebnisse insgesamt günstig [Benli et al. 2003; Huang et al. 2000; Klockner, Valencia 2003; Schinkel, Gottwald, Andress 2003]. Schinkel, Gottwald und Andress [2003] geben die Rate der Verbesserung der neurologischen Ausgangssituation mit 82% an, Benli et al. [2003] mit 96%. Eine mittlere Häufigkeit einer Kyphosekorrektur von 79,7% ist in der Studie von Benli et al. [2003] angegeben.

Insgesamt jedoch finden sich in der Literatur keine Studien mit aussagekräftigen Fallzahlen

über die Ergebnisse des endoskopisch assistierten ventralen Débridements.

## Fazit und klinische Relevanz

Durch die operative Intervention können folgende Ziele erreicht werden:

◢ sichere Herdsanierung,
◢ kurze Dauer der Immobilisation,
◢ verkürzte Krankheitsdauer,
◢ Verbesserung der neurologischen Symptomatik,
◢ Vermeidung von Sekundärschäden.

Durch die Möglichkeit, den ventralen Eingriff in minmal-invasiver Technik durchzuführen, bleibt den zumeist älteren und polymorbiden Patienten die Belastung einer offenen Thorakotomie oder eines zweizeitigen Eingriffs erspart.

## Endoskopisch assistierte Versorgung bei Tumoren im Bereich der Brustwirbelsäule und der oberen Lendenwirbelsäule

### Indikation

Kaum eine Problematik an der Wirbelsäule wird so kontrovers diskutiert wie das Thema der Tumorchirurgie.

In erster Linie muss bei der Indikationsstellung bedacht werden, ob es sich mit großer Wahrscheinlichkeit um eine metastatische Läsion handelt oder ob ein möglicher Primärtumor der Wirbelsäule vorliegt.

#### Indikation bei Primärtumoren der Wirbelsäule
Unabhängig von der Dignität besteht bei Primärtumoren in der Regel immer eine Operationsindikation. Liegt ein Befall der vorderen Säule vor, ergibt sich daraus die Indikation für einen ventralen Eingriff. Für die Prognose von Primärtumoren der Wirbelsäule ist die Vermeidung eines Rezidivs von entscheidender Bedeutung. Dies ist wiederum von der möglichen Radikalität abhängig. Grundsätzlich müssen alle Primärtumoren so radikal wie möglich entfernt werden. Eine Radikalität im definitionsgemäßen Sinn (vollständige Tumorresektion im gesunden Umgebungsgewebe) ist im Bereich der Wirbelsäule technisch und anatomisch nicht möglich. Deshalb können wir in die-

sem Zusammenhang nur von einer maximal weiten Resektion sprechen.

### Indikation bei metastatischen Läsionen

Zur Entscheidungsfindung sollten folgende Fragen gestellt werden:
◢ Können neurologische Symptome durch eine Operation verbessert bzw. kann deren Auftreten verhindert werden?
◢ Besteht akute Frakturgefahr?
◢ Kann die Lebensqualität (Schmerzsituation, Mobilität) durch einen operativen Eingriff verbessert bzw. auf dem bestehenden Level gehalten werden?
◢ Kann die Lebenserwartung günstig beeinflusst werden?

Ist eine der aufgeführten Fragen mit „Ja" zu beantworteten, so kann eine operative Intervention erwogen werden. Die Frage nach der Radikalität ist hier von sekundärer Bedeutung. Entschieden werden muss zwischen einer alleinig dorsalen und einer kombinierten ventrodorsalen Intervention. Betreffen die metastatischen Veränderungen vorrangig die vordere Säule, halten wir ein kombiniertes Vorgehen für indiziert. Bei diesem Krankheitsbild gibt es jedoch keine klaren Richtlinien. Die Entscheidung über die Art der Intervention ist im Einzelfall zu treffen.

### Präinterventionelle Diagnostik

Auch hinsichtlich der erforderlichen Diagnostik sollte zwischen den primären und den metastatischen Tumoren differenziert werden.

### Diagnostik bei Primärtumoren

Neben der obligaten Röntgendiagnostik hat die Schnittbilddiagnostik maßgebliche Bedeutung. Während die MRT Aussagen über die Weichteilsituation liefert, erlaubt die CT die bessere Beurteilung der knöchernen Destruktion. Zur Beschreibung der Ausdehnung sollte die ENNEKING-Klassifikation [Abdu, Provencher 1998] bzw. das Staging-System nach WEINSTEIN-BORIANI-BIAGINI [Abdu, Provencher 1998] verwandt werden.

Eine Biopsie ist zur Klärung der Dignität hinsichtlich der Operationsplanung mitunter sinnvoll.

### Diagnostik bei Wirbelsäulenmetastasen

Besteht der Verdacht auf eine metastatische Läsion im Bereich der Wirbelsäule bei bekanntem oder nicht bekanntem Primärtumor, muss immer die gesamte Wirbelsäule in die Diagnostik einbezogen werden. Erforderlich ist eine entsprechenden Röntgendiagnostik. Magnetresonanztomographisch muss die bisher bekannte Läsion dargestellt werden. Als Screening auf weitere Herde reicht eine magnetresonanztomographische Darstellung der gesamten Wirbelsäule in sagittaler Schnittführung aus. Die Entscheidung über ein komplettes präoperatives Tumor-Staging sollte individuell getroffen werden.

### Notwendiges Instrumentarium

Hierzu wird auf die ersten 3 Abschnitte verwiesen.

### Präinterventionelle Aufklärung

Auch diesbezüglich sind die wesentlichen Dinge in den vorangegangenen Abschnitten genannt worden.

Bei metastatischen Läsionen sollten die Patienten zusätzlich darüber informiert werden, dass eine vollständige Tumorentfernung oder gar eine Heilung durch den geplanten Eingriff nicht möglich ist.

Die Radikalität bei Primärtumoren der Wirbelsäule ist entscheidend für die Prognose. Vom Operateur wird eine maximal weite Resektion angestrebt. Dies impliziert, dass bei derartigen Eingriffen mitunter bis an die Grenzen des technisch Machbaren und auch des Verantwortbaren gegangen wird. Der Patient sollte über das zwangsläufig erhöhte Risiko in Kenntnis gesetzt werden.

Ferner ist es dem Patienten gegenüber fair, wenn im Rahmen der präoperativen Aufklärung auch eine eventuelle Nachbehandlung (Chemotherapie, Radiatio) angesprochen wird.

### Durchführung der Intervention

Der Eingriff erfolgt in der Regel in Bauchlage, mit Ausnahme von Prozessen oberhalb von BWK 4, die in Rechtsseitenlage versorgt werden. Bezüglich der Standardtechnik des ventralen endoskopisch assistierten Zugangs verweisen wir auf die vorangegangenen Abschnitte.

## Besonderheiten bei Primärtumoren

Es gibt in Abhängigkeit von der Tumorausdehnung (ENNEKING-Klassifikation, WEINSTEIN-BORIANI-BIAGINI-Staging-System) folgende prinzipielle chirurgische Resektionsmöglichkeiten:

◢ En-bloc-Resektion über partielle Vertebrektomie,
◢ En-bloc-Resektion über komplette Vertebrektomie,
◢ intraläsionale Kürettage.

Wenn eine En-bloc-Spondylektomie möglich ist (Sektoren 10–12 oder 1 mit 3 nach WEINSTEIN-BORIANI sind tumorfrei), werden simultan endoskopisch assistiert von ventral die jeweils angrenzende Bandscheibe und das hintere Längsband entfernt. Es folgt die korpusnahe thorakoskopische Osteotomie des Rippenköpfchens und des nicht befallenen Pedikels. Anschließend werden von einem dorsomedianen Standardzugang aus die kraniale und die kaudale Osteotomie bzw. eine Flavumresektion vorgenommen. Nach von dorsal durchgeführter Osteotomie der tumorseitigen Rippe kann dann in einem thorakoskopisch unterstützten dorsalen Rotationsmanöver der befallene Wirbelkörper mit befallenem Pedikel und Hemilamina nach hinten herausgedreht und entfernt werden (s. Abb. 12.15).

## Besonderheiten bei Metastasen

Bei einer metastatischen Wirbelkörperdestruktion wird in der Regel eine intraläsionale Resektion durchgeführt. Da die benachbarten Bandscheiben meist nicht in den Prozess involviert sind, stellen diese anatomische Landmarken dar. Nach Entfernung der Bandscheiben wird die Resektion des tumorös veränderten Wirbelkörpers vorgenommen und, falls erforderlich, der Spinalkanal von ventral dekomprimiert. Aus statischen Gründen ist eine ventrale Abstützung erforderlich. Wir bevorzugen hierfür das X-TENZ-System (siehe auch vorangegangener Abschnitt). Nach Einsetzen und Aufspreizen des Wirbelkörperersatzes wird der korrekte Implantatsitz durch den Bildverstärker dokumentiert. Zur Auffüllung des Wirbelkörperersatzes ist die Verwendung von Knochenzement zu empfehlen.

Nach Verschluss der Minithorakotomie erfolgt der Wechsel nach dorsal zur transpedikulären Instrumentation und gegebenenfalls zur zusätzlichen Dekompression des Spinalkanals.

## Komplikationsmöglichkeiten

Im eigenen Patientenklientel verzeichneten wir keine relevanten intraoperativen Komplikationen. Bei primären Wirbelsäulentumoren mit totaler Spondylektomie fanden Abe et al. [2000] in einer Serie mit 6 Patienten keine operationsbezogenen Komplikationen. Zwei fatale Verläufe aufgrund massiven Blutverlusts bzw. einer postoperativen Pneumonie nach thorakoskopischer Intervention bei 90 Patienten (davon 41 Metastasen) werden von Huang et al. [1999] beschrieben. In dieser 90 Patienten umfassenden Serie beläuft sich die Komplikationsrate insgesamt auf 24,4%, resultierend aus 4 transitorischen Intercostalneuralgien, 3 Wundinfektionen, 3 Fällen von pharyngealem Schmerz, 2 Atelektasen, 2 residualen Pneumothoraces, 2 subkutanen Emphysemen, einem Chylothorax, einer perikardialen Penetration, einer Schraubenfehllage und einer Implantatdislokation. Im Vergleich geben Gokaslan et al. [1998] bei offener Thorakotomie im Rahmen von metastatischen Prozessen eine Komplikationsrate von 29% sowie zu 3% fatale Verläufe an.

**Abb. 13.15a, b:** Resektat nach En-bloc-Spondylektomie von BWK 8 bei Riesenzelltumor

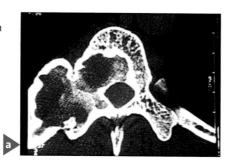

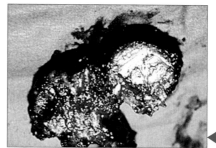

### Ergebnisse in der Literatur

#### Primäre Tumoren

Aufgrund der Seltenheit dieser Tumoren und der individuellen Therapieregimes finden sich in der Literatur keine größeren Verlaufsserien. In der Arbeit von Abe et al. [2000] wird in einem Nachbeobachtungszeitraum von 2–4,8 Jahren ein Rezidiv eines Osteosarkoms beschrieben, welches im Rahmen der ventralen Operation nur intraläsional reseziert werden konnte. Alle anderen Verläufe waren im Nachbeobachtungszeitraum unauffällig. Dies deckt sich auch mit unseren eigenen Erfahrungen.

#### Metastasen

Auch zu dieser Problematik findet sich in der Literatur ein Defizit an aussagefähigen Studien. Gokaslan et al. [1998] fanden postoperativ (nach offener transthorakaler Teilkorporektomie) eine signifikante Verbesserung der Schmerzsituation und der neurologischen Ausfälle.

Einigkeit besteht darüber, dass bei entsprechend strenger Patientenselektion die operative Intervention in Kombination mit einer Radio- und/oder Chemotherapie zu einer Verbesserung der Lebensqualität führt [Bilsky et al. 1999; Gokaslan et al. 1998; Xu et al. 2002].

### Fazit und klinische Relevanz

Angesichts der anatomischen Gegebenheiten sind sichere Resektionsgrenzen, die für ein onkologisch radikales Vorgehen erforderlich wären, an der Wirbelsäule selten möglich. Das geschilderte (aggressive) ventrodorsal kombinierte Vorgehen mit der Option zur simultanen Resektion erlaubt trotzdem bei primären Tumoren der Wirbelsäule relativ gute Voraussetzungen für eine mögliche Heilung.

In der Metastasenchirurgie wird durch kombinierte ventrodorsale Eingriffe die Lebensqualität verbessert oder erhalten. Insbesondere bei diesen Patienten muss die physische Belastung durch eine Operation gering gehalten werden. Einen wesentlichen Beitrag hierzu liefert die minimal-invasive ventrale Technik.

## Endoskopische ventrale Dekompression bei thorakalen Bandscheibenvorfällen

### Indikation

Thorakale Bandscheibenvorfälle sind ein relativ seltenes Krankheitsbild. Ihr Anteil gemessen an der Gesamtzahl der Bandscheibenvorfälle beträgt lediglich 1–2% [Levi, Gjerris, Don 1999]. Nach der Lokalisation können sie in laterale, mediolaterale und mediale Vorfälle unterteilt werden. Eine ventrale endoskopische minimal-invasive Dekompression ist bei einer relevanten Myelonkompression von medial indiziert. Die Operationsindikation richtet sich andererseits auch nach der klinischen Symptomatik. Bestehen klinische Zeichen einer Myelopathie, die mit den Ergebnissen der Bildgebung vereinbar sind, ist die Indikation klar. Schwieriger gestaltet sich die Indikationsstellung bei uncharakteristischen thorakalen Beschwerden (s. Abb. 13.16). Zeigt jedoch die Bild gebende Diagnostik einen Befund wie in Abbildung 13.16 dargestellt, so sehen wir auch bei Fehlen einer neurologischen Symptomatik eine Operationsindikation. Dies trägt dann den Charakter eines Präventiveingriffs zur Vermeidung einer sekundären Myelopathie.

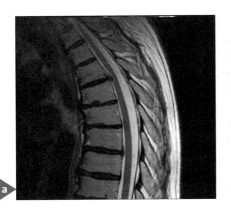 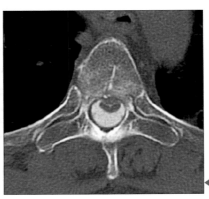

**Abb. 13.16: a)** Thorakale MRT mit Bandscheibenvorfall in Höhe BWK 5/6; **b)** Postmyelo-CT des gleichen Befunds: massive Myelonkompression

## Präinterventionelle Diagnostik

Diagnostisches Verfahren der Wahl ist die MRT. Hiermit lassen sich Lokalisation und Ausdehnung des Befunds sowie intramedulläre Läsionen optimal darstellen. Allerdings ist die knöcherne Situation magnetresonanztomographisch nur bedingt beurteilbar. Insbesondere bei der Fragestellung, ob der magnetresonanztomographisch gesicherte Bandscheibenvorfall knöchern gedeckt oder teilweise kalzifiziert ist, erweist sich eine zusätzliche CT oder eine Postmyelo-CT als hilfreich. Die präoperative Diagnostik sollte mit konventionellen Röntgenaufnahmen ergänzt werden. Weiterhin müssen die Voraussetzungen für das intraoperative Monitoring mittels somatosensibel evozierter Potenziale geschaffen werden.

## Notwendiges Instrumentarium

Diesbezüglich verweisen wir auf die vorangegangenen Abschnitte.

## Präinterventionelle Aufklärung

Das Operationsprinzip besteht in der endoskopisch gestützten minimal-invasiven Dekompression des Rückenmarks mit intersomatischer Segmentfusion und dorsaler Spondylodese. Besonders müssen die Patienten auf die Gefahr potenzieller neurologischer Ausfälle bis hin zur kompletten Querschnittlähmung aufgeklärt werden. Bei manifesten neurologischen Defiziten mit magnetresonanztomographisch nachgewiesener Myelopathie ist es trotz erfolgreicher Dekompression möglich, dass keine klinische Besserung eintritt.

Zu den allgemeinen Operationsrisiken siehe Abschnitt „Endoskopisches ventrales Release bei Skoliosen".

## Durchführung der Intervention

Diese erfolgt im Regelfall in Bauchlage, bei Bandscheibenvorfällen oberhalb von BWK 4 in Rechtsseitenlage. Zur Erzielung einer schnellen und sicheren Spondylodese ist die Entnahme von Spongiosa und eines ca. 1 cm hohen kortikospongiösen Spans zu empfehlen.

Das Prinzip des endoskopisch assistierten Standardzugangs ist im Abschnitt „Endoskopisches ventrales Release bei Skoliosen" ausführlich beschrieben.

## Besonderheiten beim thorakalen Bandscheibenvorfall

Die Duradekompression erfolgt nach Ausräumung der Bandscheibe vom Bandscheibenfach aus. Die 30°-Optik ermöglicht eine optimale Einsicht nach dorsal. Zunächst wird das hintere Längsband sicher dargestellt. Anatomische Orientierung bietet das Rippenköpfchen. Die Perforation des hinteren Längsbandes wird mit einem kleinen Nervenhäkchen vorgenommen. Unter optischer Kontrolle werden nun weitere Längsbandanteile und der Bandscheibenvorfall mittels abgewinkeltem Nukleotom und mittels Stanze entfernt. Die Dura muss sicher dargestellt werden. Zur Austastung des Situs finden Nervenhäkchen unterschiedlicher Länge Anwendung. Schwieriger kann sich die Dekompression des Spinalkanals bei knöchern gedeckten Bandscheibenvorfällen gestalten. Hier ist dann u.U. ein vorsichtiges Abtragen mit Meißel und scharfem Löffel erforderlich. Ist auf diesem Weg eine sichere Dekompression des Spinalkanals erreicht, schließt sich die ventrale Spondylodese an. Nach Anfrischung der Grund- und Deckplatten bringen wir aus Gründen der rotatorischen Stabilität einen mit Eigenspongiosa gefüllten HARMS-Korb in das leere Bandscheibenfach ein und verfugen dieses mit lockerer Spongiosa. Wenn möglich, wird in den ventralen Teil des Bandscheibenfachs ein kortikospongiöser Span eingebracht. Eine Bildverstärkerdokumentation sollte vor Verschluss des ventralen Zugangs erfolgen.

Danach schließt sich die dorsale Spondylodese an.

## Komplikationsmöglichkeiten

Hauptrisiko ist die postoperative Verschlechterung der neurologischen Situation. In vielen Fällen besteht eine neurologische Vorschädigung oder aber zumindest eine magnetresonanztomographisch nachweisbare Myelopathie. Dies birgt ein erhebliches Risikopotenzial in sich. Levi, Gjerris und Don [1999] registrierten in ihrer Serie von 35 Patienten mit thorakalem Bandscheibenvorfall (operativ versorgt über einen dorsalen unilateralen transpedikulären Zugang) einen Fall einer kompletten postoperativen Paraplegie. Ebenfalls berichteten Debnath et al. [2003] in einer Studie mit 10 Patienten über einen Fall einer kompletten Querschnittlähmung nach ventraler Dekompression in offener Technik. Gründe für 15 Revisionseingriffe nach vorangegangener thorakaler Bandscheibenoperation wurden von Dickman, Rosenthal und Regan [1999] analysiert. Diese waren eine inkomplette Resektion (10 Fälle) und Eingriffe in falscher Höhe (5 Fälle).

### Ergebnisse in der Literatur

In der Literatur fanden sich 2 verwertbare Arbeiten: Levi, Gjerris und Don [1999] analysierten die Ergebnisse bei 35 Patienten mit thorakalem Bandscheibenvorfall, die über einen dorsalen unilateralen transpedikulären Zugang versorgt wurden. Sie berichteten über 43% gute Ergebnisse. Unbefriedigend blieben die Resultate in 54% der Fälle. Ein Patient entwickelte postoperativ eine komplette Paraplegie. Die Nachoperationsrate betrug 6%. Debnath et al. [2003] berichteten in einer Serie von 10 Patienten (versorgt über eine offene ventrale Dekompression) über 60% gute und 40% unbefriedigende bzw. schlechte Ergebnisse. Auch hier erlitt ein Patient eine komplette Paraplegie.

Aufschlussreich ist die Studie von Dickman, Rosenthal und Regan [1999], in der die Gründe für 15 Revisionseingriffe nach vorangegangenen thorakalen Bandscheibenoperationen (11 posterolaterale Zugänge, eine offene Thorakotomie, 3 thorakoskopische Prozeduren) untersucht wurden. Fünf Patienten wurden in der falschen Höhe operiert. Drei Patienten hatten intradurale Bandscheibenvorfälle. Von den unvollständig resezierten Bandscheibenvorfällen war ein großer Anteil kalzifiziert bzw. knöchern gedeckt. Alle 15 Revisionseingriffe wurden in thorakoskopischer Technik vorgenommen. Postoperativ trat in keinem Fall eine neurologische Verschlechterung auf. Drei nochmalige Revisionen waren aufgrund einer Schraubenfehllage, eines residualen intraduralen Diskusfragments und eines persistierenden Liquorlecks erforderlich.

### Fazit und klinische Relevanz

Der thorakale Bandscheibenvorfall ist ein relativ seltenes Krankheitsbild, welches aber ein erhebliches Risikopotenzial in sich birgt. Bei symptomati-

schen Vorfällen mit Myelopathie ist die operative Intervention die einzige Alternative. Die Ergebnisse aus der Literatur und auch die eigenen Erfahrungen belegen, dass die ventrale thorakoskopische Dekompression das Operationsverfahren der Wahl bei medianen und paramedianen Befunden ist. Trotz allem bleibt für den Patienten ein nicht unerhebliches Operationsrisiko bestehen.

## Literaturverzeichnis

Abdu WA, Provencher M, Primary bone and metastatic tumors of the cervical spine. Spine (1998), 23, 2767–2777

Abe E et al., Total spondylectomy for primary tumor of the thoracolumbar spine. Spinal Cord (2000), 38, 146–152

Arand M, Kinzl L, Hartwig E, Die dorsoventrale endoskopisch unterstützte Instrumentation der BWS und LWS. Zentralbl Chir (2002), 127, 490–496

Benli IT et al., Anterior radical debridement and anterior instrumentation in tuberculosis spondylitis. Eur Spine J (2003), 12, 224–234

Bilsky MH et al., The diagnosis and treatment of metastatic spinal tumor. Oncologist (1999), 4, 459–469

Böhm H, Operative Möglichkeiten an Wirbelsäule und Gelenken bei Morbus Bechterew. Thüringer Ärzteblatt (2001), 4

Böhm H, El Saghir H, Minimal-invasives ventrales Release und endoskopische ventrale Instrumentation bei Skoliosen. Orthopäde (2000), 29, 535–542

Chen IH, Chien JT, Yu TC, Transpedicular wedge osteotomy for correction of thoracolumbar kyphosis in ankylosing spondylitis: experience with 78 patients. Spine (2001), 26, 354–360

Debnath UK et al., Results of hemivertebrectomy and fusion for symptomatic thoracic disc herniatiation. Eur Spine J (2003), 12, 292–299

Dickman CA, Rosenthal D, Regan JJ, Reoperation for herniated thoracic disc. J Neurosurg (1999), 91, 157–162

Gokaslan ZL et al., Transthoracic vertebrectomy for metastatic spinal tumors. J Neurosurg (1998), 89, 599–609

Huang TJ et al., Complications in thoracoscopic spinal surgery: a study of 90 consecutive patients. Surg Endosc (1999), 13, 346–350

Huang TJ et al., Video-assisted thoracoscopic surgery in managing tuberculous spondylitis. Clin Orthop (2000), 379, 143–153

Khoo LT, Beisse R, Potulski M, Thorcoscopic-assisted treatment of thoracic and lumbar fractures: a series of 371 consecutive cases. Neurosurgery (2002), 51, 104–117

Kim KT et al., Clinical outcome results of pedicle subtraction osteotomy in ankylosing spondylitis with kyphotic deformity. Spine (2002), 27, 612–618

Klockner C, Valencia R, Sagittal alignment after anterior debridement and fusion with or without additional posterior instrumentation in the treatment of pyogenic and tuberculous spondylodiscitis. Spine (2003), 28, 1036–1042

Kanz KG et al., Standardisierte Bewertung von Unfallverletzten: Anforderungen an die bildgebende Diagnostik. Radiologe (2002), 42, 515–521

Levi N, Gjerris F, Don K, Thoracic disc herniation. Unilateral transpedicular approach in 35 consecutive patients. J Neurosurg Sci (1999), 43, 37–42

Newton PO et al., Anterior release and fusion in pediatric spinal deformity. A comparison of early outcome and cost of thoracoscopic and open thoracotomy approaches. Spine (1997), 22, 1398–1406

Niemeyer T et al., Technik und Ergebnisse der monosegmentalen transpedikulären Wirbelkörpersubtraktionsosteotomie bei Patienten mit Spondylitis ankylosans und fixierter kyphotischer Deformität. Z Orthop Ihre Grenzgeb (2002), 40, 176–181

Oskouian RJ, Johnson JP, Vascular complications in anterior spinal reconstruction. J Neurosurg (2002), 96, 1–5

Schinkel C, Gottwald M, Andress HJ, Surgical treatment of spondylodiscitis. Surg Infct (2003), 4, 387–391

Xu H et al., Surgical treatment of metastatic spinal tumor. Chin Med Sci J (2002), 17, 183–188

# 14 Epiduroskopie – Einblick in das Schmerzgeschehen

*J. Schwickal-Melot, M. Marianowicz*

Bei rückenmarknahen Schmerzsyndromen ist die Epiduroskopie eine neue, das bisherige Spektrum ergänzende, minimal-invasive Technik zur Diagnostik und Therapie im Epiduralraum. Während der Visualisierung des Wirbelsäulenkanals durch diese endoskopische Untersuchung sind auch therapeutische Interventionen möglich.

Die Darstellung des Epiduralraums ist mit ultrafeinen, flexiblen Endoskopen möglich. Das Epiduroskop wird unter Lokalanästhesie durch eine natürliche Knochenöffnung im Steißbein, den Hiatus sacralis, eingeführt. Eine winzige Kamera an der Spitze des Epiduroskops erlaubt einen direkten Einblick in das Schmerzgeschehen. Als direktes bildgebendes Verfahren sind mit der Epiduroskopie räumliche und farbige Abbildungen rückenmarknaher anatomischer Strukturen aus dem Epiduralraum möglich. Allerdings weisen selbst moderne Epiduroskope gegenüber großlumigen flexiblen Endoskopen oder einer starren Linsenoptik eine deutlich geringere Bildqualität auf. Das flexible Epiduroskop enthält gleichzeitig einen Arbeitskanal, einen Spülkanal, einen Lichtleiter und die Kameraoptik.

Darüber hinaus können die Ergebnisse der medikamentösen und mechanischen Methoden der minimal-invasiven Wirbelsäulentherapie durch die gleichzeitige epiduroskopische Kontrolle potenziell verbessert werden.

## Indikation

Häufig werden Rückenschmerzen durch Bandscheibenvorfälle im Lendenwirbelsäulenbereich, Spinalstenosen, Nervenwurzelkompressionen, Adhäsionen sowie Narbenbildung bei voroperierten Patienten ausgelöst. Die genauen Ursachen von chronischen Rückenschmerzen sind allerdings oft unklar und können mit den herkömmlichen bildgebenden Verfahren häufig nicht ausreichend abgeklärt werden. Die Identifizierung der potenziellen Ursachen ist allerdings für die differenzierte und individuelle Schmerztherapie von hoher Relevanz. Obwohl die Diagnose von Wirbelsäulenerkrankungen durch Computertomographie (CT) und Magnetresonanztomographie (MRT) deutlich verbessert wurde, können viele pathologische Veränderungen nicht visualisiert werden. Die perkutane Epiduroskopie ermöglicht die detaillierte räumliche Darstellung der epiduralen Strukturen. Mit dem minimal-invasiven Verfahren können beispielsweise radiologisch nicht sichtbare Vernarbungen oder entzündliche Adhäsionen partiell diagnostiziert werden.

Zusätzlich können mit dem Epiduroskop Instrumente, wie z.B. Kathetersysteme oder Laserfasern, unter Sicht zielgenau und sicher platziert werden. So lassen sich Schmerzkatheter für die Injektion von Medikamenten (Steroide, Lokalanästhetika, Opioide und andere Pharmaka) bei Patienten mit pathologischen anatomischen Verhältnissen (ossäre Wirbelsäulenprobleme oder rückenmarknahe Weichteilveränderungen) nur erschwert anlegen, was zu Komplikationen (wie durale Fehlpunktionen oder Schlaufenbildung des Katheters) führen kann. Mit Hilfe der Epiduroskopie ist die exakte Platzierung des Epiduralkatheters auch bei schwierigen anatomischen Verhältnissen möglich. Die Epiduroskopie ermöglicht somit v.a. ergänzend zur Katheterbehandlung nach RACZ eine direkte und gezielte epidurale Schmerztherapie.

Gleichzeitig können die schmerzverursachenden morphologischen Veränderungen, wie Narben und Adhäsionen, mit dem Epiduroskop überwunden bzw. gezielt gelöst werden.

Durch den Arbeitskanal des Epiduroskops können weitere Mikroinstrumentarien, wie beispielsweise eine Laserfaser (Holmium-YAG-Laser) oder eine Mikrofasszange zur Probeexzision, eingeführt werden. Unterstützung kann das Epiduroskop auch bei der Implantation von Stimulationselektroden (Spinal Cord Stimulation) geben.

Indikationen sind:

◢ Lumbalsyndrome, Lumboischialgien, Radikulopathien;
◢ Lösung epiduraler Adhäsionen, Fibrosen und
Stenosen;
◢ gezielte Medikamentenapplikation;
◢ gezielte Platzierung von epiduralen Kathetern
und Laserfasern;
◢ Implantation von Stimulationselektroden;
◢ unklare rückenmarknahe Schmerzsyndrome,
Failed-Back-Surgery-Syndrom;
◢ epidurale Probeexzision, Tumorabklärung.

Nach Indikationsstellung zur Epiduroskopie erfolgt eine ausführliche klinische und laborchemische Untersuchung. Kontraindikationen sind
die Antikoagulation des Patienten oder ein Infekt;
spezifische Ausschlusskriterien bestehen nicht.

## Präinterventionelle Diagnostik

Im Vorfeld des minimal-invasiven Eingriffs sind
nach der gründlichen Anamnese die klinische
Untersuchung sowie die orthopädische, radiologische und neurologische Einordnung der Befunder-
gebnisse notwendig. Die Bild gebende Diagnostik
erfolgt mit Hilfe der CT oder der MRT.

## Notwendiges Instrumentarium

Für den transcaudalen Zugang zum Epiduralraum
kann ein Kathetereinführungsset nach der SEL-
DINGER-Methode mit den Komponenten
„Schaft" (integriertes Ventil mit Schlauchansatz),
„Dilatator", „Führungsdraht" und „Punktionska-
nüle" eingesetzt werden. Alternativ kann ein
Nadeltrokar (Schleuse) mit seitlichem Ventil Ver-
wendung finden.

Es sind mehrere Epiduroskope auf dem Markt.
Neben dem flexiblen Epiduroskop der KARL
STORZ GMBH, Tuttlingen, (Außendurchmesser:
2,5 mm) wird auch das semiflexible PHOENIX SPI-
NE SCOPE von CLARUS MEDICAL SYSTEM, Minneapolis, USA (Außendurchmesser: 2,3 mm) verwendet.

Zur epiduralen Drucküberwachung kann ein
Druckmessset der Firma SMITHS MEDICAL, PVB
MEDIZINTECHNIK, benutzt werden.

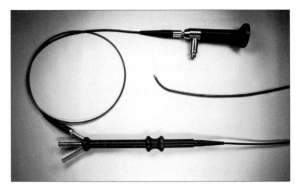

**Abb. 14.1:** Flexibles Epiduroskop mit 2 Arbeitskanälen (Firma ALMIKRO, Bad Krozingen)

In unserer Klinik kommt das Mikroendoskop
nach MARIANOWICZ der Firma ALMIKRO, Bad
Krozingen (s. Abb. 14.1), für die transcaudale Epiduroskopie zur Anwendung (Außendurchmesser:
2,35 mm; Arbeitslänge: 400 mm). Das flexible
Endoskop ist um 90° steuerbar und mit 2 integrier-
ten Arbeitskanälen (Durchmesser von 1,2 bzw. 0,5
mm) ausgestattet, das Blickfeld beträgt 70°.

Zur Darstellung der epiduroskopischen Bilder
wird eine handelsübliche Videoeinheit (Kamerakopf und digitale Kamerakontrolleinheit) der Firma LINVATEC DEUTSCHLAND GMBH mit Farbmonitor benutzt. Zur Aufzeichnung verwenden
wir einen Datavideo-CD-Brenner sowie einen
SONY-Videoprinter.

Für die radiologische Kontrolle kommt eine C-
Bogen-Durchleuchtungseinheit der Firma OEC
mit einem SONY-Printer zur Anwendung. Zur
Kathetertherapie wird ein epiduraler Katheter der
Firma RADIMED GMBH, Bochum, mit flexibler
Spitze und einstellbarem Führungsdraht einge-
setzt.

### Kosten

Epiduroskop inklusive Introducer/Schleuse, Firma
ALMIKRO: ca. 7.000 €.

Epiduraler Katheter, Firma RADIMED: ca. 80 €.

Druckmessset ECOTRANS, Firma SMITHS
MEDICAL, PVB MEDIZINTECHNIK: ca. 20 €.

Kamerakopf, Firma LINVATEC DEUTSCH-
LAND GMBH: ca. 3.500 €.

Digitale Kamerakontrolleinheit, Firma LIN-
VATEC DEUTSCHLAND GMBH: ca. 2.500 €.

Lichtquelle, Firma LINVATEC DEUTSCHLAND
GMBH: ca. 3.000 €.

Farbmonitor, Firma LINVATEC DEUTSCH-LAND GMBH: ca. 3.000 €.

SONY-Videoprinter: ca. 2.000 €.

Datavideo-CD-Brenner, Firma LINVATEC DEUTSCHLAND GMBH: ca. 2.500 €.

### Bestelladressen

*Epiduroskop und epiduraler Katheter:* Firma RADI-MED, Lothringer Str. 36b, 44805 Bochum, Tel.: 0234/890029-0, Fax: 0234/890029-9, E-Mail: info@radimed.de, www.radimed.de.

*Videoeinheit:* Firma LINVATEC DEUTSCHLAND GMBH, Frankfurter Str. 74, 64521 Groß-Gerau, Tel./Fax: 0700-54682832, E-Mail: info@linvatec.de, www.linvatec.de.

## Präinterventionelle Aufklärung

Wie für alle interventionellen Eingriffe erfolgt ein ausführliches Aufklärungsgespräch über Risiken und Nebenwirkungen. Mögliche Komplikationen entsprechen denen epiduraler Interventionen mit Katheterplatzierung; verfahrensspezifische Risiken bestehen nicht.

## Durchführung der Intervention

Die epiduroskopische Intervention ist ein mikrochirurgischer Eingriff, der ausschließlich von operativ ausgebildeten Ärzten durchgeführt werden sollte. Die Epiduroskopie wird entsprechend den minimal-invasiven Operationsstandards vorbereitet (s. Abb. 14.2). Der Eingriff erfolgt unter Lokalanästhesie und Überwachung der vitalen Funktionen des Patienten durch einen Anästhesisten („standby"). Eine Allgemeinanästhesie darf nicht durchgeführt werden, da während des Eingriffs Kontakt zum Patienten gehalten werden soll, um Schmerzreaktionen („Memory Pain") zur Therapiekontrolle auslösen zu können und um Komplikationen wie Nervenwurzelläsionen zu verhindern. Für den Einsatz eines flexiblen, steuerbaren Endoskops ist der sakrale Zugangsweg zum Epiduralraum geeignet.

Die Lagerung des Patienten erfolgt in Bauchlage auf einem röntgendurchlässigen Operationstisch. Zur Entlordosierung wird ein Polster unter-

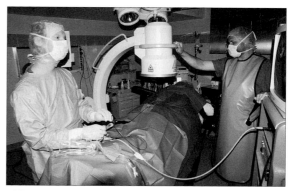

**Abb. 14.2:** Operationssaal mit Epiduroskopieeinheit und C-Bogen-Durchleuchtung

gelegt. Nach Desinfektion und steriler Abdeckung wird eine Lokalanästhesie über dem Hiatus sacralis durchgeführt. Unter radiologischer Kontrolle punktiert man den Hiatus und perforiert ihn nach Korrektur der Kanüle in Achsenlage des Spinalkanals. Nach Festlegung der Einführungsrichtung folgen eine Stichinzision des Lig. sacrococcygeum und das kurzstreckige Einbringen des Nadeltrokars in den Sakralkanal unter seitlicher Durchleuchtung. Zum Ausschluss einer Perforation wird als zusätzliche Kontrolle über diese Schleuse Kontrastmittel injiziert und der Abfluss nach kranial im Sakralkanal verifiziert. Über die Schleuse wird nun das Epiduroskop in den Epiduralraum eingeführt (s. Abb. 14.3). Zur Epiduroskopie wird eine kontinuierliche oder bedarfsweise epidurale Spülung mit physiologischer Kochsalzlösung benutzt, die Ableitung der epiduralen Spülflüssigkeit erfolgt über den seitlichen Schlauchansatz der Schleuse. Insgesamt werden für die Durchführung der Epiduroskopie etwa 100–200 ml Spüllösung benötigt.

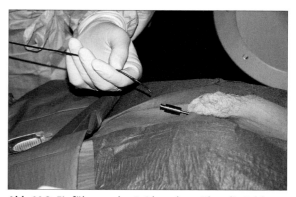

**Abb. 14.3:** Einführung des Epiduroskops über die Schleuse im Hiatus sacralis

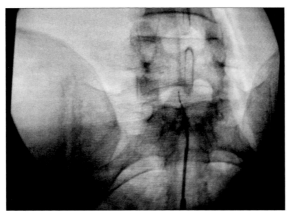

**Abb. 14.4:** Radiologische Kontrolle: flexibles Epiduroskop bei Katheterplatzierung

Zur Höhenlokalisation des Epiduroskops wird intermittierend die seitliche radiologische Kontrolle benutzt (s. Abb. 14.4). Durch Kontrastmittelinjektionen lässt sich zusätzlich eine epidurographische Darstellung erzielen, Kontrastmittelaussparungen finden sich häufig bei postoperativen Vernarbungen oder schmerzempfindlichen Arealen.

Unter Sicht kann nach Lösung von Verwachsungen über den Arbeitskanal ein epiduraler Katheter eingeführt und positioniert werden. Die Lagekontrolle erfolgt zusätzlich radiologisch im seitlichen und anterior-posterioren Strahlengang. Das Endoskop wird anschließend über den liegenden Katheter unter kontinuierlicher Beobachtung aus dem epiduralem Raum entfernt.

Der Katheter wird nach Annaht mit einem sterilen Pflasterverband fixiert, nach Anbringen eines Schraubverschlusses lassen sich Medikamente, wie Triamcinolon und Bupivacain, epidural injizieren. Abschließend wird ein Bakterienfilter am distalen Katheterende angebracht und in einen Kompressenverband gewickelt.

## Komplikationsmöglichkeiten

Die Epiduroskopie hat nur ein geringes Risikoprofil. Es bestehen keine verfahrensspezifischen Nebenwirkungen, Komplikationen entsprechen denen rückenmarknaher Verfahren, wie Duraverletzung, Postpunktionskopfschmerz, Infektion oder neuronale Verletzungen. Die mechanische Manipulation epiduraler Strukturen führt schnell zu Hämorrhagien, die jedoch in der Regel keine weiteren therapeutischen Maßnahmen erfordern.

## Ergebnisse in der Literatur

Die Epiduroskopie ist eine relativ junge Technik, die erst mit der Entwicklung von flexiblen Endoskopen seit Anfang der 1990er Jahre am Patienten klinisch eingesetzt werden kann.

Erste Experimente zur Visualisierung des Epiduralraums wurden allerdings bereits 1931 von M. Burmann dokumentiert [Burmann 1931]. Aus der arthroskopischen Untersuchung von Leichenwirbelsäulen wurde bereits das Potenzial der Myeloskopie deutlich, das jedoch durch das zur Verfügung stehende Instrumentarium stark eingeschränkt war. Im Jahre 1937 berichtet J.L. Pool über die erste myeloskopische Anwendung unter Narkose. Pool veröffentlichte 1942 eine Studie an insgesamt 400 Patienten [Pool 1942]. Trotz guter diagnostischer Ergebnisse wurde die Methode bis Ende der 1960er Jahre nicht weiter beschrieben. Y. Ooi griff die Myeloskopie 1967 wieder auf [Ooi et al. 1977, 1978], weitere Experimente sind u.a. 1986 von R. Blomberg [Blomberg 1986] und 1991 von B. Holström [Holström et al. 1991] veröffentlicht worden. Für den Durchbruch zur klinischen Anwendung am lebenden Menschen aber war die Entwicklung kleinkalibriger, flexiblerer Optiken und Lichtquellen nötig.

Seit Anfang der 1990er Jahre wird die Technik der Epiduroskopie mit flexibler Optik auch an Patienten zur Untersuchung des Periduralraums klinisch eingesetzt. Bis heute befinden sich therapeutische Anwendungen der Methode häufig noch im experimentellen Stadium, v.a. fehlen klinische Erfahrungen an größeren Patientenkollektiven sowie Vergleichsstudien. Auch über die langfristigen Ergebnisse gibt es in der Literatur nur wenige Aussagen.

Der Überblick der international verfügbaren Literatur dokumentiert folgende Möglichkeiten der Epiduroskopie: Als bildgebendes Verfahren vermittelt die Epiduroskopie ein anatomisch-topographisches Verständnis für die Strukturen im Epiduralraum, die Zugangstechnik über den Hiatus sacralis ermöglicht ein sicheres Einführen des Epiduroskops unter Lokalanästhesie. Nur in seltenen Fällen ist der Zugang aufgrund anatomischer Verhältnisse schwierig oder nicht möglich, in der Literatur werden nur wenige Komplikationen, wie durale Punktionen, beschrieben.

Es stehen mittlerweile mehrere flexible Epiduroskope mit Mikroinstrumentarien zur Verfügung, die technischen Möglichkeiten sind allerdings noch nicht ausgereift. Dennoch steht mit der Epiduroskopie eine neue diagnostische und therapeutische Methode zur Verfügung, die neben der Visualisierung des Epiduralraums auch interventionelle Optionen bietet. Verbesserungen in der Navigation, der intraoperativen Darstellung und der Erreichbarkeit sind möglicherweise durch ein biportales Vorgehen, wie foraminoskopische Verfahren, zu erzielen.

Insbesondere beim therapieresistenten Lumbalsyndrom und der Ischialgie mit Radikulopathie können eine mechanische Lösung von Adhäsionen und Fibrosen unter Sicht sowie eine exakte Applikation antiinflammatorischer Medikamente durchgeführt werden. Wahrscheinlich sind mehrere Faktoren für die Verbesserung der Schmerzsymptome verantwortlich: Neben der Gabe von Lokalanästhetika und Steroiden erfolgen eine kontinuierliche Spülung mit Kochsalzlösung sowie eine Adhäsiolyse durch die Manipulation mit dem Epiduroskop. Daher ist eine sinnvolle Anwendung bei der Therapie von Patienten mit postoperativen Vernarbungen zu sehen.

Obwohl bislang wenige prospektive Studien die Effektivität der Epiduroskopie belegen, beschreiben retrospektive Untersuchungen signifikante Schmerzreduktionen.

Mögliche Anwendungen sind auch in der Therapie unklarer rückenmarknaher Schmerzsyndrome bei unauffälligen magnetresonanztomographischen Befunden zu sehen, wobei auch mit dem Epiduroskop nicht der gesamte epidurale Raum eingesehen werden kann.

Untersuchungen über die epiduroskopische Anwendung eines Holmium-YAG-Lasers weisen weitere potenzielle Therapieansätze in der Behandlung von Adhäsionen und Fibrosen auf. Ebenso zeigen Berichte über die perkutane epiduroskopische Implantation einer Stimulationselektrode mögliche künftige Anwendungsmöglichkeiten.

Insgesamt werden in der Literatur die Möglichkeiten der Epiduroskopie trotz der geringen Erfahrungen positiv eingeschätzt, insbesondere bei der Behandlung von postoperativen Schmerzpatienten („Failed Back Surgery") und bei unklaren chronischen rückenmarknahen Schmerzsyndromen.

## Kostenerstattung

Da in der Gebührenordnung für kassenärztliche Leistungen (EBM) und in der Gebührenordnung für Ärzte (GOÄ) für privatärztliche Leistungen die diagnostische Epiduroskopie sowie epiduroskopische Interventionen nicht aufgeführt werden, sind die im Folgenden aufgeführten Abrechnungsmöglichkeiten, teilweise als Analogziffern, denkbar. Die genannten Abrechnungsvorschläge sind keine verbindlichen Ziffernkombinationen, sondern Empfehlungen, die im Einzelfall überprüft und angepasst werden sollten.

### EBM

Vorschlag in Anlehnung an arthroskopische Ziffern, wie:
- 31143 analog resezierende arthroskopische Operation, analog epiduroskopische Adhäsiolyse und
- 31257 Entfernung eines raumbeengenden intra- oder extraspinalen Tumors oder
- als selbstständige Leistung: 31243 Neurolyse mit Nervenverlagerung und Neueinbettung.

### GOÄ

Vorschlag in Anlehnung an arthroskopische Ziffern, wie:
- 2193 analog arthroskopische Operation mit Synovektomie, analog epiduroskopische Adhäsiolyse und
- 2195 Zuschlag für weitere operative Eingriffe und
- 2196 diagnostische Arthroskopie im direkten zeitlichen Zusammenhang mit arthroskopischen Operationen oder
- als selbstständige Leistung: 2585 Neurolyse und 471 Einleitung und Überwachung einer einzeitigen periduralen (epiduralen) Anästhesie, bis zu zwei Stunden Dauer.

## Fazit und klinische Relevanz

Mehr als 80% der Bandscheibenvorfälle betreffen den unteren Lendenwirbelsäulenbereich und verursachen nach operativen Eingriffen in etwa 40% aller Fälle rezidivierende Schmerzen. Als Ursache werden meist Narben (epidurale Fibrosen) und Adhäsionen diskutiert. Die optimale und schmerzfreie Funktion der Wirbelsäule ist in besonderem Maße auf intakte neuronale Strukturen angewiesen, sodass die Möglichkeiten minimal-invasiver Methoden gerade in der Wirbelsäulenchirurgie weiter ausgebaut und optimiert werden müssen.

Dabei kann die Epiduroskopie als neues diagnostisches und therapeutisches Verfahren in der multimodalen Behandlung von rückenmarknahen Erkrankungen sicher einen Stellenwert erlangen. Die Methode ist in der Anwendung komplikationsarm, allerdings sind die technischen Möglichkeiten derzeit noch eingeschränkt.

International gibt es bisher nur wenig klinische Erfahrung mit der Epiduroskopie. Ergebnisse in der Behandlung von Rückenschmerzen und vertrebragenen Beinschmerzen zeigen insgesamt eine Schmerzreduktion. Über die Effektivität des Verfahrens im Vergleich zu den bestehenden minimal-invasiven Methoden kann aufgrund fehlender prospektiver Studien aber noch keine abschließende Aussage getroffen werden. Als rein diagnostische Maßnahme ist der Nutzen der Epiduroskopie nur gering, die therapeutischen Ansätze erscheinen vielversprechend. Bereits zum jetzigen Zeitpunkt kann die Epiduroskopie bestehende Verfahren, insbesondere bei schwierigen anatomischen Verhältnissen, sinnvoll ergänzen und ist im Rahmen eines individuellen schmerztherapeutischen Stufenplans in das interdisziplinäre Gesamtkonzept einzuordnen.

## Literaturverzeichnis

Blomberg R, A method for epiduroscopy and spinaloscopy. Presentation of preliminary results. Acta Anaesthesiol Scand. (1985), 29 (1), 113–116

Blomberg R, The dorsomedian connective tissue band in the lumbar epidural space of humans: An anatomical using epiduroscopy in autopsy cases. Anesth Analg (1986), 65, 747–752

Burmann MS, Myeloscopy or the direct visualization of the spinal cord. J Bone Joint Surg (1931), 13, 695–696

Guerts JW et al., Targeted methylprednisolone acetate/hyaluronidase/clonidine injection after diagnostic epiduroscopy for chronic sciatica: a prospective, 1-year follow-up study. Reg Anesth Pain Med (2002), 27 (4), 343–352

Heavner JE, Cholkhavatia S, Kizelshteyn G, Percutaneous evaluation of the epidural and subarachnoid space with the flexible fiberscope. Reg Anesth (1991), 15 (Suppl 1), 85

Holström B et al., Epiduroscopy study of risk catheter migration following dural puncture by spinal and epidural needles: A video presentation. Reg Anesth (1991), 15 (1), 86

Husemeyer RP, White DC, Topography of the lumbar epidural space. Anaesthesia (1980), 35, 7–11

Igarashi T, Hirabayashi Y, Seo N, Lysis of adhesions and epidural injection of steroid/local anaesthetic during epiduroscopy potentially alleviate low back and leg pain in elderly patients with lumbar stenosis. Br J Anaesth (2004), 93 (2), 181–187

Kitahata LM, Recent advances in epiduroscopy. J Anesth. (2002), 16 (3), 222–228

Kizelshteyn G, Heavner JE, Levine S, Epidural balloon catheter system lysing epidural adhesions. Reg Anesth (1991), 15 (1), 87

Ooi Y et al., Myeloscopy. Internat.Orthopaedics (SICOT) (1977), 1, 107–111

Ooi Y et al., Myeloscopy. Acta Orthop Belg (1978), 44, 881–894

Pool JL, Myeloscopy: Intraspinal endoscopy. Surgery (1942), 11, 169–182

Racz GB, Heavner J, Diede J (1996) Lysis of epidural adhesions utilizing the epidural approach. In: Waldmann SD, Winnie AP, Dannemiller, Memorial Education Foundation, Interventional Pain Management, 339–351. Saunders, Philadelphia

Racz GB, Holubec JT (1989) Lysis of adhesions in the epidural space. In: Racz GB, Techniques of neurolysis, 57–72. Kluwer Academic Publishers, Boston

Ruetten S, Meyer O, Godolias G, Epiduroscopic diagnosis and treatment of epidural adhesions in chronic back pain syndrome of patients with previous surgical treatment: first results of 31 interventions. Z Orthop Ihre Grenzgeb (2002a), 140 (2), 171–175

Ruetten S, Meyer O, Godolias G, Application of holmium:YAG laser in epiduroscopy: extended practicabilities in the treatment of chronic back pain syndrome. J Clin Laser Med Surg (2002b), 20 (4), 203–206

Ruetten S, Meyer O, Godolias G, Endoscopic surgery of the lumbar epidural space (epiduroscopy): results of therapeutic intervention in 93 patients. Minim Invasive Neurosurg (2003), 46 (1), 1–4

Saberski LR (1996) Spinal endoscopy: current concepts. In: Voldmann SD, Winnie AP, Memorial Education Foundation, Interventional Pain Management, 137–149. Saunders, Philadelphia

Saberski LR, Kitahata LM, Direct visualization of the lumbosacral epidural space through the sacral hiatus. Anesth Analg (1995), 80, 839–840

Saberski LR, Kitahata LM, Review of the clinical basis and protocol for epidural endoscopy. Connecticut Medicine (1996), 60 (2), 71–73

Schütze G (1996) Epiduroscopically guided percutaneous implantation of spinal cord stimulation electrodes. In: Raj IIP, Erdine S, Niv D, Management of pain – a world perspective, 301–304. Monduzzi Editore S.p.A., Bologna, Italien

Schütze G, Kurtze H, Percutaneous investigation of the epidural space using a flexible endoscope: A contribution to epiduroscopy. Regional Anesthesia (1993), 18 (Suppl 1), 24

Schütze G, Kurtze H, Perkutane endoskopische Untersuchung des Epiduralraums – Epiduroskopie. Endoskopie heute (1994a), 4, 221–224

Schütze G, Kurtze H, Direct observation of the epidural space with a flexible catheter-secured epiduroscopic unit. Regional Anesthesia (1994b), 19 (2), 85–89

Schütze G, Kurtze H, Groll O, Epiduroskopie – Ein endoskopisches Verfahren für Diagnostik und Therapie rückenmarksnaher Schmerzsyndrome. Medizin im Bild (1995), 2, 7–13

Shimoji K et al., Observation of spinal canal and cisternae with the newly developed small-diameter, flexible fiberscopes. Anesthesiology (1991), 75, 341–344

Stern EL, The spinascope: A new intrument for visualizing the spinal canal and its contents. Medical Record (NY) (1936), 143, 31–32

Witte, H et al., Epiduroskopie mit Zugang über den Sakralkanal. Biomed Technik (1997), 42, 24–29

# 15 Offene mikrochirurgische Nervenwurzeldekompression bei lumbalem Bandscheibenvorfall und Spinalkanalstenose

*T. Theodoridis, J. Ludwig, J. Krämer*

## Einleitung

Mikrochirurgie an der Lendenwirbelsäule bedeutet Erreichen des Situs in der Tiefe über einen schmalen Zugang mit Ausleuchtung und Vergrößerung des Operationsfeldes sowie Verwendung spezieller, abgewinkelter Instrumente. Unabhängig davon, welcher dorsale Zugang zum lumbalen Bandscheibenvorfall oder zur degenerativen Spinalkanalstenose gewählt wird, ist der Eingriff in der Tiefe immer der gleiche: Darstellen des lateralen Dura- bzw. Wurzelrandes durch Wegnahme der darüber liegenden Flavum-, Bogen- und Facettenanteile. Die Dekompression bei der degenerativen Spinalkanalstenose ist damit beendet. Bei der Entfernung eines Bandscheibenvorfalls müssen zusätzlich Duralsack und Nervenwurzel medialisiert werden, damit man den Bandscheibenvorfall entfernen kann. Dieser Vorgang spielt sich sowohl bei der Dekompression der degenerativen Spinalkanalstenose als auch bei der Entfernung eines Bandscheibenvorfalls auf einem etwa 2 cm × 2 cm großen Areal ab. Die meisten Vor- und Nachteile für ein mikrochirurgisches Vorgehen beim lumbalen Bandscheibenvorfall und bei der degenerativen Spinalkanalstenose sind identisch. Gleiches gilt für die Indikationen und Kontraindikationen.

Der *Hauptvorteil* des mikrochirurgischen Zugangs bei der Operation des lumbalen Bandscheibenvorfalls und der Spinalkanalstenose besteht im geringeren Operationstrauma mit verminderter postoperativer Morbidität und den Möglichkeiten zur Frühmobilisation. Es bleiben mehr Muskeln und Nerven erhalten. Dementsprechend ist auch die innere Narbe kleiner, womit sich das Risiko der Entwicklung eines Postdiskotomiesyndroms verringert. Bei routinierter Anwendung der Mikrochirurgie ist der Blutverlust deutlich geringer, sodass auf eine präoperative Eigenblutabnahme verzichtet werden kann. Unter genauer Sicht und Vergrößerung des ventralen Epiduralraums kommt es zu weniger Nerven- und Duraverletzungen, weil man den lateralen Dura- bzw. Nervenwurzelrand in seiner Abgrenzung vom fast gleichfarbigen Bandscheibengewebe besser sieht. Wesentlicher Vorteil für die mikrochirurgische Nervenwurzeldekompression bei der Spinalkanalstenose ist die Erhaltung der Stabilität, sodass eine anschließende Fusionsoperation überflüssig wird. Schließlich erlaubt das gleiche Sichtfeld für beide Operateure am Operationsmikroskop eine bessere Ausbildung und Überwachung des Auszubildenden. Zusammenfassend ergeben sich folgende Vorteile des mikrochirurgischen Vorgehens bei lumbalem Bandscheibenvorfall und Spinalkanalstenose:

- geringes Operationstrauma,
- Möglichkeit der Frühmobilisation und -rehabilitation,
- Erhalt von mehr Muskeln und Nerven,
- geringere Narbenbildung,
- weniger Blutverlust,
- weniger Nerven- und Gefäßverletzungen,
- Erhalt der Stabilität im Bewegungssegment (bei Spinalkanalstenose),
- bessere Ausbildungsmöglichkeiten.

Die *Nachteile* der mikrochirurgischen Nervenwurzeldekompression bestehen in dem gewöhnungsbedürftigen, beschränkten Operationsfeld mit indirekter Betrachtung des Operationssitus durch das Mikroskop. Es besteht keine Möglichkeit, sich an den Nachbarstrukturen zu orientieren. So kommt es insbesondere in der Lernkurve zum häufigen Aufsuchen der falschen Etage und zur unzureichenden Dekompression.

## Indikation, präinterventionelle Diagnostik

Für die Entscheidung, ob eine lumbale Nervenwurzeldekompression konservativ oder operativ durchgeführt wird, ist allein der klinische Befund maßgebend. Die Bild gebenden Verfahren, heute in erster Linie Computertomographie (CT) und Magnetresonanztomographie (MRT), stehen erst an zweiter Stelle und sollten nie allein Anlass zur operativen Intervention geben. Die Indikation zur Operation ist absolut, wenn ein Kaudasyndrom oder ein Ausfall funktionell wichtiger Muskeln vorliegt; funktionell wichtig bedeutet z.B. eine deutliche Schwäche der Fußheberfunktion. Eine Großzehenheberschwäche oder eine mäßige Fußsenker- bzw. Quadrizepsschwäche ist bei mäßigen Schmerzen noch kein Anlass zur sofortigen Operation. Die meisten Indikationen betreffen starke, anhaltende Schmerzen bei eindeutigem Befund im Computer- oder Magnetresonanztomogramm. Abgesehen vom Leidensdruck stellen der hohe Medikamentenverbrauch, die erhebliche Einschränkung der Gehstrecke und die damit verbundene erzwungene Immobilisation mit Thrombosegefahr ebenfalls ein erhebliches Risiko dar. Als Arzt muss man sich immer wieder die Frage stellen, ob man sich beim vorliegenden Befund selbst operieren lassen würde.

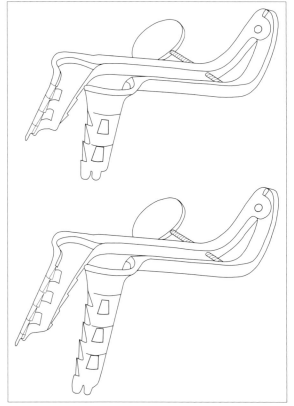

**Abb. 15.1:** Der Retraktor wird bis zur Lamina-/Flavumschicht in geschlossenem Zustand eingeführt und dann gespreizt. Er passt sich mit seinem unteren Ende der Rundung des Wirbelbogens und des Lig. flavum an.

Grundsätzlich ist jeder Befund bei degenerativen Veränderungen im lumbalen Wirbelkanal mikrochirurgisch erreichbar. Dazu zählen in erster Linie Bandscheibenvorfälle, Synovialzysten, Narben und Bedrängungen der Nervenwurzel durch die aszendierende Facette bei Spinalkanalstenose. Bei bisegmentalen oder bilateralen Befunden werden die zu operierenden Anteile im Segment durch einen gesonderten Zugang jeweils einzeln aufgesucht und mikroskopisch dargestellt. Die Größe des Prolapses stellt keine Indikation für einen erweiterten Zugang dar. Auch Massenprolapse können bequem mikrochirurgisch entfernt werden.

*Kontraindikationen* zur offenen Nervenwurzeldekompression ergeben sich bei Unklarheiten in der Diagnose, bei fehlender Bereitschaft des Patienten zur konservativen Therapie und bei psychosozialen Risikofaktoren für eine Chronifizierung („gelbe Flagge"), wenn nicht eine absolute Indikation vorliegt. Die Dekompression sollte bei gegebener Indikation dann nicht mikrochirurgisch durchgeführt werden, wenn die technischen Voraussetzungen nicht erfüllt sind. Dies gilt insbesondere für den Ausfall der Lichtquelle. Das Manipulieren in der Tiefe über einen schmalen Zugang allein mit Ausleuchtung durch die Operationslampe an der Decke ist verboten. Im Fall eines gravierenden Defekts am Operationsmikroskop sollte man immer eine Stirnlampe parat haben. Eine weitere Kontraindikation ergibt sich, wenn z.B. in der Notfallsituation ein versierter Mikrooperateur nicht zur Verfügung steht. Auch in diesem Fall, dem meist ein gravierender Befund zugrunde liegt (Kaudasyndrom), ist ein breiter Zugang besser als eine improvisierte Mikrooperation.

## Notwendiges Instrumentarium

Operationsinstrumente für den mikrochirurgischen Eingriff an der Wirbelsäule müssen gewisse Voraussetzungen erfüllen, damit sie in einem umschriebenen röhrenförmigen Situs eingesetzt werden können, ohne den Situs zu versperren. Die Instrumente sind lang und schmal, und ihr Handgriff befindet sich seitversetzt zur Instrumentenspitze. Daher haben zahlreiche Instrumente ein bajonettförmiges Aussehen. Günstig ist auch eine schwarze, auf jeden Fall nicht spiegelnde Oberfläche.

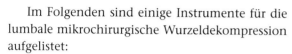

**Abb. 15.2:** Der bajonettförmige Dissektor ist der verlängerte Finger des Mikrooperateurs. Dissektoren in einer Breite von 4,5 mm und 2 mm werden in allen Phasen der Operation zur Orientierung eingesetzt; **1** normaler Dissektor, **2** Revisionsdissektor II, **3** schmaler Dissektor.

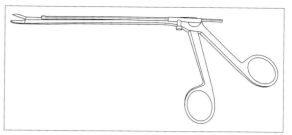

**Abb. 15.3:** Rongeur mit Tiefenanschlag, 2 mm Maulbreite, 180 mm Schaftlänge, verschiebbare Anschlagsperre, die ein Eindringen des Rongeurs in den Zwischenwirbelabschnitt nur bis zur eingestellten Marke erlaubt.

Im Folgenden sind einige Instrumente für die lumbale mikrochirurgische Wurzeldekompression aufgelistet:

◣ Retraktor (s. Abb. 15.1),
◣ Knochenstanzen (nach Kerrison)
◣ Dissektoren (s. Abb. 15.2)
◣ Rongeur mit Tiefenanschlag (s. Abb. 15.3).

## Durchführung der Intervention

### Planung, Segmentsicherung

Für die mikrochirurgische offene Nervenwurzeldekompression ist eine genaue präoperative Festlegung der Hautinzisionsstelle erforderlich. Die früher übliche palpatorische Orientierung der Beckenkämme und Dornfortsätze reicht hierfür nicht aus. Die Röntgenaufnahmen mit liegender Nadel können am Tag vor der Operation oder unmittelbar präoperativ im Operationssaal angefertigt werden. Die unmittelbar präoperative Nadelaufnahme mit dem Bildverstärker beim bereits gelagerten und intubierten Patienten hat den Vorteil, dass der Operateur sie selbst vornimmt und sich nicht auf den Radiologen verlassen muss. Ein eingespieltes Operationsteam kann die notwendige Zeit auf ein Minimum reduzieren. Die Nadelspitze soll auf die diskale Ebene zentriert sein.

Bei der Operation ist darauf zu achten, dass der Operateur wiederum senkrecht auf den Rücken blickt, d.h. das Rückenprofil im Operationsbereich muss parallel zum Fußboden eingestellt sein; die Operationstischplatte ist nicht maßgebend. Nur so gelangt der Operateur beim Hautschnitt an der markierten Stelle lotgerecht direkt zur Bandscheibe. Bei schräger Nadellage und größerem Abstand zwischen Hautoberfläche und Wirbelkanal bei adipösen Patienten kann es zu Differenzen um mehrere Zentimeter kommen. Die Nadeleinstichstelle sollte durch eine deutlich sichtbare, quere Verbindungslinie markiert sein.

Die zweite Segmentabsicherung erfolgt intraoperativ in Phase II, wenn die Lamina-Flavum-Ebene dargestellt wird. Hier platziert man einen schmalen Dissektor in der oberen interlaminären Ecke, bevor der Wirbelkanal eröffnet wird (s. Abb. 15.4).

### Lichtquellen

Alle Lichtquellen, die sich hinter dem Kopf des Operateurs befinden, sind für einen mikrochirur-

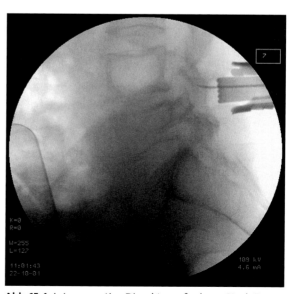

**Abb. 15.4:** Intraoperative Dissektoraufnahme. Nach Darstellung des Wirbelbogens und des Lig. flavum werden ein Dissektor noch vor Eröffnung des Lig. flavum in die obere interlaminäre Ecke (upper interlaminar corner) gelegt und eine Röntgenaufnahme in seitlicher Projektion angefertigt. Somit ist gewährleistet, dass noch vor Eröffnung des Wirbelkanals eine ggf. falsche Etage identifiziert werden kann.

gischen Eingriff ungeeignet, weil der Kopf den direkten Lichtstrahl verdeckt. Für den Assistenten ist die Sicht völlig versperrt. Wenn kein Operationsmikroskop zur Verfügung steht, besteht die Möglichkeit, das Operationsfeld mit einer Stirnlampe oder mit einer Kaltlichtquelle, die im Retraktor angebracht ist, auszuleuchten. Auch hier sieht nur der Operateur ausreichend, nicht jedoch der Assistent. Für Ausbildungskliniken ist diese Situation unbefriedigend, insbesondere wenn der erfahrene dem weniger erfahrenen Operateur assistiert. Neben der besseren Ausbildungsmöglichkeit mit gleicher Sicht für Operateur und Assistent bietet das Operationsmikroskop eine optimale Ausleuchtung des Operationssitus mit der Möglichkeit, das Bild beliebig zu vergrößern. Das Arbeiten mit dem Operationsmikroskop erfordert eine gewisse Eingewöhnung und sollte in entsprechenden Kursen eingeübt werden. Manipulationen, die durch ein virtuelles Bild vermittelt werden, sind von den endoskopischen Operationen her bekannt. Individuell verschieden, kann es anfänglich zu einem Doppeltsehen kommen. Beim Auftreten technischer Schwierigkeiten mit dem Operationsmikroskop oder bei gravierenden intraoperativen Komplikationen sollte der Operateur immer in der Lage sein, auf eine Ausleuchtung mit der Stirnlampe bzw. Kaltlichtquelle zurückzugreifen.

## 4-Phasenmikrooperation

Von der Hautinzision bis zur Dekompression der Nervenwurzel im ventralen Epiduralraum ergeben sich 4 Phasen im operativen Ablauf, die mikrochirurgisch in jeder Schicht und in jedem Segment einen charakteristischen Operationssitus bieten. Abweichungen von dem zu erwartenden Anblick sollten zu einer intraoperativen radiologischen Segmentüberprüfung führen, um eine unnötige erweiterte Exploration mit entsprechend ausgedehnter Narbenbildung zu verhindern (s. Abb. 15.5).

### Phase I: Hautschnitt

Der ca. 2,5 cm lange Hautschnitt erfolgt in der Mittellinie in Höhe des Hauptbefundes. Zur Orientierung dient die durchgezogene Linie der Nadelmarkierung in der diskalen Ebene des betroffenen Segments. Je nach infra- oder supradiskaler Sequesterlage erfolgt der Hautschnitt etwas höher oder tiefer.

### Phase II: Lamina/Lig. flavum

Die Durchtrennung der Weichteile bis zum Wirbelbogen erfolgt kulissenförmig. Während die Subkutis noch medial durchtrennt wird, erfolgt der Faszienschnitt 1–2 cm lateral der Mittellinie. Das Doppelblatt der Lumbalfaszie wird nach kranial und kaudal subkutan mit der Schere erweitert sowie die Muskulatur mit einem schmalen Raspatorium und einem ebenso schmalen LANGENBECK-Haken nach lateral geschoben, bis man den Unterrand des nächst höheren Bogens (obere interlaminäre Ecke) mit dem Raspatorium tastet. Dann erfolgt der Einsatz des modifizierten KASPAR-Retraktors. Mit der Dissektoraufnahme in der oberen interlaminären Ecke überzeugt man sich von der richtigen Etage (zweite Segmentkontrolle). Das Operationsmikroskop wird erst eingesetzt,

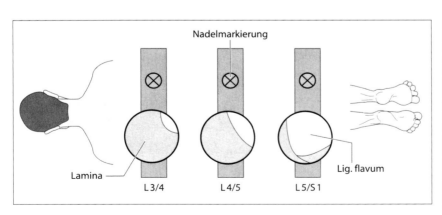

**Abb. 15.5:** Mikrochirurgische Dekompressionsoperation an der Lendenwirbelsäule auf der linken Seite mit Darstellung der Lamina-Flavum-Schicht in der diskalen Ebene. Beim Zugang zur Bandscheibe im Segment LWK 5/SWK 1 tastet und sieht man den Unterrand des nächsthöheren Bogens (von LWK 5) im kranialen Anteil des Situs. In der diskalen Ebene LWK 4/5 befindet sich der Unterrand im oberen Drittel bzw. in der Mitte des Situs sowie im Segment LWK 3/4 und höher im kaudalen Anteil des Operationssitus. Bei älteren Menschen und Bandscheibenverschmälerung überlappt der Wirbelbogen den Bandscheibenraum noch weiter (aus Krämer, Herdmann, Krämer: Mikrochirurgie der Wirbelsäule, Georg Thieme Verlag, Stuttgart 2004).

wenn in der Tiefe das Lig. flavum und der untere Laminarrand des nächst höheren Bogens palpatorisch bzw. optisch klar auszumachen sind.

### Phase III: epidural/posterior

Der dorsale Abschnitt des Epiduralraums stellt sich nach Flavektomie bzw. Hemilaminektomie dar. Die Eröffnung des Spinalkanals sollte immer so erfolgen, dass man einerseits den Prolaps möglichst in der Mitte des Situs darstellt und andererseits Gelegenheit besteht, die Donorbandscheibe bei Vorliegen weiterer infradiskaler Fragmente zu revidieren. Zur Darstellung der Bandscheibe des Segments L 5/S 1 ist in der Regel eine Flavektomie ausreichend, in Höhe L 4/5 muss dafür der Unterrand des Bogens von L 4 entfernt werden (Laminotomie), im Segment L 3/4 und höher ist zur Darstellung der diskalen Ebene eine Abtragung größerer Bogenanteile bis hin zur Hemilaminektomie erforderlich. Die Bogenabtragung und die Entfernung medialer Facettenanteile erfolgen mit der Motorfräse (s. Abb. 15.6). Der Knochen wird so dünn gefräst, bis man ihn bequem auch mit kleineren Knochenstanzen entfernen kann. Diese Technik hat sich v.a. bei der Mikrodekompression der Spinalkanalstenose bewährt. Der Einsatz größerer Knochenstanzen im engen Wirbelkanal führt zur unnötigen Kompression der Nervenwurzeln durch den (zu großen) Stanzenfuß. Mit der Darstellung des lateralen Dura- und Wurzelrandes nach Abtragung der medialen Anteile der aszendierenden Facette ist die Spinalkanalstenosendekompression beendet (Abb. 15.7). Bei der lumbalen Prolapsoperation müssen Dura und Nervenwurzel mit dem Dissektor und anschließend mit dem LOVE-Haken noch medialisiert werden, um an die darunter liegenden Prolapsanteile zu gelangen.

### Phase IV: epidural/anterior

Im vorderen (ventralen) Epiduralraum des lumbalen Wirbelkanals spielt sich die eigentliche Bandscheibenchirurgie ab. Die Medialisierung des Durasacks mit den austretenden Nervenwurzeln erlaubt einen direkten Einblick in diesen Raum, nachdem man im Segment L 5/S 1 das Lig. flavum sowie in Höhe L 4/5 (Abb. 15.8) und in den höheren Segmenten zusätzliche Anteile des Bogens entfernt hat. Die Extraktion weiterer mobiler Bandscheibenanteile aus dem Zwischenwirbelabschnitt erfolgt mit einer speziellen Fasszange, die mit

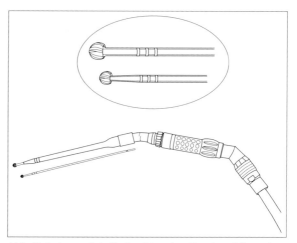

**Abb. 15.6:** Angewinkelte hochtourige Knochenfräse mit unterschiedlichen Fräsköpfen zur Abflachung der Wirbelbögen von dorsal her, bis mit kleinen Knochenstanzen Restbogen bzw. Gelenkanteile entfernt werden können

einer Anschlagsperre versehen ist (Abb. 15.3), um eine ventrale Perforation des Anulus fibrosus mit Verletzung der Bauchgefäße zu vermeiden.

Nach Extraktion des dislozierten Bandscheibengewebes ist die Menge des entfernten Bandscheibenmaterials mit der Größe des Prolapses im Magnetresonanz- bzw. Computertomogramm zu vergleichen. Bei erheblichen Diskrepanzen ist eine Überprüfung der Topographie mittels Röntgenkontrolle und intradiskaler Dissektorlage notwendig (dritte Segmentkontrolle).

### Lateraler Bandscheibenvorfall

Laterale Bandscheibenvorfälle komprimieren die Nervenwurzel außerhalb des Wirbelkanals und können daher nur über einen lateralen Zugang paravertebral erreicht werden (s. Abb. 15.9).

Die Vorbereitungen entsprechen denen zur Operation bei interlaminärem Zugang. Von der Hautinzision bis zur Wurzelrevision im Foramen intervertebrale ergeben sich, ebenso wie beim interlaminären Zugang, 4 Phasen. Die Besonderheiten des lumbalen lateralen Situs beim intertransversalen Zugang bestehen darin, dass die topographisch-anatomische Orientierung besondere Aufmerksamkeit erfordert (s. Abb. 15.10), weil der Eingriff selten durchgeführt wird und in einer gefäßreichen Umgebung erfolgt sowie die Manipulationen und Blutstillungen in der Umgebung des Ganglions vorgenommen werden, welches sehr empfindlich ist und dadurch Folgeschäden drohen.

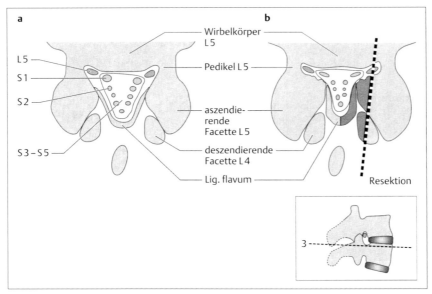

**Abb. 15.7:** Mikrochirurgische Operation bei Spinalkanalstenose, Schnitt in Ebene 3 infradiskal (**a**). **b) links** normal, **rechts** bei Spinalkanalstenose. **Links:** Ventral befindet sich die Oberkante des Wirbelkörpers LWK 5. Der Wirbelkörper geht über die schmale Verbindung des Pedikels von LWK 5 in die breite aszendierende Facette über. Diese bildet die dorsale Begrenzung des Recessus lateralis. Die deszendierende Facette von LWK 4 ist nur noch in ihrer Spitze zu sehen. Das Lig. flavum befindet sich in seiner vollen Ausdehnung und begrenzt den Durasack nach dorsal. Die Wurzel L5 ist bereits ausgetreten und liegt mit ihrem traversierenden Abschnitt im lateralen Rezessus. Dicht daneben, noch intrathekal, liegt die Wurzel S1. Die Wurzeln S2 bis S5 liegen im mittleren Abschnitt des Durasacks. **Rechts:** Bei Spinalkanalstenose ist die aszendierende Facette von LWK 5 arthrotisch hypertrophiert und komprimiert die traversierende Wurzel L5 sowie die intrathekale Wurzel S1. Das Lig. flavum ist verdickt. Die Wurzeln S2 bis S5 liegen frei im mittleren Anteil des Durasacks und werden nicht komprimiert. Dekompressionsoperation: Durch Resektion des medialen Anteils der aszendierenden Facette von LWK 5 wird die im Rezessus verlaufende traversierende Wurzel L5 freigelegt, ebenso wird der laterale Anteil des Durasacks der intrathekal verlaufenden Wurzel S1 dekomprimiert. **Cave:** Unmittelbar unter der aszendierenden Facette findet sich die abgeplattete, mitunter adhärente Nervenwurzel L5. Größere Knochenstanzen könnten die Wurzel schädigen; daher: Herunterfräsen des medialen Anteils der aszendierenden Facette bis auf eine schmale Knochenlamelle, die dann mit kleinen Stanzen entfernt werden kann (aus Krämer, Herdmann, Krämer: Mikrochirurgie der Wirbelsäule, Georg Thieme Verlag, Stuttgart 2004).

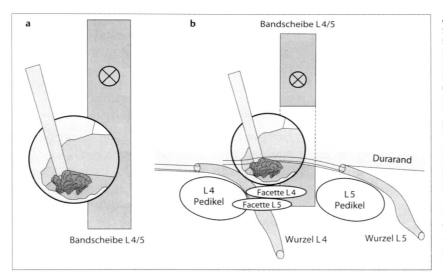

**Abb. 15.8: a)** Mikrochirurgischer Operationssitus bei supradiskaler Sequesterlage im Segment LWK 4/5 links. Die diskale Ebene ist auf der Haut markiert. Im Operationssitus der Phase IV sieht man im anterioren Epiduralraum nach teilweiser Abtragung des Unterrandes des Bogens von LWK 4 (Laminotomie) nur den lateralen Durarand mit dem supradiskal gelegenen Sequester. **b)** Strukturen der unmittelbaren Umgebung: Kraniolateral befindet sich der Pedikel von LWK 4, darunter die austretende Nervenwurzel L4, die durch den Bandscheibensequester komprimiert wird. Der Sequester komprimiert außerdem die noch intrathekal verlaufende Nervenwurzel L5, die den Wirbelkanal im nächst tieferen Foramen intervertebrale (LWK 5/SWK 1) verlässt. Unmittelbar lateral finden sich die medialen Anteile der deszendierenden Facette von LWK 5 und der aszendierenden Facette von LWK 4 (aus Krämer, Herdmann, Krämer: Mikrochirurgie der Wirbelsäule, Georg Thieme Verlag, Stuttgart 2004).

Der Hautschnitt erfolgt 1 Querfinger neben der Mittellinie (1,5 cm), damit man von diesem Schnitt aus auch ggf. einen zusätzlichen interlaminären Zugang wählen kann. Sobald Haut und Subkutis durchtrennt sind, erscheint die lumbodorsale Faszie. Diese wird 2 Querfinger (3 cm) paraspinal längs inzidiert. Dazu wird der laterale Wundrand mit einer Pinzette bzw. einem schmalen LANGENBECK-Haken nach lateral gehalten, sodass sich der Situs um 1–2 cm von der Hautschnittlinie nach lateral bewegt.

In Phase II werden die paravertebralen Weichteile kulissenförmig durchtrennt. Muskeln und paravertebrale Weichteile werden bis zum Niveau der Querfortsätze lateralisiert. Sobald der Retraktor positioniert ist, kommt das Operationsmikroskop zum Einsatz (Phase III). Die Zentrierung erfolgt auf die obere intertransversale Ecke, gebildet aus dem medialen Unterrand des Querfortsatzes von L 4 und dem lateralen Rand der Interartikularportion. Nach Entfernen der medialen Anteile der Fascia bzw. des M. intertransversalis liegen vor dem Operateur im Situs kranial die Nervenwurzel, weiter kaudal der Prolaps und im kaudalen Anteil des Situs die Bandscheibe (Phase IV).

Eine mangelnde Orientierung im lateralen Situs ist die Hauptursache für Fehler und Komplikationen. Meist erfolgt die Darstellung des intertransversalen Situs zu weit lateral, sodass man beim weiteren Tiefergehen zwischen den Querfortsätzen die retroperitonealen Weichteile gefährdet.

Nervenwurzel, Bandscheibe und Foramen intervertebrale liegen medialer als man anfangs vermutet. Auch wenn man sich medial hält und nach Resektion des Lig. bzw. des M. intertransversalis in die Tiefe vordringt, ist es oft schwierig, die Wurzeln zu finden. Wichtig sind hierfür die folgenden knöchernen Orientierungspunkte:

◢ Die Wurzel findet sich direkt unter dem lateralen Rand der Interartikularportion. Sie kann allerdings durch einen Prolaps weiter nach kraniolateral verlagert sein.
◢ Die Wurzel findet sich immer am medialen Rand des gleichnamigen Pedikels, d.h. die Wurzel L5 liegt direkt medial neben dem Pedikel von L 5.

Ansonsten hat der laterale Zugang die Vorteile einer geringeren Duraverletzungsgefahr und der fehlenden postoperativen Periduralfibrose.

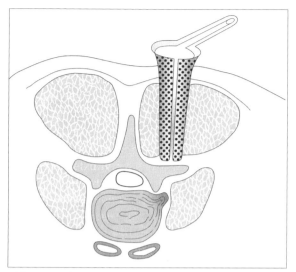

**Abb. 15.9:** Mikrochirurgie des lateralen Prolapses an der LWS. Der Retraktor wird paravertebral eingesetzt (aus Krämer, Herdmann, Krämer: Mikrochirurgie der Wirbelsäule, Georg Thieme Verlag, Stuttgart 2004).

## Revisionsoperation

Bei Revisionsoperationen mit Präparation von Dura und Nervenwurzeln innerhalb einer Narbe ist der Einsatz des Operationsmikroskops besonders wichtig. Gerade hier gilt es, die fast gleichfarbigen Narben- und Nervenstrukturen zu differenzieren und zu präparieren. Dura- und Nervenläsionen kommen häufiger vor als bei der Primäroperation und werden in der Literatur mit einer Häufigkeit von etwa 25% angegeben [Mc Culloch, Young 1998].

Der Operationsablauf gestaltet sich etwas anders als bei der Primäroperation. Der Zugang zum Epiduralraum erfolgt nicht durch die Narbe, sondern über die Lamina. Mit speziellen halb bzw. stark gebogenen, angeschliffenen Revisionsdissektoren wird vorsichtig, schrittweise ein Raum zwischen dem Unterrand der Lamina und der Narbe geschaffen. Die Lamina wird mit der Knochenfräse so weit abgeflacht, dass der Rest mit kleinen Knochenstanzen abgetragen werden kann, und der Knochen so weit abgetragen, bis ventral der Lamina die nicht narbig belegte Dura bzw. epidurales Fettgewebe erscheint. Der knöcherne Zugang zum Epiduralraum nutzt bei der Revisionsoperation die Tatsache, dass unter dem Knochen der Lamina keine Verwachsungen bestehen. Die weitere Revision erfolgt entlang der lateralen knöchernen Leitlinie der medialen Facette. Da der Dura-

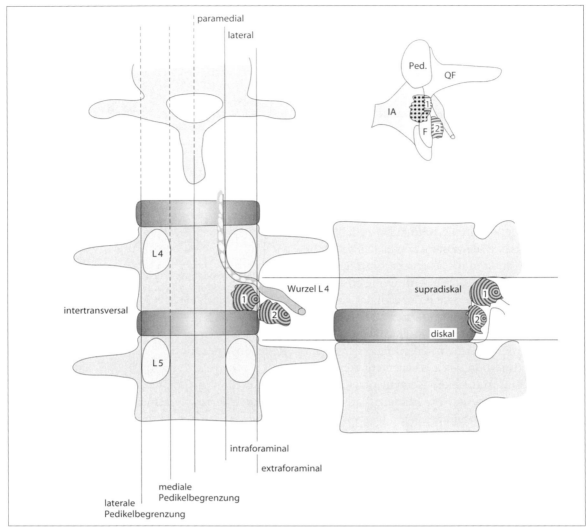

**Abb. 15.10:** Klassifikation des lateralen Bandscheibenvorfalls. Die laterale Zone liegt lateral der medialen Pedikelbegrenzung. Die foraminale Zone reicht bis zur lateralen Pedikelbegrenzung. Lateral der lateralen Pedikelbegrenzung liegt die extraforaminale Zone. Vom Unterrand des Pedikels bis zum Oberrand des nächst tieferen Pedikels reicht das Foramen intervertebrale. Der supradiskale laterale Bandscheibenvorfall (**1**) liegt im Foramen und drückt die Wurzel nach kranial. Der laterale Bandscheibenvorfall in der diskalen Ebene (**2**) liegt extraforaminal und drückt die Wurzel weiter außen nach kranial und dorsal. **Oben rechts** sind Interartikularportion (**IA**), Facettengelenk (**F**) und Querfortsatz (**QF**) dargestellt. Die Prolapse **1** und **2** sind vollständig von der Interartikularportion bzw. von den Facetten überdeckt. Von medial gelangt man nur unter Resektion größerer Anteile der Interartikularportion und der Facetten zu den Prolapsen (aus Krämer, Herdmann, Krämer: Mikrochirurgie der Wirbelsäule, Georg Thieme Verlag, Stuttgart 2004).

sack in der Regel durch die narbigen Verbindungen weit nach lateral bis zum Recessus lateralis verzogen ist, muss man unbedingt bis zur Identifikation des lateralen Dura- bzw. Nervenwurzelrandes präparieren. Die Medialisierung des lateralen Dura- und Nervenwurzelrandes, die nach dorsal mit der Narbe belegt sind, leitet die Phase IV ein. Die Medialisierung erfolgt immer in der diskalen Ebene, die mit einer weiteren Dissektoraufnahme identifiziert werden sollte. Wurzel und Dura werden so weit medialisiert, bis die Bandscheibenober-

fläche deutlich sichtbar ist. Es empfiehlt sich, im Anschluss an die Revisionsoperation einen freien Fettlappen aus der Subkutis zwischen Dura, Nervenwurzel und laterale Wirbelkanalwand zu legen (freie Fettlappenplastik).

## Nachbehandlung

Die Nachbehandlung beginnt mit der Beendigung der Narkose und gliedert sich im weiteren Verlauf in 5 zeitlich voneinander abgegrenzte Phasen:

- die ersten 24 Stunden,
- die erste Woche,
- die ersten 3 Monate,
- das erste Jahr,
- Zeitraum nach dem ersten Jahr.

Die Nachbehandlungsleitlinien richten sich nach den Wundheilungsstadien und nach den biomechanischen Veränderungen im Bewegungssegment nach Prolapsoperation und nach Dekompression einer Spinalkanalstenose. Die Wundheilungsstadien entsprechen denen anderer Operationen und Verletzungen und gliedern sich in Gerinnung, Entzündung, Granulation, Narbenbildung und Narbenretraktion. Je kleiner der Situs bei der Operation war, umso geringer sind die mit der Wundheilung verbundenen Entzündungen, Granulationen und Narbenbildungen. Davon profitieren in erster Linie die freigelegten neuralen Elemente im Wirbelkanal, die über das interlaminäre Fenster mit dem dorsalen Wundkanal in direkter Verbindung stehen.

Entscheidend für die einzelnen postoperativen Maßnahmen sind die biomechanischen Veränderungen im Bewegungssegment nach Entfernung von Bandscheibengewebe bzw. nach Resektion von Anteilen der lumbalen Bewegungssegmente bei Spinalkanalstenose. Mit der Spontanausstoßung (Bandscheibenvorfall) bzw. der operativen Entfernung von Bandscheibenmaterial aus dem Zwischenwirbelabschnitt ist die Biomechanik des lumbalen Bewegungssegments grundsätzlich gestört. Höhenminderung und Elastizitätsverlust reduzieren die Pufferfunktion der Bandscheibe. Mit der relativ rasch eintretenden Höhenminderung verstärkt sich die Kraftübertragung auf die Wirbelgelenke, welche teleskopartig ineinander geschoben werden, insbesondere bei axialer Belastung und Hyperlordosierung. Im Rahmen der normalen altersbedingten Höhenminderung des Zwischenwirbelabschnitts durch degenerative Ereignisse spielt sich dieser Vorgang über mehrere Jahre symptomlos ab. Wirbelgelenke und Nervenwurzeln haben Möglichkeiten zur Adaptation. Bei rasch eintretender Höhenminderung im dorsalen Anteil tritt dieser Vorgang innerhalb kurzer Zeit ein, sodass die relativ kurzfristig beanspruchten Strukturen und dorsalen Anteile des Zwischenwirbelabschnitts dekompensieren und Schmerzen hervorrufen. Durch leichte Flexion bzw. Entlordosierung mit Abflachung der Lendenlordose in den ersten 3 Monaten nach der Operation kann man die Wirbelgelenke entlasten und allmählich an die neue biomechanische Beanspruchung heranführen. Dieser Ablauf stellt eine wesentliche Grundlage für die Flexionstherapie in der Stufenlagerung mit Übungen aus der Entlastungshaltung sowie für das vorübergehende Tragen von Flexionsorthesen dar. Da der Übergang von der Entlordosierung zur normalen Lordose allmählich erfolgen soll, sind Orthesen geeignet, die nach dem Modulsystem von der flektierenden Wirkung in eine normale lordosierende Wirkung abgebaut werden können.

Das parallel durchgeführte krankengymnastische Übungsprogramm findet dementsprechend zunächst in der Stufenlagerung und im weiteren Verlauf innerhalb von 3 Monaten mit gestreckten Hüft- und Kniegelenken statt (s. Tab. 15.1).

Die Nachbehandlung nach lumbaler Mikrodekompressionsoperation bei Spinalkanalstenose richtet sich nach dem Ausmaß der Resektionsflächen. Nach standardmäßigem Vorgehen mit mono- oder polysegmentaler interlaminärer Dekompression mit Entfernung des Lig. flavum und der angrenzenden Bogenanteile müssen die Wirbelgelenke vorübergehend geschont werden. Nach unseren experimentellen Untersuchungen und Ausmessungen wird etwa 1/5 der Gelenkfläche der aszendierenden und deszendierenden Facette medial entfernt. Eine wesentliche biomechanische Beeinträchtigung, die etwa zur Fusionsnotwendigkeit führen könnte, besteht nach mikrochirurgischer Dekompressionsoperation nicht. Allerdings sollte das Gelenk bis zur Bildung eines regelrechten Kapselregenerats mit einer Flexionsorthese vorübergehend, d.h. etwa für 3 Monate, geschont werden. Auch hier ist der schrittweise Abbau der Entlordosierung zur normalen Lordose über ein Modulsystem sinnvoll.

## Komplikationsmöglichkeiten

Grundsätzlich ergeben sich bei der mikrochirurgischen Bandscheibenoperation die gleichen Komplikationsmöglichkeiten wie bei der konventionellen Technik. Wegen der besseren Sicht sind Dura- und Nervenverletzungen weniger leicht möglich, dafür kommt es – besonders in der Eingewöhnungsphase – häufiger zu Orientierungs-

**Tab. 15.1:** Nachbehandlungsschema nach offener Nervenwurzeldekompressionsoperation an der Lendenwirbelsäule (aus Krämer, Herdmann, Krämer 2004)

| Phase | 1 | 2 | 3 | 4 | 5 |
|---|---|---|---|---|---|
| **Zeitraum** | die ersten 24 Stunden | die erste Woche | die ersten 3 Monate | 3.–12. Monat | nach 1 Jahr |
| **Pathologie/ Anatomie** | Gerinnung | Entzündung | Granulation | weiche Narbe | feste Narbe |
| **Orthese** | Flexionsorthese, Stufe 1 | Flexionsorthese, Stufe 1 | Flexionsorthese, Stufen 1–3 | Flexionsorthese, Stufen 3–4 | – |
| **Rückenschule** | Körperhygiene, Mobilisation | Sitzen, Gehen, Stehen | allgemeine Rückenschule | allgemeine Rückenschule | allgemeine Rückenschule |
| **Physiotherapie** | Atemübungen | Entlastungs- haltungs- übungen | Entlastungs- haltungsübun- gen, Trainings- therapie | Trainings- therapie | Sport und Gymnastik |
| **Beruf** | – | – | leichte Arbeit, Heben und Tragen bis 15 kg | mittelschwere Arbeit, Heben und Tragen bis 25 kg | schwere Arbeit, Heben und Tragen von mehr als 25 kg |
| **Sport** | – | Gehen, Standrad, Bewegungsbad | Laufen, Schwimmen, Radfahren | Ballsporttraining | Ballsport, Wettkampf |

schwierigkeiten. Selbst bei exakter Vorplanung mit liegender Nadel kann man z.B. bei einem adipösen Patienten oder bei Skoliose die falsche Etage aufsuchen. Wenn man z.B. nach dem Beiseiteschieben der Muskulatur nicht die erwartete Lamina-Flavum-Konstellation der zweiten Stufe antrifft, ist intraoperativ der Röntgenbildverstärker zur Etagenidentifikation wiederholt einzusetzen. Gleiches gilt für einen fehlenden oder inadäquaten pathologischen Befund in Relation zur Darstellung im Magnetresonanztomogramm.

*Blutungen* aus epiduralen Venen stellen keine eigentliche Komplikation dar. Insbesondere hinter dem Wirbelkörper finden sich Venengeflechte, die bei der Prolapsextraktion einreißen können. Die Blutung wirkt sich bei der Exploration im relativ kleinen Situs störend aus und sollte deswegen so gut wie möglich mit der bipolaren Koagulationspinzette gestillt werden. Eine postoperative Kompression des Durasacks ist von einer epiduralen Venenblutung wegen der geringen Druckentwicklung nicht zu erwarten [Bell 1996; Findlay 2000; Hanley 1996; Krämer 1996; Mc Culloch, Young 1998]. Eine gefährliche Druckerhöhung im postoperativen Situs geht von arteriellen Blutungen im Bereich der Rückenstreckmuskulatur und von der Wirbelge-

lenkkapsel aus. Daher ist der Operationssitus nach Entfernung des Retraktors in diesen Bereichen am Ende der Operation nochmals zu überprüfen.

Intraoperative Dura- und Nervenwurzelverletzungen kommen bei der lumbalen Bandscheibenoperation in einer Frequenz von 1–5% vor (s. Tab. 15.2) [Bell 1996; Getty 1996; Guity, Young 1998; Hanley 1996; Mc Culloch, Young 1998]. Bei Revisionseingriffen ist der Prozentsatz höher als bei der Erstoperation [Mc Culloch, Young 1998]. Risse bis zu 3 mm können mit einem Fett- oder Muskellappen bedeckt werden. Alles was darüber hinaus geht, sollte genäht und ggf. bei einem Stanzdefekt mit einem Patch gedeckt werden. Die Naht ist unter mikrochirurgischen Bedingungen u.U. schwierig und erfordert ggf. eine Erweiterung des Situs, um den Riss in vollem Umfang darzustellen.

Die schwerwiegendste Komplikation der lumbalen Bandscheibenoperation, auch bei mikrochirurgischer Technik, ist die *Verletzung der großen Bauchgefäße* durch ventrale Perforation des Anulus fibrosus bei der Ausräumung der Bandscheibe mit Fasszangen. Nach Sammelstatistiken von De Saussure [1959], Grumme und Kolodziejczyk [1994] sowie Reulen [1991] ist diese Komplikation jedoch sehr selten und dürfte bei Verwendung einer Fasszange mit Anschlagsperre nicht mehr vorkommen, sodass diese Komplikation im Aufklärungsgespräch nicht mehr erwähnt werden muss.

Der mikrochirurgischen lumbalen Bandscheibenoperation wird allgemein ein höheres *Infektionsrisiko* angelastet. Als Gründe hierfür werden Manipulationen mit dem Operationsmikroskop über der Wunde und Instrumentenwechsel angegeben. Durch Verwendung von sterilen Folien über dem Operationsmikroskop und Bedienungsvorrichtungen außerhalb des Operationsfeldes (Fußschalter) lassen sich diese Infektionsquellen weitgehend ausschalten. In der Literatur finden sich jedenfalls keine Hinweise auf eine erhöhte Infektionsrate bei Operationsstatistiken mit Verwendung des Mikroskops [Mc Culloch, Young 1998; Williams 1990].

Ob man die Häufigkeit postoperativer narbenbedingter Beschwerden (*Postdiskotomiesyndrom*) durch die mikrochirurgische Technik reduzieren kann, ist nicht bewiesen. Retrospektive Studien [Findlay 2000; Krämer, Herdmann, Krämer 2004] haben gezeigt, dass Frequenz und Intensität der Postdiskotomiesyndrome nach mikrochirurgischer Bandscheibenoperation geringer sind als beim Zugang mittels konventioneller Technik.

## Ergebnisse in der Literatur, Fazit und klinische Relevanz

Es gibt bislang noch keine kontrollierten Studien, die einen Vorteil des mikrochirurgischen Zugangs gegenüber einem breiten Zugang nachweisen. Sofern ein Operateur beide Methoden gleichermaßen beherrscht, wird es aus ethischen Gründen solche Studien auch nicht geben. Die bisher vorliegenden retrospektiven Studien ergeben keinen Unterschied in den Ergebnissen zwischen mikro- und makrochirurgischem Vorgehen. Einige Arbeiten stellen bessere Ergebnisse nach mikrochirurgischem Vorgehen gegenüber der Standardoperation heraus. Mc Culloch und Young [1998], die selbst zur Gruppe derjenigen Autoren gehören, die keinen Unterschied sehen, kommen zu dem Schluss, dass es dem Patienten unmittelbar postoperativ nach kleinem mikrochirurgischen Zugang besser geht als nach einer großen Operation. Findlay [2000] weist auf die besseren Ergebnisse beim mikrochirurgischen Zugang nach 10 Jahren im Vergleich zum konventionellen Zugang hin. Allerdings handelt es sich auch hier wieder um eine retrospektive Studie.

## Kostenerstattung

Die Kostenerstattung erfolgt nach DRG.

## Literaturverzeichnis

Bell G (1996) Complications of lumbar spine surgery. In: Wiesel S, Weinstein J, The lumbar spine. Saunders, Philadelphia

De Saussure R, Vascular injury coincident to disc surgery. J Neurosurg (1959), 16, 222

Findlay G (2000) Neurological compression theory. In: Gunzburg R, Szpalski M, Lumbar spinal stenosis. Lippincott, Philadelphia

Getty CJM, Lumbar spinal stenosis: The clinical spectrum and the results of operation. J Bone Joint Surg (1980), 62B, 481–485

**Tab. 15.2:** Komplikation „Duraeröffnung" bei Nervenwurzeldekompressionsoperationen an der LWS: Duraeröffnungen bei erfahrenen und weniger erfahrenen Operateuren bei mikro-/makrochirurgischer Technik und bei Rezidiveingriffen

| Autor | Anzahl Operationen | Erfahrungsgrad/Operationstechnik | Duraeröffnungen (%) |
|---|---|---|---|
| Spangort [1972] | 2.504 | gemischt | 1,6 |
| Mc Culloch, Young [1998] | 257 | gering | 2,7 |
| Sollmann et al. [1988] | 222/190/69 | mikrochirurgisch/mikrochirurgisch/Rezidiveingriffe | 1,8/5,3/17,4 |
| Wildförster [1991] | 47.310 | gemischt | 2,6 |
| Mc Culloch, Young [1998] | 100 | hoch | 1,0 |
| Young [1996] | 1.500 | gemischt | 5,1 |
| Krämer, Herdmann, Krämer [2004] | 1.281/647/634 | gemischt/gering/hoch | 3,6/4,3/0,8 |

Grumme T, Kolodziejczyk D (1994) Komplikationen der Neurochirurgie. Bd. 1: Wirbelsäulen-, Schmerz- und Nervenchirurgie. Blackwell, Berlin

Guity A, Young P (1998) A technique for closure of dural tears during microdiscectomy. In: McCulloch, Essential of spinal microsurgery. Lippincott, Philadelphia

Hanley R (1996) Delamarter surgical indications and techniques. In: Wiesel S, Weinstein J, The lumbar spine. Saunders, Philadelphia

Krämer J (1996) Die mikrochirurgische Operation beim lumbalen Bandscheibenvorfall. In: Blauth M, Dick W, Operationen an der Wirbelsäule, 128. Urban & Vogel, München

Krämer R, Herdmann J, Krämer J (2004) Mikrochirurgie der Wirbelsäule. Thieme, Stuttgart

Mc Culloch J, Young P (1998) Essentials of spinal microsurgery. Lippincott, Philadelphia

Reulen HJ (1991) Neurochirurgische Operationen. In: Bauer R, Kerschbaumer F, Poisel S, Orthopädische Operationslehre. Thieme, Stuttgart

Sollmann WP et al. (1988) Intra- und postoperative Komplikationen bei lumbalen Bandscheibenoperationen. In: Bock WJ, Schirmer M, Komplikationen bei neurochirurgischen Eingriffen, 143–149. Zuckerschwerdt, München

Spangort EV, The lumbar disc herniation: A computer aided analysis of 2,504 operations. Acta Orthop Scand (1972), 142 (Suppl), 1–95

Wildförster V, Intraoperative Komplikationen während lumbaler Bandscheibenoperationen. Neurochirurgie (1991), 34, 53–56

Williams RW (1990) Results of microsurgery. In: Williams RW, McCulloch JA, Young PH, Microsurgery of the lumbar spine, 211–214. Rockville, Aspen

Young PH (1996) Microdiscectomy for lumbar disc protrusions with unilateral radiculopathy. In: Al-Mefty O, Origitomo TC, Harkey HL, Controversies in Neurosurgery. New York, Thieme

# 16  Minimal-invasive Zugänge an der Wirbelsäule

*M. Ahrens, H. Halm*

Der Begriff „minimal-invasive Chirurgie" wurde zu einem Synonym für alle chirurgischen Verfahren, welche einen endoskopischen Zugang zu einer Körperhöhle oder einem Gelenk verwenden. Diagnostisch wurden endoskopische Verfahren zwar bereits 1853 eingesetzt, es dauerte aber bis 1970, bevor die Technik auch chirurgisch angewandt wurde. In der Wirbelsäulenchirurgie wird der Begriff „minimal-invasiv" jedoch sehr viel umfänglicher benutzt und umfasst von den Injektionstechniken über perkutane und endoskopische bis zu offenen chirurgischen Verfahren eine große Bandbreite. Einige chirurgische Zugänge werden im Rahmen der jeweilig zugehörigen Techniken behandelt, sodass sich dieses Kapitel auf die retro- und transperitonealen Zugänge beschränkt. Die Philosophie der minimal-invasiven Chirurgie kann auch auf offene Verfahren übertragen werden. Ziel ist es, die zugrundeliegende Pathologie darzustellen und eine therapeutische Intervention durchzuführen, ohne dabei das benachbarte gesunde Gewebe zu zerstören oder es dabei zumindest maximal zu schonen, also nicht nur ein minimales Zugangstrauma, sondern eine maximale Gewebeschonung an der Oberfläche *und* in der Tiefe zu erreichen. Die Vorteile dieser Technik sind bereits länger bekannt und bestehen insbesondere in der Verringerung des postoperativen Schmerzes, verbesserter und beschleunigter Heilung, verbesserten kosmetischen Ergebnissen durch kleine Hautschnitte und Verkürzung des Krankenhausaufenthalts. Weiterhin können durch die bei einigen Techniken eingesetzten optischen Systeme erhebliche Vergrößerungen in der Darstellung des Zielgebiets erreicht werden. Auf der anderen Seite gibt es aber auch Nachteile, die insbesondere bei der Endoskopie durch die zweidimensionale Darstellung und die hieraus resultierende eingeschränkte Tiefenwahrnehmung auf den Videomonitoren sowie das fehlende Tastgefühl bedingt sind. Eine steile Lernkurve und die Notwendigkeit, spezielle Instrumente [Tsai, Chen, Chen 2004] anzuschaffen, sind für alle Techniken einschränkende Faktoren, die aber mit Training und Erfahrung zunehmend weniger ins Gewicht fallen.

## Indikation

Die Indikation für einen bestimmten Zugang wird klassischerweise durch die zugrundeliegende Pathologie und die gewählte chirurgische Therapie bestimmt. In einigen Fällen wurden jedoch neue Zugänge (z.B. ALPA, s. unten) für neue Techniken (Nukleusprothesen) oder neue Techniken (z.B.

**Tab. 16.1:** Minimal-invasive Zugänge und zugehörige Indikationen

| Zugang | Indikationen | Anmerkungen |
|---|---|---|
| Mini-ALIF | Bandscheibenvollprothesen (CHARITE, PRODISC, MAVERICK, FLEXICORE etc.), Fusionen (Cage oder Knochenspan) | in Höhe LWK 2–5 retroperitoneal, in Höhe LWK 5/SWK 1 retro- oder transperitoneal, je nach Habitus |
| ALPA | Nukleusprothesen (PDN, DASCOR) | im lumbosakralen Übergangsbereich nur sehr eingeschränkt nutzbar, nur für sehr kleine Implantate geeignet |
| XLIF | Fusionen, Nukleusprothesen | XLIF ist ein eingetragenes Markenzeichen der Firma NUVASIVE. Der Zugang wurde ursprünglich von R. Bertagnoli entwickelt. |
| „Over the Top" | Spinalstenosen | dorsaler unilateraler Zugang |

ALIF: anteriore lumbale interkorporelle Fusion; ALPA: Anterolateral transpsoatic Approach; XLIF: Extreme lateral interbody Fusion expandierbare Cages) für bestehende Zugänge (endoskopisch) entwickelt. Derzeit ist dieser Prozess der gegenseitigen Beeinflussung noch in vollem Gange und ermöglicht immer neue Kombinationen. In Tabelle 16.1 sind minimal-invasive Zugänge und die dazugehörigen Indikationen aufgeführt.

### Retroperitonealer und transperitonealer Zugang

Für die anteriore lumbale interkoporelle Fusion (ALIF) werden je nach Lokalisation retro- (L 2–5, ggf. L 5/S 1) oder transperitoneale (L 5/S 1) Zugänge verwendet. Eine deutliche Verkleinerung des Zugangs als sog. Mini-ALIF und die konsequente Standardisierung wurden durch H.M. Mayer entwickelt [Mayer 1997, 2000; Wolf, Meier 1999]. Die Fusionen werden als alleinige Operation (Stand-alone-Cage) oder im Rahmen einer dorsoventralen Fusion und dementsprechend ergänzender dorsaler Instrumentation durchgeführt. Stand-alone-Fusionen galten bis vor kurzem als obsolet, die Technik ist aber seit der klinischen Einführung der Knochenwachstumsfaktoren (BMP) wieder in der Diskussion. Auch für die Implantation von lumbalen Bandscheibenvollprothesen (CHARITE, PRO-DISC, MAVERICK, FLEXICORE, CENTURION und andere) ist ein ventraler (retro- oder transperitonealer) Zugang notwendig. Bei allen diesen Implantaten ist eine mittige Ausrichtung und somit ein entsprechender Zugang erforderlich, bei den mit Stabilisationsfinnen bestückten Prothesen (PRODISC und MAVERICK) sogar primär eine absolut mittige Implantation. Die Richtung der Implantation kann im Gegensatz zur CHARITE- und zur SPINECORE-Prothese nicht mehr korrigiert werden, da für die Passgenauigkeit der Finnen zuvor in die Mitte der Grund- und Deckplatte mit Meißeln Rinnen eingestanzt werden müssen. Der retroperitoneale und der transperitoneale Zugang zur Wirbelsäule wurden ursprünglich in der Wirbelsäulenchirurgie für ventrodorsale Fusionsoperationen angewandt, wobei nach Ausräumung der Bandscheibe Knochenspäne oder Cages eingebracht werden. In jedem Fall ergibt sich bei allen Indikationen die Notwendigkeit für eine ausreichende Darstellung der Bandscheibe, um so die großen Implantate oder Prothesen einbringen zu können. Um eine Alternative für dieses Vorgehen zur Verfügung zu haben, wurden BAGBY-, KUS-

LICH-, RAY- und TLIF-Cages für den dorsalen Einsatz entwickelt [Kuslich et al. 2000; Lonstein 2001; Lowe et al. 2002; Ray 1997; Whitecloud, Roesch, Ricciardi 2001; Winter 2001].

### Anterolateraler transpsoatic Approach (ALPA)

Für die Implantation von Bandscheibennukleusimplantaten (z.B. PDN, RAYMEDICA) wurde zuerst ein dorsaler Zugang wie bei einer mikrochirurgischen Diskektomie angewendet. Um die posterioren Strukturen zu schonen, wurde von R. Bertagnoli der Anterolaterale transpsoatic Approach (ALPA) entwickelt [Bertagnoli, Vazquez 2003], welcher sich für die Höhen L 2–5 eignet, im lumbosakralen Übergang jedoch nur sehr eingeschränkt einsetzbar ist. Mit der Entwicklung injizierbarer Nukleusprothesen (DASCOR, DISC DYNAMICS) ist ein Mini-ALIF, ein ALPA oder am besten ein dorsaler Zugang möglich – mit noch geringerem Trauma, da nur ein noch schmalerer Zugangskorridor nötig ist (s. Abb. 16.1).

### Präinterventionelle Diagnostik

Neben der normalen Diagnostik zur Indikationsstellung eines Wirbelsäuleneingriffs (Magnetresonanztomographie und/oder ggf. Computertomographie), Röntgenuntersuchung in 2 Ebenen und ggf. Funktions- und Schrägaufnahmen werden für bestimmte Fälle (insbesondere retroperitonealer und transperitonealer Zugang) auch Zusatzuntersuchungen empfohlen. Mayer und Wiechert [2002] führen routinemäßig für ventrale Zugänge an der Lendenwirbelsäule eine dreidimensionale (3-D-)Computertomographie-(CT-)Angiographie der arteriellen und venösen retroperitonealen Gefäße durch, um deren genaue Lage und relative Position zum Bandscheibensegment zu bestimmen. Diese Bildgebung ermöglicht eine präzise Planung und Risikoanalyse, insbesondere für die Implantation von Bandscheibenvollprothesen. Dieses Vorgehen wird jedoch in den meisten Kliniken aufgrund des erheblichen Aufwandes nicht routinemäßig durchgeführt, da das Magnetresonanztomogramm bereits gute Informationen über die Lage der Bifurkation liefert [Kleeman et al. 2002]. Sehr wichtig sind deshalb für diese Zugänge chirurgische Erfahrung und sorgfältige Präparati-

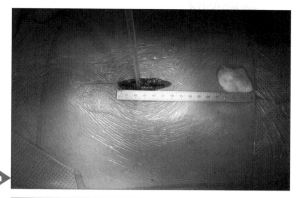

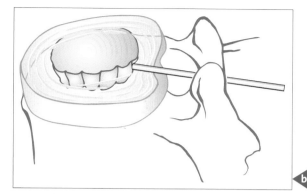

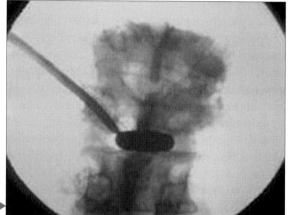

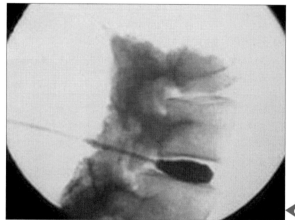

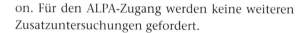

**Abb. 16.1: a)** Mini-ALIF-Zugang für DASCOR-Nukleusprothese in Höhe L 5/S 1; **b)** dorsaler Zugang für injizierbare Nukleusprothese DASCOR mit intraoperativer Röntgenkontrolle des mit KM gefüllten Kontrollballons (**c, d**); Lage- und Volumenbestimmung des endgültigen Implantats; **e)** abschließende Entfernung des Katheters, über den der Nukleusersatz (Ballonhülle, die mit Kunststoff gefüllt wird) über eine 5 mm messende Öffnung in das Innere der Bandscheibe eingebracht wurde

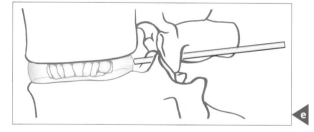

on. Für den ALPA-Zugang werden keine weiteren Zusatzuntersuchungen gefordert.

## Notwendiges Instrumentarium

Für ventrale Zugänge sowie den ALPA werden Instrumente mit einer Mindestlänge von 20–30 cm benötigt, darüber hinaus sollte noch eine Anzahl von weiteren Instrumenten vorhanden sein. Die Mindestausstattung umfasst:

◢ stumpfe und scharfe Haken für den oberflächlichen Zugang.
◢ Hautspreizer in verschiedenen Formen und Größen,
◢ ROUX- und LANGENBECK-Haken,
◢ große und kleine COBB-Elevatorien,

◢ lange KOCHER-Klemmen für Tupfer in großer und kleiner Größe („Stiel" und „Stielchen"),
◢ ggf. Gefäßclips mit Applikatoren,
◢ lange Bipolarpinzetten in Bajonettform,
◢ lange und kurze monopolare HF-Handstücke mit Aufsätzen,
◢ lange Präparierscheren,
◢ lange Pinzetten,
◢ Gefäßset im Fall von Gefäßverletzungen (ggf. Gefäßprothese),
◢ Normal- und Neurosauger mit stumpfer Spitze.

Der initiale Zugang zur Bandscheibe sollte unter Zuhilfenahme von langen stumpfen Haken durchgeführt werden. Sobald der ventrale Anteil der Bandscheibe dargestellt ist, kann ein gutes Operationsfeld in der Tiefe permanent mit einem der auf

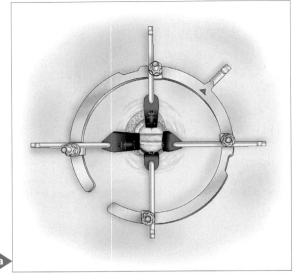

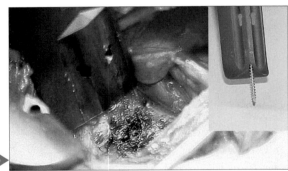

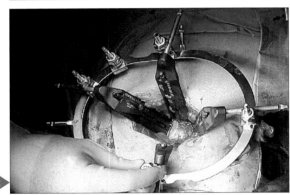

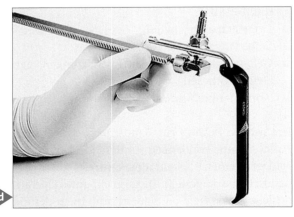

dem Markt vorhandenen Retraktorensysteme dargestellt werden (ENDORING, MEDTRONIC; SYN-FRAME, SYNTHES; MAXCESS, NUVASIVE und andere) [Kossmann, Jacobi, Trentz 2001]. Diese Systeme ermöglichen es, auch mit deutlich kleineren Zugängen (Mini-ALIF) sowie ggf. nur mit einem Assistenten auszukommen (s. Abb. 16.2). Wichtige Merkmale dieser Retraktoren sind die Röntgendurchlässigkeit der Valven und die Kombinierbarkeit mit endoskopischen Instrumenten (videoassistierte Operation). Die Anwendung von Endoskopen zur videoassistierten Operation erfolgt häufiger, da die Instrumente in der Klinik zur normalen Endoskopie ohnehin zur Verfügung stehen und nur eine Halterung für die Kamera als Zusatzinstrument benötigt wird. Bei kleinen Zugängen und eingeschränktem Operationsfeld ist außerdem eine gute Ausleuchtung aller Strukturen für eine sichere und erfolgreiche Operation sehr wichtig. Für diesen Zweck hat sich auch die Anwendung von Kopflampen mit fiberoptisch angeschlossener Xenonlichtquelle und fokussiertem Lichtstrahl sehr bewährt (s. Abb. 16.3). Weiterhin können Operationsmikroskope – insbesondere bei Re-Operationen, übergewichtigen Patienten und schwierigen Gefäßverhältnissen – sehr hilfreich sein. Es gibt auch Entwicklungen, bei denen Lichtleiter bereits in die Retraktoren eingearbeitet sind (s. Abb. 16.4, 16.5).

## Bestelladressen

MEDTRONIC GMBH, Emanuel-Leutze-Str. 20, 40547 Düsseldorf, Tel.: 0211/5293-0, Fax: 0211/5293-100, E-Mail: duesseldorf@medtronic.com, www.medtronic.de.

NUVASIVE (EUROPE) GMBH, Von-Eichendorff-Str. 59a, 86911 Diessen, Tel.: 08807/923925, Fax: 08807/8806, www.nuvasive-europe.com.

LUXTEC, 99 Hartwell Street, West Boylston, MA 01583, USA, Tel.: 001-800-325-8966, Tel. international: 001-508-835-9700, Fax: 001-508-835-9976, www.luxtec.com.

**Abb. 16.2: a)** Schematische Darstellung eines Retraktors, von oben gesehen, mit röntgenstrahlendurchlässigen Valven (ENDORING, Fa. MEDTRONIC, Düsseldorf); **b)** Sicherung der oberen und unteren Valven mit Pins zum Schutz der Gefäße möglich; **c)** einzelne Retraktorblätter über äußeren Ring selbstständig gehalten; Mini-ALIF über 6 cm große Inzision mit Unterstützung eines Retraktors; **d)** alternativ Montage des Systems an einem Tischarm möglich

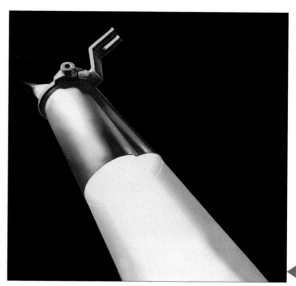

**Abb. 16.3:** Ursprünglich für die Herzchirurgie entwickelt, haben Kopflampen inzwischen in vielen chirurgischen Disziplinen Einzug gehalten: Xenonlichtquelle, fiberoptisch mit einem Reflektor am Kopfring verbunden (Firma LUXTEC).

## Präinterventionelle Aufklärung

Die Information über minimal-invasive Zugänge erfolgt selbstverständlich im Rahmen der Aufklärung zum Gesamteingriff und sollte stets über möglicherweise notwendige alternative Zugangswege und Behandlungsmaßnahmen informieren, z.B. Umsteigen auf eine offene Laparotomie anstatt geplanter Laparoskopie. Weiterhin sollte über alle relevanten Komplikationsmöglichkeiten (s. unten), bei jungen Männern insbesondere über das Risiko einer retrograden Ejakulation mit Unfruchtbarkeit, aufgeklärt werden. Es ist auch darauf hinzuweisen, dass zwar das Weichteiltrauma „minimal-invasiv" ist, jedoch die Einheilung von Prothesen oder der knöcherne Durchbau von Fusionen hierdurch nicht wesentlich beeinträchtigt oder begünstigt wird und deshalb Verhaltensmaßregeln für diese Operationen weitgehend unabhängig vom operativen Vorgehen sind.

## Durchführung der Intervention

### Retroperitonealer und transperitonealer Zugang

#### Präoperative Vorbereitungen des Patienten
Die pflegerische Vorbereitung wird wie bei abdominalen Eingriffen üblich durchgeführt. In der

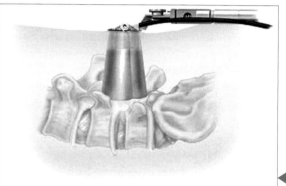

**Abb. 16.4: a)** Spreizbare Tube mit integrierter Lichtquelle; **b)** dorsaler Einsatz für Nukleotomie und Dekompressionen (METRX, Fa. MEDTRONIC, Düsseldorf)

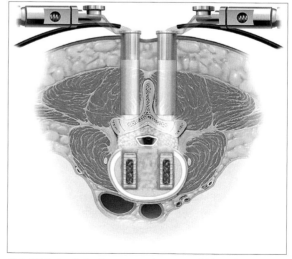

**Abb. 16.5:** Auch Fusionsoperationen sind über die beleuchteten Tuben möglich

Regel erfolgt am Vortag der Operation die Umstellung auf flüssige Nahrung. Eine Darmreinigung wird mit rektalen Mikroklistieren und/oder oraler Applikation von 2–3 l abführender Reinigungslösung (X-PREP) vorgenommen. Eine sorgfältige Rasur von der Brust bis zur Symphyse sollte am Vortag, nach neueren Pflegeleitlinien am Tag der Operation, durchgeführt werden.

**Anästhesie**

Der Eingriff bei ventralen Zugängen erfolgt immer in Vollnarkose. Das intraoperative Monitoring umfasst optional einen zentralen Venenkatheter (ZVK) und eine direkte arterielle kontinuierliche Blutdruckmessung. Ein Blasenkatheter sollte jedoch immer gelegt werden, um eine Flüssigkeitsbilanz sowie ein intraoperatives Kollabieren der Blase, insbesondere für Zugänge in Höhe L 5/S 1, zu ermöglichen. Die Pulsoxymetrie an den oberen Extremitäten ist heute bei fast allen Eingriffen Routine. Für Zugänge zum Segment L 4/5 und höher wird von einigen Autoren auch eine Pulsoxymetrie an der linken Großzehe empfohlen, da es zu einer zeitweiligen Kompression der A. iliaca communis kommen kann, wenn diese bei Lateralisation nach rechts durch einen Retraktor abgedrückt wird. Die Lateralisation ist insbesondere für die ventrale Implantation von ALIF-Cages oder Bandscheibenvollprothesen notwendig, und zwar aufgrund der Größe der Implantate. Obwohl Patienten mit gesunder Gefäßsituation eine vollständige Abklemmung für 30 min tolerieren können, wird empfohlen, den Retraktor zwischenzeitlich während des Eingriffs zu lösen. Der Sättigungsabfall auf Null bei Beginn der Kompression und die Erholung innerhalb einiger Minuten sind mit der doppelten Pulsoxymetrie sehr gut zu überwachen. Wichtig bei der Darstellung der Bandscheibe ist, nicht zu viel Druck auf die umgebenden arteriellen und venösen Gefäße auszuüben.

**Lagerung**

Eine korrekte Lagerung ist eine der wichtigsten Vorbereitungen für eine erfolgreiche Operation. Für die anterioren Zugänge zur Bandscheibe werden 2 Lagerungsarten empfohlen: In vielen Kliniken wird die normale Standardrückenlagerung mit geschlossenen Beinen, 90° abduzierten Armen sowie dem Operateur auf der linken und dem/den Assistenten auf der rechten Seite des Patienten

bevorzugt. Weiterhin muss der Tisch so justiert werden, dass der C-Bogen in anterior-posteriorer und in mediolateraler Ausrichtung auf Höhe der zu operierenden Segmente geschwenkt werden kann. Bei der „Da-Vinci"- oder „French"-Position liegt der Patient auf dem Rücken, die Arme in 90°-Stellung abduziert und die Beine so weit gespreizt, dass der Operateur dazwischen stehen kann. Diese Lagerung hat sich in einigen Kliniken insbesondere für die Implantation von Bandscheibenprothesen etabliert. Der erste Assistent steht auf der linken, ggf. ein zweiter Assistent auf der rechten Seite des Patienten, die Instrumentierschwester zur rechten Seite des Operateurs. Eine Überstreckung der Lendenwirbelsäule (Hyperlordose) soll insbesondere vermieden werden, um eine Spannung auf den Gefäßen zu minimieren und v.a. bei der Implantation von Bandscheibenvollprothesen eine falsche Ausrichtung des Segments zu verhindern. Auf die Lagerung der Arme ist ebenfalls sorgfältig zu achten, um eine Hyperelevation und Druckschäden zu vermeiden. Die beschriebenen Lagerungsarten sind für Zugänge in Höhe von L 2 bis S 1 möglich, allerdings kann es technische Einschränkungen durch die zur Verfügung stehenden Tische bei höher gelegenen Segmenten in der „Da-Vinci"-Position geben, da hier nicht immer die freie Einstellung des Bildverstärkers möglich ist. Die Lordosierung kann durch Veränderung des Tisches auch intraoperativ bei beiden Lagerungsarten verändert werden.

**Zugang in Höhe L 5/S 1**

Der lumbosakrale Übergang ist technisch gesehen am einfachsten zu erreichen, da der vordere Bandscheibenanteil zwischen den großen Gefäßen liegt. Wichtig ist es, auf eine tiefe Bifurkation und ggf. abnormale kaliberstarke mediane Sakralgefäße zu achten. Die Zugangsmarkierung wird unter Bildverstärkerkontrolle planparallel seitlich auf der Haut des Patienten markiert. Die Lokalisation ist weitaus einfacher, wenn der Patient sehr schlank ist. Mit einer mit einem Tupfer bewehrten KOCHER-Klemme wird die Hautoberfläche markiert und in die Tiefe des Abdomens gepresst, um die Höhe im seitlichen Strahlengang des Bildverstärkers identifizieren zu können. Der Hautschnitt wird in der Mittelinie zentriert, wobei ein horizontaler Schnitt aus kosmetischen Gründen zu bevorzugen, die longitudinale Schnittführung aber ebenfalls möglich ist. Die Schnittlänge beträgt 4–6 cm, abhängig von der Körpergröße und dem Habitus des Patienten. Sobald die Rektusscheide erreicht ist, spaltet man die Linea alba in der Mittellinie longitudinal, um so das Peritoneum darzustellen. Der Zugang zur Höhe L 5/S 1 kann nun auf 3 verschieden Wegen erfolgen, und zwar retroperitoneal von der rechten oder linken Seite oder transperitoneal:

◢ *Zugang retroperitoneal von der linken Seite:* Dieser Zugang ist eine Alternative für Patienten, die bereits im rechten unteren Quadranten des Abdomen voroperiert sind, insbesondere nach Appendektomie, gynäkologischen Eingriffen oder Hernienchirurgie. Die Präparation erfolgt analog dem Vorgehen auf der rechten Seite. Die Dissektion wird über die V. iliaca communis zum Bandscheibenfach L 5/S 1 durchgeführt. Die Präparation muss sehr vorsichtig erfolgen, insbesondere bei großlumiger Vene. Der obere Plexus hypogastricus muss dabei vorsichtig nach medial geschoben werden, wobei jede Koagulation strikt zu unterbleiben hat, um insbesondere bei Männern eine Schädigung mit der Folge retrograder Ejakulation zu vermeiden. Aufgrund dieser Schwierigkeiten wird dieser Zugang nur als zweite Wahl angesehen und bleibt Fällen mit Kontraindikationen für einen rechten Zugang vorbehalten. Der Zugang zur Höhe L 5/S 1 kann von der rechten Seite aus genauso gut erreicht werden, jedoch ohne die beschriebenen Probleme.

◢ *Zugang retroperitoneal von der rechten Seite:* Das Peritoneum wird auf der rechten Seite stumpf von der inneren Bauchwand gelöst. Die hintere Rektusscheide muss u.U. durchtrennt werden, um eine ausreichende Mobilisation zu ermöglichen. Der Psoasmuskel und die A. iliaca communis mit dem Ureter werden identifiziert. Die Präparation wird zur Mittellinie fortsetzt, indem der Ureter nach medial und die Arterie nach lateral gehalten wird. Medial der A. iliaca communis kann nun der seitliche Anteil der Bandscheibe dargestellt werden. In diesem Bereich ist der obere hypogastrische Plexus nur sehr spärlich ausgebildet, mit wenigen und kleinen Ästen. Eine Dissektion von rechts nach links kann somit das Risiko für eine Schädigung dieses Plexus sehr verringern. Mit stumpfer Präparation des prävertebralen

Fettgewebes, den Plexus eingeschlossen, können die mediale Sakralarterie und -vene dargestellt werden, welche dann je nach Durchmesser zu ligieren oder zu koagulieren und anschließend zu durchtrennen sind. Die linke V. iliaca communis kann dann vorsichtig mit einem Retraktor nach links gehalten werden; somit ist nun das Segment L 5/S 1 dargestellt, was den sichersten Weg darstellt.

◢ *Zugang transperitoneal:* Der transperitoneale Zugang ermöglicht den direkten Zugang zum Bandscheibenraum L 5/S 1 und wird meist bei sehr stark übergewichten Patienten oder nach Voroperation im Abdomen oder an der Wirbelsäule eingesetzt. Das Peritoneum wird in der Mittellinie gespalten und mit temporären Markierungsnähten versehen, die Gedärme nun mit Bauchtüchern vorsichtig vom Bandscheibenraum L 5/S 1 aus zur Seite gedrängt. Das Mesenterium und der Dünndarm werden vorsichtig mobilisiert und in den rechten oberen Quadranten der Bauchhöhle gedrängt. Sobald das Promontorium tastbar ist, kann ein Retraktor eingesetzt werden, um das prävertebrale Peritoneum darzustellen. Die Dissektion des retroperitonealen Raumes wird mit einem semizirkulären Einschnitt auf der rechten Seite eingeleitet. Der Schnitt soll 1 cm medial der rechten A. iliaca communis beginnen. Das prävertebrale Fettgewebe und der obere hypogastrische Plexus werden vorsichtig von der rechten zur linken Seite geschoben, um die vordere Zirkumferenz der Bandscheibe in Höhe L 5/S 1 darzustellen [Mayer 2000].

**Zugang in Höhe L 4/5**
Dies ist die schwierigste Höhe für einen Zugang von der Mittellinie aus, da bei den meisten Patienten das Bandscheibenfach von der venösen Bifurkation oder der linken V. iliaca communis bedeckt wird. Die Identifizierung der Höhe erfolgt analog dem beschriebenen Vorgehen in der Höhe L 5/S 1. Es wurde zur besseren Planung ein Klassifikationssystem vorgeschlagen [Kleeman et al. 2002], wobei 3 Typen identifiziert wurden (Klasse A, B oder C), abhängig von der Höhe der aortalen Bifurkation und des Abgangs der linken V. iliaca communis, mit der Empfehlung, entsprechende operative Mobilisationstechniken, insbesondere bei laparoskopischen Zugängen, durchzuführen. Klasse A

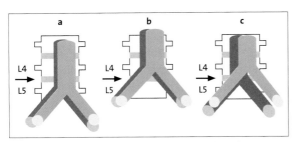

**Abb. 16.6:** Anatomische Klassifikation für den chirurgischen Zugang zum Segment L 4/5 (nach Kleeman et al. 2002): **a)** low/low; **b)** high/high; **c)** high/low

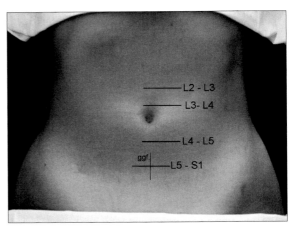

**Abb. 16.7:** Schnittführungen für die Mini-ALIF-Zugänge zu verschiedenen Höhen an der Lendenwirbelsäule

bezeichnet eine Lage von aortaler Bifurkation und linker V. iliaca communis unterhalb der Obergrenze vom Zwischenwirbelraum L 5/S 1 (low/low), Klasse B eine Situation, in der die aortale Bifurkation und der Abgang der linken V. iliaca communis beide oberhalb der Obergrenze des Segments L 4/5 liegen (high/high). In Klasse C hingegen fallen diejenigen Fälle, in denen die aortale Bifurkation oberhalb, aber die venöse Konfluenz gerade unterhalb dieser Linie zu finden ist (high/low) (s. Abb. 16.6). In einer vergleichenden Analyse zwischen laparoskopischem Zugang und Mini-ALIF kommt die Arbeitsgruppe von Zdeblick und David [2000] zu dem Schluss, dass für ein Segment keine Unterschiede bestehen und bei 2 Segmenten die Operationszeit bei den laparoskopischen Eingriffen etwas länger ist. Die Vorteile der Methoden sehen diese Autoren eher in der unterschiedlichen Anwendungsmöglichkeit. So wird bei einer Lage der Bifurkation oberhalb des Segments L 4/5 ein laparoskopischer, bei Lage auf gleicher Höher oder tiefer eine Mini-ALIF empfohlen.

Der Hautschnitt erfolgt horizontal und wird medial mit einer Ausrichtung von zwei Dritteln links und einem Drittel rechts der Mittellinie angelegt. Diese leicht verschobene Ausrichtung trägt der notwendigen Mobilisierung von Muskeln und Gefäßen von links nach rechts im Retroperitonealraum Rechnung, um das Segment L 4/5 sicher darstellen zu können. Der Zugang zur Höhe L 4/5 unterscheidet sich von dem Vorgehen in Höhe L 5/S 1 deutlich: Nach Darstellung der Rektusscheide wird das vordere Blatt transversal inzidiert und die Mittellinie um 1 cm überschritten. Der Retroperitonealraum wird medial dargestellt und das Peritoneum stumpf von medial nach lateral vom hinteren Rektusblatt gelöst. Der M. rectus wird vollständig von medial nach links lateral

gelöst und die hintere Rektusscheide lateral vom Muskel dargestellt. Die hintere Rektusscheide wird dann longitudinal gespalten, wobei der Schnitt an der Linea arcuata beginnt. Sollte die Linea arcuata sehr weit kaudal liegen, wird die hintere Rektusscheide mit einem Messer eröffnet und der Peritonealsack vorsichtig gelöst (s. Abb. 16.7).

Jede Eröffnung des Peritoneums ist zu vermeiden, und es sollte ansonsten sofort verschlossen werden, bevor mit der Operation fortgefahren wird. Es muss auch sehr genau darauf geachtet werden, den N. genitofemoralis zu schonen, der sich auf der medialen Oberfläche des M. psoas in seine Äste N. genitalis und N. femoralis teilt. Es gibt zwar keine arteriellen Segmentgefäße auf Höhe von L 5 – zur Darstellung der V. iliaca communis, welche unter der Arterie liegt, können deshalb lange LANGENBECK-Haken eingesetzt werden –, in einigen Fällen muss aber zu einem späteren Zeitpunkt der Operation die Segmentarterie von L 4 ligiert werden. Die venösen Abzweigungen sind ebenfalls sehr sorgfältig zu präparieren, da eine Verletzung zwar sehr selten auftritt, dann aber meist eine lebensbedrohliche Komplikation darstellt. In Höhe von L 4/5 müssen vor einer Mobilisation der linken V. iliaca communis und der venösen Bifurkation zur Mittellinie zuvor die iliolumbale Vene und die Segmentvene in Höhe von L 4 gelöst und ligiert werden. Da es sehr unterschiedliche Varianten der iliolumbalen und der aufsteigenden lumbalen venösen Äste gibt [Jasani, Jaffray 2002], müssen alle venösen Abgänge dargestellt und mit Gefäßclips oder Doppelligaturen verschlossen werden (s. Abb. 16.8). Vorsicht ist geboten bei Patienten mit anterioren Osteophyten, bei denen die Venen oft adhärent sind und bei Mobilisationsversuchen leicht einreißen. Nach Durchtrennung der Gefäße können die V. iliaca communis und die Bifurkation von links nach rechts mobilisiert werden. Sobald die Mobilisation die Mittellinie erreicht, können auch die Segmentvenen und -arterien in Höhe von L 4 identifiziert, ligiert und durchtrennt werden. Ab diesem Stadium der Operation wird der Zugang nach medial zum M. rectus fortgesetzt. Der Retroperitonealraum wird medial des Muskels erreicht und die Retraktion der Därme und Gefäße hinter der Mittellinie fortgesetzt. Auf diesem Wege kann das Segment L 4/5 sicher dargestellt werden. Nun lässt sich ein Retraktor einsetzen, um das Operationsfeld in der Tiefe für die nächsten Schritte der Operation offen zu halten [Brau 2002; Kossmann, Jacobi, Trentz 2001; Mayer 2000].

**Zugang in Höhe L 3/4**
Der Zugang zur Höhe L 3/4 kann genauso herausfordernd sein wie im Segment L 4/5. Die Schritte sind weitgehend ähnlich, die Dissektion im Retroperitonealraum erfolgt von links nach rechts. In dieser Höhe und darüber kann es in der „Da-Vinci"-Position aber zu technischen Schwierigkeiten kommen, da viele Operationstische die korrekte Einstellung des Bildverstärkers in anterior-posteriorer Ausrichtung nicht mehr zulassen. In diesem Fall empfiehlt sich die normale Rückenlagerung. Der Hautschnitt erfolgt in Höhe des Bauchnabels oder wenig darüber in horizontalem Verlauf, der Zugang analog den Prinzipien wie für das Segment L 4/5 beschrieben. Die Eröffnung der hinteren Rektusscheide ist dabei ein wichtiger Schritt und sollte mit dem Messer erfolgen, mit anschließender Erweiterung in kaudaler und kranialer Ausrichtung. Die Linea arcuata kann mit einem minimalen Schnitt in dieser Höhe nicht mehr erreicht werden. Nach Identifizierung des Bandscheibenfachs können die Aorta und die V. cava inferior einfach von links nach rechts mobilisiert werden. Die Segmentgefäße von L 3 und L 4 sind dabei zuvor zu identifizieren und soweit nötig zu ligieren. Sehr selten ist das iliolumbale Venensystem wie in der Höhe L 4/5 zu behandeln. Der Zugang kann bei stark übergewichtigen Patienten sehr herausfordernd sein, besonders wenn der Hautschnitt sehr klein gewählt wurde. Ein transperito-

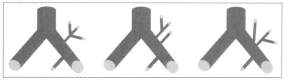

**Abb. 16.8:** Anatomische Klassifikation der V. iliolumbalis (nach Jasani, Jaffray 2002)

nealer Zugang oder eine Erweiterung des Hautschnitts mag aus Sicherheitsgründen bei diesen Patienten eine Alternative darstellen [Mayer 2000].

**Zugang in Höhe L 2/3**
In der Höhe L 2/3 wird selten operiert. Es besteht in dieser Höhe eine enge topographische Beziehung zwischen den linken Nierengefäßen und dem Zwischenwirbelraum, in der klinischen Praxis ist diese jedoch von geringer Relevanz. Die Lokalisation erfolgt wie im Segment L 3/4. Der Hautschnitt wird transvers supraumbilikal angelegt. Bei stark übergewichtigen Patienten kann der Zugang in dieser Höhe sehr schwierig sein. Das Peritoneum ist immer mit der hinteren Rektusscheide verbunden und erfordert eine sehr sorgfältige Dissektion. Manchmal muss die transverse Inzision des M. rectus einen der Muskelansätze mit durchtrennen. Die Gefäßdarstellung erfolgt analog der Technik in Höhe L 3/4, mit Mobilisation von links nach rechts. Alternativ kann ein direkter transperitonealer Zugang von Vorteil sein, insbesondere bei übergewichtigen Patienten und wenn eine retroperitoneale Dissektion sehr schwierig ist.

**Mehretagenzugänge**
Die Zugänge für mehrere Bandscheibenräume in einer Operation folgen den oben genannten Prinzipien. Größe und Lage der Hautschnitte sind jedoch etwas unterschiedlich. Für simultane Zugänge in den Höhen L 4 bis S 1 wird ein schräger Hautschnitt auf der linken Seite, zentriert über L 5, empfohlen. Die subkutane und retroperitoneale Dissektion folgt der oben genannten Technik für das Segment L 4/5. Die Höhe L 5/S 1 wird zwischen der venösen Bifurkation, die Höhe L 4/5 von links nach rechts erreicht. Bei einem Multilevelzugang von L 3 bis L 5 oder von L 2 bis L 4 wird der Hautschnitt über L 4 bzw. L 3 in der gleichen Weise wie beim Zugang zum Abschnitt L 4 bis S 1

zentriert. Diese Segmente können gleichzeitig dargestellt werden, wenn die Blutgefäße über die Mittellinie von links nach rechts präpariert sind.

## ALPA

### Präoperative Vorbereitungen des Patienten

Die präoperative Vorbereitung des Patienten erfolgt wie bei einer normalen Bandscheibenoperation. Leichte abführende Maßnahmen am Vortag der Operation, jedoch keine Darmreinigung wie beim ALIF-Zugang, sind notwendig.

### Lagerung

Im Gegensatz zum ALIF-Zugang erfolgt die Lagerung in 90°-Seitenlagerung auf einem justierbaren Operationstisch. Um die Distanz zwischen Beckenkamm und dem Unterrand der 12. Rippe vergrößern zu können, wird der Tisch aufgeklappt, um so die Seite des Patienten aufzuspreizen. Arme und Beine werden entsprechend gut gepolstert gelagert und alles gesichert, sodass ein Verrutschen intraoperativ nicht möglich ist. Mit gesichertem Patienten wird der Tisch so eingestellt, dass die zu operierende Bandscheibe senkrecht zum Boden justiert ist. Diese Einstellung ist wichtig, um eine genaue Orientierung der Ausrichtung mit dem C-Bogen kontrollieren zu können. Mit einem K-Draht oder einer KOCHER-Klemme wird die Höhelokalisation kontrolliert und dokumentiert. Der Operateur steht hinter dem Patienten, um einen optimalen Arbeitsbereich und -winkel zu haben.

### Anästhesie

Die Anästhesie erfolgt als Routinevollnarkose.

### Zugang

Der 5 cm lange Hautschnitt erfolgt in der lateralen Region in schräger Ausrichtung und parallel zu den Fasern des M. externus obliquus sowie in Höhe des Bandscheibenraums. Der M. externus obliquus, der M. internus obliquus und der M. tranversus werden dabei jeweils stumpf im Faserverlauf durchtrennt. Der Retroperitonealraum wird nun identifiziert und bis zum M. psoas hinabpräpariert. Mit Hilfe eines Retraktorsystems wird der Zugang offen gehalten. Im Gegensatz zur ALIF-Prozedur, bei der ventral vom Psoasmuskel der Bandscheibenraum dargestellt wird, erfolgt

beim ALPA-Zugang eine stumpfe Durchtrennung der Psoasmuskelfasern im Verlauf in streng lateraler Ebene. Die anatomisch sichere Ebene (ca. 2–3 cm weit durch den Psoasmuskel) korrespondiert mit dem mittleren Drittel der Bandscheibe. Vorsicht sollte gelten zur Vermeidung einer zu ventralen Präparation, bei der die großen Gefäße oder das sympathische Nervengeflecht verletzt werden könnten. Eine zu weite Ausdehnung der Präparation nach dorsal könnte ebenfalls zu Verletzungen führen, insbesondere der spinalen Nervenwurzeln. Bei korrekter, streng lateraler Anlage der Präparation durch den Psoasmuskel bildet sich ein Tunnel, zudem stellen die Muskelfasern eine Art Mantel zum Schutz der sympathischen Nervenfasern und der Nervenwurzeln dar. Nach korrekter Präparation und Sicherung der richtigen Höhe wird der Zugang mit langen Retraktoren gesichert. Der Zugang zum Anulus erfolgt nun über 2 parallele und eine verbindende Inzision, mit denen eine Art Tür oder gestielter Lappen hergestellt wird, der mit einem Faden zu sichern und später wieder zu verschließen ist. Über diese Öffnung wird der Nukleus ausgeräumt und anschließend die Prothese eingebracht. Als Alternative gibt es eine neue Entwicklung, den Bandscheibenraum nur über ein 5 mm großes Loch mit kleinen Rongeuren auszuräumen und hinterher einen Ballon einzubringen, welcher über einen Katheter mit Kunststoff aufgefüllt wird, welcher in situ aushärtet und die Funktion des Nukleus übernimmt (DASCOR, Firma DISC DYNAMICS; s. Abb. 16.1). Der ALPA-Zugang eignet sich nicht für die Höhe L 5/S 1, da hier der Beckenkamm eine Barriere darstellt, die nur durch eine Osteotomie überwunden werden kann. Die Bandscheibe ist dann nur mit arthroskopischen Instrumenten auszuräumen.

## Komplikationsmöglichkeiten

In der Hand eines erfahrenen Chirurgen sind die beschriebenen Zugänge sicher und mit geringen Risiken durchzuführen. Es ist jedoch wichtig zu erinnern und zu berücksichtigen, dass bei allen ventralen Zugängen eine Verletzung der iliakalen Gefäße schnell zu einer lebensbedrohlichen Situation führen kann. Es wird deshalb empfohlen, während derartiger Operationen einen Gefäßchirurgen in Reichweite zu haben oder selbst über entsprechende Kenntnisse zu verfügen. Da venöse Blutungen eher unerkannt bleiben können, ist die Ausbildung von großen Hämatomen im Retroperitonealraum möglich, welche es durch sorgfältige Blutstillung und intraoperative präventive Ligierung von bestimmten Venen (V. ascendens) zu verhindern gilt. Es gibt neben den üblichen chirurgischen Risiken auch einige Besonderheiten bei den ventralen Zugängen, insbesondere die Gefahr einer retrograden Ejakulation [Birch, Shaw 2004; Brau 2002; Christensen, Bunger 1997; Sasso, Kenneth Burkus, LeHuec 2003; Tiusanen et al. 1995] durch Reizung oder Läsion des Plexus hypogastricus und die erheblichen Konsequenzen einer möglichen Gefäßverletzung [Brau 2002], auch wenn diese selten sind. Bei endoskopischen Zugängen muss auf die transileale Zugangsweise mit möglicher Verletzung des N. femoris cutaneus lateralis hingewiesen werden. Weitere Besonderheiten sind Schmerzen durch Reizungen oder Einblutungen in den Psoasmuskel und Darmverletzungen.

## Kostenerstattung

Eine gesonderte Kostenerstattung für minimal-invasive Zugänge ist derzeit weder im EBM noch in der GOÄ vorgesehen, sondern wird lediglich im Rahmen des Gesamteingriffs bewertet. Ausnahmen sind ambulante Operationen, bei denen nach der GOÄ-Ziffer 440 pro Behandlungstag ein einmaliger Zuschlag von 400 Punkten (23,31 €) berechnet werden kann, sowie die perkutane Nukleotomie, Ziffer 2281, mit 1400 Punkten und die Chemonukleolyse, Ziffer 2279, mit 600 Punkten. Im aktuellen G-DRG-System, welches ab 2009 volle Gültigkeit erlangt, können minimal-invasive Zugänge und die ggf. eingesetzte Technik über folgende Zusatzcodes dargestellt werden, ohne dass dies jedoch Auswirkungen auf die Vergütung hat:

**5-984 Mikrochirurgische Technik**
*Hinw.:* Unter einem mikrochirurgischen Eingriff werden Operationen verstanden, die mit Hilfe eines Mikroinstrumentariums und einer optischen Vergrößerung in entsprechender Operationstechnik unter maximaler Gewebeschonung durchgeführt werden.

**5-986 Minimalinvasive Technik**
**5-987 Anwendung eines OP-Roboters**

**5-988 Anwendung eines Navigationssystems**
Die ggf. kürzere stationäre Verweildauer, als einer der Vorteile eines minimal-invasiven Zuganges, kann eine Einsparung der Kosten bedingen, solange die untere Grenzverweildauer der jeweils gültigen Hauptabrechnungsklasse (DRG) nicht unterschritten wird. Da es kurzfristig sehr schwer werden wird, diese Techniken im DRG-System direkt besser zu vergüten, bleibt die verkürzte Verweildauer und somit eingesparte Kosten pro Fall vorerst die Hauptmöglichkeit zur Gewinnoptimierung.

## Fazit und klinische Relevanz

Minimal-invasive Zugänge sind wichtige Techniken der Wirbelsäulenchirurgie, bei denen nur geringe oder keine Schäden am gesunden umliegenden Gewebe verursacht werden. Mit der Entwicklung weiterer Technologien, insbesondere von biologischen Behandlungsformen, werden sich in naher Zukunft eine Vielzahl weiterer neue Abwendungs- und Kombinationsmöglichkeiten ergeben. Wichtig ist dabei, dass etablierte Techniken nicht vorschnell durch neue, u.U. nur mäßig innovative Behandlungsformen ersetzt werden, bevor diese ihre Wirksamkeit und v.a. Überlegenheit zuverlässig gezeigt haben. Die Erfahrungen und die Euphorie bezüglich der perkutanen Diskektomie sind dabei noch in guter Erinnerung, bevor man zur Routine mit der mikrochirurgischen Diskektomie zurückkehrte, welche heute noch den Golden Standard darstellt. Bisher sind insgesamt nur wenige hochwertige Studien über den Vorteil der perkutanen oder endoskopischen Techniken publiziert worden. In der Gesamtbewertung eines operativen Eingriffs müssen deshalb eine Vielzahl von Einzelfaktoren – wie Operationszeit, Blutverlust, Nebenwirkungen und Komplikationen – einbezogen werden. Eine Verringerung der Traumatisierung beim Zugang ist nur ein Teil des Gesamtbildes. Was zählt, ist die maximale Gewebeschonung an der Oberfläche und in der Tiefe anstelle eines ausschließlichen minimalen Zugangstraumas. Der zunehmende Kostendruck und die starke Forderung, neue Technologien der Prüfung nach EBM-Kriterien zu unterziehen, werden dazu führen, dass nur bei eindeutigen Vorteilen in der Gesamtbilanz für den Patienten der Einsatz einer neuen Technik durchsetzbar wird, die zunächst mit erhöhten Risiken, einer Lernkurve und einer Kostensteigerung durch zusätzliche Geräteanschaffungen gekennzeichnet ist. Die vorgestellten minimal-invasive Zugänge bieten aber in der Wirbelsäulenchirurgie bereits heute klinisch so viele Vorteile, dass es für neuere Verfahren sehr hochwertiger Studien bedarf, um deren Vorteile auch nachhaltig wissenschaftlich zu belegen.

## Literaturverzeichnis

Bertagnoli R, Vazquez RJ, The Anterolateral TransPsoatic Approach (ALPA): a new technique for implanting prosthetic disc-nucleus devices. J Spinal Disord Tech (2003), 16 (4), 398–404

Birch N, Shaw M, Retrograde ejaculation after anterior lumbar interbody fusion. Spine (2004), 29 (1), 106–107

Brau SA, Mini-open approach to the spine for anterior lumbar interbody fusion: description of the procedure, results and complications. Spine J (2002), 2 (3), 216–223

Christensen F, Bunger C, Retrograde ejaculation after retroperitoneal lower lumbar interbody fusion. Int Orthop (1997), 21, 176–180

Jasani V, Jaffray D, The anatomy of the iliolumbar vein. A cadaver study. J Bone Joint Surg Br (2002), 84 (7), 1046–1049

Kleeman TJ et al., Laparoscopic anterior lumbar interbody fusion at L4–L5: an anatomic evaluation and approach classification. Spine (2002), 27 (13), 1390–1395

Kossmann T, Jacobi D, Trentz O, The use of a retractor system (SynFrame) for open, minimal invasive reconstruction of the anterior column of the thoracic and lumbar spine. Eur Spine J (2001), 10 (5), 396–402

Kuslich SD et al., Four-year follow-up results of lumbar spine arthrodesis using the Bagby and Kuslich lumbar fusion cage. Spine (2000), 25 (20), 2656–2562

Lonstein JE, Re: Four-year follow-up results of lumbar spine arthrodesis using Bagby and Kuslich lumbar fusion cage. Spine (2001), 26 (13), 1506–1508

Lowe TG et al., Unilateral transforaminal posterior lumbar interbody fusion (TLIF): indications, technique, and 2-year results. J Spinal Disord Tech (2002), 15 (1), 31–38

Mayer HM, A new microsurgical technique for minimally invasive anterior lumbar interbody fusion. Spine (1997), 22 (6), 691–699; discussion: 700

Mayer HM, The ALIF concept. Eur Spine J (2000), 9 (Suppl 1), S35–S43

Mayer HM, Wiechert K, Microsurgical anterior approaches to the lumbar spine for interbody fusion and total disc replacement. Neurosurgery (2002), 51 (5 Suppl), S159–S65

Ray C, Threaded titanium cages for lumbar interbody fusions. Spine (1997), 22, 667–680

Sasso RC, Kenneth Burkus J, LeHuec JC, Retrograde ejaculation after anterior lumbar interbody fusion: transperitoneal versus retroperitoneal exposure. Spine (2003), 28 (10), 1023–1026

Tiusanen H et al., Retrograde ejaculation after anterior interbody lumbar fusion. Eur Spine J (1995), 4 (6), 339–342

Tsai KJ, Chen SH, Chen PQ, Multiple parallel skin markers for minimal incision lumbar disc surgery; a technical note. BMC Musculoskelet Disord (2004), 5 (1), 8

Whitecloud TS 3rd, Roesch WW, Ricciardi JE, Transforaminal interbody fusion versus anterior-posterior interbody fusion of the lumbar spine: a financial analysis. J Spinal Disord (2001), 14 (2), 100–103

Winter RB, Re: Four-year follow-up results of lumbar spine arthrodesis using Bagby and Kuslich lumbar fusion cage. Spine (2001), 26 (13), 1507–1508

Wolf O, Meier U, [First experiences using microsurgical techniques for minimally invasive ventral interbody fusion of the lumbar spine (MINI-ALIF)]. Z Arztl Fortbild Qualitatssich (1999), 93 (4), 267–271

Zdeblick TA, David SM, A prospective comparison of surgical approach for anterior L4-L5 fusion: laparoscopic versus mini anterior lumbar interbody fusion. Spine (2000), 25 (20), 2682–2687

# 17 Facettensyndrom – Grundlagen, Operationstechnik und Ergebnisse der perkutanen Facettenkoagulation (pFK)

*J. Jerosch*

## Einleitung

### Historisches zum Facettensyndrom

Goldthwait lenkte erstmals 1911 die Aufmerksamkeit auf die Wirbelgelenke als mögliche Ursache für Rückenschmerzen. Putti zeigte 1927, dass osteoarthritische Veränderungen in allen Fällen der über 40-Jährigen seiner 75 Leichensektionen vorkamen. Der Begriff „Facettensyndrom" wurde schließlich 1933 von Ghormley eingeführt. Nach damaliger Auffassung waren Rückenschmerzen im Bereich der unteren Wirbelsäule auf Nervenwurzelkompressionen als Folge einer hypertrophischen Arthritis der kleinen hinteren Wirbelgelenke zurückzuführen [Goldwaith 1911; Ghormley 1933]. Badgley [1941] und Sinclair et al. [1948] betonten die Bedeutung der Facettengelenke für Rücken- und Beinschmerzen. Nach Badgleys Auffassung waren 80% der Rückenschmerzen oder ischialgiformer Schmerzen auf übertragene Schmerzen und nicht auf eine radikuläre Beteiligung zurückzuführen. Durch die Beobachtung und die erfolgreiche Behandlung von Bandscheibenvorfällen durch Mixter und Barr im Jahre 1934 [Brunori, De Caro, Giuffre 1998] wurde jedoch die allgemeine Aufmerksamkeit wesentlich auf die Bandscheiben gelenkt, und die Bedeutung der Facettengelenke für die Schmerzgenese rückte in den Hintergrund. Erst Mitte der 1950er Jahre wurde der Blick wieder auf Facettengelenke, Ligamente und Muskelgruppen als Ursprungsort für die Schmerzauslösung gerichtet. Zu dieser Zeit wurden die degenerativen Veränderungen der Facettengelenke als Folge von Bandscheibendegeneration und -schrumpfung für Rückenschmerzen verantwortlich gemacht; Pedersen, Blunck und Gardner [1956] lieferten durch ihre Untersuchungen die hierfür erforderliche neuroanatomische Basis. Zu dieser veränderten Betrachtungsweise hatte beigetragen, dass sich eine Symptomreduktion durch Anästhetikainjektionen in Ligamente und Muskeln einstellte sowie dass eine Schmerzreproduktion durch Injektion hypertoner Kochsalzlösung in die gleichen Strukturen ausgelöst werden konnte [Feinstein et al. 1954; Inman 1952]; Hirsch, Ingelmark und Miller [1963] nutzten die von hypertoner Kochsalzlösung ausgehende bekannte schmerzauslösende Wirkung zu Schmerzreproduktionsanalysen, indem sie erstmals Facetteninjektionen durchführten und damit die bis dahin mutmaßliche Schmerzpotenz der Facettengelenke nachwiesen. Aufsehen erregte 1975 die Veröffentlichung von Rees. Er berichtete über Behandlungserfolge in einer Häufigkeit von 99,8% bei 2.000 Patienten mit Rückenschmerzen, die er seit 1960 mit seiner multiplen bilateralen perkutanen Rhizolyse erzielt haben wollte. Dies fand ganz besondere Beachtung, da Spangfort [1972] nach 2.500 Bandscheibenoperationen nur eine komplette Schmerzfreiheit in 60% der Fälle erreichen konnte; 77% der Ischialgien waren vollständig, 18% teilweise verschwunden, Rückenschmerzen waren in 31,5% der Fälle therapieresistent.

Bandscheibenoperationen führten zwischen 1951 und 1970 zu knapp 50% zu einer völligen Schmerzfreiheit. Hierdurch wurde offensichtlich, dass Bandscheibenoperationen zu häufig und damit zu kritiklos angewendet worden waren. Ein Umdenken wurde erforderlich, und auf der Grundlage der von Rees entwickelten „Rhizolyse" bot sich ein neuer Ansatzpunkt an. Shealy [1975] führte seit 1970 die perkutane Thermokoagulation zur Denervation der Facettengelenke durch. Seit Anfang der 1970er Jahre folgten zahlreiche Berichte, in denen die von Rees entwickelte Methode sowie die nach Shealy [1974] und Bogduk und Long [1980] sowie später nach Ray [1982] sukzessive den anatomischen Verhältnissen angepasste, weniger traumatisierende Radiofrequenzdenervation mit unterschiedlichen Ergebnissen zur Anwendung kam [Lazorthes, Verdie, Lagarrigue 1976; Marshall 1973; Ogsbury, Simon, Lehman 1977; Oudenhoven 1981; Shealy 1974, 1975, 1976].

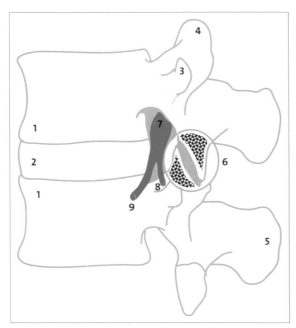

**Abb. 17.1:** Positionierung des Facettengelenks im lumbalen Bewegungssegment; **1** Wirbelkörper, **2** Bandscheibe, **3** Querfortsatz, **4** Gelenkfortsatz, **5** Dornfortsatz, **6** Facettengelenk, **7** Spinalganglion, **8** R. posterior, **9** R. anterior.

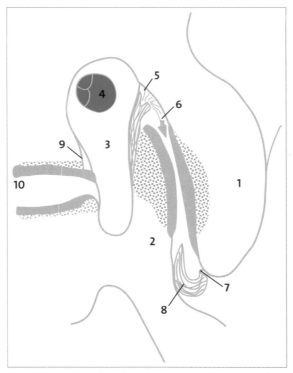

**Abb. 17.2:** Aufbau eines Facettengelenks; **1** Proc. articularis inferior, **2** Proc. articularis superior, **3** Foramen intervertebrale, **4** N. spinalis, **5** Recessus superior, **6** kranialer Meniskus, **7** Recessus inferior, **8** kaudaler Meniskus, **9** Lig. longitudinale posterius, **10** Grundplatte.

## Aufbau der Facettengelenke

Die Facettengelenke nehmen unter den Bewegungssegmenten der Wirbelsäule eine zentrale Rolle ein (s. Abb. 17.1).

Die Facettengelenke werden durch die oberen und unteren Gelenkfortsätze benachbarter Wirbelkörper gebildet [Bogduk, Long 1979]. Sie stellen echte synoviale Gelenke mit einer Gelenkfläche aus hyalinem Knorpel und einem Gelenkspalt dar, der von einer dünnen fibrösen Kapsel umgeben ist. Die Kapsel bildet obere und untere Recessus und wird von einer synovialen Membran ausgekleidet [Lippit 1984]. Die synoviale Membran bildet reiskorngroße Villi und Fettpolster, welche die Recessus ausfüllen (s. Abb. 17.2) [Lewin, Moffett, Viidik 1962].

Die Gelenke sind schräg und symmetrisch zur Sagittalebene angeordnet. Gelegentlich ist der Neigungsgrad zur Sagittalebene seitendifferent und führt damit zur Facettenasymmetrie (Tropismus) mit entsprechenden degenerativen Folgeerscheinungen (s. Abb. 17.3) [Schellinger et al. 1987]. Da die Gelenkkapsel das Gelenk locker umgibt, ist ein großer Bewegungsspielraum in verschiedene Richtungen möglich. Das Lig. flavum verschmilzt mit der Kapsel des Facettengelenks an derem medialen und superioren Bereich. Durch diese Anordnung stabilisiert das Ligament die Gelenkkapsel und verhindert bei Bewegungen ein Einklemmen der Kapsel zwischen den beiden Gelenkflächen und einen Vorfall in das Foramen [Mooney, Robertson 1976]. An den Gelenkrändern sind Recessus angelegt [Dory 1981]. Von hier aus können sich synoviale Zotten, welche in Größe, Struktur und Erscheinungsform erheblich variieren können und eine reiche Gefäß- und Nervenversorgung aufweisen, zwischen die Gelenkknorpel hinein ausdehnen und die Form meniskusartiger Körper annehmen [Lippit 1984; Van Schalk, Verbiest, Van Schalk 1984]. Diese meniskusartigen Strukturen sind im oberen und unteren Gelenkrecessus lokalisiert und können mittels Facettenarthrographie sichtbar gemacht werden [Dory 1981].

## Funktion der Facettengelenke

Facettengelenke sind diarthrodiale Gleitgelenke, die wegen der lockeren Gelenkkapsel Bewegungen größeren Ausmaßes in verschiedene Richtungen ermöglichen. Diese hinteren Elemente des Bewegungssegments haben eine wichtige stabilisierende Funktion für die Wirbelsäule [Cyron, Hutton 1980]. Einerseits erlauben sie, andererseits beschränken sie die Beweglichkeit zwischen 2 benachbarten Wirbelkörpern [Cyron, Hutton 1980]. Die relative Bewegung der spinalen Segmente wird durch die Stellung der Ebenen dieser Gelenke bestimmt. Im Zervikalbereich sind die Ebenen eher horizontal angeordnet und erlauben dadurch eine größere Beweglichkeit der Halswirbelsäule. Die fast vertikale Einstellung der Gelenkflächen in der thorakalen Wirbelsäule ermöglicht eine gute Rotation, erlaubt aber nur eine geringe Seitwärtsneigung. Im Bereich der lumbalen Wirbelsäule ist die axiale Rotation eingeschränkt, dafür erlauben die lumbalen Facettengelenke Streckung, Beugung und Seitwärtsneigung in größerem Ausmaß.

Die Ebene der lumbalen Facettengelenke ändert sich von oben nach unten [Cyron, Hutton 1980]. Die Stellung in der Sagittalebene (vertikale Orientierung) wird zunehmend in die Frontalebene (schräge Orientierung) gedreht (s. Abb. 17.4).

Im Prinzip sind im Bereich der Lendenwirbelsäule Bewegungen um alle 3 Achsen möglich (s. Tab. 17.1). Die Bewegung um die x-Achse (Flexion/Extension) nimmt kaudalwärts zu. Die Lateralflexion ist am geringsten im lumbosakralen Übergang möglich. Die axiale Rotation ist im lumbosakralen Übergang am größten [Lumsden, Morris 1968]. Neben den isolierten Bewegungen gibt es im Bereich der Lendenwirbelsäule auch immer Begleitbewegungen. So ist die Lateralflexion streng mit einer axialen Rotation gekoppelt [Miles, Sullivan 1961; White, Panjabi 1990]. Dies führt an der Lendenwirbelsäule mit normaler Lordose bei einer Lateralflexion zu einer zwangsläufigen Rotation zur Gegenseite. Ist die Lendenwirbelsäule flektiert, dann wird eine Lateralflexion zu einer Seite von einer axialen Rotation zu derselben Seite begleitet.

Artikulärer Tropismus (Asymmetrie der Gelenke) ist allgemein verbreitet und wird am häufigsten in den unteren beiden lumbalen Gelenken beobachtet [Badgley 1941; Cyron, Hutton 1980]. Kräfte, die auf asymmetrisch orientierte Facetten einwirken, führen zu einer Instabilität des Wirbelgelenks in Form einer Rotationsbewegung, wie Cyron und Hutton [1980] gezeigt haben. Dieser Rotationstendenz wird offensichtlich durch Wölbung (Cupping) der Gelenkflächen entgegengewirkt, wodurch ein Gleiten verhindert wird (s.

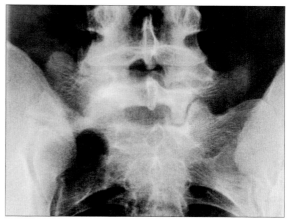

**Abb. 17.3:** Deutliche Asymmetrie der Facette in Höhe L 5/S 1 mit sekundärer Arthrose

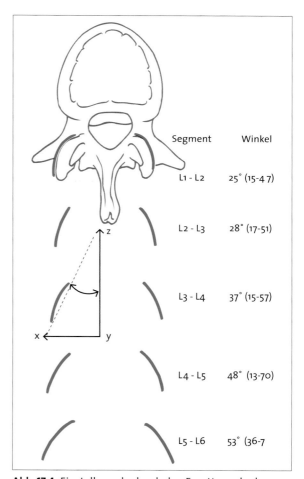

| Segment | Winkel |
|---|---|
| L1 - L2 | 25° (15-47) |
| L2 - L3 | 28° (17-51) |
| L3 - L4 | 37° (15-57) |
| L4 - L5 | 48° (13-70) |
| L5 - L6 | 53° (36-7 |

**Abb. 17.4:** Einstellung der lumbalen Facettengelenke

**Tab. 17.1:** Ausmaß der einzelnen Bewegungsausschläge im Bereich der Lendenwirbelsäule [White, Panjabi 1990]

| Bewegungssegment | Flexion/Extension | | Seitneigung | | Axiale Rotation | |
|---|---|---|---|---|---|---|
| | Grenzwert | Mittelwert | Grenzwert | Mittelwert | Grenzwert | Mittelwert |
| LWK 1/2 | 5–16 | 12 | 3–8 | 6 | 1–3 | 2 |
| LWK 2/3 | 8–18 | 14 | 3–10 | 6 | 1–3 | 2 |
| LWK 3/4 | 6–17 | 15 | 4–12 | 8 | 1–3 | 2 |
| LWK 4/5 | 9–21 | 16 | 3–9 | 6 | 1–3 | 2 |
| LWK 5/SWK 1 | 10–24 | 17 | 3–9 | 6 | 1–3 | 1 |

Abb. 17.5). Durch eine Stabilisierung der Facetten kommt es aber zu einer einseitigen Erhöhung der Kompressionskräfte auf ein Facettengelenk und unter Einbeziehung der gut innervierten synovialen Strukturen zu Schmerzen [Cyron, Hutton 1980]. Lorenz, Patwardhan und Vanderby [1983] haben Belastungsstudien an Facettengelenken von Leichenwirbelsäulen durchgeführt. Sie konnten mit drucksensitiven Filmen (FUJI-Folien) kontinuierlich den Kontaktdruck aufzeichnen und die Kontaktfläche bestimmen. Sie untersuchten Facettenbelastung, Spitzendruck und Veränderung der Kontaktfläche bei unterschiedlichen Belastungen und Haltungen. Sie zeigten, dass die absolute Facettenbelastung trotz steigender Druckbelastung relativ konstant bleibt sowie dass mit steigender Belastung in Streckhaltung die Kontaktflächen in einem Gelenk bei L 2/3 kranialwärts und bei L 4/5 kaudalwärts wandern.

Ähnliche Belastungsversuche führten Dunlop, Adams und Hutton [1984] durch, um den Einfluss unterschiedlicher Zwischenwirbelhöhen auf die Belastung der Facettengelenke zu messen. Sie stellten fest, dass der Druck zwischen den Facetten mit verminderter Bandscheibenhöhe und wachsendem Streckungswinkel signifikant zunahm. Die Autoren sahen in diesen erhöhten Drücken eine mögliche Ursache für eine Facettengelenkbeschä-

digung und zeigten, dass eine Wulstbildung (Lipping) der Wirbelkörper im Allgemeinen mit einer verminderten Bandscheibenhöhe einherging. Das von Lewin [1964] festgestellte gemeinsame Auftreten von Osteoarthritis der Facettengelenke und Osteophytenbildung der Wirbelkörper sowie ihre eigenen Ergebnisse lassen die Autoren zu dem Schluss kommen, dass die Osteoarthritis der Facettengelenke eine Folge degenerativer Bandscheibenerkrankungen sein kann.

### Neuroanatomie der lumbalen Facettengelenke

Die Nervenversorgung der Facettengelenke ist die anatomische Grundlage für die Facettendenervation, und die Literatur wurde in einem Übersichtsartikel von Bogduk [1983] ausführlich erläutert [Bogduk, Long 1979; Lewin, Moffett, Viidik 1962; Pedersen, Blunck, Gardner 1956; Stillwell 1956].

Durch die Arbeiten von Bogduk wurde erstmals die Neuroanatomie der Facettengelenkversorgung sorgfältig aufgearbeitet (s. Abb. 17.6a).

Makroskopisch formt sich der gemischte Spinalnerv noch im Foramen intervertebrale kurz lateral des dorsalen Ganglions. Kurz danach unterteilt er sich in einen anterioren Ast, der zu den lumbalen und sakralen Plexus zieht, sowie in einen schmaleren posterioren Ast, der die dorsalen Strukturen versorgt.

Noch im Foramen intervertebrale gibt der gemischte Spinalnerv einen Nervenast ab, der mit einem anderen Ast des R. communicans den rekurrenten Sinuvertebralnerv bildet. Dieser Nerv zieht zurück in den Spinalkanal und sendet Äste zum Lig. longitudinale posterior, zur posterioren und posterolateralen Bandscheibe sowie zu den anterioren Meningen. Diese Nervenversorgung reicht etwa bis in das Foramen hinein. Zusätzlich

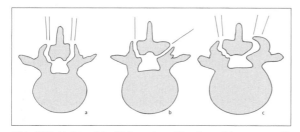

**Abb. 17.5:** Unterschiedliche sekundäre Auswirkungen auf die Facettengelenke; **a)** „Cupping" und Degeneration, **b)** Asymmetrie, „Tropismus", **c)** Hypertrophie und Degeneration

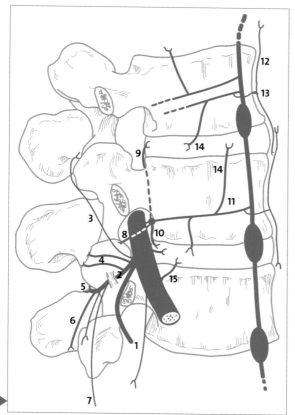
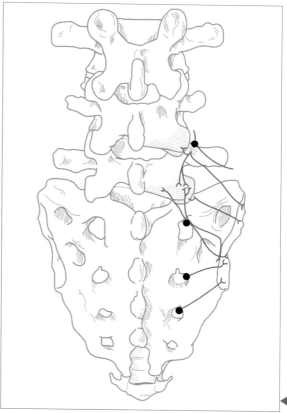

**Abb. 17.6: a)** Segmentale Innervation der Facettengelenke; **1** lateraler Ast des R. posterior, **2** medialer Ast des R. posterior, **3** Ast des R. posterior zum darüberliegenden Facettengelenk, **4** Äste zum M. multifidus, **5** Ast zum Facettengelenk, **6** Ast zum darunterliegenden Facettengelenk, **7** Ast zum Iliosakralgelenk, **8** Ast des Sinuvertebralnerven zum Facettengelenk, **9** aufsteigender Ast des Sinuvertebralnerven, **10** Ast des Sinuvertebralnerven zur Bandscheibe, **11** R. communicans griseus, **12** Truncus sympathicus, **13** Ast unter dem Lig. Longitudinale anterius, **14** Äste vom R. communicans griseus zur Bandscheibe, **15** Äste vom R. anterior zur Bandscheibe. **b)** Der mediale Ast des R. posterior von L4 innerviert über einen deszendierenden Ast sowohl die Facetten in Höhe L 5/S 1 als auch das Iliosakralgelenk (ISG). Der L5-Ast innerviert die zugehörige Facette und das dorsale Iliosakralgelenk. Der S1-Ast entsendet sowohl 2 aufsteigende Äste zur Facette des Segments L 5/S 1 als auch einen Ast zum ISG.

sendet dieser Nerv einen direkten dorsalen Ast zum Lig. flavum und zur anterioren Gelenkfacette des Facettengelenks.

Der gemischte Spinalnerv sendet ebenfalls direkte Äste zum Facettengelenk über den oberen Gelenkrecessus und kann gelegentlich auch einen direkten Ast zum posterioren lateralen Diskusbereich abzweigen. Der R. anterior versorgt, wie oben dargestellt, hauptsächlich den lumbalen und sakralen Plexus, kann jedoch auch einen oder 2 relativ lange aszendierende Äste zum posterolateralen oder lateralen Aspekt des Diskus abzweigen. Die Innervation des Diskus wird zusätzlich unterstützt von Ästen des rekurrenten Nervs und vom R. communicans. Der posteriore Ast verläuft weiter nach dorsal und erreicht die Basis des Processus transversus. In diesem Verlauf vor Erreichen der Basis des Processus transversus sendet er aszendie-

rende Äste zum Facettengelenk, welche bis zum posterioren Aspekt des darüber liegenden Facettengelenks reichen. Während dieses Verlaufs liegt der aszendierende Anteil in der Muskulatur und hat keinen Knochenkontakt. Distal des Abgangs des aszendierenden Facettennervs werden ein oder 2 Nerven zum M. multifidus abgegeben; diese Nerven strahlen in den M. multifidus kurz nach seinem Ursprung vom Processus mamillarius ein – frühzeitig vor dem Facettengelenk. Dieser Nerv sendet auch Äste zur Facettengelenkkapsel. Kurz bevor der R. posterior den Processus transversus erreicht, teilt er sich in einen lateralen und einen medialen Ast auf. Der mediale Ast erreicht die Basis des Gelenkprocessus und zieht inferior und inferioposterior zwischen Processus mamillarius und Processus accessorius. Bei diesem Weg zwischen den Processus wird dieser Ast vom akzessorischen Lig. mamillaria bedeckt, welches gelegentlich ossifiziert ist und einen Tunnel bildet. Nach dem Durchtritt durch dieses Foramen entsendet der mediale Ast 4 Nervenästchen. Der erste und kleinste zieht zum kaudalen Pol des nahe gelegenen Facettengelenks. Der zweite und stärkere zieht zur superioren Facette des darunter gelegenen Gelenks. Der dritte Ast erreicht die medial platzierten Muskeln und Ligamente. Der vierte Ast, welcher sich nur in den Segmenten L 4/5 und L 5/S 1 findet, zieht zum posterioren Sakroiliakalgelenk (s. Abb. 17.6b).

Erwähnt seien in diesem Zusammenhang auch die Arbeiten von Lynch und Taylor [1986]. Hervorzuheben ist, dass für jedes Facettengelenk eine Innervation aus 2 Segmenten nachgewiesen und allgemein akzeptiert ist [Bogduk 1983; Bogduk, Tynan, Wilson 1982; Lewin, Moffett, Viidik 1962; Lynch, Taylor 1986; Stillwell 1956]. Ob eine Innervation aus 3 Ebenen für jedes einzelne Facettengelenk besteht, ist noch nicht bestätigt worden [Lippit 1984; Lynch, Taylor 1986; Paris et al. 1980]. Bogduk und Long [1979] kritisierten bei der Facettendenervation die von verschiedenen Untersuchern vorgeschlagenen Zielpunkte für die Thermokoagulation [Lora, Long 1976; Shealy 1975] und die Ebene [Lora, Long 1976; Shealy 1975], entlang welcher die Elektroden eingeführt werden. Bogduk zeigt anatomische Ungenauigkeiten bei den unterschiedlichen Neurotomieverfahren auf und sieht hierin einen Grund für die untersucherabhängigen unterschiedlichen Erfolgsraten.

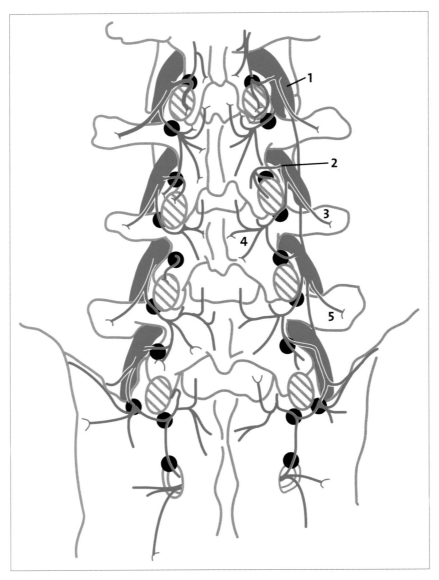

**Abb. 17.7:** Zielpunkte (**schwarz**) für die pFK, **1** R. anterior, **2** R. posterior, **3** laterale Äste, **4** mediale Äste, **5** intermediäre Äste, **schraffiert** Bogenwurzeln

Aufgrund dieser Überlegungen und unter Einbeziehung der neuroanatomischen Untersuchungsergebnisse von Paris [Paris et al. 1980] entwickelte Ray [1982] neue Zielpunkte für die perkutane Thermokoagulation (s. Abb. 17.7). Es liegt jedoch keine Studie vor, die signifikant bessere Behandlungsergebnisse bei Berücksichtigung der von Ray entwickelten Zielpunkte belegt.

## Intraartikuläre Nervenversorgung

Lewin, Moffett und Viidik [1962] haben den Aufbau der Gelenkkapsel sowie ihrer synovialen Auskleidung und Nervenversorgung ausführlich beschrieben. Nade, Bell und Wyke [1980] fanden in jeder fibrösen Gelenkkapsel ein nozizeptives Typ-IV-Rezeptor-System in Form von Plexus dichter, unmyelinisierter Nervenfasern und korpuskulärer Mechanorezeptoren der Typen I und II. Außerdem existieren eine Reihe weiterer Darstellungen zur Innervation der Gelenkkapseln durch sensorische Nervenfasern [Bogduk, Long 1979; Pedersen, Blunck, Gardner 1956; Selby, Paris 1981; Stillwell 1956; Wyke 1967]. Über die Beteiligung synovialer Strukturen an Schmerzprozessen im Bereich der Facettengelenke haben bereits Kraft und Levinthal [1951] berichtet. Als Folgereaktion von Einklemmungen der Facettensynovia können Schmerz verursachende Entzündungserscheinungen auftreten, die sich auch auf den Annulus fibrosus auswirken. Diese Vorstellung war vielfach akzeptiert [Lippit 1984; Mooney, Robertson 1976].

Nach Mooney und Robertson [1976] hängt die Schmerzpotenz der synovialen Villi mit ihrer reichen Nervenversorgung zusammen. Doch blieben Untersuchungen lange den Nachweis einer Nervenversorgung synovialer Villi schuldig [Gyles, Taylor 1987; Nade, Bell, Wyke 1980]. Es wurden jedoch auch nicht dem Gefäßverlauf folgende Nervenfasern gefunden und Mooneys Vermutung ein Jahrzehnt später bestätigt [Giles 1987; Giles, Taylor 1987; Giles, Taylor, Cockson 1986]. Yamashiti et al. [1990] konnten 24 somatosensorische Rezeptoreinheiten an den Facettengelenken von männlichen Neuseeland-Kaninchen nachweisen. Diese fanden sich in der Region der Gelenkkapsel (10), am Übergang zwischen Muskel und Sehne (12) und im Lig. Flavum (2). Bemerkenswert ist auch der Nachweis Substanz-P-immunfluoreszenter Nerven [Giles 1987].

## Schmerzentstehung im Bereich der Facettengelenke

Neben rein degenerativen Prozessen der kleinen Wirbelgelenke, die für die Schmerzauslösung in den Facettengelenken (pseudoradikulär) und Wurzelirritationen (radikulär) verantwortlich gemacht werden, können gleiche oder ähnliche (pseudoradikuläre) Schmerzen auch durch benachbarte Bandstrukturen, wie das Lig. flavum und das Lig. interspinosum, oder die lumbodorsale Faszie ausgelöst werden [Schulitz, Lenz 1984]. Auch im Rahmen eines myofaszialen Schmerzsyndroms können entsprechende Beschweren auftreten. Selbst Verwachsungen im kleinen Becken können sich mit dem Hauptsymptom „Rückenschmerzen" äußern. Die Vielzahl der in der Literatur angegebenen Ursachen für die Schmerzentstehung im Bereich der Facettengelenke lassen sich in unterschiedliche Rubriken einteilen. Hierzu zählen humoral-entzündliche Mechanismen (z.B. Arthritis), Kompression einer Nervenwurzel (z.B. arthrotische Facettenhypertrophie mit lateraler Wirbelkanalstenose), Zug an einer Nervenwurzel (z.B. Narbe), Instabilität und segmentale Funktionsstörung (z.B. „Blockierung"). Vielfach greifen die unterschiedlichen Mechanismen derart ineinander, dass eine Primär- oder Hauptursache oftmals nicht eindeutig definiert werden kann.

Im Folgenden werden die unterschiedlichen Ansätze zur Vorstellung der Schmerzentstehung dargestellt. Im Verlauf einer Facettenarthrose kann es zur Entzündung oder Einklemmung (Ursache für den plötzlichen Blockierungsschmerz) reichlich innervierter kleiner synovialer Villi oder Fettpolster kommen [Destouet et al. 1982; Giles, Taylor 1982, 1987; Lippit 1984; Mooney, Robertson 1976]. Entzündungsprozesse können sich durch myofasziale Gebiete ausbreiten und nahe gelegene Nervenwurzeln mit einbeziehen. Synovialzysten stellen eine weitere chronische Schmerzquelle dar. Diese Zysten repräsentieren einen Zustand, der auf einer Einklemmung von Synovia durch die Facettengelenkkapsel beruht [Kao, Winkler, Turner 1974]. Dieses synoviale Divertikel ist produktiv und hat häufig einen dichten Ring, der frisches hämorrhagisches Material enthält. Es löst sich im Laufe mehrerer Wochen langsam auf. Kommt es zur Strangulation der Zyste, erfolgt eine spontane Auflösung nicht mehr [Kao, Uihlein, Bickel 1968]. Den Stenosen ähnliche Effekte mit radikulärer Schmerzsymptomatik können durch Expansion der Facettengelenkkapsel als Folge von Flüssigkeitsbildung im Gelenk oder durch eine entzündlich geschwollene Gelenkkapsel entstehen [Dory 1981]. Hierbei ist der Übergang zwischen entzündlichen Ursachen und Stenosen fließend.

## Indikation

### Definition des Facettensyndroms

Die „klassische" Definition des Facettensyndroms bezeichnet ein Schmerzbild, das seinen Ursprung in den kleinen Wirbelgelenken hat [Lenz, Schulitz 1980] und das zu den chronisch-rezidivierenden mechanischen Kreuzschmerzen (Mechanical low Back Syndrom) [Ray 1982] gehört. Biomechanisch betrachtet leitet es sich als Folge einer Höhenminderung des Bewegungssegments (Degeneration, Bandscheibenoperation) ab. Über eine Mobilitätszunahme des Bewegungssegments und eine Instabilität im Bewegungssegment entwickeln sich Über- und Fehlbeanspruchungen der Wirbelgelenkkapsel, und es kommt durch Alteration der durch den R. dorsalis über mehrere Segmente versorgten Wirbelgelenkkapseln zu sog. pseudoradikulären (übertragenen) Schmerzen. Dieser Zustand wird als „Facettensyndrom" bezeichnet. Allerdings ist das Auftreten der übertragenen Schmerzen, die bis zum Knie (selten auch bis zum Fuß) [Mooney, Robertson 1976] angegeben werden, nicht obligat. Da neben Schmerzen auch Beeinträchtigungen der Muskulatur, die ebenfalls durch den R. dorsalis innerviert wird, auftreten [Schulitz, Lenz 1984] und es reflektorisch zu einer gegenseitigen Verstärkung kommt [Berges 1973], zieht Bogduk [1980b] den Begriff „R.-dorsalis-Syndrom" vor. Bei dieser „klassischen" Definition ist allerdings kritisch anzumerken, dass viele der im vorangegangenen Abschnitt dargestellten Ursachen nicht enthalten sind.

### Bedeutung der übertragenen Schmerzen für die Diagnose des Facettensyndroms

Häufig werden im Zusammenhang mit dem Facettensyndrom übertragene oder pseudoradikuläre Schmerzen (Referred Pain) beobachtet. Alle Autoren führen eine differenzialdiagnostische Abgrenzung zu radikulären Schmerzzuständen durch. Radikuläre Schmerzen können den beim Facettensyndrom auftretenden übertragenen Schmerzen verwechselbar ähnlich sein, insbesondere wenn typische radikuläre Zeichen fehlen [Lippit 1984]. Die Ursache der übertragenen Schmerzen ist nicht bekannt; vermutet wird eine reflexartige Aktivierung des Repräsentationsgebiets durch Gelenkrezeptoren [Mooney 1987]. Weiterhin ist bis heute unklar geblieben, wo Schmerzen erfahren werden, wenn sie von Facettengelenken verursacht sind, und wie sie sich von Schmerzen unterscheiden, die von umgebenden Geweben ausgehen. In früheren Studien hatten verschiedene Autoren ein niveauabhängiges Schmerzverteilungsmuster analog den Dermatomen vermutet und zu beweisen versucht [Sinclair et al. 1948]. Durch Stimulation des Lig. interspinosus meinten Inman und Saunders sowie Kellgren, eine ausreichende Übereinstimmung der Schmerzübertragungsareale zur Begründung der Existenz von Sklerotomen gefunden zu haben. Sinclair et al. [1948] sowie Hockaday und Whitty [1967] jedoch fanden nur eine unzureichende Übereinstimmung zwischen gesunden Testpersonen und bezweifelten die Existenz eines derartigen Musters.

Die Injektion hypertoner Kochsalzlösung in die Ligg. interspinosa, die Muskeln oder die Facettengelenke der Lumbalregion gesunder Testpersonen löst Rückenschmerzen aus. Diese Rückenschmerzen werden häufig [Feinstein et al. 1954], aber nicht immer [Sinclair et al. 1948], von übertragenen Schmerzen in die unteren Extremitäten begleitet. Das Auftreten übertragener Schmerzen korrelierte mit der Stärke des Stimulus und der Innervationsdichte stimulierter Gewebe. Übertragene Schmerzen in die unteren Extremitäten wurden durch Injektion in die Ligg. interspinosa, in paramedian zwischen den Wirbelkörpern gelegene Gewebe (Paramedian interspinous Tissues) [Feinstein et al. 1954], in den M. multifidus [Sinclair at al. 1948] und in die Facettengelenke ausgelöst [Marks 1989; Mooney, Robertson 1976]. Intraindividuell wiederholte Injektionen führten immer zu einem reproduzierbaren Verteilungsmuster übertragener Schmerzen, dagegen ließen sich interindividuell keine einheitlichen Schmerzverteilungsmuster feststellen.

McCall, Park und O'Brien [1979] haben an 11 medizinisch geschulten Freiwilligen die Schmerzverteilungsmuster und -intensitäten nach intra- und periartikulärer Facetteninjektion bei L 4/5 und L 1/2 untersucht. Zu Injektionszwecken verwendeten sie 6%ige Kochsalzlösung. Bei periartikulärer Injektion war der Schmerzanstieg steiler und die Schmerzintensität größer als bei intraartikulärer Injektion, die obere Lumbalregion war deutlich sensitiver als die untere. Durch Anpassung der Injektionsvolumina konnte diesem Effekt entgegengewirkt werden. Für jedes einzelne Facettengelenk wurden nur geringe Abweichungen der Schmerzverteilungsmuster zwischen peri- und intraartikulärer Injektion beobachtet. Es wurden individuelle Unterschiede im Ausmaß der Übertragung festgestellt, wobei diese Unterschiede auf dem unteren Niveau stärker ausfielen.

Obwohl die Injektionsstellen durch 2 Niveaus (L 2/3 und L 3/4) getrennt waren, wurde bei den meisten Individuen eine Überlappung der Schmerzempfindungszonen dorsal über der Crista iliaca und im oberen Bereich der Leiste registriert. Eine Schmerzübertragung bis zum Oberschenkel kam vor, aber in einem Fall unterhalb des Knies, was für eine mäßige, nicht sehr starke Schmerzprovokation spricht [Bogduk 1980c; Bogduk, Long 1980]. Eine Hyperalgesie wurde nach 2 Injektionen festgestellt, paraspinale Muskelspasmen kamen gelegentlich vor. Das Fehlen signifikanter Beinschmerzen bei gesunden Testpersonen steht in Übereinstimmung mit den Ergebnissen von Hockaday und Whitty [1967] sowie von Mooney und Robertson [1976]. Im Gegensatz hierzu werden in Stimulationsstudien an Rückenschmerzpatienten häufige und weitreichende Ausstrahlungen in die Beine festgestellt. McCall, Park und O'Brien [1979] sprechen sich gegen die Existenz von Sklerotomen wegen der Überlappung von Schmerzübertragung aus weiter auseinanderliegenden Spinalnervenniveaus aus. Zu dem gleichen Ergebnis kommt Marks [1989]. Auch er stellte fest, dass eine Schmerzausstrahlung bis in die Leiste entgegen den Berichten von Kellgren [1939] von L 2 bis L 5 gleichermaßen auslösbar war. Weiterhin stellt Marks [1989] fest, dass eine Schmerzausstrahlung in das Gesäß und die Gegend des Trochanters nur von den Segmenten L 3/4 bis L 5/S 1 und nicht von höheren Niveaus ausgelöst wurde. Außerdem sei es unwahrscheinlich, dass der in der Rücken-mitte oder in der paraspinalen Region lokal auftretende Schmerz von einem anderen Spinalnervenniveau ausgelöst wird. Es wird die Ansicht vertreten, dass eine Struktur, welche bei Provokation eine bestimmte Schmerzlokalisation bietet, nicht notwendigerweise die einzige oder tatsächlich übliche Schmerzquelle ist. Eine genaue anatomische Zuordnung zur Pathologie auf der Basis der Schmerzbeschreibung des Patienten ist demnach nicht möglich [Bogduk 1980a; Marks 1989].

Damit ist ein diagnostisches Hauptproblem formuliert: Verschiedene, ganz unterschiedliche Läsionen bewirken häufig gleiche Symptome [Marks 1989; Mooney, Robertson 1976].

## Diagnose des Facettensyndroms

Die oben geschilderten Ausführungen machen deutlich, dass es sich bei der Diagnose „Facettensyndrom" nur um die Feststellung der im Vordergrund des Krankheitsgeschehens stehenden Symptome handeln kann, die durch Störungen im Bereich der Facettengelenke verursacht werden. Das zeigt, dass keine zuverlässigen klinischen Zeichen für die Diagnose des Facettensyndroms existieren [Andersen, Mosdal, Vaernet 1987; Bogduk 1980b; Hildebrandt, Weyland 1987; Lilius et al. 1989, 1990; Raymond, Dumas 1984]. Im Folgenden werden die Kriterien, die nach Ansicht verschiedener Autoren zur Diagnose eines Facettensyndroms erfüllt werden sollten, sowie Diagnoseverfahren dargestellt und diskutiert.

### Untersuchungskriterien zur Erfassung eines Facettensyndroms

Um die Diagnose des Facettensyndroms stellen zu können, müssen im Allgemeinen eine Reihe von Kriterien erfüllt sein. Hierzu gehören übertragene Schmerzen (Synonyme: pseudoradikuläre Schmerzen, Referred Pain), die von verschiedenen Autoren wie folgt beschrieben werden: Nach Bernard und Kirkaldy-Willis [1987] sind übertragene Schmerzen dumpf, bohrend, diffus, schlecht beschreibbar und schlecht lokalisierbar. Schultiz und Lenz [1984] beschreiben den Schmerz als stechend, brennend, bohrend, in der Tiefe gelegen, mit schlechterer Lokalisierbarkeit als bei radikulären Beschwerden, zunehmend im Laufe des Tages und im Liegen in der Regel vollständig nachlassend. Lippitt [1984] unterscheidet Symptome und Befunde:

Symptome eines klassischen Facettensyndroms sind:
- Hüft- und Gesäßschmerzen,
- krampfartige Beinschmerzen,
- Steifheit der lumbalen Rückenpartie, besonders morgens oder bei Inaktivität,
- Fehlen von Parästhesien.

Befunde eines klassischen Facettensyndroms sind:
- lokaler paralumbaler Druckschmerz (Tenderness),
- Schmerzen bei Wirbelsäulenüberstreckung,
- Hüft-, Gesäß- oder Rückenschmerzen bei Anheben des gestreckten Beines,
- Fehlen neurologischer Defizite,
- Fehlen radikulärer Zeichen (Root Tension Signs) [Burton 1977b; Lippitt 1984],
- Sitzen wird kaum toleriert.

Die Schmerzausstrahlung verläuft posterolateral in den Oberschenkel oder bis zur Wade, selten bis zum Fuß [Bernard, Kirkaldy-Willis 1987; Ray 1982] und soll Sklerotomen oder Myotomen (schlecht lokalisierbar) folgen. Andere Autoren halten nur eine Schmerzausstrahlung bis zum Knie für typisch [Lynch, Taylor 1986; Oudenhoven 1979; Schulitz, Lenz 1984]. Da Schmerz und Schmerzempfindung großenteils erlernte Prozesse sind [Ray 1982], kann man bei gleichartiger Affektion der Facettengelenke interindividuell erhebliche Unterschiede zu erwarten [Waddell et al. 1984]. Weitere Einflüsse auf Schmerzempfindungen sind durch die Intensität des Stimulus gegeben [Marks 1989], und außerdem ist zu beachten, dass eine anatomische Struktur, welche bei Provokation eine bestimmte Schmerzlokalisation bewirkt, nicht notwendigerweise die einzige oder tatsächlich übliche Schmerzquelle sein muss [Marks 1989].Das Auftreten radikulärer Zeichen im Rahmen eines Facettensyndroms wird in der Literatur kontrovers gesehen. Sensible Störungen (radikuläres Zeichen) sollten bei Vorliegen eines Facettensyndroms selten erwartet werden [Bernard, Kirkaldy-Willis 1987], von anderen Autoren wurden sie nicht gefunden [Schulitz, Lenz 1984]. Eine motorische Schwäche (radikuläres Zeichen) wird häufiger festgestellt, doch muss kritisch geprüft werden, ob sie nicht eher als subjektive Schwäche wegen Schonhaltung zu interpretieren ist; objektiv sind Schwäche oder Atrophie selten [Bernard,

Kirkaldy-Willis 1987]. Unilaterale Parästhesien sind häufig mit pseudoradikulären Symptomen assoziiert [Oudenhoven 1979]. Bei hypertropher Facettenarthrose kann der Übergang vom reinen Facettensyndrom zur lateralen Wirbelkanalstenose mit entsprechender Nervenkompression jedoch fließend sein. Eine Schmerzsteigerung durch Husten, Niesen oder Pressen (radikuläres Zeichen) wird von Ray [1982] im akuten Stadium gelegentlich beobachtet. Ein Reflexdefizit (radikuläres Zeichen) wird selten [Bernard, Kirkaldy-Willis 1987; Mooney, Robertson 1976], von anderen Autoren gar nicht festgestellt [Schulitz, Lenz 1984].

Eine weitere im Rahmen eines Facettensyndroms zu erwartende Schmerzauslösung oder -verstärkung wird besonders bei Überstreckung, verbunden mit einer Seitwärtsbewegung oder Rotation [Schulitz, Lenz 1984], oder bei Beugen und Heben beobachtet. Als wesentlicher Hinweis auf das Vorliegen eines Facettensyndroms wird die Schmerzauslösung im Augenblick der Facetteninjektion betrachtet, wenn die Schmerzen den üblichen Beschwerden des Patienten entsprechen [Schulitz, Lenz 1984]. Eine Schmerzreduktion durch Anästhetikainjektionen in Höhe des Lig. intertransversus direkt unterhalb eines Facettengelenks ist nach Oudenhoven [1979] die beste Methode, um den R. dorsalis als Schmerzursache zu identifizieren, und am sichersten, um eine Schmerzbeteiligung von rekurrenten sinuvertebralen Nerven auszuschließen. Das Anheben des gestreckten Beines kann zu stärkeren unteren Rückenschmerzen führen [Bernard, Kirkaldy-Willis 1987].

Eine Bewegungseinschränkung – wie eine eingeschränkte Kyphosierung, eine typische Differenzierung in der Seitneigung und eine häufig deutlich eingeschränkt Reklination des Rumpfes – sollen eine Schmerzverstärkung durch vermehrte Dehnung der Gelenkkapsel und durch Abstützvorgänge der Gelenkfortsätze an benachbarten Wirbelbögen mit schmerzhaftem Aneinanderreiben des Periosts bewirken [Lenz, Schulitz 1980; Oudenhoven 1979].

Folgende, im Allgemeinen bei radikulärer Beteiligung gefundene Kriterien schließen ein Facettensyndrom nicht aus:
- Reflexausfälle [Mooney, Robertson 1976],
- positiver Lasèguescher Test [Mooney, Robertson 1976],

⊿ Beinschmerz,
⊿ erhöhte Aktivität der paravertebralen und ischiokruralen Muskulatur [Mooney, Robertson 1976],
⊿ Hyperästhesie,
⊿ Fehlen übertragener Schmerzen [Marks 1989],
⊿ kontralaterale Schmerzen oder Schmerzen, die bis in den Fuß ziehen.

## Präinterventionelle Diagnostik

### Anamnese und klinische Untersuchung

Mit der Anamnese müssen vorausgegangene Rückenerkrankungen, hereditäre oder erworbene Wirbelsäulenerkrankungen und Auslösefaktoren (Verheben, langes Bücken etc.) erfasst werden. Besonders wichtig ist die Abklärung sozialer Konfliktsituationen (Arbeitsplatzsituation, Rentenansprüche o.ä.). Da nach wie vor die Diagnose auf der Schmerzangabe des Patienten beruht und psychosomatische Bilder die Diagnose erheblich beeinflussen können, muss in der Anamnese bereits nach Hinweisen auf eine mögliche psychogene Beteiligung gefahndet werden. Die psychosomatischen Aspekte haben gerade in den letzten Jahren an Bedeutung gewonnen. Wie bereits dargestellt, gibt es keine strenge diagnostische Möglichkeit, um das Facettensyndrom zu identifizieren [Raymond, Dumas 1984]. Zwar wird die Schmerzausstrahlung gelegentlich als Leitsymptom angesehen [Schulitz, Lenz 1984], aber dabei muss berücksichtigt werden, dass verschiedene, ganz unterschiedliche Läsionen häufig gleiche Symptome verursachen [Marks 1989; Mooney, Robertson 1976; Schulitz, Lenz 1984].

Somit kommt der klinischen Untersuchung die bedeutende Funktion zu, sog. untypische Störungen („Inappropriate Signs") und damit das Vorliegen psychosomatischer Krankheitsbeteiligung aufzudecken.

### Bild gebende Verfahren

#### Röntgenuntersuchungen

Die Röntgenaufnahme ist und bleibt das erste Glied in der diagnostischen Kette der Bild gebenden Verfahren, obwohl sie nicht spezifisch ist. Verschiedene ernsthafte Veränderungen lassen sich jedoch hierdurch schon erkennen. An der degenerativ veränderten Wirbelsäule finden sich zwar eine Vielzahl von radiologischen Befunden, der Aussagewert ist bekanntermaßen jedoch nur sehr eingeschränkt.

Es war schon frühzeitig bekannt, dass die radiologisch nachweisbaren Veränderungen bei Patienten und bei asymptomatischen Probanden keine signifikanten Unterschiede aufweisen. Hieraus lässt sich schließen, dass das Röntgenbild keinen prädiktiven Wert bezüglich des Faktors „Rückenschmerz" hat. Gleiches gilt auch für die röntgenologische Untersuchung der Facettengelenke, weil viele asymptomatische Patienten radiographisch auffällige Facettengelenke haben (s. Abb. 17.8) [Carrera 1979]. Somit ist die Korrelation röntgenologisch nachweisbarer Gelenkveränderungen zur Schmerzrepräsentation schlecht, und röntgenologische Veränderungen sind für das Facettensyndrom nur dann von Bedeutung, wenn Infiltrationen und Koagulationseingriffe an radiologisch auffälligen Gelenken durchgeführt werden sollen [Bogduk 1980ab; Lynch, Taylor 1986; Mooney, Robertson 1976]. Ganz besonders wichtig scheint die Tatsache, dass man Patienten mit degenerativen radiologischen Veränderungen keinesfalls aufgrund des Röntgenbildes stigmatisieren darf (s. Abb. 17.9).

#### Computertomographie

Die Computertomographie (CT) hat ihren Wert in der Feststellung anatomischer Veränderungen im Bereich des Bewegungssegments, wie z.B. Bandscheibenvorfall, Spinalstenose, Facettenasymmetrie und Facettenarthrose (s. Abb. 17.10). Carrera et al. [1980] haben auf die besondere Bedeutung der CT für die Untersuchung von Facettengelenkerkrankungen hingewiesen und diese durch ihre Untersuchung an 100 Patienten mit lumbalen Rückenschmerzen demonstriert. An einer kleinen Gruppe von 10 Patienten fanden sie bei den 4 Patienten mit auffälligen intraartikulären Facettendegenerationen eine gute Schmerzreduktion nach Facetteninjektion, dagegen bei keinem der 6 Patienten ohne intraartikuläre Auffälligkeiten. Trotz der offensichtlich immer besser werdenden Detailgenauigkeit Bild gebender Verfahren ist die Korrelation anatomischer Auffälligkeiten mit den klinischen Symptomen dennoch oft enttäuschend [Mooney 1987]. Raymond und Dumas [1984]

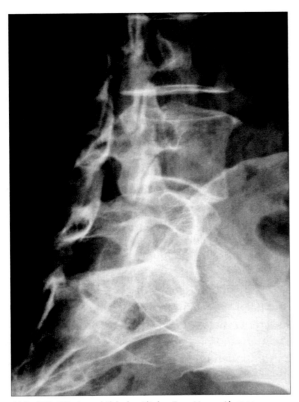

**Abb. 17.8:** Röntgenbild: deutliche Facettenarthrose

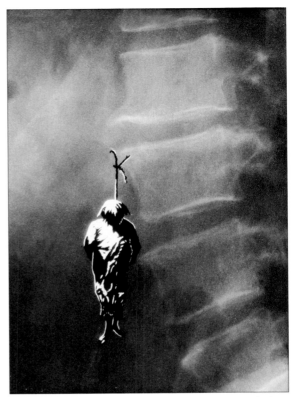

**Abb. 17.9:** Asymptomatischer Osteophyt an der Wirbelsäule, der oft zur Stigmatisierung des Patienten führt

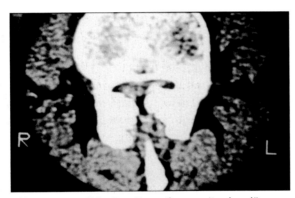

**Abb. 17.10:** Deutliche Facettenarthrose mit sekundärer Wirbelkanalstenose

sehen trotz größerer Detailgenauigkeit auch für Facettengelenkerkrankungen keine erhöhte diagnostische Zuverlässigkeit.

## Magnetresonanztomographie

Durch den adjuvanten Einsatz von Kontrastmittel (Gadolinium-DPTA) kann man zusätzliche Aussagen über entzündliche Veränderungen der kleinen Wirbelgelenke und deren angrenzende Strukturen erwarten. Hierdurch hat die Magnetresonanzto-

mographie (MRT) einen besonderen Stellenwert in der Differenzialdiagnostik unspezifischer Rückenschmerzen einnehmen können (s. Abb. 17.11).

### Radikulographie/Nervenwurzelblockade

Durch hypertrophe Facettengelenke kann eine radikuläre Symptomatik aufgrund einer Nervenwurzelkompression vorliegen. Daneben können auch andere ossäre Stenosen oder Einengungen aufgrund eines Bandscheibenvorfalls bestehen. Eine weitere Abklärung kann aus folgenden Gründen notwendig werden:

◢ Auch bei asymptomatischen Patienten kann radiologisch (Röntgenuntersuchung, Myelogramm, CT) eine Stenose nachweisbar sein.
◢ Patienten können auf mehr als einer Etage radiologische Zeichen einer Stenose aufweisen.
◢ Patienten können auch ohne radiologische Zeichen einer Stenose klinisch radikuläre Symptome zeigen.

Um in diesen Fällen zwischen symptomatischer und asymptomatischer Läsion zu unterscheiden, ist eine selektive Nervenwurzelblockade indiziert.

**Facetteninfiltration unter Bildverstärkerkontrolle**
Unter Bildverstärkerkontrolle wird eine 22-G-Spinalnadel langsam bis zum unteren Rand eines Wirbelgelenks und dann durch die Gelenkkapsel vorgeschoben (s. Abb. 17.12). Falls beim Durchstechen der Gelenkkapsel Schmerzen auftreten, so sollten der Schmerzcharakter und die Schmerzausstrahlung dokumentiert werden. Anschließend werden je nach Autor zwischen 1,0 und 5,0 ml (!!) einer 1%igen Lösung eines Lokalanästhetikums in den unteren Gelenkrecessus gespritzt. Falls die Nadel unmittelbar in den Gelenkspalt eingebracht wird, werden bei dem ausgesprochen engen Gelenkspalt häufig Knorpelschäden gesetzt. Schon hier sei der Hinweis erlaubt, dass die Menge des injizierten Lokalanästhetikums einen entscheidenden Einfluss auf die Selektivität der Methode hat. Bei Injektionsvolumina von beispielsweise 5 ml kann von einer selektiven Facetteninfiltration keine Rede mehr sein. Eine Kontrastmittelinjektion (s. Abb. 17.13) wird von manchen Autoren vor Gabe des Lokalanästhetikums zur Verifizierung einer intraartikulären Nadelposition gefordert, gehört jedoch nicht zum Routineprogramm.

**Facetteninfiltration unter Computertomographiekontrolle**
Bereits bei nicht degenerativ verändertem Facettengelenken ist die sichere selektive Punktion des Gelenkspalts nur unter Zuhilfenahme von Bild gebenden Verfahren möglich. Bei arthrotischen Veränderungen ist diese selektive Punktion oftmals um ein Vielfaches schwieriger. Neben der Durchleuchtungs- oder der Ultraschallkontrolle

wurde auch die computertomographisch gesteuerte Facetteninfiltration angegeben. Hierbei wird in Bauchlage des Patienten das Facettengelenk computertomographisch dargestellt. Nach Abmessen der Einstichtiefe und des Einstichwinkels wird eine 22-G-Nadel bis an das Gelenk eingebracht (s. Abb. 17.14). Anschließend injizieren die Autoren wahlweise Kochsalzlösung zur Schmerzprovokation oder 3–5 ml Lokalanästhetikum. Während der

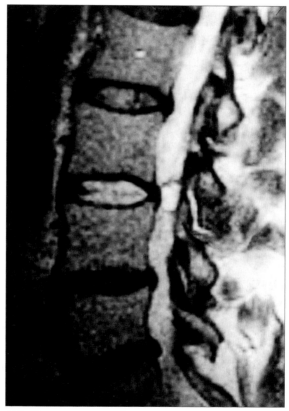

**Abb. 17.11:** Facettenganglion im MRT

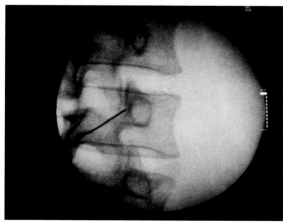

**Abb. 17.12:** Infiltration unter Bildverstärkerkontrolle

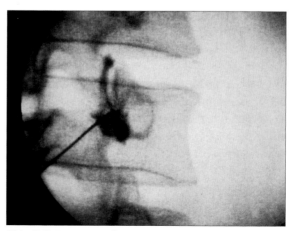

**Abb. 17.13:** Facettenarthrogramm

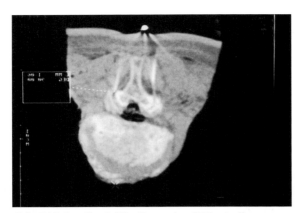

**Abb. 17.14:** Facetteninfiltration unter CT-Kontrolle

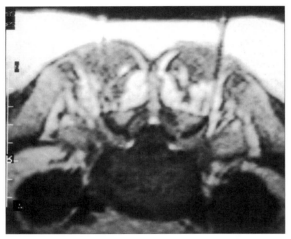

**Abb. 17.15:** Facetteninfiltration unter MRT-Kontrolle

Infiltration werden die Lokalisation der Nadelspitze und die Verteilung des Medikaments durch verdünntes Kontrastmittel mittels CT überprüft Die Autoren berichten über 171 Patienten, die sie mit dieser Technik behandelt haben. Bei 31% wurde eine Kombinationsbehandlung von Facetteninfiltration und periradikulärer Therapie durchgeführt. Nach der Facetteninfiltration gaben 81% von 102 nachuntersuchten Patienten Beschwerdefreiheit an. Der durchschnittliche Behandlungserfolg lag nach 3 Monaten bei 79%, nach einem Jahr bei 67% und nach 2 Jahren bei 65%.

In den letzten Jahren hat sich diese Technik in einigen radiologischen minimal-invasiv arbeitenden Zentren durchgesetzt. Von orthopädischer Seite aus wird diese Technik jedoch zurückhaltend bewertet und eine Indikation nur bei schwierigen anatomischen Verhältnissen gesehen. In aller Regel ist eine bildverstärkergestützte Infiltration ausreichend.

### Facetteninfiltration unter magnetresonanztomographischer Kontrolle

Mit modernen MRT-Geräten und Spezialnadeln ist die Infiltration der Facettengelenke mittlerweile auch unter magnetresonanztomographischer Kontrolle möglich (s. Abb. 17.15) [Jerosch, Tappiser, Assheuer 1998; Jerosch et al. 2000]. Der erhebliche finanzielle und apparative Aufwand erlaubt eine Umsetzung dieser Technik im klinischen Alltag jedoch nicht.

### Facetteninfiltration unter Sonographiekontrolle

Verschiedentlich wurde die ultraschallgestützte Facetteninfiltration auch schon praktiziert (s. Abb. 17.16). Im klinischen Alltag hat sich diese Technik jedoch nur wenig etabliert.

### Bedeutung der Schmerzprovokation für die Prognose der Thermokoagulation

Die erste Mitteilung über eine Facetteninfiltration stammt von Hirsch, Ingelmark und Miller [1963]. Sie hatten Schmerzprovokationstests an Bandscheiben, Facetten und Ligamenten mit jeweils 0,3 ml hypertoner NaCl-Lösung bei Patienten mit lumbalen Rückenschmerzen vorgenommen. Ihre Beobachtungen hinsichtlich der Schmerzausbreitung bei intraartikulären Injektionen wurden von anderen Autoren bestätigt [Marks 1989; Mooney, Robertson 1976]. Nach Schulitz und Lenz [1984] sowie Fairbank et al. [1981] sind die Erfolgsaussichten einer Injektion und einer nachfolgenden Thermokoagulation relativ gering, wenn bei Einführen der Nadel in die Kapsel oder unter Injektion die Beschwerden nicht exakt reproduziert werden oder wenn sie bis in den Unterschenkel oder sogar bis zum Fuß ausstrahlen.

### Prognose der Facettenkoagulation nach erfolgloser Facetteninjektion

Lora und Long [1976], Schulitz und Lenz [1984] sowie Hildebrandt und Weyland [1987] sprechen sich dafür aus, dass eine Thermokoagulation nur nach erfolgreicher Facetteninjektion – d.h. zumindest kurzzeitiger Schmerzfreiheit – durchgeführt werden sollte. Im Fall einer erfolglosen Facetteninjektion führte Oudenhoven [1979] epidurale Injektionen durch, um vom rekurrenten N. sinuvertebralis ausgelöste pseudoradikuläre Schmerzen zu therapieren. Nach seiner Ansicht sind epidurale Injektionen dann wirkungsvoller gewesen, wenn vorher der vom R. dorsalis ausgehende Schmerzanteil durch Denervation beseitigt worden war.

### Zuverlässigkeit der Diagnose „Facettensyndrom" nach erfolgreicher Facetteninjektion

Die Einführung der Facetteninjektion als entscheidendes Diagnosekriterium des Facettensyndroms vor Durchführung einer Denervation geht auf Lora und Long [1976] zurück; eine Anwendung der Facetteninjektion als gleichzeitige diagnostische und therapeutische Methode wurde erstmals von Mooney und Robertson [1976] beschrieben. Eine Facetteninfiltration mit nachfolgender zumindest kurzzeitiger Schmerzfreiheit stellt jedoch aufgrund bisheriger Erfahrungen auch kein absolut sicheres Kriterium für die Genauigkeit der Diagnose „Facettensyndrom" bzw. einer guten Prognose nach Facettenkoagulation dar. Alle Untersuchungen weisen Fälle erfolgloser Facettendenervation trotz positiver Nervenblockade auf. Die Prozentangaben einer initialen Schmerzerleichterung nach Facettenkoagulation bei Patienten, die nach Facetteninjektion zumindest zeitweise schmerzfrei waren, liegen zwischen 50% und 80%. Ein großer Anteil der Patienten mit vermuteten pseudoradikulären Schmerzen erfährt also trotz erfolgreicher Facetteninjektion keine Schmerzreduktion. Dies bedeutet, dass weiterhin Unsicherheiten auf Seiten des Untersuchers bestehen, welche Patienten der Thermokoagulation zugeführt werden sollen.

Es ist daher nicht verwunderlich, dass über den Wert der Facetteninfiltration als geeignetes diagnostisches Kriterium nach wie vor diskutiert wird. In der Literatur sind sich teilweise widersprechende Beobachtungen veröffentlicht worden. Die Untersuchungen von Lora und Long [1976] besitzen den Charakter einer prospektiven Studie hinsichtlich des Placeboeffekts der Facetteninjektion. Die Autoren finden keinen signifikanten Placeboeffekt mit physiologischer Kochsalzlösung; keine der Injektionen mit physiologischer Kochsalzlösung führte zu einer länger anhaltenden Schmerzfreiheit. Alle 149 Patienten, die eine Facetteninjektion mit einem Lokalanästhetikum erhalten hatten, erfuhren erneut auftretende Schmerzen innerhalb von 2 Monaten, in einem Fall erst nach 5 Monaten. Dieser Bericht deckt sich mit den eigenen Erfahrungen, dass eine eher kurzzeitige

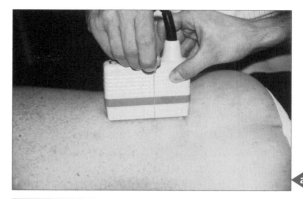

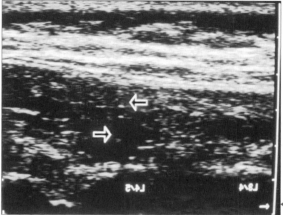

**Abb. 17.16:** Facetteninfiltration unter sonographischer Kontrolle (a, b)

Beschwerdelinderung zu erwarten ist [Jerosch, Castro, Liljenqvist 1996].

Lynch und Taylor [1986] untersuchten in einer prospektiven Studie an 50 Patienten mit lumbalen Rückenschmerzen mit einer Dauer von mehr als 6 Monaten die Wirkung einer intraartikulären Installation von 60 mg Methylprednisolon (keine Angabe des Injektionsvolumen) nach vorheriger Arthrographie mit 0,5 ml Kontrastmittel und verglichen die Resultate mit einer Serie von periartikulären Kortisoninjektionen. Die Schmerzlinderung war bei ihren Patienten nach intraartikulärer Injektion signifikant besser als nach periartikulärer Injektion. Bezüglich des Injektionsvolumens ist anzunehmen, dass die Autoren ein geringes Volumen intraartikulär appliziert hatten und dadurch eine Ruptur der Gelenkkapsel mit konsekutiver periartikulärer Flüssigkeitsausbreitung vermieden haben.

Zweifel am Wert der Facetteninfiltration für diagnostische Zwecke haben andere Untersucher. Lilius et al. [1989, 1990] sprechen dieser Methode nur eine unspezifische Wirkung zu, da sie keinen

Unterschied zwischen Placeboinjektion mit physiologischer Kochsalzlösung und intraartikulärer oder periartikulärer Injektion mit einer Mischung aus Lokalanästhetikum und Kortison fanden. Dory [1981] beobachtete bereits bei einer intraartikulären Applikation von maximal 4 ml Flüssigkeitsvolumen eine Kapselruptur in fast allen Fällen. Lilius et al. [1989, 1990] injizierten immer ein Volumen von 8 ml sowohl intra- als auch periartikulär und werden sicherlich ebenfalls bei allen intraartikulären Injektionen eine Kapselruptur bewirkt haben. Dadurch muss eine intraartikuläre Facetteninjektion sekundär zu einer periartikulären Injektion werden. Gerade bei derartig großen Injektionsvolumina ist davon auszugehen, dass eine periartikuläre Injektion auch den medialen Zweig des R. dorsalis beeinflusst und dadurch oder durch Diffusion in die Kapsel die gleiche Wirkung wie eine intraartikuläre Injektion hat. Erhebliche Zweifel sind berechtigt, ob unter den beschriebenen Versuchsbedingungen ein Unterschied in der Wirkung zwischen intraartikulären Injektionen einerseits und extraartikulären Injektionen andererseits zu erwarten gewesen wäre. Mit der Beschreibung einer lang anhaltenden Placebowirkung nach Injektion von physiologischer Kochsalzlösung stehen die Autoren im Widerspruch zu Beobachtungen von Lora und Long [1976].

Jackson, Jacobs und Montesano [1988] haben in ihrer prospektiven, randomisierten, aber weder kontrollierten noch doppelblinden Studie nach klinischen Kriterien gesucht, mit denen sich Rückenschmerzpatienten mit initialer Schmerzfreiheit nach Facetteninjektion entsprechend des Ursprungsortes der Schmerzen unterscheiden lassen. Alle Patienten hatten Rückenschmerzen ohne neurologische Zeichen. Das Injektionsvolumen wurde auf max. 1,9 ml (0,2–0,4 ml Kontrastmittel plus 1,5 ml Lokalanästhetikum) für jedes Facettengelenk begrenzt. Die Autoren studierten vor und nach Facetteninjektion 10 verschiedene Bewegungsabläufe der lumbalen Wirbelsäule. Für diese Bewegungsabläufe war gezeigt worden, dass sie in erster Linie die Facetten (3) oder die Bandscheiben (3) belasten. Vier Bewegungsabläufe waren dazu geeignet, Facetten und Bandscheiben gleichermaßen zu beanspruchen [Lorenz, Patwardhan, Vernderby 1983; Nachemson 1963]. Die Autoren fanden verschiedene anamnestische Hinweise und körperliche Untersuchungsbefunde, die mit einer initialen Schmerzerleichterung post injectionem signifikant korrelierten:

- anamnestisch: höheres Alter, länger andauernde lumbale Rückenschmerzen, Fehlen von Beinschmerzen, Fehlen oder keine Verstärkung von Schmerzen durch Valsalvasches Manöver;
- körperliche Untersuchung: normales Gewicht, Fehlen von Muskelspasmen, maximale Schmerzen bei Strecken nach vorheriger Vorwärtsbeugung.

Inwiefern diese Korrelationen jedoch verwertbar sind, müssen weitere Untersuchungen zeigen, und Jackson, Jacobs und Montesano [1988] haben sich zu diesem Punkt nicht geäußert. Nach Jackson, Jacobs und Montesano [1988] lassen sich lumbale, bandscheibenbedingte Rückenschmerzen ohne neurologische Defizite nicht durch eine initiale Schmerzerleichterung nach intraartikulärer Facetteninjektion von facettenbedingten Schmerzen abgrenzen, da Bewegungsabläufe, die die Bandscheiben belasten, gleichermaßen von der Schmerzreduktion betroffen sind wie solche Bewegungsabläufe, die die Facetten belasten. Damit stehen die Ergebnisse dieser Autoren im Gegensatz zu Vorstellungen von Lippit [1984] sowie Selby und Paris [1981], dass durch Streckung, Rotation und Seitwärtsneigung verstärkte lumbale Rückenschmerzen in erster Linie von Facettengelenken herrühren und daher besser auf eine Facetteninjektion ansprechen sollten. In diesem Zusammenhang sei nochmals der Hinweis auf Oudenhovens [1979] Beobachtungen gestattet, der bei Versagen einer Facetteninjektion oder Wiederauftreten von Schmerzen nach Thermokoagulation trotz erfolgreicher Facetteninjektion zunächst therapeutisch und diagnostisch mit epiduralen Injektionen eine mögliche Beteiligung des rekurrenten N. sinuvertebralis angeht.

Im Folgenden soll die Frage diskutiert werden, ob eine Reduktion von Faktoren möglich ist, die bei erfolgreicher (zu Schmerzfreiheit führender) Facetteninjektion für die falsch-positive Diagnose „Facettensyndrom" verantwortlich gemacht werden können.

**Einfluss des Injektionsvolumens auf die Zuverlässigkeit der Diagnose „Facettensyndrom"**
Von einigen Autoren ist auf ein offensichtliches Missverhältnis von Injektionsvolumen und Ge-

lenkkapazität hingewiesen worden [Andersen, Mosdal, Vaernet 1987; Bogduk 1980a; Hildebrandt, Weyland 1987; Maldague, Mathurin, Malghem 1981; Marks 1989; Moran, O'Connell, Walsh 1988; Raymond, Dumas 1984; Schulitz, Lenz 1984]. Nach Bogduks [1980b] Auffassung haben lumbale Facettengelenke ein Volumen von nur 1 ml oder weniger, und er schlägt vor, nicht mehr als 1 ml Injektionsvolumen für diagnostische Zwecke einzusetzen. Raymond und Dumas [1984] erzielten bei 25 Patienten in 4 Fällen eine Schmerzerleichterung. Sie benutzten kleine Injektionsmengen (ca. 1 ml), um das Risiko eines Flüssigkeitsaustritts aus dem Gelenk so gering wie möglich zu halten. Sie zitieren Glover [1977], der für das Volumen eines Facettengelenks 1–2 ml angibt. Bei Verwendung von mehr als 1 ml Injektionsflüssigkeit könne man nicht sicher sein, dass bei Erreichen von Schmerzfreiheit ein Facettensyndrom vorliegt.

Dory [1981] führte die Arthrographie mit 1–3 ml Kontrastmittellösung durch und instillierte anschließend nach weitestgehender Re-Aspiration des Kontrastmittels 2–3 ml eines Lokalanästhetikums. Fast immer rupturierte die Gelenkkapsel während der Injektion oder bei anschließender Bewegung, und zwar im lateralen oder medialen Teil des unteren Recessus. Wenn der Flüssigkeitsaustritt auf der lateralen Seite erfolgt, diffundiert die Flüssigkeit in das benachbarte weiche Gewebe, wo die Zweige des R. posterior verlaufen. Ein medialer Austritt erfolgt durch das Lig. flavum in den Epiduralraum und manchmal in das Foramen intervertebrale. Maldague, Mathurin und Malghem [1981] führten vor der Anästhetikagabe eine Arthrographie mit 2–4 ml 77%iger Methylglukaminlösung und Kontrastmittel bei 51 Patienten mit chronischen Rückenschmerzen mit einer Dauer von mehr als 6 Monaten durch. Bei allen Patienten wurde mit einem Injektionsvolumen von mehr als 3–5 ml eine Diffusion des Kontrastmittels in die periartikulären Weichteile beobachtet. Dieser Flüssigkeitsaustritt erfolgte in verschiedene Richtungen vom unteren Recessus aus, gelegentlich auch vom oberen Recessus aus. Schulitz und Lenz [1984] sowie Hildebrandt und Weyland [1987] empfehlen ebenfalls den Einsatz von höchstens 1 ml Injektionsvolumen pro Gelenk für diagnostische Zwecke. Moran, O'Connell und Walsh [1988] haben in einer prospektiven Studie den diagnostischen Wert der Facetteninjektion untersucht. Sie beziehen sich in ihrer Einschätzung des Gelenkvolumens von 1–2 ml ebenfalls auf Glover [1977]. Mit einem Injektionsvolumen von 1,0–1,5 ml Bupivacain 0,5% pro Facettengelenk behandelten sie 54 Patienten mit chronischen Rückenschmerzen und weiteren klinischen Zeichen eines Facettensyndroms. In 9 Fällen (16,7%) diagnostizierten sie ein Facettensyndrom. Für die Diagnose „Facettensyndrom" mussten die beiden Kriterien „Schmerzprovokation bei Einführen der Nadel in die Kapsel" und „Schmerzfreiheit nach Injektion" erfüllt werden.

Moran, O'Connell und Walsh [1988] weisen auf die sehr ähnlichen Resultate (16%) von Raymond und Dumas [1984] hin. Sie führen die mittels Facetteninjektion erzielte wesentlich häufigere Diagnose eines Facettensyndroms (60%) bei anderen Autoren darauf zurück, dass durch Flüssigkeitsaustritt aus dem Gelenk nach Injektion zu großer Volumina andere schmerzauslösende Strukturen anästhesiert wurden, dass also sehr häufig eine falsch-positive Diagnose gestellt wurde. Die Autoren machen mit ihrer Studie einmal mehr deutlich, dass sich durch Verminderung des Injektionsvolumens auch die prozentuale Häufigkeit der Schmerzfreiheit nach Facetteninjektion verringert. Eine Beweisführung darüber, inwieweit es sich bei den gestellten Diagnosen tatsächlich um ein Facettensyndrom handelt, z.B. durch einen signifikant erhöhten Behandlungserfolg einer nachfolgenden Thermokoagulation, bleiben die Untersucher allerdings schuldig. Die schlechten Koagulationsergebnisse von Andersen, Mosdal und Vaernet [1987] trotz positiver Nervenblockade unterstützen die Überlegungen und Ergebnisse von Bogduk, Dory, Maldague, Mathurin, und Malghem, Moran, O'Connell und Walsh, Paris, Raymond und Dumas sowie Schulitz und Lenz. Anderson, Mosdal und Vaernet [1987] verwendeten für ihre diagnostischen intraartikulären Injektionen mit 2–5 ml zu große Flüssigkeitsmengen, sodass eine extraartikuläre Anästhetikaausbreitung mit den diskutierten Folgen hier nach Meinung des Autors sehr wahrscheinlich ist.

Abschließend scheint es mir wichtig darauf hinzuweisen, dass die hier aufgeführten Überlegungen zur Gelenkkapazität nur für gesunde Gelenke gelten. In der Literatur wird kein Hinweis darauf gefunden, inwieweit eine im Rahmen eines

Facettensyndroms auftretende Synoviaschwellung bzw. Flüssigkeitsbildung im Gelenk die Facetteninfiltration beeinflusst.

### Einfluss einer Arthrographie auf die Zuverlässigkeit der Diagnose „Facettensyndrom"

Wie zuvor dargestellt, ist die größtmögliche Verlässlichkeit der Diagnose eines Facettensyndroms mittels Facetteninfiltration nur zu erwarten, wenn das Lokalanästhetikum nicht zu benachbarten Strukturen diffundieren kann und durch Ausschaltung anderer Schmerzursachen möglicherweise das Vorliegen eines Facettensyndroms vortäuscht. Zur Vermeidung einer unkontrollierten Lokalanästhetikaausbreitung in benachbarte Strukturen muss zunächst gewährleistet sein, dass die Injektionsnadel intraartikulär liegt. Durch eine Arthrographie mit einem Kontrastmittel lässt sich dies am besten sicherstellen. Die Arthrographie wurde seit Mooney und Robertson [1976] mehrfach angewendet [Dory 1981; Hildebrand, Weyland 1987; Maldague, Mathurin, Malghem 1981]. Hildebrandt und Weyland [1987] machten nach Einführung der Arthrographie in ihrem Kollektiv die Erfahrung, dass erhebliche degenerative Veränderungen der Facettengelenke ein Vorschieben der Injektionsnadel in den Gelenkspalt gelegentlich nicht zuließen. Aprill [1986] weist auf die diagnostische Aussagekraft einer Kombination aus Arthrographie und Injektion zur Feststellung der Schmerzrelevanz einer bekannten Facettendegeneration hin, und auch andere Untersucher haben die Arthrographie immer eingesetzt [Jackson, Jacobs, Montesano 1988; Lynch, Taylor 1986].

### Einfluss des schmerzfreien Zeitraums nach Facetteninfiltration auf die Prognose der Thermokoagulation

In eigenen Untersuchungen konnte festgestellt werden, dass 15 Patienten mit einem über 5 Tage anhaltenden schmerzfreien Intervall nach Facetteninfiltration eine signifikant höhere Erfolgsaussicht nach Thermokoagulation hatten. Bei einer nur über 12 Stunden anhaltenden Schmerzfreiheit nach Facetteninfiltration ließ sich kein günstiger Einfluss auf das Ergebnis einer nachfolgenden Thermokoagulation feststellen. Inwiefern diese Beobachtung verallgemeinert werden kann, bleibt weiteren Untersuchungen vorbehalten [Jerosch et al. 1993].

### Korrelation von Symptomen und Dauer der Wirkung nach Facetteninjektion

Sollte das schmerzfreie Intervall nach Facetteninjektion mit der Prognose der Beschwerden nach einer Thermokoagulation korrelieren, so sind auch alle anderen Kriterien, die zu einer Verlängerung des schmerzfreien Intervalls nach Facetteninjektion führen, von großem Interesse: Fairbank et al. [1981] führten Facetteninjektionen bei 25 Patienten mit erstmaliger Rückenschmerzattacke durch. Die 14 „Responder" gaben anamnestisch einen plötzlichen Schmerzbeginn, eine Schmerzverstärkung in Ruhe und eine Schmerzerleichterung bei Bewegung an. Das Heben des gestreckten Beines führte zu Schmerzen in Rücken und Gesäß. Bei den 11 „Nonrespondern" waren ein schleichender Schmerzbeginn, eine Schmerzerleichterung in Ruhe und eine Schmerzverstärkung bei Bewegung angegeben worden. Das Heben des gestreckten Beines führte zu Schmerzen in den Oberschenkeln und den gesamten Beinen. Lewinnek und Warfield [1986] führten die Facetteninjektion mit einer Mischung aus Lokalanästhetikum und Kortison bei 21 Patienten durch. Alle Patienten hatten zuvor Rückenschmerzen, die länger als 8 Wochen andauerten. Die Patienten wurden für die Facetteninjektion ausgesucht, wenn sie einen Druckschmerz im Bereich der Facetten (Facet Tenderness) verspürten, andere Ursachen für Rückenschmerzen ausgeschlossen waren und/oder röntgenologische Anzeichen für eine Facettendegeneration vorlagen; 75% der Patienten (15 von 20) zeigten eine initiale Schmerzerleichterung, nach 3 Monaten war dieser Anteil auf 33% (6 von 18) geschrumpft. Die von Fairbank gefundenen Korrelationen für eine erfolgreiche Facetteninjektion konnten diese Autoren nicht bestätigen, ihrerseits fanden sie dagegen eine Korrelation zwischen nächtlichem Aufwachen wegen Rückenschmerzen und lang anhaltender Wirkung der Facetteninjektion.

### Reduktion der durch Facetteninjektion bedingten Fehlermöglichkeiten mittels ergänzender Injektionsverfahren

Bei einer periartikulären statt intraartikulären Facetteninjektion kann es zu einer falsch-positiven Diagnosestellung „Facettensyndrom" kommen [Lynch, Taylor 1986], wenn Strukturen anästhesiert werden, die vom N. sinuvertebralis versorgt sind. Hier bieten sich differenzialdiagnostisch ergänzende Infiltrationsmethoden, wie die paravertebrale bzw. die epidurale Injektion, zur Feststellung einer Wurzelbeteiligung an. In diesem Zusammenhang ist es von besonderer Bedeutung, dass die epidurale Injektion von Oudenhoven [1979] zum Nachweis der Beteiligung des rekurrenten N. sinuvertebralis (z.B. Bandscheibendegeneration ohne Bandscheibenvorfall) bei Auftreten übertragener Schmerzen eingesetzt wurde, insbesondere dann, wenn Facetteninfiltration und -denervation erfolglos verlaufen waren. Wegen des häufigen Austritts von Kontrastmittel aus dem Gelenkspalt, v.a. in den Epiduralraum bei lumbalen Facetteninjektionen, muss darauf hingewiesen werden [Destouet et al. 1982; Dory 1981], dass ein Injektionsvolumen von 1 ml [Bogduk 1980b; Raymond, Dumas 1984], besser noch von 0,5 ml, für diagnostische Zwecke nicht überschritten werden sollte. Denn offensichtlich kann eine Facetteninjektion zur Reduktion von Schmerzen jeder beliebigen Ursache führen, wenn es zum Anästhetikumaustritt aus einem Facettengelenk kommt [Raymond, Dumas 1984]. Ob sich die konsequente Anwendung ergänzender Infiltrationsmethoden – wie der paravertebralen, der epiduralen oder der intradiskalen Injektion – auf die Selektion von Koagulationspatienten günstig auswirkt, kann nur an einem größeren Kollektiv überprüft werden.

## Auswahlkriterien für die Facettenkoagulation

Im Folgenden wird eine Zusammenfassung von Auswahlkriterien vorgelegt, die von verschiedenen Autoren zur Patientenselektion für die Facettenkoagulation angewandt wurden. Schulitz und Lenz [1984] führten die Facettenkoagulation immer dann durch, wenn Patienten folgende Bedingungen erfüllten:

◢ typisches Schmerzmuster, bis zum Knie,
◢ möglichst keine radikulären Zeichen,
◢ ausgeschlossene Nervenwurzelkompression,
◢ Ausschluss von Verwachsungen nach Bandscheibenoperation,
◢ Beschwerden verstärkt bei Aktivität, verschwunden bei Bettruhe,
◢ eindeutige, zumindest kurzzeitige Wirksamkeit einer Gelenkinfiltration.

Waddell et al. [1984] verlangen vor Durchführung invasiver Maßnahmen den Ausschluss eines ver-

stärkten Krankheitsverhaltens (Magnified Illness Behavior). McCulloch und Organ (1976) führten eine Facettenkoagulation durch, wenn sich die Beschwerden der Patienten folgendermaßen äußerten: Bei Auftreten konstanter Schmerzen sind Schmerzverstärkung durch Beugen und Heben sowie Schmerzerleichterung durch Ruhe typisch; gewöhnlich tritt Steifheit oder Bewegungseinschränkung, bevorzugt morgens nach dem Aufstehen, auf; ausgeschlossen wurden Patienten mit eindeutigen neurologischen Defiziten.

Bemerkenswert ist, dass für Oudenhoven [1974] ein auffälliges Myelogramm bei fehlenden neurologischen Defiziten keine Kontraindikation für eine Facettenkoagulation darstellt. Eine positive Reaktion der Facettengelenkinnervation auf die Stimulation mit geringen Strömen korreliert mit guten Behandlungsergebnissen, wogegen bei Patienten mit schlechten Denervationserfolgen diese Stimulation zu keiner Reaktion führte. Allerdings fanden Andersen, Mosdal und Vaernet [1987] diese Korrelation nicht. Oudenhoven [1979] wendet die Facettendenervation bei pseudoradikulären Schmerzen, welche durch Strukturen verursacht sind, die durch den R. dorsalis versorgt werden, an und schlägt auch deren Anwendung vor Durchführung anderer Operationsverfahren zur Behebung radikulärer Schmerzursachen vor, wenn gleichzeitig pseudoradikuläre Schmerzen durch Anästhetikainjektionen im Versorgungsgebiete des R. dorsalis festgestellt werden. Liegen Anzeichen für ein Facettensyndrom vor (positive Facettenblockade, Druckschmerzhaftigkeit über den Facettengelenken), können Patienten selbst bei Vorliegen einer deutlichen Nervenwurzelbeteiligung von der Facettenkoagulation profitieren [King, Lagger 1976; Schaerer 1978]. Im Wesentlichen wird bei fast allen Untersuchern das Fehlen neurologischer Defizite verlangt. Unterschiedliches Gewicht bezüglich der Patientenauswahl haben dann bereits die zugrunde liegenden anamnestischen Angaben, die klinischen Untersuchungskriterien, die Schmerzverteilungsmuster, die apparativen Untersuchungsmethoden oder eine zuvor positive Facetteninfiltration, um nur die häufigsten Unterschiede zu nennen. Da bisher kein Auswahlkriterium prognostisch überzeugt hat, ist diese uneinheitliche, untersucherabhängige Vorgehensweise nachvollziehbar. Hier liegt aber bereits der erste Grund für die teilweise erheb-

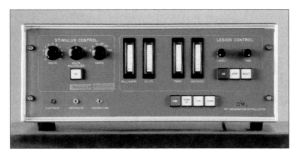

**Abb. 17.17:** Radiofrequenzgerät (Läsionsgenerator/Stimulator) vom Typ RFG-6 (Firma RADIONICS)

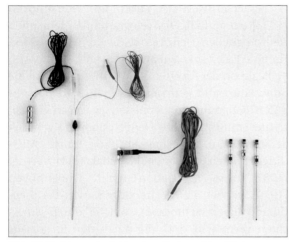

**Abb. 17.18:** Dispersivelektrode mit einer Oberfläche von 120 cm² an der 6 mm langen, nicht isolierten Spitze

lichen Abweichungen der Ergebnisse zwischen den verschiedenen Autoren.

## Notwendiges Instrumentarium

Gerät zur Denervation und elektrische Parameter:
- ◢ Radiofrequenzgerät (Läsionsgenerator/Stimulator) vom Typ RFG-6 (Firma RADIONICS, Königin Elisabethlaan 45, 9000 Gent, Belgien, Tel.: 0032-92447788, Fax: 0032-92447799, E-Mail: info@radionics.be, www.radionics.com; s. Abb. 17.17),
- ◢ Dispersivelektrode mit einer Oberfläche von 120 cm² an der 6 mm langen, nicht isolierten Spitze (s. Abb. 17.18).

Eine große Elektrodenoberfläche verhindert Verbrennungen an der Hautoberfläche. Der Radius für das Koagulationsfeld wird mit 5 mm angegeben, der Schnitt durch das koagulierte Gewebe lässt eine apfelförmige Form erkennen. Das Stimu-

lationsfeld ist wesentlich größer als das Koagulationsfeld.

Elektrische Parameter bei perkutaner Radiofrequenzthermokoagulation sind:
- ◢ Stimulation: 5 Volt (max.), 9 mA, 5 Hz;
- ◢ Koagulationstemperatur: 75–80°C;
- ◢ Koagulationszeit: 90 s;
- ◢ Stromstärke zur Koagulation: 100–300 mA;
- ◢ Stromspannung zur Koagulation: 20–30 Volt;
- ◢ Leistung zur Koagulation: 2–6 Watt.

## Präinterventionelle Aufklärung

Bei diesem seit vielen Jahren standardisiertem Verfahren ist die Komplikationsrate bekanntermaßen gering. Nervenverletzung mit Gefühlsstörungen und/oder Lähmungserscheinungen sind äußerst selten. Aufgrund des posterioren Zugangs kann es kaum zu Verletzungen der großen Gefäße ventral der Wirbelsäule und zu Verletzungen von Darmschlingen kommen. Die Infektionsrate ist gering. Über die realistischen Erfolgsaussichten (s. unten) sollten die Patienten jedoch aufgeklärt werden.

## Durchführung der Intervention

### Operationsvorbereitung

**Narkose**
Zur Durchführung der pFK wird der Patient nach Einleitung einer Intubationsnarkose auf dem Bauch gelagert. Bei Durchführung der Narkose ist darauf zu achten, dass das zur Muskelrelaxation verwendete Succinylcholin nicht zu hoch dosiert bzw. nur zur Einleitung der Intubation verwendet wird. Eine komplette Muskelparalyse ist zu vermeiden, um bei der Elektrodenplatzierung die Antwort auf eine Elektrostimulation zu ermöglichen. Wird die Muskulatur, welche vom R. ventralis versorgt wird, durch Elektrostimulation zu einer starken Kontraktion angeregt, muss die Elektrode zurückgezogen werden, sonst besteht beim Koagulationsvorgang Verletzungsgefahr für die vordere Wurzel.

**Hautmarkierung für die Zielpunkte**
Siehe hierzu Abbildung 17.19. Zunächst wird jeweils der Processus spinosus von L 2 und S 2

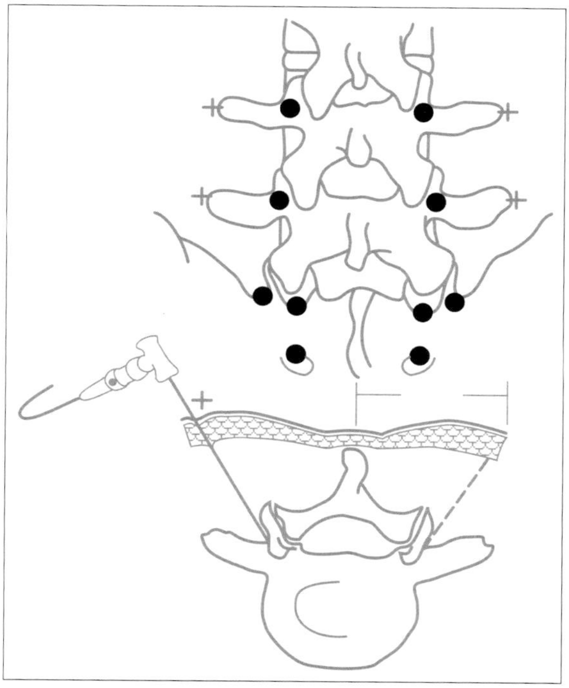

Abb. 17.19: Markierung der Einstichstellen (**Kreuze**) und der Gelenklinie bei der Thermokoagulation des R. dorsalis. Die Koagulationssonde ist bei L 4/5 rechts eingeführt; **schwarz**: Koagulationspunkte.

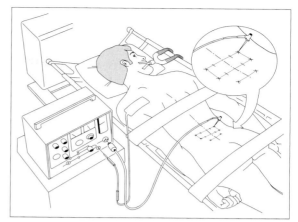

Abb. 17.20: „Chinese Road Map"

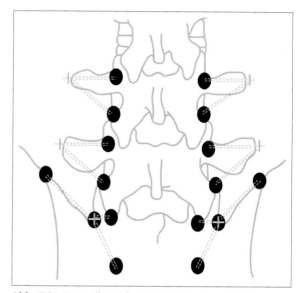

Abb. 17.21: Darstellung der Primärziele der perkutanen Thermokoagulation mit Hautpunktionsstellen (**Kreuze**) und Koagulationsstellen (**schwarze** Punkte) sowie Führungsrichtung der Elektrode (**gestrichelte** Linien)

ertastet, diese mit einem sterilen Filzschreiber markiert und durch eine axiale Linie miteinander verbunden. Unter Bildverstärkerkontrolle wird unter Zuhilfenahme einer PEON-Klemme – sie fungiert als Zeiger – der Punkt, an dem sich die laterale Seite des Pediculus mit dem Processus transversus vereinigt, identifiziert und auf der Haut auf beiden Seiten eines jeden zu behandelnden Niveaus markiert. Zusätzliche Markierungen werden in der Inzisur zwischen dem oberen Gelenkfortsatz von S 1 und dem lateralen Kreuzbeinmassiv eingezeichnet. Die transversen Linien, welche die Pedikelzielpunkte miteinander verbinden, haben einen Abstand von ca. 3–3,5 cm.

Die transverse Linie zwischen den Inzisuren von lateralem Kreuzbeinmassiv und den oberen Gelenkfortsätzen wird ungefähr in der Mitte der Strecke zwischen dem Pedikel in Höhe L 4/5 und dem S1-Foramen beginnen bzw. enden. Alle Ziele liegen ca. 3 cm von der Mittellinie entfernt. Zur besseren Orientierung werden parallel zur Mittellinie axiale Linien durch die Zielpunkte gezeichnet. Zwei zusätzliche Linien werden parallel zur Mittellinie und – in Abhängigkeit von der Patientengröße – 5–6 cm von dieser entfernt beidseits aufge-

zeichnet. Diese planquadratähnliche Zeichnung wird in der Literatur als „Chinese Road Map" bezeichnet (s. Abb. 17.20) und dient als sichtbare äußere Referenz für Elektrodenplatzierung und Festlegung des Winkels, welcher bei der Elektrodeneinführung eingehalten werden soll.

### Intraoperatives Vorgehen

#### Elektrodenpositionierung

Sind Zielpunkte in verschiedenen Ebenen zu koagulieren, werden bei beidseitigem Vorgehen erst die Äste nur einer Seite, dann die Äste der anderen Seite behandelt. Wir beginnen im Allgemeinen mit dem Koagulationsvorgang an den unteren Niveaus und schreiten in aufsteigender Reihenfolge fort. Bei der Koagulation der sakralen Äste wird zunächst der Gelenkast in Höhe L 5/S 1 in der Inzisur zwischen dem oberen Gelenkfortsatz von S 1 und dem Kreuzbein thermokoaguliert, nachfolgend der aufsteigende Ast von S1 an der unteren Zirkumferenz des Gelenks L 5/S 1, sodann der Ast vom S1-Foramen und der kraniale Kreuzbein-Darmbein-Fugen-Ast (s. Abb. 17.21). Erst

danach erfolgt die Thermokoagulation der Lumbaläste in aufsteigender Reihenfolge.

Zu Beginn des Vorgangs wird die Elektrode über der lateralen Spitze eines Processus transversus 5–6 cm von der Mitte entfernt an den zuvor markierten Einstichpunkten auf der Haut aufgesetzt. Unter Bildverstärkerkontrolle wird die Elektrode durch die Haut in Richtung der Koagulationspunkte vorgeschoben. Dabei wird die Elektrodenspitze immer auf den lateralen Rand des

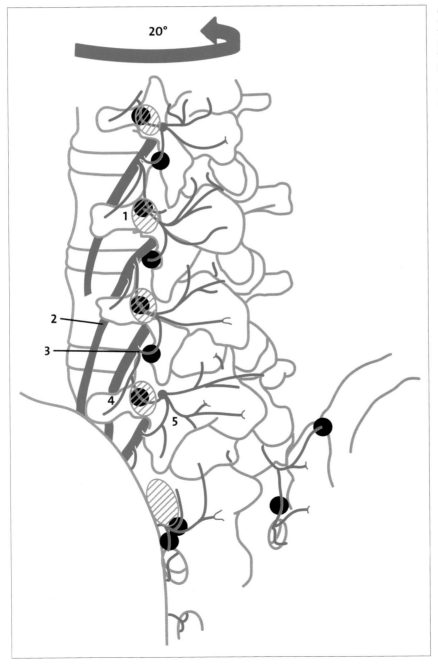

**Abb. 17.22:** Neuroanatomie der Facettengelenke, betrachtet aus 20° links posteriorer Schrägansicht. Die **schraffierten** Ovale repräsentieren Schatten, die durch Überlagerung von Pedikeln und Processus transversi erzeugt werden. Primärziele (**schwarze** Punkte im Oval, auch als „Auge" im „Scotty Dog" bezeichnet), Zusatzzielpunkte (übrige Punkte); **1** Bogenwurzel, **2** R. anterior, **3** R. posterior, **4** laterale Äste, **5** mediale Äste

Pedikels – und zwar dort, wo er den Processus transversus berührt – gerichtet. Treten Probleme bei der korrekten Positionierung im Zielgewebe auf, dann kann der Patient um 20° vom Operateur weg rotiert werden. In dieser Position ist der Zielpunkt im Röntgenbild darzustellen (s. Abb. 17.22): Ein ovales Gebilde wird erzeugt, wo sich der Pedikel an den Wirbelkörper anlegt.

Dieses Oval wird von einem hundekopfähnlichen Gebilde (dargestellt durch die Umrisse eines Wirbelkörpers) umgeben (s. Abb. 17.23). Fast im Zentrum dieses Ovals, gewissermaßen im Auge des Hundes, sollte die Elektrodenspitze positioniert werden. Hier verläuft der mediale Zweig des R. posterior.

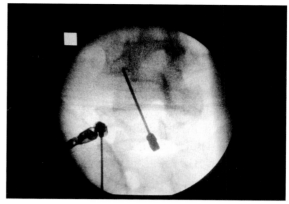

**Abb. 17.23:** „Scotty Dog" bei L 3/4, betrachtet von links bei 20° links posteriorer Schrägansicht. Der Koagulationszielpunkt liegt im „Auge" des gestreiften Ovals.

### Stimulation und Koagulation

Ist die Elektrode geeignet platziert, wird mit den unter „Notwendiges Instrumentarium" aufgeführten physikalischen Kenngrößen zur Vermeidung von Schäden an der Vorderwurzel zunächst die Stimulation durchgeführt. Um keine falsch-negative Reizantwort zu erhalten, darf die Elektrode nur kurz eingeschaltet werden. Andernfalls können partiell blockierte Motoneuronen schnell ermüden, und durch Ausbleiben einer Kontraktur kann eine sichere Elektrodenposition vorgetäuscht werden. Beobachtet man Muskelkontraktionen von Muskeln, die vom R. ventralis versorgt werden, muss eine Korrektur der Elektrodenposition vorgenommen werden. Auf die notwendigerweise niedrige Succinylcholindosierung wurde bereits hingewiesen. Liegt die Elektrode korrekt, wird ein Koagulationsstrom eingeschaltet. Die Koagulationszeit beginnt, wenn die Elektrode eine Temperatur von 75°C erreicht hat. Während der 90 s andauernden Koagulationszeit soll die Elektrodentemperatur 80°C nicht überschreiten. Die Temperatur sollte schnell ansteigen. Dies wird mit einem Radiofrequenzstrom von 250 mA erreicht. Ein langsamer Temperaturanstieg trotz geeigneter Bedingungen kann durch den Abtransport der erzeugten Wärme bedingt sein, wenn die Elektrodenspitze in der Nähe einer Arterie liegt. Wenn sich auch nach Korrektur der Elektrodenposition keine Beschleunigung des Temperaturanstiegs ergibt, kann auch ein Defekt in der Isolation der Elektrode verantwortlich sein.

**Besonderheiten bei der Koagulation.** In der Etage L 5/S 1 werden aufgrund der besonderen Nervenversorgung dieses Gelenks – zusätzlich zum medialen Zweig ein vom S1-Foramen aufsteigender Ast – 3 Koagulationspunkte benötigt: die Inzisur zwischen Kreuzbeinmassiv und dem oberen Gelenkfortsatz von S 1, der untere Rand der Facettengelenkkapsel der Etage L 5/S 1 und die obere Kante des Foramen posterior von S1. Alle Koagulationspunkte können durch die gleiche Punktionsstelle der Haut erreicht werden. Diese liegt direkt über der Inzisur. Das Foramen von S1 liegt in direkter Linie unter sowohl der Inzisur als auch der Zielpunkte von L 4/5 und L 5/S 1. Es liegt auch streckenmäßig genau so weit unter der Inzisur wie die Inzisur unter dem Processus transversus von L 5 liegt. Die Ziele an den sakralen Foramina müssen immer unter Einhaltung eines flachen Winkels angegangen werden, sodass die Elektrode nicht tief in das Foramen eindringen kann. Das Stimulationsfeld ist während des Vorschiebens laufend einzuschalten.

Am Iliosakralgelenk (S1) werden bei offensichtlicher Schmerzbeteiligung aus dem S1-Gebiet nach Ray [1982] zusätzliche Koagulationsziele erforderlich:

◢ Obere Verbindung von Os sacrum und Os ileum: Die beste Darstellung dieses Koagulationspunktes gelingt, wenn der Patient 20° in Richtung zum Operateur gedreht wird.

◢ Mehr lateral gelegene Seite des Foramens von S1 und entlang des oberen lateralen Bereichs des Foramens von S2: Für den letzten Punkt ist eine erneute Hautpunktion direkt über dem Foramen von S1 notwendig, wobei die Elektrode unter einem kleinen Winkel vorgeschoben werden muss, da sie sonst in das Foramen von S2 geschoben wird.

**Anzahl der Koagulationsebenen.** Bei reiner Beteiligung der lumbalen Ebenen wird immer auch die Nervenversorgung des nächsten nicht beteiligten darüber und des nächsten nicht beteiligten darunter liegenden Gelenks koaguliert. Bei sakraler Beteiligung wird das für die jeweiligen Ebenen beschriebene Verfahren angewendet und das nächste über dem obersten beteiligten Niveau liegende Gelenk ebenfalls koaguliert.

## Nachbehandlung

Nach der pFK erhält der Patient für 7–10 Tage orale Antiphlogistika, um den tiefen Wundschmerz im Bereich der Koagulationszonen zu reduzieren. Am ersten postoperativen Tag erfolgt die Frühmobilisation mit Hilfestellung durch das Pflegepersonal oder den Krankengymnasten unter Berücksichtigung der präoperativ erlernten Bewegungsmuster für das wirbelsäulengerechte Verhalten. Nach Rückgang der unmittelbaren postoperativen Beschwerden wird die Krankengymnastik am 2.–4. postoperativen Tag wieder aufgenommen. Je nach Zustand der Rückenmuskulatur kann temporär für eine gewisse Übergangsphase ein kyphosierendes Korsett verordnet werden. Die Arbeitsfähigkeit ist je nach Berufsbild und präoperativer Beschwerdedauer zwischen der ersten und 4. postoperativen Woche wieder erreicht.

## Komplikationsmöglichkeiten

Es wurden Befürchtungen geäußert, die Facettendenervation könnte zu einer mäßigen Beschleunigung des Degenerationsprozesses eines betroffenen Gelenks führen, doch sollten keine signifikanten Funktions- oder Stabilitätseinbußen der unteren Wirbelsäule bei Erwachsenen auftreten, solange Degenerationen schmerzfrei sind oder keine hypertrophische subartikuläre oder laterale Stenose vorkommt [Ray 1982]. Komplikationen als direkte Folge der Facettenkoagulation werden nach Burton [1977a, b] sehr selten beschrieben und beschränken sich auf seltene generalisierte

Reaktionen auf das Lokalanästhetikum nach der Facetteninjektion, Hautverbrennungen durch Dispersivelektroden, oberflächliche Infektionen und gebrochene Elektroden. Zwei Komplikationen werden von Katz und Savitz [1986] berichtet: Eine oberflächliche Verbrennungswunde von 1 cm Durchmesser verheilte ohne Probleme, und eine Patientin entwickelte einen Herpes zoster in der Lumbalregion. Ogsbury, Simon und Lehman [1977] beschrieben 2 Fälle von Verbrennungen aufgrund einer Fehlfunktion des Radiofrequenzgenerators. Shealy [1976] berichtet von leichten oberflächlichen Verbrennungen bei 4 von 380 Patienten wegen Isolationsdefekten der Elektroden (eingeschlossen sind zervikale und thorakale Facettendenervationen), und bei über 800 Patienten, die er anlässlich seiner Veröffentlichung recherchierte, waren keine Angaben über neurologische Komplikationen gemacht worden.

## Ergebnisse in der Literatur

Eine Ergebnisgegenüberstellung verschiedener Autoren ist aus verschiedenen Gründen problematisch: Untersucherabhängig werden unterschiedliche Auswahlkriterien für die Thermokoagulation bzw. unterschiedliche Kriterien für die Erfolgsbeurteilung nach Denervation gewählt. Weitere Unterschiede sind bei der Zusammensetzung der Kollektive in Bezug auf Beschwerdenstärke, Angabe der Dauer chronischer Beschwerden, Anzahl der Voroperationen oder Häufigkeit psychosozialer Konfliktsituationen zu finden. Gerade zur Angabe des Follow-up-Zeitpunktes bestehen zwischen den Autoren erhebliche Abweichungen.

Andersen, Mosdal und Vaernet [1987] behandelten 47 Patienten mit der Radiofrequenztechnik nach SHEALY. Alle Patienten hatten statische und kinetische Schmerzen, 90% gaben eine Ausstrahlung der Schmerzen bis in die Beine an, keiner der Patienten hatte klinische oder radiologische Anzeichen für einen Bandscheibenvorfall, und keiner zeigte eine Besserung durch konservative Maßnahmen. Alle Patienten waren von der Arbeit zurückgestellt oder bezogen Arbeitsunfähigkeitsrente. Nur 5 Patienten hatten ihre Symptome über einen kürzeren Zeitraum als 3 Monate. Die als prognostisch günstiges Zeichen geltende Provokation der üblichen Schmerzen durch Facetteninjektion der relevanten Gelenke oder/und intraoperative Elektrostimulation vor der Facettenkoagulation gelang bei allen Patienten. Dennoch wurden nach einer durchschnittlichen Nachuntersuchungszeit von 8 Monaten nur zu 17% (8 Fälle) gute bis sehr gute Ergebnisse erzielt. Selbst bei den 21 nicht voroperierten Patienten waren nur 2 mindestens gute Behandlungserfolge zu verzeichnen. Damit stehen diese Ergebnisse völlig im Gegensatz zu den von anderen Autoren beschriebenen Erfahrungen. Ihre wenig zufriedenstellenden Ergebnisse führen die Autoren auf die mögliche Kapselruptur aufgrund zu großer Injektionsvolumina in die Facettengelenke zurück. Durch Austritt der Injektionslösung aus den Gelenken hätte eine Anästhesie anderer für die Schmerzauslösung relevanter Strukturen eine falsch-positive Diagnose ergeben [Raymond, Dumas 1984]. Andererseits stellt sich dann die Frage, warum die Facetteninjektion mit großen Injektionsvolumina nicht häufiger eine therapeutische Wirkung hatte, wie z.B. von Mooney [1987] beobachtet. Beachtenswert ist, dass die Autoren sich nicht zur psychogenen Schmerzbeteiligung oder der Feststellung untypischer Krankheitszeichen („Inappropriate Signs") geäußert haben. Aufgrund der guten sozialen Absicherung werden die Behandlungserfolge bei Patienten mit Versicherungsansprüchen oder Rentenverfahren sehr schlecht ausfallen. Unter Berücksichtigung dieser Gesichtspunkte geht der Interpretationsversuch der Autoren möglicherweise in die falsche Richtung.

Banerjee und Pittman [1976] führten die Facettenkoagulation nach SHEALY an 25 Patienten durch, die Rücken- und Beinschmerzen von mindestens 6-monatiger Dauer angaben, und erzielten gute bis sehr gute Resultate in 21 Fällen (Nachuntersuchungszeit von 6–15 Monaten). Burton [1977b] stellte 126 Patienten vor, von denen 42% mindestens eine gute Langzeitschmerzreduktion (durchschnittlicher Nachuntersuchungszeitpunkt nach 3 Jahren) nach bilateraler Facettendenervation in 3 Ebenen zeigten. Eine veränderte Koagulationstechnik und eine modifizierte Patientenselektion führten bei 67% (Patientenanzahl nicht angegeben) nicht voroperierter Patienten zu einer guten Schmerzreduktion. Die Patientenselektion erfolgte durch Anamnese, körperliche Untersuchung und radiologische Methoden. Eine diagnostische Facetteninjektion wurde nicht durchgeführt.

Demirel [1980] veröffentlichte als erster Operateur in Deutschland seine Erfahrungen mit der Facettenkoagulation bei 56 Patienten mit chronischen Rückenschmerzen. Eine Facetteninjektion zur Patientenselektion wurde nicht durchgeführt. Insgesamt 78% (32 von 41) der nicht voroperierten Patienten und 13 von 15 Patienten mit Postdiskotomiesyndrom waren initial schmerzfrei, nach 3 Monaten hatten sich die Beschwerden bei 6 Postdiskotomiepatienten wieder verstärkt, wobei die Rezidive jeweils im ersten Monat aufgetreten waren; 5 Patienten waren nicht nachuntersucht worden.

Fassio, Bouvier und Ginestie [1981] erzielten mit der Facettenkoagulation nach SHEALY bei 60% der 30 behandelten Patienten eine anhaltende Schmerzreduktion (Nachuntersuchungszeitpunkt: im Mittel ca. nach einem Jahr). Interessant ist die Mitteilung über die chirurgische Facettendenervation, die in 15 Fällen nach einer erfolglosen perkutanen Thermokoagulation durchgeführt wurde und in 90% der Fälle (Follow-up-Dauer von 1–4 Jahren) mindestens gute Ergebnisse erbrachte.

Ignelzi und Cummings [1980] haben eine bemerkenswerte statistische Studie über subjektive Schmerzempfindung, tägliche Aktivität und Medikamenteneinnahme von 61 Patienten mit chronischen Rückenschmerzen nach Thermokoagulation vorgenommen. Nach einer durchschnittlichen Follow-up-Dauer von 19 Monaten mit 41% guten bis sehr guten Behandlungserfolgen stellten die Autoren fest, dass bei Patienten, bei denen das subjektive Schmerzempfinden wieder erheblich zugenommen hatte, die Aktivität signifikant höher und die Medikamenteneinnahme signifikant niedriger als vor der Thermokoagulation geblieben war. Es konnte also eine zunehmende Diskrepanz zwischen dem subjektiv empfundenen und dem objektiv beobachteten Behandlungserfolg festgestellt werden.

King und Lagger [1976] untersuchten in einer randomisierten Doppelblindstudie die Facettendenervation nach SHEALY und eine Radiofrequenzmyotomie im Vergleich zu einer Placebomethode. In Vorversuchen hatten sie die Unwirksamkeit der Reesschen Methode in Bezug auf eine Durchtrennung des medianen Nervs gezeigt. Die Wirksamkeit dieser Methode lag nach ihrer Meinung in einer Durchbrechung des myofaszialen Kreislaufs nach Durchtrennung Spasmen verursachender Muskelfasern. Die gleiche Wirkung erwarteten sie von der Radiofrequenzmyotomie, die den Vorteil bietet, keine Hämatome zu erzeugen. Bei der Placebomethode wendeten sie nur stimulierenden Strom ohne koagulierende Wirkung an. Während sich zwischen der Denervation und der Myotomie initial und 6 Monate nach Durchführung der jeweiligen Methode kein signifikanter Unterschied ergab (nach 6 Monaten bei 25 der Denervationspatienten/27% und bei 21 der Myotomiepatienten/53% Schmerzerleichterung), zeigte sich innerhalb von 5 Wochen bei allen Patienten der Kontrollgruppe (Placebogruppe) ein Wiederauftreten der Schmerzen. Über den Einfluss von Voroperationen auf die Behandlungsergebnisse werden keine Aussagen gemacht. Selektionskriterien der Patientenauswahl waren Druckschmerzhaftigkeit und Hartspann der paravertebralen lumbalen Muskulatur. Facetteninjektionen wurden nicht durchgeführt. Bemerkenswert ist die Einzelfallbeschreibung eines Patienten mit klaren Anzeichen eines Bandscheibenvorfalls (Schwäche des M. extensor hallucis longus, großer Defekt im Myelogramm) und zusätzlichen Anzeichen einer Beteiligung vom R. dorsalis versorgter Strukturen (paravertebraler Hartspann). Eine Radiofrequenzmyotomie nach SHEALY führte zur sofortigen Wiederherstellung der Muskelkraft und zu einer 3 Monate anhaltenden Schmerzfreiheit. Bei der danach erforderlichen Bandscheibenoperation ließ sich ein großes freies Bandscheibensegment entfernen. Da sich die Autoren von der Radiofrequenzmyotomie einen noch besseren Behandlungserfolg als von der Denervationstechnik versprachen, wurde bei 7 weiteren Patienten mit den Anzeichen eines Bandscheibenvorfalls eine Myotomie durchgeführt. Bei 6 dieser Patienten ließ sich Schmerzfreiheit erzielen, die bei 4 Patienten nach 6 Monaten noch anhielt. Bei den anderen 3 Patienten wurden in notwendig gewordenen Diskotomien große freie Bandscheibenfragmente entfernt.

Lazorthes, Verdie und Lagarrigue [1976] behandelten 24 Patienten mit lumbalen Rückenschmerzen (18 Diskopathien, 3 Facettenarthrosen, 3 Spondylolisthesen) und erzielten mit einer modifizierten Facettendenervation in Anlehnung an SHEALY zu 33% (5/1/2) gute Ergebnisse und zu 28% (5/1/1) eine mäßige Schmerzreduktion. Der Nachuntersuchungszeitraum wird mit 2–23 Monaten angegeben. Eine dauerhafte Verbesserung

bei Lumbalgien („Syndrome sciatalgique") haben die Autoren aber in keinem der Fälle beobachtet. Über Voroperationen werden keine Angabe gemacht. Eine Vorselektion mittels Facetteninjektion wurde nicht durchgeführt.

Lora und Long [1976] führten die Facettenkoagulation nach SHEALY bei 82 nicht voroperierten (Kategorie I) und 67 voroperierten (Kategorie II) Patienten durch, wobei auch zervikal und thorakal behandelte Patienten berücksichtigt wurden. Behandlungserfolge mit zumindest 50%iger Schmerzreduktion wurden bei diesen Fällen mit einer Häufigkeit von 40% angegeben. Von den 119 im Lumbosakralbereich denervierten Patienten – eine Unterscheidung nach voroperiert/nicht voroperiert wird hier nicht mehr vorgenommen – führte in 46 Fällen (38%) zu zumindest guten Ergebnissen. Die Nachuntersuchung der Patienten erfolgte 6–30 Monate nach der Facettenkoagulation. Bei 61% der Patienten aus Kategorie I wurde zu mindestens 50% eine subjektive Schmerzerleichterung erzielt, dagegen nur bei 26% der Patienten aus der Kategorie II. Alle Patienten hatten kurzzeitig von einer Facetteninjektion mit 1 ml Lokalanästhetikum profitiert, wobei nur 14 Patienten länger als 48 Stunden und ein Patient länger als 2 Monate eine Schmerzerleichterung verspürt hatten. Bemerkenswert ist die hohe Erfolgsquote (17 von 18) bei wiederholter Thermokoagulation.

McCulloch [1976/1977] führte die Facettenkoagulation bei 82 Patienten mit der Methode nach SHEALY durch. Insgesamt wiesen 50% der Patienten eine gute Schmerzreduktion auf. Alle Patienten hatten mindestens ein Jahr lang Schmerzen gehabt, die gegenüber konservativer Standardtherapie resistent waren. Bei 44 nicht voroperierten Patienten, die keine Hinweise auf Bandscheibenvorfall, Nervenwurzelkompression oder psychogene Schmerzen boten, waren 67% gute bis sehr gute Behandlungserfolge zu verzeichnen.

Mooney [1975] berichtet über wenig überzeugende Ergebnisse mit der Facettendenervation nach SHEALY an eigenen Patienten, macht aber keine weiteren Angaben. Hildebrandt und Weyland [1987] äußerten die Vermutung, Mooneys schlechte Erfahrungen mit der Denervationsmethode hingen mit seinem aus Problemfällen bestehenden Patientengut zusammen. Überraschend sind allerdings Mooneys gute Ergebnisse mit der Facetteninjektion (zu 68% Schmerzfreiheit bei 50

Patienten nach mindestens 6 Monaten), die er in der gleichen Veröffentlichung vorstellt. Diese Angaben stehen im Gegensatz zu unseren eigenen Beobachtungen, wonach eine lang anhaltende Schmerzfreiheit nach Facetteninfiltration mit einer verbesserten Prognose einer anschließenden Thermokoagulation einhergeht [Jerosch et al. 1993]. Auch unser Kollektiv besteht retrospektiv betrachtet aus Problemfällen (therapeutisch angewandte Facetteninfiltration bei allen Patienten erfolglos, dennoch je nach Patienteneigenschaften in >40% der Fälle deutliche Beschwerdereduktion noch nach 6 Jahren).

Ogsbury, Simon und Lehman [1977] berichteten über ihre Erfahrungen mit der Facetteninjektion (Injektionsvolumen: 1,5 ml) und der Denervation mit der Radiofrequenztechnik; 44 von 95 Patienten (46%) gaben nach der Injektion eine Schmerzerleichterung an, sodass bei diesen Patienten eine Facettenkoagulation durchgeführt werden konnte. Bei 14 Patienten wurde ein mittelfristiger Erfolg (>6 Monate) erzielt, wobei die Autoren eine Erfolgsrate von 21% angeben. Dieser Zahlenwert wird in der Literatur besonders gern von Kritikern der Methode zitiert. Der Denkansatz zur Berechnung dieses Wertes ist aber unüblich. Betrachtet man die Facetteninjektion als ein Auswahlkriterium für das Facettensyndrom, wie dies auch andere Autoren praktizieren, dann wurde bei 44 Patienten die Diagnose „Facettensyndrom" gestellt, und bei 14 Patienten (32%) konnte nach 6 Monaten ein Behandlungseffekt beobachtet werden. Von den insgesamt 71 Patienten, bei denen eine Thermokoagulation durchgeführt wurde, profitierten nach 6 Monaten 35%, nach 13 Monaten nur noch 19%.

Oudenhoven [1981] berichtet über 801 Patienten; 603 Patienten (Kategorie I) wiesen keine, 198 Patienten (Kategorie II) eine oder mehrere vorhergehende Wirbelsäulenoperationen auf. Folgende Ergebnisse wurden erzielt:

◢ Kategorie I: nach 6 Monaten zu 83% mindestens gute Resultate, nach 1–7 Jahren nach Durchführung der Facettenkoagulation zu 68% gute bis sehr gute Resultate;
◢ Kategorie II: nach 6 Monaten zu 57% gute bis sehr gute Schmerzreduktion, nach 1–7 Jahren zu 35% gute bis sehr gute Resultate.

Pawl [1974] erzielte bei Patienten ohne neurologische Ausfallerscheinungen (33 Patienten) in 55%

der Fälle mit der Facettenkoagulation nach SHEALY eine Schmerzerleichterung (Nachuntersuchung 7–13 Monate nach Facettenkoagulation]. Nur 17% (3 von 18 Patienten) mit eindeutigen neurologischen Ausfallerscheinungen profitierten kurzfristig oder anhaltend von der Thermokoagulation.

Shealy [1974] stellte 1974 die Ergebnisse seiner 140 Patienten vor, die er in den vorangegangenen 10 Monaten mit der von ihm entwickelten Radiofrequenztechnik an den lumbalen Facettengelenken denerviert hatte. Über den Zeitpunkt der Nachuntersuchung wird nichts berichtet, sodass es sich hier wahrscheinlich um Kurzzeitergebnisse handelt. Bei nicht vorher an der Wirbelsäule operierten Patienten wurden zu 90%, bei voroperierten Patienten zu 70% und bei Patienten mit vorher durchgeführter Fusion zu 50% gute bis sehr gute Ergebnisse erzielt. Ein Jahr später berichtete Shealy über 182 im Lumbal- und Sakralbereich denervierte Patienten mit chronischen Rückenschmerzen, wobei mindestens gute Resultate bei 82% (37 von 45) der nicht voroperierten Patienten (Kategorie I), bei 41% (22 von 53) der voroperierten Patienten ohne Fusion (Kategorie II) und bei 27% (23 von 84) der Patienten mit vorangegangener Fusion (Kategorie III) erzielt wurden [Shealy 1975]. Die Nachuntersuchung erfolgte 6–21 Monate (im Durchschnitt 13 Monate) nach Durchführung der Denervation. Die letztgenannten Ergebnisse sind nicht so gut wie die von Shealy et al. [1973] in einer Multicenter-Studie mit kurzer Follow-up-Dauer (1–6 Monate) gefundenen Resultate: 88% (Kategorie I), 67% (Kategorie II) und 33% (Kategorie III).

Eigene Untersuchungen haben ergeben, dass die Rezidivquote unabhängig von Patienteneigenschaften nach 6 Jahren bei ca. 50% (bezogen auf die initial guten bis sehr guten Behandlungsresultate) liegt. Eine geringere Rezidivneigung scheinen Patienten mit prognostisch günstigen psychosozialen Voraussetzungen, eine höhere Rezidivneigung Patienten mit prognostisch ungünstigen Voraussetzungen zu haben [Jerosch et al. 1993].

Es sind Vermutungen geäußert worden, dass die Therapieerfolge mit der Thermokoagulation der natürlichen Spontanheilungstendenz entsprechen bzw. wegen der hohen Rezidivquote Placeboeffekte für die initiale Schmerzfreiheit verantwortlich sind. Zu dieser Thematik wurden bisher 2 prospektive Doppelblindstudien veröffentlicht: Rothmann et al. [1979] erzielten mit der Placebomethode gleich gute Resultate wie mit der Koagulationsmethode. In diesen Angaben fehlen jedoch insbesondere Hinweise auf den Zeitpunkt der Follow-up-Untersuchung sowie Größe und Zusammensetzung des Patientenkollektivs. Auch King und Lagger [1976] finden direkt nach der Behandlung keinen Unterschied zwischen Facettenthermokoagulation und Placebomethode, aber bereits nach 5 Wochen ist bei allen mit der Placebomethode behandelten Patienten eine gute Beschwerdereduktion nicht mehr feststellbar. Dagegen berichten die Autoren über gute Behandlungserfolge nach Thermokoagulation, die bei ca. 30% der Patienten auch nach 6 Monaten andauern.

## Kostenerstattung

### EBM

- 31502: Beobachtung und Betreuung eines Kranken während der Aufwach- und/oder Erholungszeit bis zum Eintritt der Transportfähigkeit (mehr als 2 Stunden, weniger als 4 Stunden: 695 Punkte).
- 31131: Denervation der kleinen Wirbelgelenke (z.B. Facettengelenke), je Bewegungssegment (2.885 Punkte je Bewegungssegment).
- 34280: Durchleutungen (250 Punkte).
- 01601: Brief ärztlichen Inhalts in Form einer schriftlichen Information des Arztes an einen anderen Arzt (200 Punkte).
- 02360: Infiltrations- oder Leitungsanästhesie durch den Operateur in unmittelbarem Zusammenhang mit einem chirurgischen Eingriff (250 Punkte).

### GOÄ

Für eine Facettenkoagulation können im Rahmen der GOÄ die in Tabelle 17.2 angegebenen Honorare berechnet werden.

### Stationäre Behandlung

Die stationäre Behandlung von Patienten, die eine Facettenkoagulation erhalten sollen, ist mit den neuen gesundheitspolitischen Vorgaben erschwert. Hier greift insbesondere das sog. G-AEP-Verfahren (German Appropriateness Evaluation Protocol).

Die Spitzenverbände der Krankenkassen und die Deutsche Krankenhausgesellschaft haben sich auf einen gemeinsamen Katalog von Kriterien (G-AEP) für das Prüfverfahren gemäß §17c Absatz 4 Satz 9 KHG verständigt. Die Kriterien sollen Transparenz darüber schaffen, wann eine stationäre Aufnahme in ein Krankenhaus nach Auffassung der Vertragspartner erforderlich ist. Das heißt es handelt sich hierbei um eine nicht abschließende Positivliste zum Ausschluss unstreitiger, notwendigerweise vollstationär zu behandelnder Fälle. Bei der Anwendung der Kriterien ist die Ex-ante-Sichtweise des behandelnden Arztes zugrunde zu legen. Die Vertragspartner stimmen überein, dass wegen der Individualität medizinischer Sachverhalte und aufgrund der Gesamtbewertung des Krankheitsbildes die Notwendigkeit der Krankenhausaufnahme oder eines Behandlungstags auch dann gegeben sein kann, wenn keines der Kriterien des Katalogs nach Anlage 1 erfüllt ist. Umgekehrt kann die Notwendigkeit verneint werden, obwohl ein Kriterium erfüllt ist. In diesen Fällen ist sowohl für den behandelnden Krankenhausarzt im Rahmen seiner Behandlungsentscheidung als auch für den MDK-Prüfarzt im Rahmen seiner

Tab. 17.2: Abrechnung nach GOÄ

| Text | GOÄ-Ziffer | Betrag, 2,3fach |
|---|---|---|
| Aufklärendes Gespräch | 3 | 20,11 € |
| Infiltrationsanästhesie | 491 | 16,22 € |
| Vorschlag der IGOST für thermische Facettendenervierung incl. Bildwandler | analog 2598 | 187,86 € |
| Kompressionsverband | 204 | 12,74 € |
| Neurologische Untersuchung | 800 | 26,14 € |
| Lagerung im Stufenbett | analog 212 | 21,45 € |

Beurteilungsentscheidung das ärztliche Ermessen ausschlaggebend (Override Option). Eine Ausübung dieser abweichenden Ermessensentscheidung ist im Einzelfall zu begründen und zu dokumentieren.

Die Kriterien können nicht alle stationären Behandlungsnotwendigkeiten abbilden (z.B. subakute Zustände, akute Exazerbation chronischer Erkrankungen). Das kann auch auf Fälle zutreffen, in denen sich durch eine Verdichtung diagnostischer bzw. therapeutischer Maßnahmen ein deutlicher Zusatznutzen durch die stationäre Behandlung erwarten lässt und dies nachvollziehbar dokumentiert wird. Darüber hinaus sind die Kriterien für nachfolgend genannte Fachbereiche nicht geeignet: Psychiatrie, Psychosomatik, psychotherapeutische Medizin, Pädiatrie. Sollte sich aus der Anwendung der Override Option ergeben, dass weitere Bereiche nicht nur in Einzelfällen nicht angemessen abgebildet werden können, werden die Vertragspartner eine entsprechende Weiterentwicklung vornehmen. Die festgelegten Kriterien dienen ausschließlich der Überprüfung der primären und nicht der sekundären Fehlbelegung bei akuten Erkrankungen. Sie bilden die Grundlage für die bundesweite Einheitlichkeit des Prüfverfahrens gemäß §17c KHG.

Ergänzende haftungsrechtliche Erfordernisse zur stationären Aufnahme können sich beispielsweise in Situationen ergeben, wenn und solange der Krankenhausarzt nicht unverzüglich klären kann, ob und wie die aus seiner Sicht ausreichende ambulante Behandlung zu gewährleisten ist. Eine solche Situation entbindet den Krankenhausarzt nicht von einer Prüfung gemäß §39 SGB V (Möglichkeiten der teil- und vorstationären sowie der ambulanten Behandlung).

Um hier auf die spätere Prüfung durch den MDK besser vorbereitet zu sein, verwenden wir ein Formular (s. Abb. 17.24), welches bereits bei der Indikationsstellung zur stationären Facettenkoagulation (aber auch bei allen anderen potenziell ambulant durchzuführenden Eingriffen) ausgefüllt und zur Patientenakte gelegt wird. Hier sind die Kriterien aufgeführt, die nach den Vorgaben des G-AEP-Verfahrens eine stationäre Behandlung erlauben.

Unter DRG-Gesichtspunkten wird eine Facettenkoagulation unter der ICD-Diagnose M47.99 verschlüsselt; dieser Diagnose wird die Thermokoagulation mit der Verschlüsselung ICPM 5-83a0 zugeordnet. Hierdurch wird die DRG-Verschlüsselung I-68D abgelöst.

## Fazit und klinische Relevanz

Eine besondere Schwierigkeit bei der Diagnose des Facettensyndroms besteht darin, dass es zwingende diagnostische Kriterien zur Erfassung des Facettensyndroms nicht gibt. So genannte Leitsymptome, wie das Schmerzverteilungsmuster, oder diagnostische Erhebungen, wie Schmerzfreiheit nach Facetteninfiltration, haben keine pathognomonische Bedeutung. Bei der korrekten Durchführung einer diagnostischen Facetteninfiltration sind die Fragen zu Injektionsvolumen, Notwendigkeit einer Arthrographie sowie Interpretation der Resultate zu beachten. Die Anwendung immunologischer (Stichwort „Substanz P") oder psychologischer Testmethoden zur Feststellung von Schmerzintensitäten bzw. der psychogenen Komponente am Krankheitsgeschehen sollte bei der individuell zu überprüfenden Indikation mit in Betracht gezogen werden.

Das Interesse an der Facettenthermokoagulation ist in den vergangenen Jahren im Zuge der neu aufkommenden minimal-invasiven Verfahren an der Wirbelsäule wieder deutlich gestiegen. Es gilt jedoch zu bedenken, dass sich selbst unter günstigsten Voraussetzungen nach 6-jähriger Follow-up-Dauer in unserem Kollektiv nur in etwas mehr als 40% der Fälle zumindest zufriedenstellende Therapieerfolge zeigten [Jerosch et al. 1993]. Die Rezidivhäufigkeit ist allgemein in den ersten 6 Monaten besonders ausgeprägt, wobei nach unseren Ergebnissen nach 6 Jahren unabhängig von Patienteneigenschaften in ca. 50% der Fälle (bezogen auf die initial guten bis sehr guten Behandlungsresultate) ein Rezidiv erneut aufgetreten ist. Eine vergleichende Abschätzung der Behandlungsergebnisse verschiedener Autoren ist aufgrund oben geschilderter Gründe schwierig. Doch lassen sich immer wieder gleiche Trends beobachten; prognostisch ungünstig sind Versicherungsansprüche (schwebend oder anerkannt), vorausgegangene Wirbelsäulenoperationen (zunehmend ungünstiger wirken sich vorausgegangene Bandscheibenoperationen, Laminektomien oder Fusionen aus) und wirkungslose Facetteninjektionen.

# Checkliste zum Ambulanten Operieren

### Ermittlung der indizierten Behandlungsform

Basis: § 3 Abs. 2 und 3 i.V.m. Anlage 2 des Vertrages nach
§ 115 b Abs. 1 SGB V - Ambulantes Operieren und
stationsersetzende Eingriffe im Krankenhaus

Diagnose(n):

Vorgesehene Operation:

☐ Die Leistung ist Bestandteil des AOP-Kataloges
☐ Die Leistung ist in der Regel ambulant zu erbringen (✳-Leistung)

## Allgemeine individuelle Tatbestände

**Fehlende Kommunikationsmöglichkeit im Fall postoperativer Komplikationen**
☐　　　Patient ist alleinstehend
☐　　　Patient besitzt kein Telefon
☐　　　Fremdsprachenbedingt keine ausreichende Verständigung mit dem Patienten möglich
☐　　　Das Krankenhaus ist mehr als 30 Min. entfernt
☐　　　Keine Transportmöglichkeit gegeben
☐　　　Schlechte Erreichbarkeit durch sonstige Stellen, die Nothilfe leisten

**Fehlende sachgerechte Versorgung im Haushalt des Patienten**
☐　　　Eine zuverlässige Betreuung ist nicht sicher gewährleistet
☐　　　Die vorhandene Betreuung kann voraussichtlich nicht adäquat auf Zwischenfälle zu reagieren
☐　　　Eine Verbandskontrolle abends/nachts ist nicht möglich (ggf. durch Dritte)

**Eingeschränkte/Fehlende Zuverlässigkeit des Patienten**
☐　　　Mangelnde Compliance/Einsichtsfähigkeit des Patienten
☐　　　Es liegt eine Suchterkrankung vor
☐　　　Patient steht unter Betreuung

☐　　　Sonstiges .............................................................................................................................

Bemerkungen:　　　..........................................................................................................................

..........................................................................................................................

## Vorläufige Einstufung nach ASA-Klassifikation

☐ Stufe I　　　☐ Stufe II　　　☐ Stufe III　　　☐ Stufe IV　　　☐ Stufe V　　　☐ Stufe VI

## Morbiditäts-/Diagnosebedingte allgemeine Tatbestände und Kriterien

**Klinisch relevante Begleiterkrankungen**
Gerinnungsstörungen - Erkrankungen des Blutes und des Gerinnungssystems
☐　　　Operations-relevante Gerinnungsstörungen
☐　　　Operations-relevante, therapiepflichtige Blutkrankheiten
☐　　　Akute oder neu diagnostizierte, therapiewürdige Anämie (Transfusion/Ätiologie)

**Abb. 17.24:** Formular zur Dokumentation der Notwendigkeit einer stationären Behandlung

Koronarsyndrom/Herzinsuffizienz (III/IV Grades)/anamnestisch maligne Hyperthermie
- ❑ Manifeste Angina pectoris (NYHA III/IV)
- ❑ Manifeste Herzinsuffizienz (NYHA III/IV)
- ❑ Maligne Hyperthermie in der Familien- oder Eigenanamnese
- ❑ V.a. manifesten oder kürzlich abgelaufenen Myocardinfarkt
- ❑ Manifester Insult
- ❑ Transitorische ischämische Attacke (TIA / PRIND)

(relevante) Lungenfunktionsstörung
- ❑ Funktionelle Vitalkapazität (FVC) von < 1 l
- ❑ Exspiratorische Einsekundenkapazität (FEV1) von < 50%
- ❑ Arterieller $pCO_2$ > 50 mmHg
- ❑ Arterieller $pO_2$ < 50 mmHg
- ❑ Klinisch relevantes Apnoe-Syndrom

Sonstige überwachungspflichtige Behandlung
- ❑ Diabetes mellitus (DM), stabil eingestellt (orale- oder Insulintherapie)
- ❑ DM mit instabiler Stoffwechsellage / anamnestisch häufig Entgleisungen
- ❑ Psychiatrische Erkrankungen
- ❑ Behinderungen

**Besondere postoperative Risiken**
- ❑ Besondere postoperative Überwachungspflichtigkeit von mehr als 8 Stunden
- ❑ Amputation
- ❑ Gefäßchirurgische Operationen
- ❑ Einsatz von stabilisierenden Implantaten
- ❑ Einsatz von Drainagen mit kontinuierlicher Funktionskontrolle
- ❑ Kontinuierliche intravenöse Infusion / Medikamentengabe
- ❑ Gegenüber dem Regelfall sehr komplexer Eingriff , z.B. durch Voroperationen

**Schwere der Erkrankung/Sonstige Parameter**

| | | | |
|---|---|---|---|
| ❑ | Akute Lähmung | ❑ | Akuter Sehverlust |
| ❑ | Akuter Hörverlust | ❑ | Akute Blutung |
| ❑ | Bewusstlosigkeit | ❑ | Verwirrtheitszustand |
| ❑ | Polymorbidität | ❑ | Rezidiveingriff |
| ❑ | Akuterkrankung/Notfall | ❑ | Andere, besonders erschwerende Umstände |

❑　Sonstiges ....................................................................................................................................

**Post-operativer Befund:**

| | | | |
|---|---|---|---|
| ❑ | Kritischer endokriner Befund | ❑ | Akuter Harnverhalt |
| ❑ | Akuter Blutverlust | ❑ | Stoffwechselentgleisung |
| ❑ | Kontinuierliche Infusion | ❑ | Verwirrtheitszustand |
| ❑ | Änderung des operativen Vorgehens | ❑ | Sonstiges: _____ |

❑ Die vorliegenden allgemeinen, individuellen Tatbestände und/oder die morbiditäts-/ diagnosebedingten allgemeinen Tatbestände machen eine **stationäre Durchführung** des Eingriffs erforderlich.

❑ Art und Schwere des beabsichtigten Eingriffs erlauben auch unter Berücksichtigung der dokumentierten Tatbestände eine **ambulante Vorgehensweise.**

_____
Datum

_____
Unterschrift des Arztes

Fortsetzung Abb. 17.24

Aufgrund der widersprüchlichen Ergebnisse bleibt die Bedeutung des Placeboeffekts auch weiterhin unklar. Unter Berücksichtigung geeigneter Behandlungsprogramme (psychologische Abklärung, Physiotherapie, Aneignung geeigneter Bewegungsmuster, psychologisches Verhaltenstraining) könnte der Thermokoagulation eine Katalysatorfunktion zukommen, da nach Schmerzreduktion ein zweckgerichtetes Training zum Muskelaufbau (Aufschulung der Muskulatur) leichter durchführbar ist.

## Literaturverzeichnis

Abel MS, The unstable apophyseal joint: An early sign of lumbar disc disease. Skeletal Radiol (1977), 2, 31–37

Adams MA, Hutton WC, The effekt of posture on the role of the apophyseal joints in resisting intervertebral compressive forces. J Bone Joint Surg (1980), 62, 358–362

Akkerveeken PF (1990) Pain patterns and diagnostic blocks. In: Weinstein JN, Wiesel SW, The lumbar spine, 189–205. Saunders, Philadelphia

Andersen KH, Mosdal K, Vaernet K, Percutaneous radiofrequency facet denervation in low-back and extremity pain. Acta Neurochir (1987), 87, 48–51

Aprill C (1986) Lumbar facet joint arthrography and injection in the evaluation of painful disorders of the low back. International Society for the Study of the Lumbar Spine, Dallas, abstract

Ayres CE, Further case studies of lumbosacral pathology with consideration of the intervertebral discs and the articular facets. New Engl J Med (1935), 213, 716

Badgley CE, The articular facets in relation to low-back pain and sciatic radiation. J Bone Joint Surg (1941),23, 481–496

Banerjee T, Pittman HH, Facet rhizotomy. Another armamentarium for treatment of low backache. North Carolina Med J (1976), 37, 354–360

Berges PU, Myofascial pain syndromes. Postgrad Med (1973), 6 (53), 161–168

Bernard TN, Kirkaldy-Willis WH, Recognizing specific characteristics of nonspecific low-back pain. Clin Orthop Related Res (1987), 217, 266–280

Biering-Sorensen F, A prospective study of low back pain in a general population. Scand J Rehab M (1983), 15, 71–79

Bischoff HP (1988) Chirodiagnostische und chirotherapeutische Technik. Perimed, Erlangen

Bogduk N, The anatomy and pathology of lumbar back disability. Bull Post-Grad Comm Med (1980a), 2–17

Bogduk N, Lumbar dorsal ramus syndrom. Med J Austr (1980b), 2, 537–541

Bogduk N, The dorsal lumbar muscles of the cat. Anat Anz (1980c), 48 (1), 55–67

Bogduk N, The lumbar accessory ligament. Its anatomical and neurosurgical significance. Spine (1981), 6, 162–167

Bogduk N, The innervation of the lumbar spine. Spine (1983), 8, 286

Bogduk N, Long DM, The anatomy of the so-called „articular nerves" and their relationship to facet denervation in the treatment of low-back pain. J Neurosurg (1979), 51, 172–177

Bogduk N, Long DM, Lumbar medial branch neurotomy. A modification of facet denervation. Spine (1980), 5, 193–201

Bogduk N, Munro RR, Posterior ramus – anterior ramus reflexes (abstract). Proceed Austr Physiol Pharmacol Soc (1973), 4, 183–184

Bogduk N, Munro RR, Dorsal ramus – ventral ramus reflexes in cathe cat and man (abstract). J Anat (1974), 118, 394

Bogduk N, Tynan W, Wilson AS, The nerve supply of the human lumbar intervertebral discs. J Anat (1981), 131, 39–56

Bogduk N, Tynan W, Wilson AS, The human lumbar dorsal rami. J Anat (1982), 134, 383–397

Brunori A, De Caro GM, Giuffre R, Surgery of lumbar disk hernia: historical perspective. Ann Ital Chir (1998), 69 (3), 285–293

Burton CV, Practical aspects of RF lesion generation. Appl Neurophysiol (1977a), 39, 77–79

Burton CV, Percutaneous radiofrequency facet denervation. Appl Neurophysiol (1977b), 39, 80–86

Carrera GF, Lumbar facet arthrography and injection in back pain. Wisconsin Med J (1979), 78, 35–37

Carrera GF, Lumbar facet joint injection in low-back pain and sciatica. Radiology (1980), 137, 665–667

Carrera GF, Lumbar facet joint injection in low-back pain: Diagnostic test or therapeutic procedure? Radiology (1984), 151, 333–336

Carrera GF et al., Computed tomography of the lumbar facet joints. Radiology (1980), 134, 145–148

Campbell WC, An operation for extra articular arthrodesis of the sacroiliac joint. Surg Gynecol Obstet (1972), 45, 218

Cyron BM, Hutton WC, Articular tropism and stability of the lumbar spine. Spine (1980), 5, 168–172

Demirel T, Erfahrungen mit der perkutanen Facett-Neurektomie. Med Welt (1980), 31, 1096

Destouet JM et al., Lumbar facet joint injection: Indication, technique, clinical correlation and preliminary results. Radiology (1982), 145, 321

Dory M,: Arthrography of the lumbar facet joints. Radiology (1981), 140, 23–27

Dunlop RB, Adams MA, Hutton WC, Disc space narrowing and the lumbar facet joints. J Bone Joint Surg (1984), 66B: 706–710

Edgar MA, Ghadially JA, Innervation of the lumbar spine. Clin Orthop (1976), 115, 35–41

Fairbank JC et al., Apophyseal injection of local anaesthetic as a diagnostic aid in primary low-back pain syndromes. Spine (1981), 6, 598

Farfan HF, Sullivan JD, The relation of facet orientation to intervertebral disc failure. Can J Surg (1967), 10, 179–185

Fassio JP, Bouvier JP, Ginestie JF, Denervation articulaire posterieure perkutanee et chirurgicale. Rev Chir Orthop (1981), 67 (Suppl II), 131–136

Fassio JP et al., Le syndrome des articulations vertebrales posterieures. Rhumatologie (1979), 31, 72–83

Feinstein B et al., Experiments of pain referred from deep somatic tissues. J Bone Joint Surg (1954), 36-A, 981–997

Ferguson AB, The clinical and roentgenographic interpretation of lumbosacral anomalies. Radiology (1934), 22, 548–558

Fiorni G, McCammond D, Forces on lumbo-vertebral facets. Ann Biomed Eng (1976), 4, 354–363

Giles LGF, Innervation of zygapophyseal joint synovial folds in low-back pain. Lancet (1987), 2 (8560), 692

Giles LGF, Taylor JR, Intra-articular synovial protrusions in the lower lumbar apophyseal joints. Bull Hosp Joint Dis (1982), 42, 248–255

Giles LGF, Taylor JR, Cockson A, Human zygapophyseal joint synovial folds. Acta Anat (1986), 126, 110–114

Giles LGF, Taylor JR, Innervation of lumbar zygapophyseal joint synovial folds. Acta Orthop Scand (1987), 58, 43–46

Ghormley RK, Low back pain, with special reference to the articular facets, with presentation of an operative procedure. JAMA (1933), 101, 1773–1777

Glover JR, Arthrography of the joints of the lumbar vertebral arches. Orthop Clin North Am (1977), 8, 37–42

Goldstone JC, Pennant JH, Spinal anaesthesia following facet joint injection. Anaesthesia (1987), 42, 754

Goldthwait JE, The lumbosacral articulation. An explanation of many cases of lumbago, sciatica and paraplegia. Boston Med Surg J (1911), 64, 365–372

Hickey RFJ, Tregonning GD, Denervation of spinal facet joints for treatment of chronic low-back pain. N Z Med J (1977), 85, 96–99

Hildebrandt J, Weyland A, Die perkutane lumbale Facettendenevation. Z Orthop (1987), 125, 154–159

Hirsch C, Ingelmark BE, Miller M, The anatomical basis for low back pain. Studies on the presence of sensory nerve endings in ligamentous, capsular and intervertebral disc structures in the human lumbar spine. Acta Orthop Scand (1963), 33, 1–17

Hockaday JM, Whitty CW, Patterns of referred pain in the normal subject. Brain (1967), 90 (3), 481–496

Ignelzi RJ, Cummings TW, A statistical analysis of percutaneous radiofrequency lesions in the treatment of chronic low-back pain and sciatica. Pain (1980), 8, 181–187

Jackson RP, Jacobs RR, Montesano PX, 1988 Volvo award in clinical sciences. Facet joint injection in low-back pain. A prospective statistical study. Spine (1988), 13 (9), 966–971

Jerosch J et al., Langzeitergebnisse nach perkutaner lumbaler Facettenkoagulation. Z Orthop (1993), 131, 241–247

Jerosch J, Castro WHM, Liljenqvist U, Percutaneous facet coagulation Neurosurg Clin North Am (1996), 7, 119–134

Jerosch J et al., Präzision und Vergelich von CT-, MR- und DL-gesteuerten Interventionen am Beispiel der lumbalen Facetteninfiltration – ein experimentelle Untersuchung. Biomed Technik (2000), 45, 228–237

Jerosch J, Tappiser R, Assheuer J, MR-gesteuerte Facettenblockade – Technik und erste Ergebnisse. Biomed Technik (1998), 43, 249–252

Kao CC, Uihlein A, Bickel WH, Lumbar intraspinal extradural ganglion cyst. J Neurosurg (1968), 29, 168

Kao CC, Winkler SS, Turner JH, Synovial cyst of spinal facet. J Neurosurg (1974), 29, 168

Katz SS, Savitz MH, Percutaneous radiofrequency rhizotomy of the lumbar facets. Mount Sinai J Med (1986), 53, 523–525

Kellgren JH, The anatomical source of back pain. Rheumatol Rehabil (1977), 16 (1), 3–12

King JS, Lagger R, Sciatica viewed as a referred pain syndrome. Surg Neurol (1976), 5 (1), 46–50

Kraft GL, Levinthal DH, Facet synovial impingement. Surg Gynec Obst (1951), 93, 439–443

Lazorthes G, Verdie JC, Lagarrigue J, Thermokoagulation perkutanee des nerfs rachidiens a visee analgesique. Neuro Chir (1976), 22, 445–453

Lenz G, Neurologische Diagnostik bei pseudoradikulärer Symptomatik an der unteren Extremität. Orthop Praxis (1981), 7, 576

Lenz G, Schultiz KP, Das Facettensyndrom als mögliche Ursache persistierender Schmerzen nach lumbaler Discotomie – Aufzeigung therapeutischer Möglichkeiten. Orthop Praxis (1980), 1, 14

Lewin T, Osteoarthritis in lumbar synovial joints. A morphologic study. Acta Orthop Scand (1964), 73 (Suppl), 1–112

Lewin T, Moffett B, Viidik A, The morphology of the lumbar synovial intervertebral joints. Acta Morphol Neerl Scand (1962), 4, 299–319

Lewinnek GE, Warfield CA, Facet joint degeneration as a cause of low-back pain. Clin Orthop Rel Res (1986), 213, 216–222

Lilius G et al., Chronic unilateral low-back pain. Predictors of outcome of facet joint injections. Spine (1990), 15 (8), 780–782

Lilius G et al., Lumbar facet joint syndrome. The significance of inappropriate signs. A randomized, placebo-controlled clinical trial. Revue de Chirurgie Orthopédique (1989), 75, 493–500

Lippit AB, The facet joint and its role in spine pain. Spine (1984), 9, 746

Lora J, Long DM. So-called facet denervation in the management of intractable back pain. Spine (1976), 1, 121–126

Lorenz M, Patwardhan A, Vanderby R, Load-bearing characteristics of lumbar facets in normal and surgically altered spinal segments. Spine (1983), 8, 122–130

Lumsden RM, Morris JM, An in vivo study of axial rotation and immobilization at the lumbosacral joint. J Bone Joint Surg (1968), 50-A,

Lynch MC, Taylor FC, Facet joint injection for low-back pain. A clinical study. J Bone Joint Surg (1986), 68-B, 138–141

Maldague B, Mathurin P, Malghem J, Facet joint arthrography in lumbar spondylolysis. Radiology (1981), 140, 29–36

Marks R, Distribution of pain provoked from lumbar facet joints and related structures during diagnostic spinal infiltration. Pain (1989), 39, 37–40

Marshall LL, Multiple bilateral percutaneous rhizolysis. Med J Aust (1973), 8, 244

Maslow G, Rothman R, The facet joints: another look. Bull N Y Acad Med (1976), 51, 1294–1311

McCall IW, Park WM, O'Brien JP, Induced pain referral from posterior lumbar elements in normal subjects. Spine (1979), 4 (5), 441–446

McCulloch JA, Percutaneous radiofrequency lumbar rhizolysis (rhizotomy). Appl Neurophysiol (1976/1977), 39 (2), 87–96

McCulloch JA, Organ LW, Percutaneous radiofrequency lumbar rhizolysis. CMAJ (1977), 116, 309–311

Mehta M (1973), Facet joint injections in intractable pain, Vol. 2. In: Mushkin WW, Majjor problems in anaesthesia, 242–245. Saunders, London

Melzack R, Myofascial trigger points: Relation to acupuncture and mechanism of pain. Arch Phys Med Rehabil (1981), 62, 114

Miles M, Sullivan WE, Lateral bending at the lumbar and lumbosacral joints. Anat Rec (1961), 139, 387

Mooney V, Symposium on the lumbar spine: Alternative approaches for the patient beyond the help of surgery. Orthop Clin North Am (1975), 6 (1), 331–334

Mooney V (1987) Facet joint syndrome. In: Jayson MIV, The lumbar spine back pain, 3rd edn. 370–382 Churchill Livingstone, Edinburgh

Mooney V, Robertson J, The facet syndrome. Clin Orthop (1976), 115, 149–156

Moran R, O'Connell D, Walsh MG, The diagnostic value of facet joint injections. Spine (1988), 13 (12), 1407–1410

Murley AHG, Facet joints and low-back pain. Brit Med J (1978), 2, 125–126

Nachemson A, The influence of spinal movements on the lumbar intradiscal pressure and on the tensil stresses in the annulus fibrosus. Acta Orthop Scand (1963), 33, 183–207

Nade S, Bell E, Wyke BD, Articular neurology of the feline lumbar spine (abstract). J Bone Joint Surg (1978), 60-B, 292

Nade S, Bell E, Wyke BD, The innervation of the lumbar spinal joint and its significance. J Bone Joint Surg (1980), 62-B, 253

Ogsbury JS, Simon RH, Lehman RA, Facet „denervation" in the treatment of low-back syndrom. Pain (1977), 3, 257

Olerud S, Karlstrom G, Sjostrom L, Transpedicular fixation of thoracolumbar vertebral fractures. ClinOrthop (1988), 227,

Oudenhoven RC, Articular rhizotomy. Surg Neurol (1974), 2, 275–278

Oudenhoven RC, The role of laminectomy, facet rhizotomy, and epidural steroids. Spine (1979), 4, 145–147

Oudenhoven RC, Results of facet denervation. Presented at the internat. Soc. Study. Lumbar Spine, Paris. Spine (1981), 6, 46

Overton LW, Arthrodesis of the lumbosacral spine: A study of end results. Clin Orthop Rel Res (1955), 5, 97–102

Panjabi MW, White AA, Basic biomechanics of the spine. Neurosurg (1980), 7, 76–93

Paris SV et al. (1980) Three level innervation of the lumbar facet joints. Presented at the Internat. Soc. Study. Lumbar Spine, New Orleans

Pawl RP, Results in the treatment of low back syndrome from sensory neurolysis of the lumbar facets (facet rhizotomy) by thermal coagulation. Proc Inst Med Chic (1974), 30 (4), 151–152

Pedersen HE, Blunck FJ, Gardner E, The anatomy of lumbosacral posterior rami and meningeal branches of spinal nerves (sinuvertebral nerves) with an experimental study of their function. J Bone Joint Surg (1956), 38, 377–390

Perl ER (1972) Mode of action of nociceptors. In: Hirsch C, Zotterman Y, Cervical pain, 293–304. Pergamon Press, Oxford

Privat JM et al. (1980) Facet syndrome pathologie articulaire posterieure et sciatique. In: Simon L, La Sciatique et le nerf sciatique, 182–189. Masson, Paris

Ray CD, Percutaneous radiofrequency facet nerve blocks: Treatment of the mechanical low-back syndrome. Radionics Procedure Techniques Series (1982), 1–35

Raymond J, Dumas JM, Intraarticular facet block: Diagnostic test or therapeutic procedure? Radiology (1984), 154, 333–336

Rees WS, Multiple bilateral percutaneous rhizolysis. Med J Aust (1975), 1 (17), 536–537

Rees WS, Rhyzolysis of the nerves of the zygoapophyseal joints. Spine (1983), 8 (1), 118–120

Rothman H et al., Radiofrequency rhizolysis in the management of low-back pain: A controled double blind study. J Bone Joint Surg (1979), 61, 247

Schaerer JP, Radiofrequency facet rhizotomy in the treatment of chronic neck and low-back pain. Int Surg (1978), 63, 53

Schellinger D et al., Facet joint disorders and their role in the production of back pain and sciatica. RadioGraphics (1987), 7, 923–944

Schulitz KP, Lenz G (1984) Das Facetten-Syndrom – Klinik und Therapie. In: Hohmann D, Kügelgen B, Liebig K, Schirmer M, Neuroorthop, 2. Aufl., 69–83. Springer, Berlin

Selby DK, Facet injection therapy. International Society for the Study of the Lumbar Spine, Paris. Spine (1981), 6, 46

Selby DK, Paris SC, Anatomy of facet joints and its correlation with low-back pain. Contemporary Orthopaedics (1981), 312, 1097–1103

Shealy CN, The role of the spinal facets in back and sciatic pain. Haedache (1974), 14, 101–104

Shealy CN, Percutaneous radiofrequency denervation of spinal facets and treatment of chronic back pain and sciatica. J Neurosurg (1975), 43, 448–451

Shealy CN, Facet denervation in the management of back and sciatic pain. Clin Orthop (1976), 115, 157–164

Shealy CN et al. (1973) Articular nerve of Luschka rhizotomy for the relief of back and leg pain. Presented at the annual meeting. Am. Assn. Neurol. Surg., Los Angeles

Sinclair DC et al., The intervertebral ligaments as a source of segmental pain. J Bone Joint Surg (1948), 30-B, 515–521

Sluijter ME (1981) Treatment of chronic back and neck pain by percutaneous thermal lesions. In: Litpon S, Miles J, Persistent pain, Vol. 3, 101–112. Academic Press, London

Sluijter ME (1983) Radiofrequency procedures in the treatment of chronic neck and back pain. In: Rizzi R, Visentin M, Pain therapy, 56–64. Elsevier, Amsterdam

Smith HP, McWhorter JM, Challa VR, Radiofrequency neurolysis in a clinical model: Neuropathological correlation. J Neurosurg (1981), 55, 246–253

Spangfort EV, The lumbar disc herniation. A computer-aided analysis of 2,504 operations. Acta Orthop Scand (1972), 142 (Suppl.), 1–95

Staudte HW, Hild A, Niehaus P (1984) Klinische Ergebnisse mit der Facettenkoagulation des Ramus articularis der unteren Lendenwirbelsäule. In: Hohmann D, Kügelgen B, Liebig K, Schirmer M, Neuroorthopädie, 2. Aufl., 45–56. Springer, Berlin

Stillwell DL, The nerv supply of the vertebral column and its associated structures in the monkey. Anat Rec (1956), 125, 635

Van Schalk JPJ, Verbiest H, Van Schalk FDJ (1984) The orientation and shape of the lower lumbar facet joints: A computed tomography study of their variation in 100 patients with low-back pain and a discussion of their possible clinical implications. In:

Donovan Post MJ, Computed tomography of the spine, 495–505. Williams & Wilkins, Baltimore

Waddell G et al., Failed lumbar disc surgery and repeat surgery following industrial injuries. J Bone Joint Surg (1979), 61-A, 201–207

Waddell G et al., Chronic low-back pain, psychologic distress and illness behaviour. Spine (1984), 9, 209

Waddell G, Pilowsky I, Bond MR, Clinical assessment and interpretation of abnormal illness behaviour in low back pain. Pain (1989), 39, 41–53

White H, Derby R, Wynne G, Epidural injections for the diagnosis and treatment of low back pain. Spine (1980), 5, 78

White AA, Panjabi MM (1990) Clinical biomechanics of the spine. Lippincott, Philadelphia

Wiesel SW et al., A study of computer-assisted tomography. I. The incidence of positive cat scans in an asymptomatic group of patients. Spine (1984), 9, 549–551

Wiesenfeld-Hallin Z et al., Immunoreactive calcitonin gene-related substance P coexist in sensory neurons to the spinal cord and interact in spinal behavioral responses of the rat. Neuroscience Letters (1984), 52, 199–204

Williams PC, Yglesias L, Lumbosacral facetectomy for post fusion persistent sciatica. J Bone Joint Surg (1933), 15, 579

Yamashita T et al., Mechanosensitive afferent units in the lumbar facet joint. J Bone Joint Surg (1990), 72-A, 865

# 18 Radiofrequenztherapie an der Halswirbelsäule

*M. Legat*

## Indikation

Die Indikation kann nur anhand mehrerer Auswahlkriterien gestellt werden. Dabei werden in der Literatur folgende Schmerzmuster gefunden: Signifikant für Beschwerden im Bereich der Facettengelenke in Höhe C 2/3 sind seitenbetonte Schmerzen im Bereich des Okziputs. Im Bereich C 3/4, teilweise auf Höhe C 4/5, sind Beschwerden bzw. pseudoradikuläre Ausstrahlungen im oberen Anteil des M. trapecius zu erwarten, für das Facettengelenk C 5/6 sind eher Schmerzen im Transversusbereich bzw. im Oberrand des M. trapecius signifikant. Betreffend des Gelenks auf Höhe C 6/7 sind die Beschwerden im Bereich der dorsalen Schulterpartie bzw. des Schulterblatts lokalisiert [ISIS 2004].

Klinisch finden sich bei den Patienten bewegungsabhängige Beschwerden, insbesondere bei Seitrotation und Seitneigung der Halswirbelsäule.

Manualdiagnostisch können über den betreffenden Irritationspunkten der Facettengelenke Verquellungen (M. multifidii) sowie an der Linea nuchae entsprechende Insertionspunkte gefunden werden.

Das Fehlen neurologischer Defizite ist zu verlangen.

Eine eindeutige diagnostische Aussage liefert lediglich die mehrmals durchgeführte Blockade des R. medialis mittels Lokalanästhetika (nach den Kriterien der ISIS: s. Abschnitt „Präinterventionelle Diagnostik").

Grundsätzlich sollten vorher sämtliche konservativen Behandlungsmöglichkeiten ausgeschöpft worden sein. Die Schmerzen sollten über 3 Monate bestehen und ein Schmerzmittelabusus ausgeschlossen sein.

## Präinterventionelle Diagnostik

Für die klinische Untersuchung und die Bild gebenden Verfahren gelten dieselben Vorausset-

zungen bzw. Rückschlüsse wie für die Facettenkoagulation an der Lendenwirbelsäule erwähnt (s. Kap. 18).

Auch im Halswirbelsäulenbereich bietet die größte diagnostische Aussagekraft die lokalanästhetische diagnostische Blockade des R. medialis und damit der Facettengelenkinnervation unter Bildverstärkerkontrolle. Dabei sollte diese Diagnostik streng nach den Guidelines der ISIS durchgeführt werden [ISIS 2004].

Eine mindestens 2-malige Durchführung mit verschieden lang wirkenden Lokalanästhetika ist obligat.

Es sollte eine Schmerzminderung von mindestens 50% erreicht werden.

Diese Schmerzminderung sollte dem Referred-Pain-Gebiet des betreffenden Facettengelenks entsprechen, ebenso der Wirkungsdauer des Lokalanästhetikums.

Man spricht dann von sog. komparativen bzw. konkordanten Blockaden. Diese haben eine hohe Spezifität von 88%, aber eine relativ niedrige Sensitivität von 54%. Berücksichtigt man die Wirkdauer des Lokalanästhetikums nicht, erhöht sich die Sensitivität (100%) zu Lasten der Spezifität (65%). Sollen die durchgeführten Nervenblockaden der Diagnostik vor weiteren invasiven Verfahren dienen, wie der Radiofrequenzablation, ist eine höhere Spezifität zu bevorzugen [Van Kleef et al. 1999].

## Material

Eine 90 mm lange 25-G-Nadel wird als optimal angesehen.

Kontrastmittel ist bei der Blockade der Rr. mediales nicht notwendig.

Als Lokalanästhetika können beispielsweise Bupivacain 0,5% als langwirksames und Lidocain 2% als kurz wirksames Lokalanästhetikum verwendet werden. Dabei sollten an den betreffenden Nerv nicht mehr als 0,3–0,5 ml appliziert werden, um ein Spreading des Lokalanästhetikums und damit Infiltrationen anderer nervaler Strukturen zu vermeiden.

## Aufklärung

Vor Setzen der diagnostischen Blockade ist der Patient darauf hinzuweisen, dass es sich lediglich um eine diagnostische und keine therapeutische Prozedur handelt. Er sollte über die normalen Risiken einer Injektion – wie Blutungen oder allergische Reaktionen und insbesondere bei der Diagnostik an der oberen Halswirbelsäule über Ataxien – aufgeklärt werden.

## Lagerung

Betreffend der Positionierung des Patienten bevorzugen wir die Bauchlage. Dabei wird die Stirn in einem Gelring auf dem Kopfteil des Operationstisches gelagert, die Mund- und die Halspartie bleiben frei. Die Arme werden eng am Körper anliegend fixiert, die Schultern dabei nach unten gezogen. Es erfolgen dann die Desinfektion des Interventionsgebiets und der Zugang von lateral.

## Bildverstärkereinstellung

Im Bildverstärker muss eine direkte seitliche Einstellung gewährleistet sein. Dies wird erreicht, indem sich die Silhouetten des betreffenden Wirbelbogens direkt überlagern und die Form eines Trapezes bilden. Für die Facettengelenke C 3/4 bis C 6/7 liegt der Zielpunkt im Zentrum des Trapezes (s. Abb. 18.1, 18.2). Für den das Facettengelenk C 7/8 versorgenden R. medialis C7 wird dieser im vorderen oberen Quadranten des Trapezes aufgesucht. Für den 3. Okzipitalnerv wird im lateralen Zugang die Verbindungslinie, welche das Gelenk C 2/3 senkrecht in der Mitte schneidet, aufgesucht und an 3 Punkten infiltriert.

## Vorgehen

Die Nadel wird für die Rr. mediales C3–6 langsam unter Bildverstärkerkontrolle bis zum Knochenkontakt vorgeschoben und dann 0,3–0,5 ml Lokalanästhetikum appliziert. Für den R. medialis C7 gilt, dass die Nadel vorsichtig und langsamer unter ständiger Bildverstärkerkontrolle vorgeschoben wird [Govind, Bogduk 2004]. Vor Applikation des Lokalanästhetikums wird eine Kontrolle in anterior-posteriorer Einstellung durchgeführt, um eine neuroforaminale Injektion von C8 zu vermeiden. Es erfolgt dann die Applikation von 0,3 ml Lokalanästhetikum. Im Bereich des 3. Okzipitalnervs wird zunächst der untere Zielpunkt aufgesucht und 0,3 ml Lokalanästhetikum injiziert. Beim mittleren Zielpunkt, welcher genau auf Höhe des

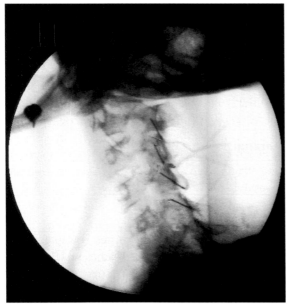

**Abb. 18.1:** Diagnostische Blockaden des R. medialis in der lateralen Durchleuchtung, Segmente C 3–6

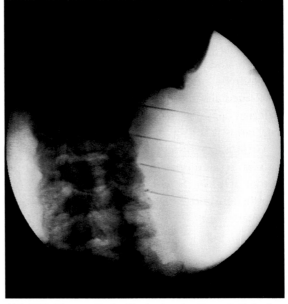

**Abb. 18.2:** Diagnostische Blockaden des R. medialis in der a.p. Durchleuchtung, Segmente C 3–6

Gelenkspalts liegt, wird die Nadel leicht zurückgezogen, um eine intraartikuläre Injektion zu vermeiden, dann erfolgt die Injektion von 0,3 ml Lokalanästhetikum. Anschließend wird am kranialen Zielpunkt infiltriert [Govind, Bogduk 2004].

Eine Dokumentation ist sowohl im lateralen als auch im anterior-posterioren Strahlengang erforderlich.

Nach Entfernen der Nadel erfolgt nochmals eine kurze Säuberung der Haut, dann ein Pflasterverband.

Während der gesamten Prozedur wird eine ständiges Monitoring über Pulsoxymeter, Blutdruckmessgerät und EKG durchgeführt.

## Notwendiges Instrumentarium

Wir verweisen auf den vorangegangenen Beitrag betreffend der lumbalen Facettenkoagulation (s. Kap. 18).

Wir verwenden an der Halswirbelsäule eine Radiofrequenzkanüle mit einer Länge von 90 mm, dabei ist die aktive Nadelspitze 5 mm lang.

## Präinterventionelle Aufklärung

Im Folgenden sind die Mindestanforderungen der Aufklärung zusammengefasst. Diese gliedert sich im Wwesentlichen in die Darstellung der Indikation, der Durchführung und der Komplikationen.

Als *Indikation* sollten chronische wirbelsäulenbedingte Schmerzzustände angeführt werden, welche ihre hauptsächliche Ursache in den kleinen Wirbelgelenken haben.

*Durchführung:* Der Patient befindet sich in Bauchlage. Es erfolgt durch das Einführen entsprechender Nadeln und Sonden die Verkochung des jeweiligen, die Gelenke versorgenden Schmerznervs. Dabei sind zwischen 4 und 6 Nadeln notwendig. Dies geschieht zur besseren Kontrolle durchleuchtungsgesteuert. Eine Narkose ist nicht notwendig, es kann jedoch ein Beruhigungsmittel gespritzt werden. Die Verkochung selbst erfolgt unter lokaler Betäubung. Blutdruck, Puls und Sauerstoffgehalt des Blutes werden ständig überprüft.

*Komplikationen:* Insgesamt kann die Methode in der Hand eines erfahrenen Operateurs als sehr risikoarm eingeschätzt werden. Auch bei dieser Methode gibt es keine absolute Erfolgsgarantie; trotz vorheriger Testung kann es vorkommen, dass nur eine unzureichende Schmerzlinderung eintritt oder dass nach längerer Zeit die Schmerzen wieder auftreten. Dann kann dieses Verfahren wieder angewendet werden.

Mögliche Komplikationen sind:

◢ Schmerzen im Verlauf der Einstichstellen mit Blutergussbildung,

◢ Entwicklung eines Entzündungsherdes entlang der Einstichstellen (sehr selten),

◢ Entwicklung einer Teillähmung oder Gefühlsstörung (sehr selten) mit brennenden Schmerzen im betreffenden Hautareal (sehr selten).

## Durchführung der Intervention

### Lagerung

Die Lagerung des Patienten entspricht derjenigen bei der Durchführung der diagnostischen Blockade. Eine Sedierung wird nur bei ängstlichen und aufgeregten Patienten mit DORMICUM (1–5 mg) durchgeführt. Hier sollte vorsichtig titrierend vorgegangen werden, da für das gesamte Procedere die Rückmeldungen des Patienten wichtig sind.

### Allgemeines Vorgehen

Die Neurotomie des R. medialis zervikal ist eine 2-Schritt-Prozedur. Dabei wird eine Nadel in Obliqueposition eingeführt und eine zweite Nadel in parasagittaler Richtung. Dies sichert eine längere Koagulationsstrecke des betreffenden Nervs (s. Abb. 18.3).

Wir bevorzugen als ersten Schritt den Zugang in Obliqueposition, da dies der schwierigere Schritt in Bezug auf das Erkennen der notwendigen Landmarken ist. Danach wird die sagittale Insertion durchgeführt.

### Vorgehen bei C 3-6

Siehe hierzu Govind und Bogduk [2004].

### Insertion in Obliqueposition

Beim Vorgehen in der Obliqueposition ist der Zielpunkt in der seitlichen Durchleuchtung das vor-

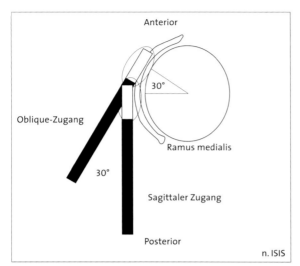

**Abb. 18.3:** Zeichnung in der Transversalebene mit Darstellung des lateralen Gelenkpfeilers. Gezeigt wird der Verlauf des R. medialis sowie der Sagittal- und der Obliquezugang. Diese beiden Zugänge sind notwendig, um eine lange Koagulationsstrecke zu gewährleisten.

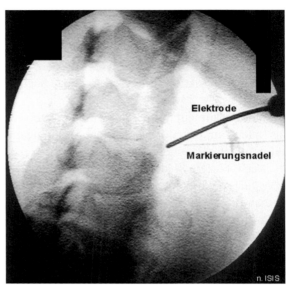

**Abb. 18.5:** Bildverstärkereinstellung in Obliqueposition; Elektrodenlage oblique am lateralen Gelenkpfeiler von C 5; Target ca. 3 mm medial der Markierungsnadelspitze

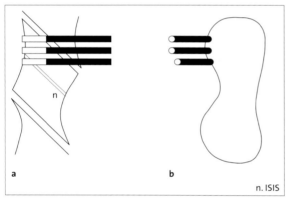

**Abb. 18.4:** Lage der Radiofrequenzelektroden beim Obliquezugang, Segmente C 3–6. **a)** 3 konsekutive Elektroden in lateraler Projektion; **b)** a.p. Projektion

In einer 30°-Obliqueansicht auf die Markernadel wird dann die Elektrodenkanüle eingeführt (s. Abb. 18.5). Als Zielpunkt dient die Spitze der Markerkanüle. Ist die Richtung vorgegeben, wird auf die seitliche Ansicht gewechselt und die Kanüle unter ständiger Bildverstärkerkontrolle bis zum Knochenkontakt vorgeschoben (s. Abb. 18.6). Die erste Platzierung der Nadelspitze sollte am dorsokaudalen Rand des Neuroforamens stattfinden. Ist diese Position erreicht, erfolgt die Dokumentation sowohl über eine laterale als auch eine anteriorposteriore Durchleuchtung. Dabei sichert die laterale Ansicht vor dem zu weiten Vordringen der Kanüle und die anterior-posteriore Ansicht den Kontakt der Elektrode mit dem Gelenkpfeiler.

Vor der Läsion sollte die Markernadel um ca. 5–10 mm zurückgezogen werden, um einen Kontakt mit der Elektrode zu vermeiden.

Die Koagulation selbst wird mit einer Temperatur von 80–85°C über 90 s durchgeführt.

Schildert der Patient irgendwelche Symptome unter der Koagulation, sollte diese unterbrochen werden und eine genaue Diagnose der Symptome erfolgen. Bei Schmerz- oder Hitzesensationen sollte nochmals Lokalanästhetikum über die Markernadel nachgespritzt werden. Treten andere Symptome auf, ist die Position der Elektrode zu überprüfen.

Durch leichtes Zurückziehen der Elektrodenkanüle und Vorschieben entweder nach kranial oder

dere Drittel des oberen Gelenkpfeilers. Dabei werden 3 Einzelläsionen von kranial nach kaudal gesetzt (s. Abb. 18.4).

Vor dem eigentlichen Koagulationsvorgang ist hier eine Lokalanästhesie, wie oben bei der diagnostischen Blockade beschrieben, durchzuführen. Dabei sollte nicht nur der Nerv selbst, sondern auch die darauf liegenden kleinen Muskeln betäubt werden, da insbesondere an diesen bei der Koagulation starke Schmerzen ausgelöst werden können. Insgesamt wird ein Injektionsvolumen von 0,5–1 ml verwendet.

Die verwendete Nadel kann als Zielmarker für die eigentliche Thermokoagulation belassen werden.

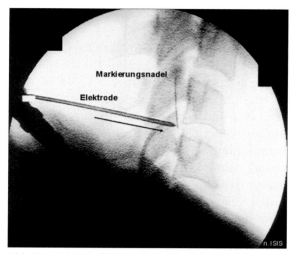

Abb. 18.6: Seitliche Bildverstärkereinstellung; oblique Elektrodenlage am lateralen Gelenkpfeiler von C 5. Das Target ist die Markierungsnadelspitze.

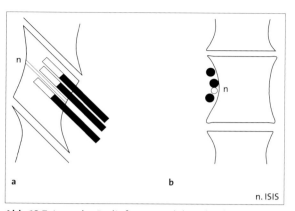

**Abb. 18.7:** Lage der Radiofrequenzelektroden beim Sagittalzugang, Segmente C 3–6. **a)** 3 konsekutive Elektroden in lateraler Projektion; **b)** a.p. Projektion

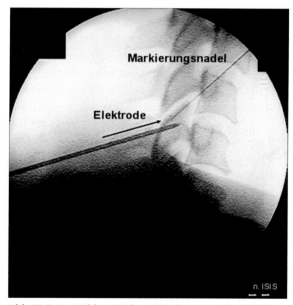

**Abb. 18.8:** A.p. Bildverstärkereinstellung; sagittale Elektrodenlage am lateralen Gelenkpfeiler von C 5 in der unteren Koagulationsposition. Der Kreis markiert die höhere Koagulationsstelle.

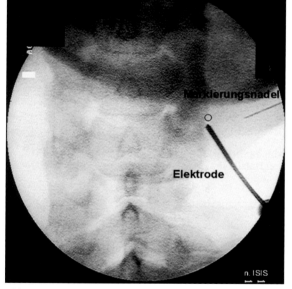

**Abb. 18.9:** Seitliche Bildverstärkereinstellung; sagittale Elektrodenlage am lateralen Gelenkpfeiler von C 5 in der unteren Koagulationsposition. Der Pfeil markiert die höhere Koagulationsstelle.

nach kaudal können weitere Punkte koaguliert werden. Insgesamt sollten mindestens 3 Koagulationen erfolgen.

### Insertion sagittal

Mittels des sagittalen Zugangs kann der mehr dorsolateral gelegene Anteil des Nervs auf dem lateralen Gelenkpfeiler koaguliert werden (s. Abb. 18.7). Dabei bilden in Höhe von C 5 die mittleren zwei Viertel die Zielregion, für C 3, C 4 und C 6 liegt sie kranial davon.

Die Markernadel, welche beim Obliquezugang verwendet wurde, kann auch hier als Zielpunkt dienen.

Die Elektrodeninsertion erfolgt in anterior-posteriorer Ansicht (s. Abb. 18.8). Dabei dient die Spitze der Markernadel als Zielpunkt. Auch hier sollte die Nadel den Gelenkfortsatz leicht medial der Markernadel streifen. Dies verhindert, dass die Elektrode zunächst zu weit vorgeschoben wird. Ist einmal der Knochen erreicht, so kann die Elektrode leichter korrigiert werden und am lateralen

Gelenkpfeiler entlang rutschen. Das weitere Vorschieben erfolgt dann unter der seitlichen Bildverstärkereinstellung (s. Abb. 18.9). Dabei wird die Nadel vorgeschoben, bis sie das mittlere Drittel des Gelenkpfeilers überdeckt. Auch hier sichert die anterior-posteriore Einstellung den Kontakt mit dem Gelenkfortsatz. Die Korrekturen erfolgen dann entsprechend.

Es wird dann wieder mit einer Temperatur von 80–85°C für 90 s die Koagulation vorgenommen. Auch hier werden in unterschiedlichen Höhen 3 Koagulationen durchgeführt. Das weitere Vorgehen entspricht demjenigen beim Obliquezugang.

## Vorgehen bei C 7

Siehe hierzu Govind und Bogduk [2004].

Betreffend des R. medialis bei C 7 wird ähnlich vorgegangen wie im Bereich von C 3–6 (s. Abb. 18.10, 18.11). Die Markernadel dient auch hier als Zielpunkt und wird wie bei der diagnostischen Blockade gesetzt. Da diese wie oben beschrieben kranialer und näher am Neuroforamen zu liegen kommt, sind beim Vorschieben der Radiofrequenzkanülen noch engmaschigere Bildverstärkerkontrollen, insbesondere im lateralen Strahlengang, notwendig (s. Abb. 18.12). Darin besteht der hauptsächliche Unterschied im Vergleich zu den Höhen C 3 bis C 6. Ansonsten ist das Vorgehen identisch.

## Vorgehen beim 3. Okzipitalnerv

Siehe hierzu Govind und Bogduk [2004].

Im Bereich des 3. Okzipitalnervs werden die gleichen Prinzipien angewandt wie im Bereich von C 3–6. Lediglich in Bezug auf die Zielpunkte bestehen Unterschiede (s. Abb. 18.13). Diese liegen für den Obliquezugang in der anterolateralen Oberfläche des oberen Gelenkprozesses von C 3, von der Spitze bis zur Basis gegenüber des Bodens des Neuroforamens C 2/3 (s. Abb. 18.14, 18.15). Für den sagittalen Zugang bietet sich der direkte posterio-

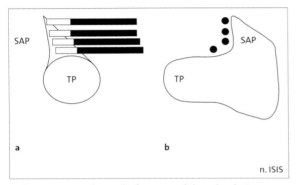

**Abb. 18.10:** Lage der Radiofrequenzelektroden beim Sagittalzugang, Segment C 7. **a)** 4 konsekutive Elektroden in lateraler Projektion; **b)** a.p. Projektion

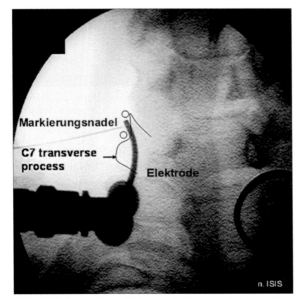

**Abb. 18.11:** A.p. Bildverstärkereinstellung; sagittale Elektrodenlage am lateralen oberen Gelenkfortsatz von C 7 in der mittleren Koagulationsposition. Die Kreise markieren die kraniale und die kaudale Koagulationsstelle.

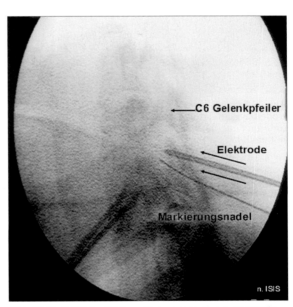

**Abb. 18.12:** Seitliche Bildverstärkereinstellung; sagittale Elektrodenlage am lateralen oberen Gelenkfortsatz von C 7 in der mittleren Koagulationsposition. Die Pfeile markieren die kraniale und die kaudale Koagulationsstelle.

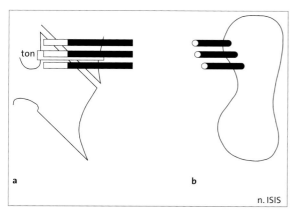

**Abb. 18.13:** Lage der Radiofrequenzelektroden beim Obliquezugang, 3. Okzipitalnerv. **a)** 3 konsekutive Elektroden in lateraler Projektion; **b)** a.p. Projektion

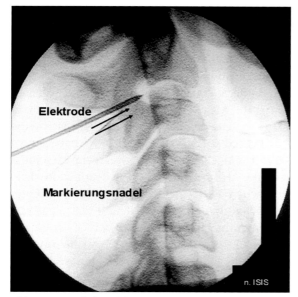

**Abb. 18.14:** Seitliche Bildverstärkereinstellung; oblique Elektrodenlage am posterioren Rand des Neuroforamens C 2/3 in der oberen Koagulationsposition für den 3. Okzipitalnerv. Die Pfeile markieren die kaudalen Koagulationsstellen, welche notwendig sind, um eine Koagulation bei Lagevarianten des Nervenverlaufs zu gewährleisten.

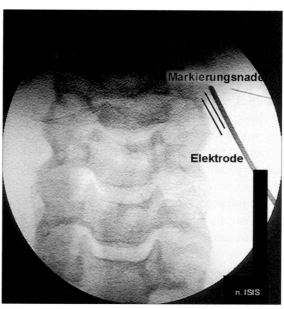

**Abb. 18.15:** A.p. Bildverstärkereinstellung; oblique Elektrodenlage leicht medial der lateralen Halswirbelsäulensilhouette in der oberen Koagulationsposition für den 3. Okzipitalnerv. Die Pfeile markieren die kaudalen Koagulationsstellen.

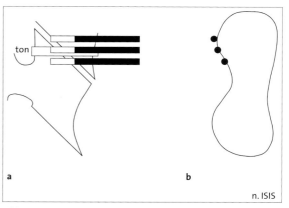

**Abb. 18.16:** Lage der Radiofrequenzelektroden beim Sagittalzugang, 3. Okzipitalnerv. **a)** 3 konsekutive Elektroden in lateraler Projektion; **b)** a.p. Projektion

re/anteriore Zugang an, da der Zielnerv quer durch den lateralen Anteil des Facettengelenks C 2/3 läuft (s. Abb. 18.16). Dabei sollte in der seitlichen Kontrolle die Elektrodenspitze über dem mittleren Drittel des Gelenks C 2/3 liegen, in der anteriorposterioren Ansicht sollte die Elektrode Kontakt zur lateralen Konvexität des Gelenks haben.

Postoperativ wird die Wundoberfläche nochmals steril gesäubert und dann ein kleiner Pflasterverband angebracht.

Vasovagale Reaktionen können insbesondere bei Koagulation in Höhe C 2/3 auftreten, deswegen ist Vorsicht bei der Umlagerung nach dem Eingriff geboten. (s. Abschnitt „Komplikationsmöglichkeiten").

## Komplikationsmöglichkeiten

Es können allgemeine Komplikationen auftreten, diese werden jedoch nur sehr selten beobachtet. Es handelt sich dabei um Hämatome oder Infektionen sowie allergische Reaktionen auf Lokalanästhetika.

Da die Elektroden normalerweise nur die dorsale Haut und die dorsale Halsmuskulatur durchdringen – also weit entfernt von der Vertebralarterie, dem Spinalnerv und den radikulären Arterien, welche weiter anterior liegen –, werden ernsthafte Verletzungen dieser Strukturen vermieden.

Da sich der Patient nicht in Vollnarkose befindet und immer eine Rückmeldung durch diesen erfolgt, sind Fehllagen, wie sie in der Literatur bei einem versehentlichen Zugang durch den interlaminären Raum berichtet wurden, nicht möglich.

Es sollte darauf geachtet werden, dass die Neutralelektrode möglichst breitflächig aufliegt, um Verbrennungen zu vermeiden.

Nebeneffekte, welche mit der Radiofrequenztherapie betreffend die Rr. mediales C3–7 in der Literatur angegeben werden, sind:
- vasovagale Synkopen (2%),
- Dermoidzyste (1%),
- Kobnersches Phänomen (1%),
- Neuritis (2%),
- Taubheit im Hautareal der koagulierten Nerven (29%),
- Dysästhesien im Hautversorgungsareal eines der koagulierten Nerven (19%).

Dabei hielt keiner der neurologischen Nebeneffekte an oder verlangte eine Intervention [Govind, Bogduk 2004].

Speziell für die Koagulation in Höhe des 3. Okzipitalnervs können Ataxien (zu 95%), ein Taubheitsgefühl (zu 97%), Dysästhesien (zu 55%) und eine Hypersensibilität (zu 15%) auftreten [Govind, Bogduk 2004].

## Ergebnisse in der Literatur

Es wird im Folgenden die neuere Literatur betreffend Lenden- und Halswirbelsäule dargestellt.

Seit 1994 liegen 3 doppelblinde, randomisierte, kontrollierte Studien über die Radiofrequenzdenervierung betreffend der Lendenwirbelsäule vor.

Diese Studien wurden von Gallagher et al. [1994], von Van Kleef et al. [1999] sowie von Leclaire et al. [2001] präsentiert.

Gallagher et al. [1994] bezogen 60 Patienten in ihre Studie ein. Diese mussten folgende Kriterien erfüllen: Rückenschmerzen für länger als 3 Monate, Alter zwischen 25 und 55 Jahren sowie typische Kriterien für einen Facettengelenkschmerz. Alle Patienten, die diese Kriterien erfüllten, erhielten eine Injektion von 0,5 ml Bupivacain 0,5% in und um die schmerzhaften Facettengelenke. Patienten, welche keine Schmerzminderung nach den Injektionen erfuhren, wurden von der Studie ausgeschlossen; die anderen Patienten wurden in eine Gruppe mit klarer Schmerzminderung und eine Gruppe mit fraglicher Schmerzminderung eingeteilt. Diese beiden Gruppen wurden dann randomisiert entweder einer Denervation oder einer Placeboläsion zugeführt. Die Radiofrequenzkoagulation wurde üblicherweise bei 80°C für 90 s durchgeführt. Die Ergebnisse wurden mittels der Visuellen Analogskala (VAS) und einer verkürzten Form des MCGILL-Pain-Questionnaire evaluiert. Bei der Analyse zeigten sich signifikante Unterschiede zwischen der Thermokoagulationsgruppe und der Placeboläsionsgruppe mit jeweils positiver diagnostischer Blockade. Dies wurde insbesondere in der VAS nach einem und nach 6 Monaten sowie im MCGILL-Pain-Questionnaire nach einem Monat deutlich. Dabei ergab sich eine Schmerzreduktion von nahezu 50% nach einem Monat und ein Anhalten des Ergebnisses für 6 Monate. Als Fazit wurden die Bedeutung der diagnostischen Blockade hinsichtlich der Prädiktion des Behandlungsergebnisses und das deutliche längere Anhalten des Effekts in der Läsionsgruppe gegenüber der Placebogruppe, welche nur die Facetteninjektion erhalten hatte, herausgestellt.

In der Studie von Van Kleef et al. [1999] wurden Patienten in die Studie eingeschlossen, welche bereits mehrere Ärzte aufgesucht und ein extensives diagnostisches Assessment erfahren hatten. Alle Patienten hatten bereits physikalische Therapie, Manipulation, TENS und Analgetika mit unbefriedigendem Ergebnis erhalten. Diese Patienten mussten zusätzlich folgende Kriterien erfüllen: Alter zwischen 20 und 60 Jahren, chronischer Rückenschmerz über mehr als 12 Monate, eine mittlere Schmerzstärke von mindestens 4 (VAS) oder eine Höchstschmerzstärke von mindestens 7 (VAS) sowie keine neurologischen Defizite. Patienten mit Wirbelsäulenoperationen und speziellen Ursachen der Rückenschmerzen – wie Diskusprolaps, Spondylolisthesis, Morbus Bechterew, spinale Stenose, Infektion oder Trauma – wurden ausgeschlossen, ebenso Patienten mit Diabetes mellitus und multilokulärem Schmerzsyndrom.

Patienten, welche die obigen Kriterien erfüllten, wurden einer diagnostischen Blockade unterzogen. Dabei wurden 0,75 ml Lidocain 1% an jedem Zielpunkt (R. medialis des R. dorsalis) injiziert. Zum Auswerten eines positiven Ergebnisses wurde die LIKERT-Skala herangezogen. Patienten, welche eine Schmerzabschwächung von mindestens 50% aufwiesen, wurden in die Studie aufgenommen. Von 92 Patienten, welche die oben genannten Kriterien erfüllten, erfuhren 31 eine Schmerzreduktion von >50% und wurden in die endgültige Studie übernommen. Dabei wurden 15 Patienten randomisiert der Läsionsgruppe und 16 Patienten der Placebogruppe zugeteilt. Die Läsionsgruppe erhielt eine Radiofrequenztherapie des R. medialis mit einer Temperatur von 80°C über eine Dauer von 60 s. Bei der Placebogruppe wurde die gleiche Prozedur ohne Stromanwendung durchgeführt. Das Kriterium der Doppelblindheit wurde erreicht, indem der Operateur nach Setzen der Elektrode und der Lokalanästhesie den Raum verließ. Die übliche Diagnostik betreffend Sensorik und Motorik sowie die eigentliche Läsion wurden durch einen unabhängigen Untersucher durchgeführt. Die Patienten waren über das eigentliche Verfahren nicht informiert.

Die Evaluation fand täglich mittels VAS statt, der Behandlungserfolg wurde von den Patienten auf einer 7-Punkte-Skala beurteilt (–3: sehr schlecht; 0: keine Änderung; +3: kein Schmerz mehr). Das physische Impairment wurde auf der 7-Punkte-Skala nach WADDELL und MAIN festgehalten. Die Disabilities wurden nach dem OSWESTRY-Score beurteilt. Der COOP-WONCA-Chart diente zur Eruierung der Lebensqualität.

Das Assessment fand direkt vor und 8 Wochen nach der Behandlung statt (s. Tab. 18.1). Nur bei Patienten mit einer Mindestreduktion von 2 Punkten auf der VAS und mindestens 50%iger Schmerzreduktion wurde die Behandlung als Erfolg gewertet, alle schlechteren Ergebnisse als Misserfolg. Das Assessment wurde im 3., im 6. und im 12. Monat wiederholt.

Die statistische Analyse betrachtete als primäre Outcome-Variable den Behandlungserfolg nach 8 Wochen. Dieser wurde zwischen der Läsions- und der Placebogruppe verglichen. Sekundäre Outcome-Daten waren die Unterschiede der Veränderungen auf der VAS, der OSWESTRY-Disability-Scala sowie dem COOP-WONCA-Quality-of-Life-Chart. Die Ergebnisse zeigten eine deutlich signifikante Reduktion der VAS-Spitzenscores zwischen Läsions-

**Tab. 18.1:** 8-Wochen-Ergebnisse von Van Kleef et al. [1999]

| | Durchschnitt Placebogruppe | Durchschnitt Läsionsgruppe | Abweichung, nicht angepasst (90%-Konfidenzintervall) | Abweichung, angepasst (90%-Konfidenzintervall) |
|---|---|---|---|---|
| Veränderungen VAS, Mittel | –0,43 | –2,37 | 1,94* (0,24 bis 3,64) | 2,46* (0,72 bis 4,20) |
| Veränderungen VAS, Spitzenwert | –1,02 | –3,64 | 2,62** (0,92 bis 4,32) | 3,39** (1,55 bis 5,22) |
| Veränderungen VAS, Tiefstwert | 0,48 | –1,85 | 2,33** (0,87 bis 3,79) | 2,42** (0,91 bis 3,92) |
| Global erzielter Effekt | 0,37 | 1,33 | –0,96* (–1,70 bis –0,22) | –1,10* (–1,89 bis –0,30) |
| Veränderungen im Impairment (7-Punkte-Skala nach WADDELL und MAIN) | –0,07 | –0,33 | 0,27 (–0,69 bis 1,22) | 0,31 (–0,74 bis 1,35) |
| Veränderung der Schmerzmitteleinnahme über 4 Tage | 1,75 | –2,13 | 3,88* (1,19 bis 6,57) | 3,24 (–0,13 bis 6,60) |
| Veränderungen auf der OSWESTRY-Disability-Scale | 1,69 | –11,07 | 15,75** (4,16 bis 21,35) | 10,90* (1,76 bis 20,0) |
| Veränderungen des COOP-WONCA-Quality-of-Life-Chart | –1,62 | –3,13 | 1,51 (–1,85 bis 4,97) | 2,27 (–1,77 bis 6,30) |

VAS: Visuelle Analogskala
* p<0,05; ** p<0,01

und Placebogruppe, ebenso war die Erfolgsrate in der Läsionsgruppe signifikant höher. Zusätzlich zeigten die Ergebnisse, dass eine Schmerzfreiheit nach einer diagnostischen Nervenblockade eine höhere Erfolgsrate prognostizierte. Ebenso waren die tatsächlichen Differenzen der VAS-Scores, des global erreichten Effekts sowie der Werte der OSWESTRY-Disability-Skala signifikant. Auch nach 3, 6 und 12 Monaten zeigte sich hinsichtlich der Anzahl der Erfolge ein deutlich signifikanter Unterschied zwischen Läsions- und Placebogruppe.

Zusammengefasst zeigte sich eine deutliche Reduktion des Schmerzes (VAS); dies betraf insbesondere die Spitzenwerte, weniger ausgeprägt die Durchschnittswerte. Ebenso wurden eine Verringerung der Einnahme von Analgetika sowie eine Verbesserung des Disability-Status beobachtet. Die Impairment-Variablen (nach WADDELL und MAIN) zeigten keine signifikante Veränderung.

Ein erneutes Auftreten der Schmerzsymptomatik erklärte Van Kleef durch eine Nervenregeneration.

Laut Van Kleef ist das Ausmaß der erzielten Schmerzreduktion höchst unterschiedlich. Er führt dies hauptsächlich auf die Definitionsproblematik des lumbalen „Facettensyndroms" zurück. Eine gute Prädiktion des Behandlungsergebnisses könne jedoch mittels der vorangestellten diagnostischen Blockade erfolgen.

Von Leclaire et al. [2001] wurde eine doppelblinde, randomisierte Studie veröffentlicht. Die Studie wurde zwischen 10/1993 und 12/1996 am Hospital Notre-Dame (Montreal) durchgeführt.

Dabei wurden die Patienten primär durch niedergelassene Ärzte in Montreal untersucht. Es wurden 70 Patienten ausgewählt, welche über 3 Monate Rückenbeschwerden hatten und durch eine intraartikuläre Facetteninjektion mit dem Kontrastmittel OMNIPAC (0,3 ml), Lidocain 2% (0,5 ml) und Triamcinolon 40 mg (0,5 ml) eine signifikante Minderung ihrer Beschwerden über mindestens 24 Stunden erfuhren. Als Ausschlusskriterien wurden eine Allergie auf Lokalanästhetika, eine Blutgerinnungsstörung, ein Herzschrittmacher, ischialgiforme Schmerzen mit neurologischem Defizit, strukturelle Veränderungen – wie Knochenverletzung und Spondylitis – und Zustand nach Rückenoperationen bestimmt.

Ein a priori verwendeter ROLAND-MORRIS-Fragebogen 12 Wochen nach Injektion wurde als primäres Outcome-Kriterium gewählt. Zusätzlich wurden der OSWESTRY-Score, die VAS, der Grad der Wirbelsäulenmobilität und -Kraft sowie die Häufigkeit der Arbeitswiederaufnahme benutzt.

Die Behandlung wurde dann nach Randomisierung in Gruppen zu je 4 Patienten vorgenommen. Die Radiofrequenztherapie erfolgte nach der Technik von LAZORTHES und VERDIE und modifiziert nach SHEALY. Nach der üblichen Stimulationssequenz wurde in örtlicher Betäubung mit Lidocain die Thermokoagulation über 90 s bei einer Temperatur von 80°C durchgeführt. Die Wahl der Segmente erfolgte nach Durchführung der Facetteninjektionen; es wurden mindestens 2 Facettengelenke, normalerweise L 4/5 und L 5/S 1, uni- oder bilateral koaguliert.

Als Baseline-Assessment erfolgten eine genaue Anamnese sowie eine körperliche Untersuchung. Dabei wurden ebenfalls die bereits durchgeführten Therapien des Patienten in Bezug auf seine Rückenschmerzen festgehalten. Es wurde bei jedem Patienten ein ROLAND-MORRIS- und ein OSWESTRY-Fragebogen ausgefüllt, zusätzlich eine VAS-Scala. Es erfolgte eine Untersuchung der lumbalen Wirbelsäule hinsichtlich Flexion, Extension, Seitneigung und Rotation. Zusätzlich wurde mit einer triaxialen Dynamometrie die Kraft gegen Widerstand überprüft sowie die Winkelgeschwindigkeit bei 25% des Maximalwiderstandes.

Die Fragebögen, die VAS, die triaxiale Dynamometrie sowie die Häufigkeit der Arbeitswiederaufnahme wurden nach 4 und 12 Wochen evaluiert. Die Patienten, der Untersuchungsassistent sowie die Ärzte, welche für die Rückkehr des Patienten zur Arbeit verantwortlich waren, wurden in Bezug auf die Behandlung verblindet.

Insgesamt unterzogen sich 70 Patienten der Therapie, dabei erhielten 36 eine Läsions- und 34 eine Placebobehandlung.

Betreffend der funktionellen Verbesserungen zeigte der ROLAND-MORRIS-Score ein signifikant positives Ergebnis nach 4 Wochen, der OSWESTRY-Score nicht. Beide Scores waren hinsichtlich des Behandlungseffekts nach 12 Wochen nicht signifikant. Die VAS-Scala zeigte keinerlei signifikante Verbesserung nach 12 Wochen (s. Tab. 18.2).

Die sekundären Outcome-Kriterien – wie die triaxiale Dynamometrie, die Rückkehr zur Arbeit sowie die Analyse der Medikation, der Physiotherapie und der chiropraktischen Behandlungshäu-

**Tab. 18.2:** 12-Wochen-Ergebnisse von Leclaire et al. [2001]

| Outcome-Messung | 12 Wochen nach Therapie (Durchschnittswerte) | | Veränderung zum Ursprungswert | | Behandlungs-effekt (95%-Konfidenz-intervall) |
|---|---|---|---|---|---|
| | Neurotomie (n=35) | Placebobehand-lung (n=31) | Neurotomie (n=35) | Placebobehand-lung (n=31) | |
| **Disability-Scores (0–100)** | | | | | |
| ROLAND-MORRIS | 43,1 | 44,4 | 9,8 (±19,5) | 7,2 (±17,0) | 2,6 (−6,2 bis 11,4) |
| OSWESTRY | 33,6 | 33,7 | 4,7 (±12,0) | 2,7 (±9,1) | 1,9 (−3,2 bis 7,0) |
| **Pain** | | | | | |
| Visuelle Analog-skala (0–100) | 52,3 | 44,4 | −0,5 (±25,0) | 7,2 (±27,3) | −7,6 (−20,3 bis 5,1) |

Der ROLAND-MORRIS-Score und die OSWESTRY-Low-Back-Pain-Disability-Fragebögen reichen von 0 bis 100, dabei zeigen höhere Score-Werte einen schlechteren Funktionsstatus an.
Die Visuelle Analogskala (VAS) reicht von 0 („kein Schmerz") bis 100 („stärkster Schmerz").

figkeit – zeigten im Verlauf keinen signifikanten Unterschied zwischen beiden Gruppen.

Leclaire folgerte aus den Ergebnissen, dass die Radiofrequenztherapie des R. posterior nach 12 Wochen weder in den primären Outcome-Daten (ROLAND-MORRIS-Scale, OSWESTRY-Scale) noch in den sekundären Outcome-Daten, wie der Dynamometrie und der Rückkehr zur Arbeit, einen positiven Effekt zeigt.

Insgesamt kommt Leclaire zu dem Ergebnis, dass die Radiofrequenzdenervation nur Kurzzeiteffekte im Rahmen von 4 Wochen auf die Funktionalität und überhaupt keinen Effekt auf das Schmerzverhalten nach 4 und 12 Wochen hat.

Betreffend der Halswirbelsäule ist die Studie von Lord et al. [1996] zu erwähnen. In einer kontrollierten, randomisierten und doppelblinden Studie wurde der therapeutische Effekt einer Thermokoagulation des medialen Astes des R. dorsalis der zervikalen Wurzel eines schmerzhaften Halswirbelsäulensegments bei Patienten mit chronischem Nackenschmerz nach einem Halswirbelsäulenschleudertrauma untersucht. Eingeschlossen wurden Patienten mit einem posttraumatischen Nackenschmerz nach Halswirbelsäulendistorsion, der länger als 3 Monaten bestand und mit schmerzhaften zygapophysealen Gelenken der Segmente C 3/4 bis C 6/7 einherging. Bei der Mehrzahl der Patienten war der Schmerz unilateral und unisegmental. Der Schmerz war mit placebokontrollierten lokalen Wurzelinfiltrationen, die vor der Thermokoagulation erfolgten, bestätigt worden. Zwölf Patienten wurden thermokoaguliert. Als Kontrollgruppe dienten ebenfalls 12

Patienten, die sich dem identischen invasiven Vorgehen mit Applikation der Koagulationsnadel am zervikalen R. dorsalis des schmerzhaften Zygapophysealgelenks unterzogen; es erfolgte lediglich keine Erhitzung der Nadel zur Koagulation. Der Nackenschmerz wurde vor der Koagulation auf einer visuellen Analogskala skaliert und mit dem MCGILL-Pain-Questionnaire beschrieben. Kontrolluntersuchungen erfolgten 3–5 Tage, 2–3 Wochen und 3 Monate nach dem schmerztherapeutischen Eingriff. Die Thermokoagulation zeigte eine signifikante Auswirkung auf Schmerzlinderung bzw. Schmerzfreiheit. So erreichte der postoperativ remittierte Schmerz in der behandelten Gruppe erst nach 263 Tagen ein Niveau von 50% der präoperativen Schmerzstärke im Vergleich zur Placebogruppe, die eine transiente Schmerzbesserung von nur 8 Tagen zeigte. Aus den Ergebnissen wurde gefolgert, dass bei Patienten mit Nackenschmerz nach Halswirbelsäulendistorsion mit der Thermokoagulation eine länger anhaltende Schmerzfreiheit bzw. Schmerzreduktion erzielt werden kann. Dies gelte zumindest für Patienten, bei denen präoperativ der Facettenschmerz durch diagnostische Infiltrationsblockaden mit einem Lokalanästhetikum gesichert wurde. Die Methode sei nicht geeignet für Patienten, bei denen der Schmerz mit einer lokalen Testinfiltration nicht unterdrückbar ist, oder bei Patienten, die eine Schmerzremission bei Placeboblockade mit Kochsalzlösung angeben.

## Kostenerstattung

Wir dürfen hier auf den vorangegangenen Beitrag verweisen (s. Kap. 17).

## Fazit und klinische Relevanz

Zum momentanen Zeitpunkt ist die Radiofrequenztherapie, insbesondere an der Halswirbelsäule, das einzige operative und minimal-invasive Verfahren, welches mittels einer doppelblinden, randomisierten Studie evaluiert wurde und für das dabei die Wirksamkeit signifikant nachzuweisen war. In der Literatur wird das Auftreten des Facettensyndroms an der Halswirbelsäule mit einer Inzidenz zwischen 25% und 35%, teilweise 40% beschrieben. Insbesondere bei länger andauernden Beschwerden, also einer chronischen Facettensymptomatik, ist die Radiofrequenztherapie nach erfolgloser konservativer Therapie die Therapie der Wahl. Dabei wird eine ausführliche Diagnostik, wie oben dargestellt, vorausgesetzt.

## Literaturverzeichnis

Gallagher J et al. Radiofrequency facet joint denervation in the treatment of low back pain: a prospective controlled doubleblind studie to assess its efficacy. The Pain Clinic (1994), 7, 193–198

Govind J, Bogduk N, International Spinal Injection Society, Practice Guidelines, Percutaneous Radiofrequency, Cervical Medial Branch Neurotomy. http://www.spinalinjection.com/ISIS/standards.htm (10.09.2004)

ISIS, Guidelines for the performance of spinal injection procedures. http://www.spinalinjection.com/ISIS/standards.ht m (10.09.2004)

Leclaire R et al. Radiofrequency facet joint denervation in the treatment of low back pain. Spine (2001), 26, 1411–1417

Lord SM et al. Percutaneous radiofrequency neurotomy for chronic cervical zygapophyseal joint pain. N Engl J Med (1996), 336, 1721–1726

Lord SM et al., The utility of comparative local anaesthetic blocks versus placebo-controlled blocks for the diagnosis of cervical zygapophysial joint pain. Clin J Pain (1995), 11, 208–213

van Kleef M et al. Randomized trial of radiofrequency lumbar facet denervation for chronic low back pain. Spine (1999), 24, 1937–1942

# 19 Kryotherapie

*W. Steinleitner*

## Geschichte der Kryotherapie

Die Kryotherapie oder besser die „Cryoanalgesia", wie sie international genannt wird, wurde in ihren Grundzügen bereits von Hippocrates (460–377 v.Chr.) [Hippocrates 1931] erwähnt. Er beschrieb als erster die schmerzlindernde Wirkung von Eisauflagen vor chirurgischen Eingriffen. Jean Larre [1832], Militärarzt im Russlandfeldzug 1812, berichtete über fast schmerzfreie Amputationen bei Außentemperaturen von –19°C. James Arnott (1797–1883) [Arnott 1848, 1851] konnte in mehreren seiner Studien die therapeutische Wirkung auf Krebs nachweisen. Weitere Indikationen der Kryotherapie (Äthyl-Chlorid-Spray) wurden von Richardson [1866] bei Zahnextraktionen veröffentlicht. Heute hat die Kryotherapie als äußere Anwendung ihren festen Platz in der physikalischen Therapie.

Die Geschichte der Kryotherapie als „Cryoanalgesie" beginnt mit einer Erfindung von Cooper (1961) [Garamy 1968], der Kryosonde. Seine Untersuchungen und die von Amoils [1967], der sich bei geschlossenem System der Kryosonde und Einleitung von flüssigem Kohlendioxid das Joule-Thomas-Prinzip der schnellen Gasexpansion und damit die schnelle Temperaturerniedrigung zu Nutze machte, ermöglichten kontrollierte chirurgische Eingriffe am Auge.

Der englische Neurologe Lloyd [Lloyd, Barnard, Glynn 1976] konnte in seinen Untersuchungen die verlängerte Schmerzausschaltung von peripheren Nerven nachweisen, ohne dass es danach zu Neurinombildungen oder nach Regeneration des Nervs zu Funktionsverlusten gekommen war. Er inaugurierte den Begriff der „Cryoanlagesie".

## Indikation

In der Literatur werden für die Kryoanalgesie vielfältige Indikationen beschrieben, die überwiegend als Einzelfalldarstellung veröffentlicht sind und nachfolgend als Auszug genannt werden [Evans 1981; Orlando, Florte 1998], z.B. bei:
- Postthorakotomieschmerz [Maiwald 1986],
- neuralgiformen oder triggerbaren Schmerzen [Hiedl 1987],
- unfallbedingten oder iatrogenen peripheren Verletzungen [Zakrzewska 1991],
- Genitofemoralisneuralgien, auch postoperativ [Hiedl 1987],
- Verletzungen anderer peripherer Nerven (N. radialis superficialis) [Hiedl 1987],
- Ansatztendinosen (Epicondylitis) [Hiedl 1987],
- Trigeminusneuralgie [Zakrzewska 1991].

Die „Hauptindikation" für die Kryoanalgesie ist die Denervierung der Facettengelenke (zygapophyseale Gelenke) der Wirbelsäule.

Überwiegenden werden die Anwendungen an der Lendenwirbelsäule (>90%) durchgeführt Die restlichen 8–9% verteilen sich gleichmäßig auf Hals- und Brustwirbelsäule. Anwendungen im intercostalen Bereich sind selten.

Indikationen der Behandlung sind Irritationen an den Facettengelenken, die den N. articularis reizen. Ursachen können sein:
- Neuritis des N. articularis,
- Spondylarthrose,
- Osteoporose mit oder ohne osteoporotische Fraktur,
- Höhenminderung des Bandscheibenraums.

## Präinterventionelle Diagnostik

Die präinterventionelle Diagnostik folgt den allgemein gültigen orthopädischen Untersuchungsvorgängen und beinhaltet das Gespräch, die körperliche Exploration, die klinisch-neurologische und die schmerz-/funktionell-palpatorische Untersuchung sowie das Hinzuziehen diagnostischer Hilfsmittel (Labor-, Röntgendiagnostik). Die Untersuchungsvorgänge müssen soweit fokussiert werden, dass der Ausschluss aller anderen denkbaren Ursachen die Indikation zur Kryoanalgesie darstellt.

Für das „lumbale Facettensyndrom" müsste beispielsweise ausgeschlossen sein, dass eine entzündliche, tumoröse, infektiöse, rheumatische, Raum fordernde (Bandscheibe) oder einengende Ursache (z.B. knöcherne Einengung) oder ein diskogener Schmerz die geklagten Beschwerden bedingt. Wird der die Facette versorgende N. articularis als Ursache gesehen, so muss entsprechend den Innsbrucker Konsensusvereinbarungen [Müller-Schefe 2001] eine 2-malige positive „Antwort" auf ein Lokalanästhetikum erfolgen, d.h. der Effekt einer Schmerzreduktion sollte länger als die Halbwertszeit des Medikaments anhalten.

Die Indikation zur Kryoanalgesie ist nicht nur als Ausschlussverfahren zu sehen, sondern auch als eine Art „Reservetherapie". Umgekehrt wird sie zum Verfahren der ersten Wahl, falls sie bereits einmal erfolgreich angewendet wurde.

Ist die präinterventionelle Diagnostik abgeschlossen, werden die Operationsfähigkeit (Kontraindikationen: Marcumarisierung, internistische Erkrankungen) geprüft, die Labordiagnostik (großes Blutbild mit Thrombozytenzahl, Quick-Wert, PTT, GPT, γ-GT, Kreatinin, Kalzium, CHE, Glukosespiegel) durchgeführt und die Einwilligung zur Operation mit dem Patient (s. Abschnitt „Präinterventionelle Aufklärung") besprochen.

Gibt es Zweifel an der Operationsfähigkeit, muss dies im entsprechenden Fachgebiet abgeklärt werden. Bei einem marcumarisierten Patienten wird die Operation erst nach Absetzen bzw. Umstellung der Antikoagulation sowie nach Erreichen eines Quick-Wertes von >70% durchgeführt. Acetylsalicylsäure wird eine Woche vor dem Eingriff abgesetzt.

Absolute Kontraindikationen der Kryoanalgesie sind:
◢ Marcumarisierung (die nicht aufgehoben werden kann),
◢ „Tumoren im Zielgebiet",
◢ nicht operationsfähige (an einer Grunderkrankung leidende oder morbide) Patienten.

## Notwendiges Instrumentarium

Für die Kryoanalgesie sind 2 Geräte notwendig, zum einen ein *Bildverstärker* (BV) zur Darstellung der anatomischen Strukturen, um die Kryosonde exakt platzieren zu können, zum anderen das „Kryogerät", um die Anwendung am Patienten durchführen zu können.

### Bildverstärkersysteme

Für Bildverstärker (BV) gibt es verschiedenste Anbieter auf dem Markt. Die BV der neuen Generation werden mit einem oder 2 Monitoren (Standbild, Realtime-Bild) geliefert und folgen den geforderten neuesten Standards der Strahlenschutzverordnung. Die meisten BV-Systeme haben Schnittstellen, um als Einheit in Praxissoftware eingebunden zu werden. Dies erleichtert die Archivierung und bei digitalen Systemen die Möglichkeit der Nachbearbeitung. Die meisten BV sind DICOM-fähig.

Unsere Kurse „OP Wirbelsäulenkurse" in Münster werden von den Firmen GE (GENERAL ELECTRICS) und ZIEHM unterstützt.

#### Kosten
Die Kosten für einen BV der neuen BV-Generation beginnen je nach Equipement bei ca. 40.000 €.

#### Bestelladressen
*Firma GE:* GE MEDICAL SYSTEMS DEUTSCHLAND, Beethovenstraße 239, 42655 Solingen, Tel.: 0212/2802-0, www.gemedical.com.

*Firma ZIEHM:* INSTRUMENTARIUM IMAGING ZIEHM GMBH, Isarstraße 40, 90451 Nürnberg, Tel.: 0911/64207-0, Fax: 0911/64207-39, E-Mail:, www.instrumentariumimaging.com.

### Kryoanalgetisches System

Das kryoanalgetische System SL 2000 NEUROSTAT (s. Abb. 19.1) wird zum kontrollierten „Gefrieren" von Nerven eingesetzt, wobei zuvor über die Kryosondenspitze (s. Abb. 19.2) nach exakter anatomischer Positionierung über den BV zusätzlich mit einem im „Kryogerät" eingebauten Nervenstimulator (motorisch und sensorisch) die korrekte Lage geprüft wird. Hierdurch wird die größtmögliche Sicherheit erreicht, da der ansprechbare Patient (verbales Monitoring) bei der Stimulation (motorische und sensible Frequenz) direkten Kontakt zum Operateur hat. Bei „Fehlplatzierung" muss die Sonde korrigiert werden, und es ist erneut zu stimulieren.

### Kosten

Die Kosten für das Gerät und die Anzahl der benötigten Kryosonden bewegen sich zwischen 16.000 € und 18.000 €. Die Sonden sind autoklavierbar und unterliegen (fast) keinem Verschleiß. Der einzige Unkostenfaktor ist neben den Sterilisationskosten das medizinische $CO_2$, das für ca. 40–50 Patienten ausreichend ist.

### Bestelladresse

Das meist eingesetzte kryoanalgetische System, das NEUROSTAT SL 2000, wird von der Firma INOMED (GESELLSCHAFT FÜR INTERVENTIONELLE MEDIZINTECHNIK MBH) vertrieben: Firma *INOMED*, Tullastraße 2, 79331 Teningen, Tel.: 07641/94149.

## Präinterventionelle Aufklärung

Das mündliche oder schriftliche Aufklärungsgespräch sollte in jedem Fall in der Akte oder im Computer mit den möglichen Risiken des Eingriffs (Ausbleiben des Erfolgs, Nachblutung, lokale Hautreaktion, Infekt, Abszess) dokumentiert werden. Der Patient wird über Art und Umfang des Eingriffs unterrichtet, insbesondere darüber, dass er beim Eingriff nicht schläft, sondern dass zwischen Patient und Arzt kommuniziert wird und dies ein wesentlicher Teil des Eingriffs zu Prüfung des Erfolgs (Testung der motorischen und sensiblen Frequenz) vor und beim „Gefrieren" der Sondenspitze darstellt.

Dem Patienten sollte eindeutig gesagt werden, dass es sich um einen operativen Eingriff handelt, aber gleichzeitig betonen, dass sich die Komplikationsquote im Promillebereich bewegt und die Erfolgsquote sehr hoch (bei >90%) anzusiedeln ist.

Gleichwohl muss erwähnt werden, dass es über die Dauer der Schmerzreduktion keine verlässlichen Angaben gibt; dieser Zeitraum kann zwischen wenigen Tagen und mehreren Jahren variieren. Die eigenen Zahlen bei mehr als 1.100 Patienten haben ein Mittel der Schmerzreduktion von 11,8 Mona-

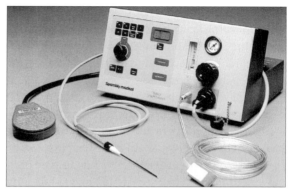

**Abb. 19.1:** Kryoanalgetisches System SL 2000 NEUROSTAT.

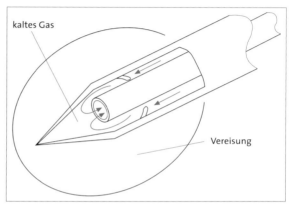

kaltes Gas

Vereisung

**Abb. 19.2:** Die Kryosonde gefriert, wenn Hochdruckmittel ($CO_2$) durch den Schlauch durch den Mikroringraum einfließt. Das Kältemittel kühlt, während es sich nach dem Thomas-Joule-Prinzip ausdehnt. Über die Mitte der Konsole wird das Kältemittel wieder in die Sonde zurückgeleitet (geschlossenes System).

ten ergeben. Ein wichtiger Hinweis ist die Möglichkeit, diesen Eingriff bei primärem Erfolg jederzeit (auch mehrfach) wiederholen zu können und damit die gleiche Wirkung zu erzielen.

Schlussendlich muss der Patient über die (zu dokumentierende) Strahlenbelastung informiert werden.

*Hinweis:* Wird der chirurgische Eingriff ambulant durchgeführt, sollte der Patient keinesfalls allein nach Hause fahren, sondern abgeholt werden.

## Durchführung der Intervention

Die Kryoanalgesie sollte, entsprechend § 115 SBG, idealerweise in einem Reinraumoperationssaal erfolgen; die Mindestforderung ist ein dafür vorgesehener Eingriffsraum. Diese Vorgabe sollte in keinem Fall unterschritten werden.

Die Mitarbeiter und der Operateur müssen mit Bleischürzen, der Operateur sollte mit Schilddrüsenschutz und Bleibrille versorgt sein. Die Bestrahlung wird entsprechend den neuesten gesetzlichen Bestimmungen (Zeit und Dosis) für jeden Patienten dokumentiert.

Der Patient wird zur Durchführung der Kryoanalgesie entlordosiert auf einem strahlendurchlässigen Operationstisch auf dem Bauch gelagert. Er wird mit einem venösen Zugang versorgt, außerdem mit einer kontinuierlichen $O_2$-Messung und einer EKG-Ableitung. Wir führen eine automatische Blutdruckkontrolle durch. Ferner ist der Patient mit einer Neutralelektrode zur Stimulation (motorisch und sensorisch) am Oberschenkel mit dem SL 2000 NEUROSTAT verbunden.

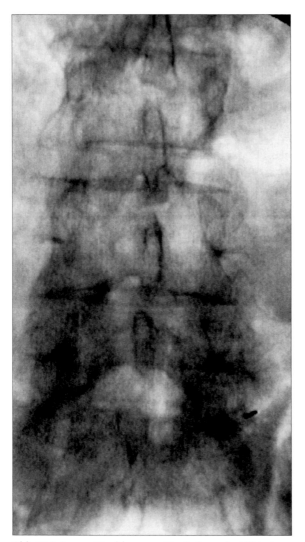

**Abb. 19.3:** Im a.p. Strahlengang Einstellung des Wirbelkörpers LWK4, sodass Vorder- und Hinterkante des Wirbelkörpers zur Deckung gebracht werden.

Auf dem sterilen Beistelltisch befinden sich die Kryosonde, 10 ml XYLONEST zur Hautquaddelung, Tupfer, Pflaster und eine Petrischale mit 0,9%iger NaCl-Lösung. Nach Anschluss der Kryosonde an den SL 2000 NEUROSTAT wird die Sondenspitze in der Petrischale „gespült", um präoperativ deren Funktionsfähigkeit zu testen. Steigt der Wert auf dem Druckmanometer beim „Spülen" an, ist die Sonde defekt und muss getauscht werden.

Am Beispiel der Kryoanalgesie in Höhe L 3/4 rechts soll die Durchführung erläutert werden: Es erfolgt zunächst die anterior-posteriore BV-Einstellung, wobei der Processus spinosus von L 4 mittig eingestellt sein sollte. Im Strahlengang werden die Deckplatten der Vorder- und Hinterkante von LWK 4 zur Deckung gebracht (s. Abb. 19.3). Anschließend wird der BV aus dieser Stellung so weit nach rechts rotiert, dass der Processus articularis superior von L 4 des zygapophysealen Gelenks mit dem Processus transversus eine Art Boomerang (Oblique View = zu dokumentierende Standardeinstellung des BV vor Durchführung der Kryoanalgesie) bildet.

Am tiefsten Punkt dieser Figur befindet sich das Zielgebiet der Kryosonde. An dieser Stelle gibt der aus dem Ramus dorsalis L3 kommende mediale Ast seine artikulären Äste ab. Der inferiore Ast (N. articularis inferior) versorgt den proximalen Anteil des Processus articualaris des Zygapophysealgelenks von L 4 und der abgehende N. articularis superior den inferioren Anteil des Processus articularis des Facettengelenks von L 3 (s. Abb. 19.4, 19.5).

Nach Hautdesinfektion und sterilem Abdecken wird im Strahlengang in Höhe des Zielgebiets mit Lokalanästhetikum eine Quaddelung, anschließend eine Stichinzision durchgeführt. Es folgt das Einführen der elektrisch isolierten Kryosonde mit blanker Trokarspitze parallel oder axial im Strahlengang bis in das Zielgebiet, sodass sich die Kryosonde im Idealfall als Punkt darstellt (s. Abb. 19.6).

Nach exakter Positionierung und Bilddokumentation der Kryosonde im Zielgebiet werden eine motorische (2 Hz) und eine sensorische (100 Hz) Stimulation über die metallene Kryosondenspitze (in der Kryosonde ist ein Nervenstimulator eingebaut) mit 0,1–0,5 Volt (Rechteckimpuls) durchgeführt, um eine Schädigung/Reizung eines motorischen Nervs zu verhindern. Kommt es zu einer motorischen Reizung, muss die Sonde neu

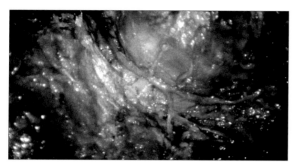

**Abb. 19.4:** Dieses Bild (mit freundlicher Genehmigung von H. Dr. Stern), zeigt die abgehenden Rr. articulares zur Versorgung der Zygapophysealgelenke aus dem dazugehörigen medialen Ast.

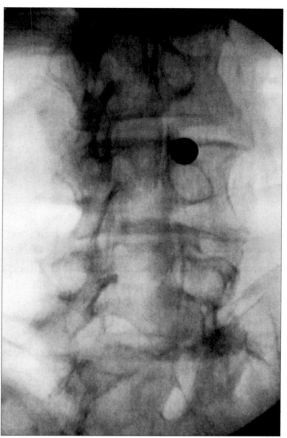

**Abb. 19.6:** Einstellung der Kryosonde (Oblique View) zur Denervation.

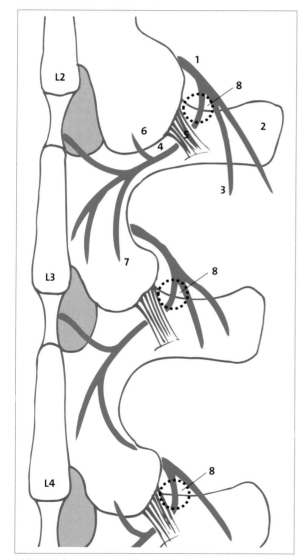

**Abb. 19.5:** Anatomische Skizze der nervalen Versorgung in den Segmenten L2/3 und L 3/4 und Zielgebiete zur Platzierung der Kryosonde; **1** R. dorsalis, **2** lateraler Ast des R. dorsalis, **3** intermediärer Ast, **4** medialer Ast, **5** Lig. mammiloaccessorium , **6** proximaler Zygapophysialnerv, **7** distaler Zygapophysialnerv, **8** Zielgebiete bei Kryodenervierung

platziert werden. Die sensorische Stimulation kann denselben oder einen vergleichbaren Schmerz provozieren, der zur Indikation der Kryoanalgesie führte. Nach Durchführung der Kryoanalgesie wird nochmals mit der 10fach höheren Frequenz (1–5 Volt) sensorisch stimuliert, wobei es in der Regel zu keiner Reizantwort kommen sollte und somit der Erfolg sowohl für den Therapeut als auch für den Patient dokumentiert ist. Bei persistierendem Reiz müssen die Sondenlage überprüft werden und erneut eine motorische und sensorische Prüfung erfolgen.

### Durchführung der Kryoanalgesie

Nach motorischer und sensorischer Stimulation wird Hochdruck-$CO_2$ als Kältemittel über einen Druckschlauch der Rückseite der Konsole des SL 2000 NEUROSTAT zugeführt. Der Druck des Kältemittels an der Kryosondenfassung wird über den Druckregler an der Frontplatte eingestellt und über den Durchflussmesser in der Konsole überwacht. Wird über die Sondenspitze das „Gefrieren" registriert, schaltet sich der Zeitmesser automatisch ein. In der Regel ist eine Zeitdauer von 58 s für das „Gefrieren" ausreichend. Der Patient berichtet über ein Abklingen der Beschwerden (ausstrahlender Schmerz) bei verbleibendem Druckgefühl in der Tiefe (lokaler Effekt durch Eiskristalle). Bei zu starker Reizung oder Angabe heftiger Schmeren kann der Prozess durch den Operateur jederzeit durch einen Fußschalter unterbrochen werden – der Abführstrom des Kältemittels wird unterbrochen, die Kryosondenspitze unter Druck gesetzt und ein schnelles Auftauen bewirkt.

Die Kryosondenspitze gefriert, wenn Hochdruckkältemittel ($CO_2$) durch den Schlauch in den Mikroringraum in der Spitze fließt. Das Kältemittel kühlt, während es sich schnell nach dem Thomas-Joule-Prinzip ausdehnt. Über die Mitte der Kryosonde wird das Kältemittel wieder in die Konsole zurückgeleitet. Dadurch ist sichergestellt, dass nur die nicht isolierte Kryosondenspitze gefriert. In unmittelbarer Umgebung der Spitze werden im Zielgebiet –62°C erreicht.

Die Wirkung der Kryoanalgesie beruht auf dem Mechanismus der chemischen Wandlung von Wasser zu Eis. Dabei werden beim „Gefieren" extra- und intrazelluläre Eiskristalle unterschiedlicher Größe gebildet [Asahina 1967; Meryman 1957; Zacarian 1970] und hierdurch verschiedene biochemische, anatomische und physiologische Prozesse der betroffenen Gewebe in Gang gesetzt [Farrant 1965; Lovelock 1953]. Am Nerv kommt es aufgrund des unterschiedlichen Gewebetonus intra- und extrazellulär, dem raschen Verlust von Wasser [Litvan 1972] und der Schädigung der Myelinscheiden und der Schwannschen Zellen zu erheblichen destruktiven Veränderungen [Levitt, Dear 1970; Rothenborg 1972; Shulman 1968]. Die den Nerv schädigende Potenz wird durch 2 Faktoren beeinflusst: erstens wie schnell er heruntergekühlt wird und zweitens wie lange die Applikation andauert [Meryman 1956]. Bei direktem Kontakt der Kryosonde mit dem Nerv erfolgt die Kühlung („Gefrieren") schnell. Die Dauer der Behandlung bestimmt die Größe der Eiskristalle und die „Tiefe" der Destruktion. Die Größe der Eiskristalle ist insbesondere beim „Auftauen" von Bedeutung, da unterschiedliche Gewebe (Nerven, Gefäße etc.) aufgrund ihrer Leit- oder Ableitfähigkeit verschieden schnell „defrosten" und wieder regenerieren [Mazur 1968].

## Veränderungen am Nerv durch Kryotherapie

Am Nerv wird die Neuropraxia als minimaler Schaden von der Axonotmesis mit Destruktion von Axon und Myelinscheide von der Neurotmesis, der kompletten Destruktion des Nervs, unterschieden.

## Therapeutischer Effekt

Durch den Einsatz von flüssigem $CO_2$ und der Kryosonde wird an dem zu behandelnden Nerv eine Axonotmesis (therapeutischer Effekt) herbeigeführt. Der Nerv erholt sich innerhalb von mehreren Wochen bis Monaten vollständig.

## Negativergebnisse – Non-Responder

Negativergebnis oder die Nichtvorhersagbarkeit der Wirkdauer der Kryoanalgesie können durch eine ungenaue Sondenlage (keine Standardeinstellung = Fehlplatzierung) oder eine zu kurze Exposition gegenüber dem $CO_2$ eine Neuropraxie mit schneller Erholungszeit des betroffenen Nervs von nur wenigen Stunden bis Tagen erklärt werden. Eine andere mögliche Erklärung wäre die, dass zu mechanistisches Denken ohne Berücksichtigung der neurophysiologischen und neuroanatomischen Gegebenheiten (dass ein Facettengelenk von 2 benachbarten Spinalnerven versorgt wird) die schlechten – oder besser nicht voraussagbaren – zeitlichen Ergebnisse bedingt. Die Tatsache, dass interspinale Nervenäste Spinalnerven unterschiedlicher Höhe verbinden, lässt die Vermutung zu, dass nicht unmittelbar betroffene Facettengelenke schmerzhaft mitreagieren können. Unter dieser Prämissen ist es ein *Muss*, über die schmerzhafte Etage hinaus zu behandeln, um Erfolg zu haben. Sollte beispielsweise die Höhe L 4/5 die schmerzhafte Zone sein, müssten unbedingt die Etagen L 5/S 1 und L 3/4 mitbehandelt werden. Schlussendlich sollte, da es auf Rückenmarkebene über das WDR (Wide dynamic Range) Efferenzen, aber auch Afferenzen zur „Gegenseite" gibt (wobei diese Zygapophysealgelenke u.U. schmerzhaft reagieren), immer die kontralaterale Seite mitbehandelt werden.

## Komplikationsmöglichkeiten

Eine mögliche Komplikation könnte eine Art „Frostbeule" an der Hautoberfläche sein, ebenso wie nicht reversible Schäden an Nerven, wobei über diese Komplikation keine Information in der Literatur verfügbar ist. Der Pneumothorax als Folge der Kryoanalgesie an der Brustwirbelsäule ist möglich, nach Angaben in der Literatur stellt dies aber eher ein „Nichtereignis" dar. Durch die Anwendung von Lokalanästhetika als Vorbereitung des „Kryosondenzugangs" und deren antibakterizide Wirkung sind selbst lokale Reaktionen und Entzündungen eher unwahrscheinlich. Die eigenen Zahlen von mehr als 1.400 Patienten mit keiner Komplikation stimmen mit der verfügbaren Literatur überein. Somit ist bei sachgerechter Anwendung und unter Beachtung der allgemein gültigen Verfahrensweisen bei operativen Eingriffen eine Komplikation bei der Kryoanalgesie ein äußert unwahrscheinliches Ereignis.

## Ergebnisse in der Literatur

Die verfügbare Literatur ist bezüglich Ergebnissen der „Cryoanalgesie" als ablatives Verfahren äußerst widersprüchlich, kontrollierte Studien im Sinne der EBM fehlen. Die verfügbaren Daten sind z.T. Einzelfalldarstellungen, zum anderen sind es Ergebnisse aus Praxen mit hohen Fallzahlen (Steinleitner: mehr als 1.100 Patienten bei Facettendenervation) und guten Ergebnissen, unter wissenschaftlichen Kautelen jedoch nicht verwertbar. Eine kleinere Studie, die zurzeit am Klinikum Rechts der Isar [Birkenmaier 2004] wissenschaftlich durchgeführt wird, folgt den Kriterien einer randomisierten Studie. Die Wirkung und auch die Wirksamkeit der „Cryoanalgesie", die zum jetzigen Zeitpunkt dieser Studie durchaus als positiv zu bewerten sind, können aber aufgrund der fehlenden Langzeitergebnisse und der vielleicht auch fehlenden „Zahlen" sowie der möglicherweise ansteigenden Lernkurve bei Anwendung des Verfahrens keine Verallgemeinerung finden.

## Kostenerstattung

Sowohl der EMB als auch die GÖA sehen Vergütungen vor, nach der die Operation „Kryoanalgesie" durch die im Folgenden genannten Ziffern abzurechnen ist.

### EBM

31131 (Facettendenervation) 2.885 Punkte; *Hinweis*: bei Kryoanalgesie auf mehreren Etagen auch Mehrfachansatz.

31502 (Post-op. Überwachung bei amb. OP) 695 Punkte, 34280 (Durchleuchtung) 250 Punkte.

### GOÄ

A 2598 (Analogziffer: stereotaktische Thermokoagulation des Ganglion Gasseri); *Hinweis*: auch Mehrfachansatz möglich.

444 (Zuschlag bei amb. OP), 448 (Beobachtung und Betreuung eines Kranken über mehr als 2 Stunden während der Aufwach- und/oder Erholungszeit bis zum Eintritt der Transportfähigkeit), 267 (medikamentöse Infiltrationsbehandlung), 800 (eingehende neurologische Untersuchung).

## Fazit und klinische Relevanz

Die klinische Relevanz der Methode ist unstrittig. Die Vorhersagbarkeit des zu erwartenden Ergebnisses ist bei Beachtung der Kriterien, die als Grundlage einer Intervention dienen, gegeben. Die Nachhaltigkeit der Methode variiert und ist durch Studien (noch) nicht belegt.

Bezogen auf die eigenen Ergebnisse ist die „Kryoanalgesie" eine hoch wirksame Behandlungsmethode an der Wirbelsäule. Es handelt sich dabei um eine einfache, leicht erlernbare Technik mit geringem Risiko, aber auch hoher Strahlenbelastung (für Arzt und Patient) und hohem apparativen Aufwand. Folgt man den stringenten Voraussetzungen, welche die Indikation zur Kryoanalgesie darstellen, dem Innsbrucker Konsensus und dessen Empfehlungen sowie den von uns geforderten Standardeinstellungen bei Durchführung der Intervention unter Berücksichtigung der neuroanatomischen und neurophysiologischen Gegebenheiten, wird der „Outcome" der

Methode gesichert sein und die Kryoanalgesie in Zukunft den Stellenwert erhalten, der ihr zusteht. Allein die Studien fehlen.

## Literaturverzeichnis

Amoils SP, The Joule Thompson cryoprobe. Arch Ophthalmol (1967), 78, 201–207

Arnott J, On serve cold or congelation as a remedy of disease. London Medical Gazette (1848), 7, 936–938

Arnott J (1851) On the treatment of cancer by the regulated application of an anaesthetic temperature. Churchill, London

Asahina E (ed) (1967) Cellular injury and resistance to freezing organisms; Proceedings of the International Conference on Low Temperature Science, 2. Hokkaido. Hokkaido University, Japan

Barnard JDW, Lloyd JW, Cryoanalgesia – history and developement. Nursing Times (1977), 73/74, 897–899

Birkenmaier C (2004) Mittelfristige Ergebnisse mit perkutaner Cryodenervierung lumbaler Facettengelenke. Vortrag 52. Jahrestagung der Vereinigung Süddeutscher Orthopäden e.V., Baden-Baden, 29.04.–02.05.2004

Evans PJD, Cryoanalgesia. The Application of low temperatures to nerves to produce anaesthesia or analgesia. Anaesthesia (1981), 36, 1003–1013

Farrant J, Mechanism of cell damage during freezing and thawing and its prevention. Nature (1965), 205, 1284–1287

Garamy G (1968) Engineering aspects of cryosurgery. In: Rand RW et al., Cryosurgery. Thomas, Springfield

Hiedl P, Leitungsanästhesie durch Kälteblock. Med Klin (1987), 82 (19), 655–657

Hippocrates (1931) Aphorismus, Vol. 4, Heracleitus on the Univers, translated by W.H.S. Jones, 5:165, 7: 201. Heinemann, London

Larre DJ (1832) Surgical memoirs of the campaigns of Russia, Germany and France, translated by J.C. Mercer. Carey & Lea, Philadelphia

Levitt J, Dear J (1970) The role of membrane proteins in freezing injury and resistance. In: Wolstenholme GEW, O'Connor M, The frozen cell: a Ciba Foundation symposium, 147–148. Churchill, London

Litvan GG, Mechanisms of cryoinjury in biological systems. Cryobiology (1972), 9, 182–191

Lloyd JW, Barnard JDW, Glynn CJ, Cryoanalgesia, a new approach to pain relief. Lancet (1976), 2, 932–934

Lovelock JE, The haemolysis of human red blood cells damage by freezing and thawing. Biochim Biophys Acta (1953), 10, 414–426

Maiwald O et al., Cryoanalgesia after thoractomy. J Thorac Cardiovasc Surg (1986), 92, 291–295

Mazur P (1968) Physical and chemical factors underlying cell injury in cryosurgical freezing. In: Rand RW et al., Cryosurgery, 32–55. Thomas, Springfield

Meryman HT, Mechanism of freezing in living cells and tissue. Science (1956), 124, 515–521

Meryman HT, Physical limitation of the rapid freezing method. Proceed Royal Society Series B (1957), 147, 452–459

Müller-Schefe G et al. (2001) Der Innsbrucker Konsensus. Invasiv-interventionelle Schmerztherapie. 17. Jahrgang, Sonderheft, Oktober 2001, SCHMERZtherapeutisches Kolloquium

Orlando G, Florte MD Jr, Cryoablative procedure for back pain. http://www.dcmsonline.org/jax-medicine/1998 journals/october 98/cryoablative.htm (10/1998)

Richardson B, On a new and ready method of producing local anaesthesia. Medical Times and Gazette (1866), 1, 115–117

Rothenborg HW, 125]-serum albumin assay of edema in rat skin with and without vasoconstriction after cryosurgery type freezing. Cryobiology (1972), 9, 1–8

Shulman S (1968) Cryo-immunology: the production of antibody by the freezing of tissue. In: Rand RW et al., Cryosurgery. Thomas, Springfield

Zacarian SA, Histopathology of skin cancer following cyosurgery. Preliminary report. Int Surg (1970), 54, 255–263

Zakzrewska JM, Cryotherapy for trigeminal neuralgia: A 10 year audit. Brit J Oral Maxillofacial Surg (1991), 29, 1–4

# 20  Arzneimittelpumpen, Neurostimulationssysteme

*F. Maier*

## Indikation

Die Implantation von Arzneimittelpumpen und Neurostimulationssystemen ist im besten Sinne als minimal-invasive Wirbelsäulen-Intervention aufzufassen, müssen doch lediglich die chirurgischen Techniken der Lumbalpunktion und der Epiduralpunktion beherrscht werden.

Arzneimittelpumpen dienen der kontinuierlichen oder programmierbar diskontinuierlichen Medikamentenabgabe in den Subarachnoidalraum, wobei über die sog. Drug Delivery Devices Medikamente (überwiegend Opioide und Koanalgetika) zur Unterdrückung chronischer Schmerzen oder BACLOFEN zur Behandlung einer anders nicht unterdrückbaren schweren Spastizität intrathekal appliziert werden.

Neurostimulationssysteme werden als Voll- oder Halbimplantate mit unterschiedlich konfigurierten Elektrodensystemen zur epiduralen Rückenmarkstimulation zur Unterdrückung chronischer Schmerzen oder zur Durchblutungsförderung bei arterieller Verschlusskrankheit und instabiler Angina pectoris eingesetzt.

Sowohl die elektrische Stimulation des Rückenmarks zur Beherrschung vorwiegend neuropathischer Schmerzen als auch die intrathekale Analgetikaapplikation via Pumpen-Katheter-System zur Beherrschung vorwiegend nozieptiver und ge-

mischter nozizeptiv-neuropathischer Schmerzen haben einen fest etablierten Stellenwert in der Schmerztherapie: Diese interventionellen Schmerztherapiemöglichkeiten kommen zum Einsatz, wenn die Schmerzreduktion durch systemisch applizierte (orale oder transdermale) Analgetika, durch operative Korrektureingriffe, durch therapeutische Nervenblockaden oder durch additive physikalische oder psychologische Methoden nicht ausreicht. In der Stufenleiter des schmerztherapeutischen Arsenals nehmen diese interventionellen, nicht destruierenden Therapieformen die vorletzte Stufe vor neuroablativen, destruierenden Verfahren ein. Es ist jedoch zu beobachten, dass selbst in hoch spezialisierten neurochirurgisch-algesiologischen Einrichtungen neuroablative Verfahren nur noch äußerst selten und nur bei malignombedingten, anders nicht beherrschbaren Schmerzzuständen zum Einsatz kommen.

Die Indikationen für Arzneimittelpumpen und Neurostimulationssysteme sind in Tabelle 20.1 zusammengefasst.

Eine ebenso sorgfältige Beachtung wie die Indikationsstellung zur Implantation von Arzneimittelpumpen und Neurostimulationssystemen verdienen auch die Ausschlusskriterien für diese Therapieformen.

Die epidurale Neurostimulation (Spinal Cord Stimulation, SCS) sollte nicht angewendet werden bei:

**Tab. 20.1:** Indikationen für die interventionelle Schmerztherapie

| Rückenmarkstimulation | Mischindikationen: sowohl Rücken-markstimulation als auch intrathekale Medikamentengabe wirksam: | Intrathekale Medikamentengabe |
|---|---|---|
| Radikulopathien | sog. Postdiskotomiesyndrom | diffuse malignombedingte Schmerzen |
| Vaskulopathischer Schmerz | Arachnopathia spinalis | osteoporosebedingte Schmerzen |
| Neuralgien | diabetische Neuropathie | axiale somatische Schmerzen |
| Angina pectoris | Stumpfschmerzen, Phantomschmerzen, CRPS I und II, Rückenmarkverletzungen, - Plexusneuropathien | viszerale Schmerzen |

CRPS: Complex regional Pain Syndrome

- psychiatrischen Erkrankungen,
- axialem Rückenschmerz,
- diffusen Schmerzen,
- turmorbedingten Schmerzen,
- Medikamentenabusus,
- Allergie gegen eine Komponente des Systems,
- unwirksamer Teststimulation,
- Gerinnungsstörung
- mental retadiertem Patient, der die Wertigkeit des Systems nicht einzuschätzen vermag.

Gegen eine intrathekale Therapie sprechen folgende Ausschlusskriterien:
- behinderte Liquorpassage,
- Allergie gegen eine Komponente des Systems oder gegen das applizierte Medikament,
- Infektion oder Sepsis,
- Gerinnungsstörung oder medikamenteninduzierte Koagulopathie,
- unkooperativer und/oder mental retardierter Patient.

## Medikamentenpumpen zur Unterdrückung chronischer Schmerzen

Opioide sind die einzigen heute bekannten Pharmaka, die bei starken und stärksten Schmerzen eine ausreichende Schmerzlinderung herbeizuführen vermögen. Das aus dem Saft des Schlafmohns Papaver somniferum gewonnene Opium war bereits in der arabischen, ägyptischen und griechischen Antike als Schmerz stillendes Mittel bekannt. Friedrich Wilhelm Sertürner (1783–1841) gelang 1806 die Isolierung des von ihm sog. Morphins als Reinsubstanz aus dem Mohnsaft. Von den heute bekannten etwa 25 Alkaloiden des Opiums wurde 1832 das Kodein und 1848 das Papaverin isoliert. Erste Beschreibungen der „Opiumsucht" sind aus dem amerikanischen Bürgerkrieg bekannt. Reine und partielle Antagonisten des Morphins wurden in den 1950er Jahren entdeckt.

Nachdem bereits seit längerem Opioidrezeptoren postuliert wurden, konnten diese 1973 durch Perth und Snyder nachgewiesen werden. Die Enkephaline, die Endorphine und das Dynorphin als zugehörige Liganden wurden durch Hughes et al. [1975] nachgewiesen. Nach der Entdeckung spinaler Opioidrezeptoren [La Motte, Pert, Snyder 1976] wurde durch Samii et al. [1979] und Wang,

Nauss und Thomas [1979] über die erste klinische intrathekale Anwendung von Morphin berichtet.

Was liegt näher, als nach dem Nachweis spinaler Opioidrezeptoren und bei Vorhandensein klinisch praktikabler Spinalkatheter das Opioid über eine Pumpe kontinuierlich in den Subarachnoidalraum zu applizieren, um eine dauerhafte Schmerzunterdrückung zu ermöglichen? Der gute bis sehr gute analgetische und antinozizeptive Opioideffekt wurde inzwischen in vielen Studien nachgewiesen. Beim neuropathischen Schmerz jedoch und bei Muskel- bzw. myofaszialen Schmerzen sowie bei komplexen regionalen Schmerzsyndromen (Chronic regional Pain Syndrome, CRPS) ist der Opioideffekt deutlich geringer ausgeprägt. Wahrscheinlich ist die Ursache hierin zu suchen, dass die Anzahl der Opioidrezeptoren bei diesen Schmerzformen reduziert ist [de Groot, Coggeshal, Carlton 1997; Zhang et al. 1998]. Außerdem werden wahrscheinlich bei neuropathischen Schmerzen die µ-Rezeptoren der Hinterhornneurone herunter reguliert [de Groot, Coggeshal, Carlton 1997; Stevens, Seybold 1995; Zhang et al. 1998]. Bei diesen Schmerzzuständen wird (s. unten) die Neurostimulation, ggf. in Verbindung mit Neuroleptika, Antikonvulsiva und Antidepressiva, zum Einsatz gebracht.

## Medikamentenpumpen zur Spastiktherapie

Spastik ist die geschwindigkeitsabhängige Steigerung des Muskeltonus. Dies wird als sog. tonischer Dehnungsreflex bezeichnet. Es kommt zu gesteigerten Eigenreflexen – phasischer Reflex [Lance 1980]. Die Ursache von Spastizität, die auch als gestörte Balance zwischen exzitatorischen und inhibitorischen Impulsen auf das α-Motoneuron definiert ist, ist sehr unterschiedlich. Seien es neurologische Erkrankungen, wie die Multiple Sklerose oder die infantile Zerebralparese, spinale oder zerebrale Traumen oder zerebrale oder spinale Durchblutungsstörungen – eine schwere Spastizität kann das Resultat sein, und trotz der ätiologischen Vielfalt stellt das α-Motoneuron den pathogenetischen Fokus für die Tonuserhöhung oder den Rigor bei diesen Erkrankungen dar. Die intrathekale Therapie mit dem GABA-B-Rezeptor-Agonisten BACLOFEN hat einen umschriebenen Stellenwert in der Behandlung der schweren Spastik.

Das Stufenschema der Spastikbehandlung umfasst [Ochs 2004]:

◿ krankengymnastische Behandlung,

◿ physikalische Therapie,

◿ orale Therapie (BACLOFEN, Tizanidin, Dantro-
len, Tolperison, Memantin, Cannabinoide),

◿ Botulinumtoxin (bei umschriebener Spastik),

◿ BACLOFEN intrathekal,

◿ ablative Neurochirurgie.

Für eine intrathekale BACLOFEN-Therapie kommt derjenige Patient infrage, der unter einer anders nicht zu behandelnden schweren Spastizität leidet, die funktionell deutlich beeinträchtigend ist und/oder die Pflege erhebliche erschwert. Eine Pumpe wird implantiert, wenn die intrathekale Testtherapie mit BACLOFEN erfolgreich war. Eine intrathekale Testtherapie wird durchgeführt, wenn die schwere, chronische Spastik mit einer Standardtherapie nicht tolerabel und/oder durch eine orale Therapie die Spastizität nicht ausreichend beherrschbar ist.

Kontraindikation zur intrathekalen BACLOFEN-Therapie ist eine Allergie gegen eine Komponente des Systems oder gegen das Medikament. Obwohl BACLOFEN über eine Stimulation der GABA-B-Rezeptoren hemmend auf die mono- und polysynaptische Reflexübertragung am α-Motoneuron wirkt, hat es wohl auch erregende Effekte auf kortikale und hippokampale Neuronengruppen, was eine Steigerung einer Krampfanfallbereitschaft und -häufigkeit bei Patienten mit bekannter Epilepsie beobachten ließ [Kofler et al. 1994; Saltuari et al. 1992c; Siegfried, Jacobson, Chabal 1992]. Die therapieresistente Epilepsie ist als relative Kontraindikation einzustufen und stellt bei vorsichtiger Handhabung des Systems durch den erfahrenen Therapeuten nach eigener Erfahrung keine Kontraindikation dar.

Eine Indikation zur wohldosierten intrathekalen BACLOFEN-Anwendung besteht dann, wenn der Patient die Spastik bzw. die Tonussteigerung zum Sitzen im Rollstuhl bzw. zum Stehen oder Gehen einsetzen kann. In diesen Situationen ist eine sorgfältige „Spastiktitration" notwendig.

## Neurostimulationssysteme zur Unterdrückung chronischer Schmerzen

Nicht erst nachdem „neurophysiologische und neurochemische Wirkungsweisen" [Linderoth, Foreman 1999] nachgewiesen wurden, wird die epidurale Rückenmarkstimulation zur Behandlung neuropathischer Schmerzen eingesetzt.

Nachdem bereits seit Jahrtausenden Versuche beschrieben wurden, Schmerzen mittels Bioelektrizität (Zitterrochen, Zitterwels) zu behandeln, beflügelte erst die Entwicklung der Gate-Control-Theorie [Melzack, Wall 1965] die moderne Schmerztherapie mittels Neurostimulation. Basierend auf der Gate-Control-Theorie wurde zunächst angenommen, dass elektrophysiologische Wirkungen auf die Rückenmarkhinterstränge chronische neuropathische Schmerzen zu unterdrücken vermögen. Diese reine Hinterstrangstimulation (Dorsal Column Stimulation, DCS) reicht unter dem Licht moderner Erklärungsversuche nicht aus, um alle klinischen Phänomene der Schmerzunterdrückung zu erklären. Deshalb wird heute allgemein von der Rückenmarkstimulation (Spinal Cord Stimulation, SCS) gesprochen. Obwohl die detaillierten Wirkmechanismen der SCS noch nicht schlussgültig geklärt sind, handelt es sich wohl um eine Suppression der übererregten Wide-dynamic-Rrange-(WDR-)Neurone auf segmentaler Ebene [Yakhnitsa, Linderoth, Meyerson 1999]. Außerdem können wohl bestimmte thalamische Neuronengruppen nach Stimulation der Hinterstränge herunter reguliert werden [Nyquist, Greenhoot 1973]. Eine Fülle an moderner Literatur weist auch eine Wirkung der Neurostimulation auf deszendierende inhibitorische Bahnsysteme nach. Als gesicherte Grundlage der Neuromodulation kann postuliert werden, dass sowohl elektrophysiologische spinale und supraspinale als auch neurohumorale supraspinale Mechanismen zur Schmerzunterdrückung beitragen.

Heute verfügbare Voll- und Semiimplantate werden schmerztherapeutisch eingesetzt zur Behandlung neuropathischer Schmerzen, die aus einer Verletzung oder pathologischen Veränderung des peripheren oder zentralen Nervensystems resultieren. Diese Schmerzen werden als brennend, stechend, kribbelnd und elektrisierend beschrieben. Es handelt sich hierbei v.a. um Radikulopathien nach akzidentellen, iatrogen verursachten oder druckbedingten Wurzelschäden.

Ferner handelt es sich um Plexusschäden und um komplexe regionale Schmerzsyndrome (Chronic regional Pain Syndrome, CRPS). Das CRPS I (Synonyme: Morbus Sudeck, sympathische Reflexdystrophie) ist gekennzeichnet durch einen generalisierten, häufig brennenden Schmerz, vorwiegend in der oberen Extremität, nach einem Trauma, nach einer Operation oder aber auch nach Bagatellverletzungen oder ohne äußeren Anlass auftretend, wobei eine Nervenverletzung nicht nachweisbar ist.

Nicht das Ödem, die mechanische Hyperalgesie und die Temperaturdysregulation, wohl aber der chronische Schmerz können nach Wirkungslosigkeit lokaler oder i.v. Sympathikusbehandlungen durch die SCS beeinflusst werden [Harke et al. 2001; Kemmler et al. 2000].

Beim CRPS II (Synonym: Kausalgie), welches mit der Verletzung eines oder mehrerer peripherer Nerven einhergeht und eine echte schmerztherapeutische Crux darstellt, ist die SCS ebenfalls wirksam.

Bei der Postzosterneuralgie mit erhaltener Restsensibilität, wo Sympathikusblockaden, Antikonvulsiva und Antidepressiva in ihrer Wirksamkeit versagen, kann gleichfalls die SCS zur Anwendung gebracht werden.

## Neurostimulationssysteme zur Behandlung peripherer arterieller Verschlusskrankheiten und der instabilen Angina pectoris

In einer Reihe von Studien [Claeys, Horsch 1993; Groth 1985; Klomp et al. 1999] konnte nachgewiesen werden, dass die SCS bei der peripheren arteriellen Verschlusskrankheit von Nutzen ist. Der vaskulopathische Schmerz, der Sauerstoffpartialdruck und die Blutflussgeschwindigkeit konnten bei der peripheren arteriellen Verschlusskrankheit im Stadium III (und Stadium IV) nach Fontaine, bei der Thrombangiitis obliterans, beim Morbus Raynaud und bei der Sklerodermie deutlich positiv beeinflusst werden, wenn bei diesen Erkrankungen chirurgische Revaskularisationsverfahren, eine medikamentöse Durchblutungsförderung und Sympathikusbehandlungen nicht möglich waren oder versagt hatten.

Durch Langzeitstudien konnte eine Besserung pektanginöser Beschwerden durch die SCS nachgewiesen werden, ohne dass der pektanginöse Warnschmerz weggefallen wäre [Jessurun et al. 1997; Sanderson, Ibrahim, Waterhouse 1994]. Bei Patienten mit einer instabilen Angina pectoris, die nicht für eine offen chirurgische oder perkutane Revaskularisationstherapie infrage kommen, bie-

tet sich dringend die SCS an. Es konnte ein guter antiischämischer Effekt nachgewiesen werden [Hautvast et al. 1998] sowie eine deutliche Reduzierung der Anginaattacken [Mannheimer et al. 1998]. Die therapierefraktäre instabile Angina pectoris ist eine der besten Indikationen für ein Neurostimulationssystem. Eine Verbesserung des NYHA-Scores wurde im Rahmen einer großen Multicenter-Studie nachgewiesen [Ten Vaarwerk et al. 1999].

## Notwendiges Instrumentarium

### Arzneimittelpumpen

Die gemeinsame Endstrecke aller Drug Delivery Systems, sei es als externe oder als implantierbare Pumpen, ist ein implantierbarer Spinalkatheter, der das zu applizierende Pharmakon in den Subarachnoidalraum zu transportieren vermag. Diese Katheter werden meist aus Röntgenkontrast gebendem Silikonkautschuk mit einem Außendurchmesser von etwa 1,5–2,5 mm hergestellt, sodass sie über eine etwa 15 G messende Spinalkanüle nach TOUHY implantiert werden können. Externe Pumpen werden dann über ein Portsystem angeschlossen bzw. implantierbare Pumpen werden über einen Verbindungsschlauch mit dem Spinalkatheter konnektiert und sorgen für eine Medikamentenabgabe nach einem vorher eingestellten festen oder frei wählbaren Modus (siehe hierzu Abb. 20.1 bis Abb. 20.3).

Die implantierbaren Pumpen sind entweder gasdruck- oder elektrisch betrieben. Bei den Gasdruckpumpen wird bei der Befüllung mit dem Medikament ein Antriebsgas komprimiert, welches sich bei Körperwärme ausdehnt und das Medikament über eine Reduktionsstrecke an den Patienten abgibt. Die Reduktionsstrecke kann aus einer Glaskapillare oder einer sog. Chipkapillare bestehen.

Die Vorteile der Gasdruckpumpen liegen in ihrem relativ moderaten Preis und einer deutlichen Robustheit durch ihr einfaches Konstruktionsprinzip. Außerdem bieten gasdruckbetriebene Pumpen ein relativ großes Reservoirvolumen, da elektrische und elektronische Komponenten nicht vorhanden sind und dieser Raum durch das Medikamentenreservoir eingenommen werden kann.

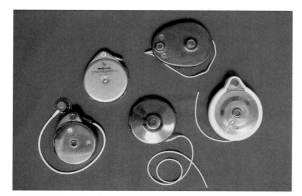

**Abb. 20.1:** Gasdruckpumpen und elektrisch betriebene, programmierbare Pumpen

Ein Nachteil gasdruckbetriebener Pumpen besteht darin, dass stets eine konstante Flussrate vorliegt, die zudem relativ häufig gegen Ende des Auffüllintervalls absinkt. Die Abgaberate wird außerdem noch durch die Temperatur und den Luftdruck beeinflusst. Die notwendige analgetische bzw. antispastische Medikamentendosis kann nur über eine Variierung der Medikamentenkonzentration angepasst werden.

Bei programmierbaren elektrischen Pumpen übernimmt ein batteriebetriebener Rollermotor den Medikamententransport. Von großem Vorteil ist hierbei die Programmierbarkeit über ein perkutan applizierbares Hochfrequenzsignal. Außerdem sind verschiedene Medikamentenabgabemodi fest einprogrammierbar und somit den Patientenbedürfnissen anpassbar. Das jeweilige Pumpenvolumen kann stets abgefragt werden, eingebaute Alarmsysteme signalisieren einen Reservoirtiefstand und eine Batterieerschöpfung.

Nachteile des programmierbaren Pumpensystems sind der relativ hohe Preis, das relativ geringe Reservoirvolumen und die Notwendigkeit des Pumpenwechsels bei Batterieerschöpfung.

Die perkutane Füllung beider Pumpensysteme muss jeweils mit nicht stanzenden Spezialkanülen (SPROTTE-Nadel, SURECAN-Kanüle) erfolgen.

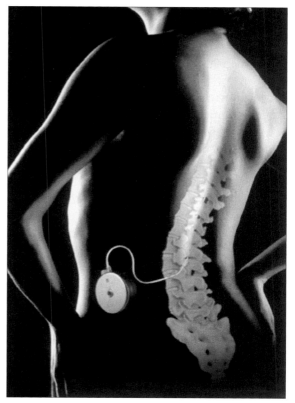

**Abb. 20.2:** Pumpen-Kathetersystem in situ

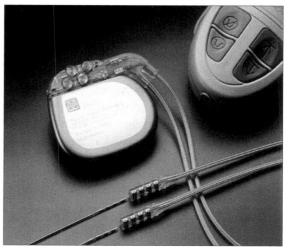

**Abb. 20.3:** Neurogenerator: Vommimplantat mit Doppelelektrodenausgang

## Kosten

Aufgrund der sehr inhomogenen Kostengestaltung in Deutschland ist eine Kostenaufstellung für Neuromodulationssysteme quasi nicht möglich.

Die Implantatkosten für batteriebetriebene, programmierbare Medikamentenpumpensysteme betragen durchschnittlich 10.400 € Gasdruckbetriebene Medikamentenpumpensysteme kosten etwa 5.200 €.

Je nach Implantationsmodalität (ambulante oder stationäre Vorgehensweise) entstehen durchschnittlich stationäre Kosten von 1.500 € und durchschnittliche Anästhesiekosten von etwa 300 €, sodass die Gesamtkosten bei batteriebetriebenen

Pumpen unter Aufrechnung der übrigen therapeutischen Bereiche – wie Laboratorien, Kardiologie und Radiologie – bei etwa 14.400 € und die der gasdruckbetriebenen Pumpen bei etwa 7.950 € liegen.

**Bestelladressen**

Pumpen werden vertrieben von:
- ◢ ARROW DEUTSCHLAND GMBH, Justus-von-Liebig-Str. 2, 85435 Erding, Tel.: 08122/98200, Fax: 08122/40384, www.arrow-deutschland.de.
- ◢ Firma CODMAN, Oststr. 1, 22844 Norderstedt, Tel.: 040/522070, Fax: 040/52207880, www.jnj.com.
- ◢ Firma MEDTRONIC GMBH, Emanuel-Leutze-Str. 20, 40547 Düsseldorf, Tel.: 0211/5293-0, Fax: 0211/5293-100, E-Mail: duesseldorf@medtronic.com, www.medtronic.de.

## Neurostimulationssysteme

Siehe hierzu Abb. 20.4 bis 20.7. Für die epidurale Neurostimulation kommen unterschiedliche Elektroden zum Einsatz: Stabelektroden werden 4- bis 8-polig angeboten, wobei die Kontaktflächen meistens aus Platin bestehen und in einem Silikonschlauch geführt werden. Plattenelektroden unterschiedlicher Breite und Dicke sind ebenfalls als quattro- oder oktopolare Elektroden im Handel. Über ein Verbindungskabel wird dann ein Impulsgenerator als Semi- oder Vollimplantat angeschlossen.

Ein als Vollimplantat fungierender Impulsgeber wird von einer Lithiumbatterie betrieben, vom Arzt angesteuert und programmiert und kann über einen Magnetschalter vom Patienten an- und abgeschaltet werden. Die Programmiermöglichkeiten bestehen in der Einstellung eines Softstarts, der Amplitude und der Impulsdauer. In Abhängigkeit von der gewählten Elektrode kann ein- bis 4-kanalig stimuliert werden. Der Vorteil des Vollimplantats besteht in der von außen kaum sichtbaren subkutanen Verlagerung. Nachteilig ist die Begrenzung der Stimulationszeit durch die Batterielebensdauer.

Bei semiimplantablen Systemen wird der Akkumulator des Impulsgenerators über eine externe Antenne aufgeladen. Ein Systemwechsel aufgrund einer Batterieerschöpfung ist deshalb nicht notwendig.

Andere Semiimplantate bestehen lediglich aus einer implantierbaren Empfangsspule, welche über eine auf die Haut aufklebbare Antenne die Impulssignale entweder weiterleitet oder Hochfrequenzsignale in elektrische Impulse umwandelt und an die Elektrode überträgt.

**Kosten**

Auch hier können, wie für die Arzneimittelpumpen mitgeteilt, nur Näherungswerte angegeben werden: Die Sachkosten für ein voll implantierbares Einelektrodensystem betragen etwa 7.800 €. Die Sachkosten eines 2-Elektroden-Systems als Vollimplantat machen etwa 13.000 € aus. In den verschiedenen Kostenstellen kommt es hierbei jedoch zu sehr variablen Standardabweichungen.

Aufgrund der Produktvielfalt sowohl der Impulsgeneratoren als auch der Stimulationselek-

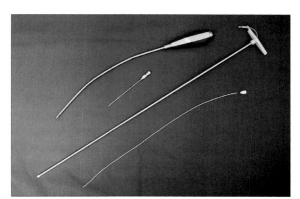

**Abb. 20.4:** Spinalkatheter und Katheterinsertionshilfen

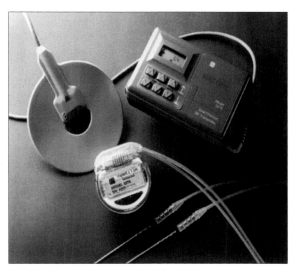

**Abb. 20.5:** Neurogenerator: Semiimplantat

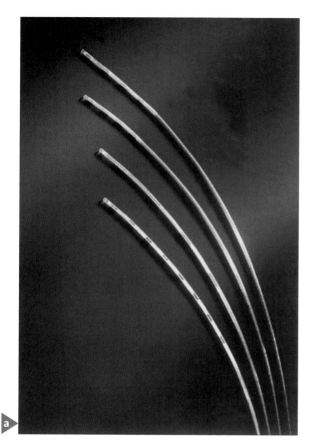

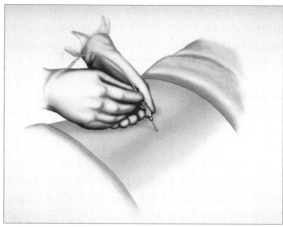

**Abb. 20.6: a)** Stabelektroden. **b)** Epidurale Platzierung einer Stabelektrode

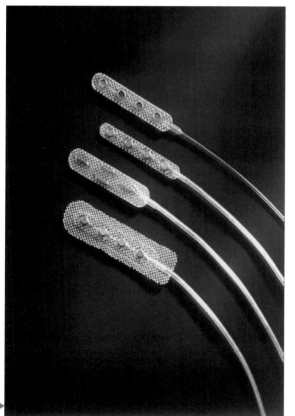

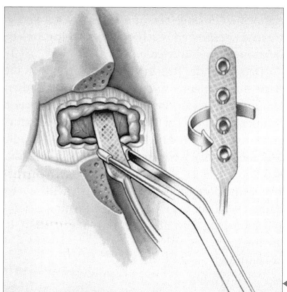

**Abb. 20.7: a)** Plattenelektroden. **b)** Platzierung einer Plattenelektrode nach Mini-Interlaminotomie

troden können für Semiimplantate nicht einmal annähernd verbindliche Kostenangaben gemacht werden. Diese sind bei den jeweiligen, unten genannten Bestelladressen zu erfragen.

**Bestelladressen**
MEDTRONIC GMBH, Emanuel-Leutze-Str. 20, 40547 Düsseldorf, Tel.: 0211/52930, Fax: 0211/5293199.

ADVANCED NEUROMODULATION SYSTEMS INC., 6501 Windcrest Drive, Sweet 100, Plano, Texas 75024, Tel. (Vertrieb in Deutschland über Herrn Becker): 02104/948149, Fax: 02104/948148.

Firma VON ZEPPELIN, ZEPPELIN INSTRUMENTS GMBH, Gistelstr. 99, 82049 Pullach, Tel.: 089/7936880, Fax: 089/7938545.

## Präinterventionelle Aufklärung

Die Patientenaufklärung vor einer Pumpenimplantation sollte möglichst umfangreich sein, alle möglichen Komplikationen ansprechen und dem Patienten dennoch ein gewisses Vertrauen in die Methode vermitteln. Die Aufklärung muss jeweils auf die individuellen Gegebenheiten des einzelnen Patienten abgestimmt sein, es müssen klinikinterne Regelungen beachtet und ggf. eine Rechtsberatung eingeholt werden.

Der folgende Text kann naturgemäß nur die Basis einer patientenspezifischen Einverständniserklärung darstellen: Sowohl bei der intrathekalen Schmerz- als auch bei der intrathekalen Spastiktherapie muss darauf hingewiesen werden, dass die Methode nur nach erfolgreicher Testphase zum Einsatz kommt. Es ist deutlich zu machen, dass alternative Behandlungsmöglichkeiten ausscheiden. Der Patient wird auf folgende implantatbedingte Komplikationsmöglichkeiten aufmerksam gemacht:

⊿ Infektion,
⊿ Blutung,
⊿ Nachblutung,
⊿ Liquorfistel,
⊿ allergische Reaktionen auf die Pumpe bzw. das Kathetermaterial,
⊿ Katheterdislokation oder -abknickung,
⊿ Verrutschen der Pumpe,
⊿ Pumpentaschenperforation,
⊿ Notwendigkeit des Pumpenaustausches bei Erschöpfung der Batterielebensdauer,

⊿ Programmierfehler,
⊿ Nachfüllfehler,
⊿ Möglichkeit der Ausbildung eines Katheterspitzengranoloms mit intraspinaler Raumforderung bis hin zur Querschnittlähmung,
⊿ Medikamentennebenwirkungen bei Opioiden: Atemdepression und Myoklonien, Harnretention, Obstipation, Juckreiz, Übelkeit, Erbrechen, Schwindel, Beklemmung, Depressionen, Ödeme;
⊿ Medikamentennebenwirkungen bei BACLOFEN: Atemdepression und Bradykardien, Auftreten von Krampfanfällen, Juckreiz, Harnretention, Obstipation, Übelkeit, Erbrechen, Schwindel, Beklemmung, Depressionen, Ödeme.

Unabdingbar ist, dass die Patienten vor einer Pumpenimplantation auf die zentralnervösen Nebenwirkungen der Medikamente, auch in dieser spezifischen Applikationsform, hingewiesen werden und dass die Fahrtüchtigkeit sowie die Möglichkeit des Arbeitens in großer Höhe und an rotierenden Maschinen jeweils patientenindividuell beurteilt werden müssen.

In Deutschland zugelassene und verfügbare Medikamentenpumpen sind lediglich für die Applikation von Morphin und BACLOFEN zugelassen; die Gabe anderer Medikamente oder Medikamentenkombinationen ist als individueller Heilversuch aufzufassen, und der Patient ist dementsprechend aufzuklären.

Neben den chirurgischen Komplikationsmöglichkeiten beim Einsatz der epiduralen Rückenmarkstimulation ist grundsätzlich darauf hinzuweisen, dass in der Folgezeit die Anwendung von Diathermie kontraindiziert ist. Über die Möglichkeit der Elektrodenmigration und des Elektrodenbruchs muss aufgeklärt werden. Ferner ist auf elektrische und mechanische Störmöglichkeiten des Impulsgebers hinzuweisen. Schmerzen im Implantatlager sind nicht selten, und es muss darüber aufgeklärt werden. Die Aufklärung hat die mögliche Verstellung eines Stimulationssystems durch eine Warenhausdiebstahlsicherung zu beinhalten. Der Patient ist darauf hinzuweisen, dass vor Durchführung einer Magnetresonanztomographie der Radiologe auf das Implantat hingewiesen werden muss und individuell über eine Untersuchung entscheidet.

# Durchführung der Intervention

## Arzneimittelpumpen

Vor Implantation einer Arzneimittelpumpe muss jeweils entweder im Single-Shot-Verfahren durch Lumbalpunktion oder durch Anlage eines extern ausgeleiteten Spinalkatheters die Wirksamkeit des jeweiligen Medikaments nachgewiesen werden. Die bessere Testmöglichkeit besteht nach unserer Erfahrung mittels Spinalkatheter. Hierdurch sollen auch die Komplikations- und die Infektionsrate der Testphase gegenüber dem Single-Shot-Verfahren reduziert werden.

Da es sich um eine Fremdkörperimplantation handelt, müssen strenge aseptische Kautelen eingehalten werden. Eine perioperative Antibiotikaprophylaxe ist, nicht zuletzt aus forensischen Gründen, empfehlenswert. Die Operation erfolgt unter Vollnarkose, wobei einige ambulant tätige Operateure auch Pumpenimplantationen in Lokalanästhesie durchführen. Die Patienten berichten jedoch über heftige Schmerzen und Missempfindungen während der subkutanen Tunnelierung und Herumleitung des Verbindungskatheters.

Die Operation erfolgt in Seitenlage, wobei mit dem Patienten die jeweilige Lokalisation der Pumpentasche besprochen werden muss. Die Pumpe wird standardmäßig im Hypochondrium subkutan in einer Tiefe von etwa 1 cm platziert. Es muss gewährleistet werden, dass die Pumpe in keiner Körperhaltung den Rippenbogen oder den Beckenkamm tangiert. Ein wichtiges Entscheidungskriterium für die Implantatseite ist beim mobilen Patienten die überwiegende Fortbewegung im Pkw als Fahrer oder Beifahrer und die davon abhängige Lokalisation des Sicherheitsgurts. Patienten, die überwiegend einen Pkw selbst fahren, sollten ihre Medikamentenpumpe in den Bereich des linken Hydrochondriums implantiert bekommen, da in dieser Implantatlage Alterationen durch den Sicherheitsgurt minimiert werden. Deshalb wird bei der Operation in Seitenlage die linke Seite hochgelagert.

Zunächst wird eine ca. 3 cm lange Hautinzision über den Dornfortsätzen L 3/4 angelegt. Nach Durchtrennung der Subkutis wird der Subarachnoidalraum entweder in medianer Punktionstechnik durch das Lig. interspinosum oder in paramedianer Punktionstechnik durch das Lig. flavum mit der TOUHY-Kanüle punktiert. Die sichere intrathe-

kale Nadellage lässt sich durch Abtropfen von Liquor nachweisen. Durch die TOUHY-Kanüle wird der Spinalkatheter platziert. Eine Durchleuchtungskontrolle im anterior-posterioren Strahlengang weist die korrekte Katheterlage nach. Es sollte darauf geachtet werden, dass trotz Medikamentendistribution im Subarachnoidalraum die höchste Medikamentenkonzentration jeweils an der Katheterspitze vorliegt und deshalb eine segmentbezogene Katheterspitzenlokalisation anzustreben ist, die den Erfordernissen des Patienten entspricht.

Die „Wasserscheide" des Spinalkanals liegt etwa bei Th 6; höher platzierte Katheterspitzen verteilen das Medikament eher nach kranial. Darunter gelegene Katheterlokalisationen sorgen für eine eher kaudale Medikamentenverteilung.

Nach querer Hautinzision im Hypochondrium wird mittels stumpfer Präparation eine Pumpentasche geschaffen. Es ist im Interesse einer guten Nachfüllbarkeit und einer optimalen Programmierbarkeit darauf zu achten, dass die Pumpe etwa 1 cm subkutan platziert wird. Bei Pumpen mit Sideport sollte dieser medio-kranial in Richtung Xiphoid platziert werden. Unter möglichst geringer Traumatisierung wird nun mit Hilfe eines herstellerspezifischen Tunnelierstabs ein Verbindungskatheter subkutan von ventral nach dorsal herumgeleitet. Sollte ein einteiliger Spinalkatheter zur Anwendung kommen, wird dieser ebenfalls nach subkutaner Tunnelierung von dorsal nach ventral herumgeleitet. Es erfolgt die Konnektion des Spinalkatheters bzw. des Verbindungskatheters mit der Pumpe. Die vorbereitete und ggf. programmierte Pumpe wird nun in die Pumpentasche versenkt und an ihren Nahtösen mit nicht resorbierbarem Nahtmaterial an der Bauchmuskelfaszie befestigt. Einige Pumpenmodelle lassen sich mit einem vorher über die Pumpe gezogenen mitgelieferten Dacronsäckchen mittels Nähten befestigen. Wurde ein Verbindungskatheter verwendet, ist dieser über einen Konnektor mit dem Spinalkatheter zu verbinden. Wenn eine Reserveschlaufe des Katheters zur Zugentlastung im Pumpenlager angelegt wird, ist diese stets unter der Pumpe zu platzieren, sodass der Katheter bei folgenden Pumpenfüllungen nicht perforiert werden kann.

Blutstillung, Wundverschluss und Wundverband erfolgen nach chirurgischen Standards. Die Schnitt-Naht-Zeit beträgt bei einem Operateur etwa 15–20 min.

## Neurostimulationssysteme

Stabelektroden werden in Lokalanästhesie entweder in Bauchlage oder in Seitenlage implantiert, wobei die Möglichkeiten einer Bildverstärkerkontrolle und einer Standby-Anästhesie gegeben sein müssen. Da der Patient auskunftsfähig sein und mitarbeiten muss, wird die Implantation in Lokalanästhesie ausgeführt. Die Punktionshöhe ist abhängig vom Zielpunkt der Stimulation, wobei die Elektrodenkontakte zur Behandlung der instabilen Angina pectoris in Höhe C 7 bis Th 2 liegen sollten. Die empfohlene Elektrodenpollokalisation liegt zur Schmerzunterdrückung in der Schulterregion bei C 2–4, am Rumpf bei Th 1–10 und am Bein bei Th 11/12. Das S1-Dermatom wird etwa in Höhe TH 12/L 1 therapeutisch angegangen.

Die TOUHY-Nadel wird entweder in der Mittellinie durch das Lig. interspinosum oder besser flach paraspinal durch das Lig. flavum in der Loss-of-Resistance-Methode epidural platziert. Dabei wird die Punktionshöhe so gewählt, dass die Elektrode einen möglichst kurzen Weg durch die Muskulatur und einen möglichst langen Weg im Spinalkanal zurücklegt. Es ist empfehlenswert, dass der Führungsmandrin leicht abgeknickt ist, damit die Elektrode unter Bildverstärkerkontrolle besser platziert werden kann. Die intraoperative Elektrodenumplatzierung erfolgt so lange, bis Kribbelparästhesien die Schmerzareale überdecken. Die Gefahr des Abscherens der Elektrode bei liegender TOUHY-Kanüle, auch beim Zurückziehen, besteht nicht. Bei akzidenteller subarachnoidaler Punktion (Liquor tropft aus der Kanüle) wird die Punktion eine Etage höher wiederholt. Nach vom Patienten deklarierter regelrechter Elektrodenlage erfolgt ein querer Hautschnitt an der Kanüle herab, und nach Zurückziehen der Kanüle wird die Elektrode an der Faszie fixiert. Nach subkutaner Tunnelierung und homolateraler Ausleitung wird die Elektrode über ein Verbindungskabel mit dem externen Neurogenerator konnektiert. Es folgen chirurgischer Wundverschluss und Verband. Der Patient sollte zur Dislokationsvermeidung mindestens 3–4 Stunden postoperativ Bettruhe einhalten. Nun schließt sich die Teststimulationsphase für etwa 5–10 Tage an. Der Patient kann die Amplitude und die Frequenz selbst wählen. Die Ansteuerung der verschiedenen Elektrodenpole sollte vom Arzt vorgenommen werden.

Wenn die Teststimulation erfolgreich verlief, wird die Elektrode nach vorheriger Desinfektion unter gelindem Zug abgetrennt, sodass sie nach subkutan zurückschlüpfen kann. Es erfolgen Wiedereröffnung der Wunde und Dekonnektion des Ausleitungskabels sowie die Verbindung der Elektrode mit dem Verlängerungskabel, wobei auf eine wasserdichte Umhüllung der Konnektionsstellen zu achten ist. An einer vorher im Gespräch mit dem Patienten festgelegten Stelle wird eine subkutane Tasche nach querer Hautinzision und stumpfer Präparation geschaffen. Es folgen die subkutane Tunnelierung und das Herumleiten des Verbindungskabels, welches mit dem Stimulator fest verbunden wird, wobei wiederum dem Eindringen von Gewebewasser entgegengewirkt werden muss. Dann werden das Versenken des Neurogenerators oder des Empfängers in die subkutane Tasche sowie Blutstillung, Wundverschluss und Wundverband nach chirurgischen Kautelen vorgenommen.

Die Schnitt-Naht-Zeit der Platzierung einer Stabelektrode ist sehr variabel und von den individuellen Gegebenheiten des Patienten abhängig. Die in Vollnarkose durchzuführende Empfänger- oder Generatorimplantation dauert bei einem Operateur etwa 15 min.

Die Implantation einer Plattenelektrode ist notwendig, wenn im Vorfeld Stabelektroden mehrfach disloziert waren oder bei inkonstanten Parästhesien durch Änderung der Körperhaltung, vorwiegend im Halswirbelsäulenbereich. Außerdem sollten Plattenelektroden implantiert werden, wenn nach Teststimulation mit Stabelektroden schmerzhafte Parästhesien dorsal der Elektrode auftreten. Plattenelektroden müssen chirurgisch über eine Flavektomie, über eine Hemilaminektomie oder sogar über eine Laminektomie implantiert werden. Plattenelektroden sollten immer nach sicherem Nachweis der orthotopen Lokalisation entweder an der Dura oder am Lig. flavum fixiert werden.

## Komplikationsmöglichkeiten

### Arzneimittelpumpen

An erster Stelle der mechanischen Komplikationen sind die Katheterdislokation und die Katheterverstopfung zu nennen. Aufgrund der komplizierten Konstruktion betrifft ein Pumpenversagen vorwiegend programmierbare Pumpen. Pumpentorsionen, Pumpenwanderungen, Drucknekrosen und Wundheilungsstörungen sind bei sorgfältiger Planung und Schnittführung selten. Bei zunehmend häufiger Anwendung der Methode mehren sich in letzter Zeit Mitteilungen über sog. Katheterspitzengranulome, wobei es sich um aseptische intraspinale Reaktionen an der Katheterspitze handelt, die Raum fordernd sind und mit einer sekundären neurologischen Verschlechterung einhergehen können, bis zur irreversiblen Querschnittlähmung. Meningitiden, spinale Empyeme und epidurale Abszesse sind selten.

Medikamentenabhängige Komplikationen sind bei intrathekaler Opioidapplikation folgende (in der Reihenfolge ihrer Häufigkeit): Obstipation, Übelkeit und Erbrechen, Sedierung, Harnretention, Pruritus, Myoklonien, Atemdepressionen. Ödeme, vermehrtes Schwitzen, Hautjucken und deutlicher Gewichtsverlust wurden ebenfalls beobachtet. Außerdem berichten manche Patienten über Libidobeeinflussung und Potenzstörungen, vermehrte Aggressivität und Halluzinationen.

Nebenwirkungen und Komplikationen der intrathekalen BACLOFEN-Therapie bestehen im Auftreten zerebraler Krampfanfälle, Benommenheit, Müdigkeit und Depressionen. Manche Patienten klagen über Agitiertheit, Verwirrtheit und Schwindel sowie Dysarthrie und Nystagmus. Übelkeit, Erbrechen, Obstipation und Mundtrockenheit sowie Harnretention und erektile Impotenz wurden mitgeteilt und auch in unserer Einrichtung beobachtet. Bei Überdosierung kann es zu Bewusstseinsstörung und Ateminsuffizienz kommen. Im Fall eines plötzlichen Entzugs von intrathekalem BACLOFEN kann die Spastik so stark zunehmen, dass durch spastische Lähmung der Atemmuskulatur der Erstickungstod eintreten kann.

## Neurostimulationssysteme

Durch zunehmende Anwendung der perkutanen Punktionstechnik und Implantation von Stabelektroden werden früher beobachtete Komplikationen einer offenen Operation bei Implantation einer Plattenelektrode, wie epidurale Hämatome oder Implantatdruck auf die Hinterstränge mit Ataxie, zunehmend vermieden. Die häufigsten Komplikationen bestehen in Sondendislokationen, Sondenbrüchen und Fehlstimulationen.

Häufig ist bei einem sehr guten Initialerfolg ein Nachlassen der Schmerzunterdrückung durch Elektrodeneinscheidung zu beobachten. Wundinfektionen, Liquorkissen, Abszesse und Meningitiden treten deutlich in den Hintergrund gegenüber technischen Komplikationen der immer diffiziler werdenden Impulsgeneratoren. Muskelrisse und Knochenbrüche bei ungewollter motorischer Überstimulation werden anekdotisch berichtet, sind jedoch äußerst selten.

## Ergebnisse der Literatur

### Arzneimittelpumpen

Sowohl in der Schmerztherapie als auch in der Therapie der schweren Spastik sind intrathekale Medikamentengaben nicht mehr wegzudenken. Eine unübersehbare Fülle von Studien ist problematisch hinsichtlich ihrer Auswertbarkeit, da sie sehr heterogen angelegt sind. Die am besten ausgewerteten schmerztherapeutischen Studien waren die, welche die präoperativen VAS-Werte (VAS: Visuelle Analogskala) mit den postoperativen verglichen (s. Tab. 20.2).

Paice, Penn und Shott [1996] wiesen nach, dass 6,5% der Patienten nach Neuromodulation wieder arbeitsfähig wurden. Eine bis zu 50%ige Reduktion der Dosis zusätzlicher Analgetika wurde in den Studien von Penn et al. [1984], Hassenbusch et al. [1995], Tutak und Doleys [1996] und Nitescu et al. [1998] nachgewiesen. Winkelmüller und Winkelmüller [1996] sowie Tutak und Doleys [1996] berichten über eine Zunahme der Aktivitäten des täglichen Lebens unter intrathekaler Opioidtherapie bei nicht malignen Schmerzen.

Dario et al. [2001] beschreiben einen deutlichen funktionellen Gewinn nach intrathekaler BACLOFEN-Therapie bei vorwiegend durch eine Multiple Sklerose bedingter Spastik. Dieser Gewinn zeigt sich im FIM (Funktional Independence Measure) mit einem Zuwachs von 33,8 auf 58,7. Patienten mit spastischer Hemiparese nach Schlaganfall profitierten deutlich hinsichtlich der Ganggeschwindigkeit [Francisco, Boake 2003]. Schmerzhafte spontane Spasmen bei Patienten mit Multipler Sklerose können durch eine intrathekale BACLOFEN-Therapie deutlich reduziert werden [Orsnes et al. 2000].

**Tab. 20.2:** Rückgang der Schmerzintensität nach intrathekaler Opioidtherapie, gemessen anhand der Visuellen Analogskala (VAS) (nach Williams, Louw, Towlerton 2000, zitiert nach Tronnier 2003)

| Autoren | Anzahl Patienten | Präoperativer Wert auf der VAS | Postoperativer Wert auf der VAS |
|---|---|---|---|
| Anderson, Burchiel 1999 | 30 | 78,5 | 58,5 |
| Chambers, McSullivan 1994 | 15 | 80 | 20 |
| Coombs 1986 | 1 | 90 | 50 |
| Crul et al. 1994 | 2 | 70 | 10 |
| Hassenbusch et al. 1995 | 18 | 81 | 66 |
| Jin et al. 1986 | 2 | 70 | 10 |
| Nitescu et al. 1998 | 90 | 65 | 12,5 |
| Parker et al. 1987 | 12 | 39 | 31 |
| de Groot, Coggeshal, Carlton 1997 | 53 | 89 | 10 |
| Tutak, Doleys 1996 | 26 | 89 | 55 |
| Ventafridda et al. 1987 | 18 | 12 | 5 |
| Winkelmüller, Winkelmüller 1996 | 120 | 95 | 39 |
| Yang et al. 1996 | 20 | 79,5 | 22 |

**Tab. 20.3:** Literaturübersicht zu Ergebnissen der Neurostimulation (nach Winkelmüller 1997)

| Autoren | Erscheinungsjahr | Anzahl Patienten | Follow-up-Dauer | Anteil Patienten mit >50%iger Schmerzreduktion (%) |
|---|---|---|---|---|
| Burton | 1977 | 198 | ? | 43 |
| De Vara | 1990 | 110 | ? | 75 |
| Devulder | 1991 | 69 | 8 Jahre | 55 |
| Kumar | 1986 | 60 | 6–60 Monate | 62 |
| Kumar | 1991 | 94 | 6 Monate bis 10 Jahre | 66 |
| Richardson | 1991 | 136 | 45 Monate | 67 |
| Robb | 1990 | 79 | 6 Monate bis 5 Jahre | 72 |
| Winkelmüller | 1994 | 71 | 4 Monate bis 7 Jahre | 69 |
|  |  | Summe: 817 |  | Mittelwert: 63,63% (ungewichtet) |

## Neurostimulationssysteme

Bei chronischen Schmerzen unterschiedlicher Genese, vorwiegend beim sog. Postdiskotomiesyndrom (Synonym: Failed Back Surgery Syndrome, FBSS], ist das am häufigsten angewandte chirurgische Verfahren die Spinal Cord Stimulation. Turner, Loeser und Bell [1995] weisen nach, dass 50–60% der mittels SCS behandelten Patienten eine zufriedenstellende (d.h. über 50%ige) Schmerzreduktion berichten. Prospektive Studien [Burchiel et al. 1996; Ohnmeiss, Rashbaum, Bogdanffy 1996] bestätigen diese Metaanalyse. Tabelle 20.3 weist nach, dass die Erfolgsaussichten der Neurostimulation beim neuropathischen Schmerz etwa bei 65 % liegen.

## Kostenerstattung

Die Implantation von epiduralen Rückenmarkstimulationssystemen wird seit Anfang der 1970er Jahre und die Implantation von Medikamentenpumpensystemen seit Anfang der 1980er Jahre in Deutschland eingesetzt. Sie sind Bestandteil des einheitlichen Bewertungsmaßstabes für gesetzlich krankenversicherte Patienten sowie der Gebührenordnung für Ärzte für privat krankenversicherte Patienten als Leistungskatalog des ambulant operierenden Vertragsarztes. Darüber hinaus sind sie außerdem Bestandteil des ambulanten Operationskatalogs als Leistungskatalog der ambulanten Krankenhausbehandlung wie auch des Fallpauschalensystems als Leistungskatalog der stationären Krankenhausbehandlung. Beide Methoden gehören damit zum Leistungsumfang der gesetzlichen und privaten Krankenversicherung.

Im Katalog ambulant durchführbarer Operationen gelten nach dem EBM 2000+ folgende Kostenerstattungsmodalitäten:

- ◢ Implantation eines Spinalkatheters: P2/32152: 5390 Punkte.
- ◢ Implantation einer Medikamentenpumpe: P2/32152: 5390 Punkte.
- ◢ Auffüllen einer Medikamentenpumpe: 30740: 300 Punkte.// 30751: 500 Punkte.
- ◢ Implantation einer Stimulationselektrode: P5/31255: 11140 Punkte.
- ◢ Implantation eines Mehrelektrodensystems: P5/31256: 14315 Punkte.
- ◢ Implantation eines Impulsgenerators für ein Einzelelektrodensystem: P 5/31255: 11140 Punkte.
- ◢ Implantation eines Impulsgenerators für ein Mehrelektrodensystem: P 5/31256: 14315 Punkte.
- ◢ Programmierung eines Impulsgenerators: 30740: 300 Punkte.

Die stationär durchgeführten Operationen werden nach dem OPS-301-Version 2005 nach folgenden Ziffern berechnet:

- ◢ 5-038.20: Operationen am spinalen Liquorsystem: Implantation oder Wechsel eines Katheters zur intrathekalen und epiduralen Infusion: Temporärer Katheter zur Testinfusion.
- ◢ 5-038-21: Operationen am spinalen Liquorsystem: Implantation oder Wechsel eines Katheters zur intrathekalen und epiduralen Infusion: Permanenter Katheter zur Dauerinfusion.
- ◢ 5-038.40: Operationen am spinalen Liquorsystem: Implantation oder Wechsel einer Medikamentenpumpe zur intrathekalen und epiduralen Infusion: Gasdruckbetriebene Medikamentenpumpe.
- ◢ 5-038.41: Operationen am spinalen Liquorsystem: Implantation oder Wechsel einer Medikamentpumpe zur intrathekalen und epiduralen Infusion: Elektrisch betriebene Medikamentenpumpe.
- ◢ 8-91a.0: Wiederbefüllung einer implantierten Medikamentenpumpe zur Schmerztherapie: Wiederbefüllung einer implantierten, gasdruckbetriebenen Medikamentenpumpe.

- ◢ 8-91a.1: Wiederbefüllung einer implantierten Medikamentenpumpe zur Schmerztherapie: Wiederbefüllung und Programmierung einer implantierten, elektrisch betriebenen Medikamentenpumpe.
- ◢ 5-039.34: Andere Operationen am Rückenmark und Rückenmarkstrukturen: Implantation oder Wechsel einer Neurostimulationselektrode zur epiduralen Rückenmarkstimulation: Implantation oder Wechsel eines permanenten Einzelelektrodensystems zur epiduralen Dauerstimulation, perkutan.
- ◢ 5-039.35: Andere Operationen am Rückenmark und Rückenmarkstrukturen: Implantation oder Wechsel einer Neurostimulationselektrode zur epiduralen Rückenmarkstimulation: Implantation oder Wechsel eines permanenten Mehrelektrodensystems zur epiduralen Dauerstimulation, perkutan.
- ◢ 5-039.20: Andere Operationen am Rückenmark und Rückenmarkstrukturen: Implantation oder Wechsel eines Neurostimulators zur Rückenmarkstimulation: Einzelelektrodensystem.
- ◢ 5-039.21: Andere Operationen am Rückenmark und Rückenmarkstrukturen: Implantation oder Wechsel eines Neurostimulators zur Rückenmarkstimulation: Einzelelektrodensystem.
- ◢ 8-631.10: Elektrodenstimulation des Nervensystems: Neurostimulation: Nachprogrammierung eines implantierten Neurostimulators zur Rückenmarkstimulation: Ohne phamakologische Anpassung.
- ◢ 8-631.11: Elektrodenstimulation des Nervensystems: Neurostimulation: Nachprogrammierung eines implantierten Neurostimulators zur Rückenmarkstimulation: Mit phamakologische Anpassung.

Nach § 115 B Absatz 1 SGB können diese Operationen in zugelassenen Krankenhäusern über einen Vertrag „ambulantes Operieren im Krankenhaus" durchgeführt werden.

Ein auch heute noch gangbarer Weg der Kostenerstattung ist das Erstellen eines Einzelantrags, wobei therapie- und produkterklärende Unterlagen hinzugefügt werden sollten. Diese sind bei den jeweiligen Produktherstellern zu beziehen.

In einigen Kliniken wurde ein Budget für neuromodulative Verfahren verhandelt.

## Fazit und klinische Relevanz

Unter sehr sorgfältiger Patientenselektion stellen neuromodulative Verfahren segensreiche und aus dem klinischen Alltag nicht mehr wegzudenkende nicht ablative Methoden zur Behandlung schwerer Schmerzzustände und der schweren Spastizität dar. Diese Methoden sind in der Hand des Erfahrenen sicher und effektiv. Trotz hoher Anfangskosten können Dauerbehandlungskosten, die mit anderen Methoden entstünden, reduziert werden. Neuromodulative Verfahren sollten in spezialisierten Zentren eingesetzt werden; die Nachbehandlung ist jedoch durchaus in Praxen interessierter und geschulter Orthopäden und Neurologen sowie Neurochirurgen durchzuführen.

## Literaturverzeichnis

Burchiel KJ et al., Prospective, multicenter study of spinal cord stimulation for relief of chronic back and extremtiy pain. Spine (1996), 21, 2786–2794

Claeys I, Horsch S, Epidurale Rückenmarkstimulation beim austherapierten arteriellen Verschlußleiden. Phlebologie (1993), 22, 106–109

Dario A et al., Functional improvement in patients with severe spinal spasticity treated with cronic intrathecal baclofen infusion. Funct Neurol (2001), 16, 311–315

de Groot JF, Coggeshal RE, Carlton SM, The reorganization of μ-opioid receptors in the rat dorsal horn following peripheral axotomy. Neurosci Lett (1997), 233, 113–116

Francisco GE, Boake C, Improvement in walking speed in poststroke spastic hemiplegia after intrathecal baclofen therapy: a preliminary study. Arch Phys Med Rehabil (2003), 84, 1194–1199

Groth K (1985) Spinal cord stimulation for treatment of peripheral vascular disease. In: Fields, HL, Advances in pain research and therapy, 861–870. Raven Press, New York

Harke H et al., The reponse of neuropathic pain and pain in complex regional pain syndrome I to carbamezepine and sustained-release morphine in patients pretreated with spinal cord stimulation: A double-blinded randomized study. Anesth Analg (2001), 92, 488–495

Hassenbusch SJ et al., Long-term intraspinal infusions of opioids in the treatment of neuropathic pain. J Pain Symptom Manage (1995), 10, 527–543

Hautvast RW et al., Effect of spinal cord stimulation on heart rate variability and myocardial ischemia in patients with chronic intractable angina pectoris. A prospective ambulatory electrocardiographic study. Clin Cardiol (1998), 21, 33–38

Hughes J et al., Identification of two related pentapeptides from the brain with potent opiate agonis activity. Nature (1975), 258, 577–580

Jessurun GAJ et al., Sequelae of spinal cord stimulation for refractory angina pectoris. Reliability and safety profile on long-term clinical application. Cor Artery Dis (1997), 8, 33–37

Kemler MA et al., Spinal cord stimulation in patients with chronic reflex sympathetic dystrophy. New Engl J Med (2000), 343, 618–624

Klomp HM et al., Spinal cord stimulation in critical limb ischemia: a randomized trial. Lancet (1999), 353, 1040–1044

Kofler M et al., Epileptic seizures associated with intrathecal baclofen application. Neurol (1994), 44, 25–27

La Motte C, Pert CB, Snyder SH, Opiate receptor binding in primate spinal cord. Brain Res (1976), 112, 407–412

Lance JW (1980) Spasticity: disordered motor control. In: Feldman RG, Young RR, Koella WP, Symposium synopsis, 485–494. Yearboook Medical, Chicago

Linderoth B, Foreman RD, Physiology of spinal cord stimulation: review and update. Neuromodulation (1999), 2, 150–164

Mannheimer C et al., Electrical stimulation versus coronary artery bypass surgery in severe angina pectoris. The ESBY study. Circulation (1998), 97, 1157–1163

Melzack R, Wall PD, Pain mechanisms: a new theory. Science (1965), 150, 971–979

Nitescu P et al., Continuous infusion of opioid and bupivacaine by externalized intrathecal catheters in long term treatment of "refractory" nonmalignant pain. Clin J Pain (1998), 14, 17–28

Nyquis JK, Greenhoot N, Responses from the thalamic centrum medianum by painful input. Suppression by dorsal funiculus conditioning. Exp Neurol (1973), 39, 215–222

Ochs G (2004) Die Behandlung der schweren Spastizität, 2. Aufl.,Thieme, Stuttgart, New York

Ohnmeiss DD, Rashbaum RF, Bogdanffy GM, Prospective outcome evaluation of spinal cord stimulation in patients with intractable leg pain. Spine (1996), 21, 1344– 351

Orsnes GB et al., Effect of baclofen on gait in spastic MS patients. Acta Neurol Scand (2000), 101, 244–248

Paice JA, Penn RD, Shott S, Intraspinal morphine for chronic pain: a retrospective, multicenter study. J Pain Symptom Manage (1996), 11, 71–80

Penn RD et al., Cancer pain relief using chronic morphine infusion. Early experience with a programmable implanted drug pump. Neurosurgery (1984), 61, 302–306

Saltuari L et al., Long-term intrathecal baclofen treatment in supraspinal spasticity. Acta Neurol (1992a), 47, 195–207

Saltuari L et al., Indication, efficiency and complications of intrathecal pump supported baclofen treatment in spinal spasticitiy. Acta Neurol (1992b), 47, 187–194

Saltuari L et al., Status epilepticus complicating intrathecal baclofen overdose. Lancet (1992c), 339, 373–374

Samii K et al., Selective spinal analgesia. Lancet (1979, I, 1142

Sanderson JE, Ibrahim B, Waterhouse D, Spinal electrical stimulation for intractable angina – long-term clinical outcome and safety. Eur Heart J (1994), 15, 810–814

Siegfried RN, Jacobson I, Chabal C, Development of an acute withdrawal syndrome following the cessation of intrathecal baclofen in a patient with spasticity. Anesthesiology (1992), 77, 1048–1050

Stevens CW, Seybold VS, Changes of opioid binding density in the rat spinal cord following unilateral dorsal rhizotomy. Brain Res (1995), 687, 53–62

Ten Vaarwerk IAM et al., Clinical outcome of patients treated with spinal cord stimulation for therapeutically refractory angina pectoris. Heart (1999), 82, 82–88

Tronnier V (2003) Neuromodulation bei chronischen Schmerzzuständen. Uni-Med, Bremen

Turner JA, Loeser JD, Bell KG, Spinal cord stimulation for chronic low back pain: Neurosurgery (1995), 37, 1088–1096

Tutak U, Doleys DM, Intrathecal infusion systems for treatment of chronic low back and leg pain of non cancer origin. South Med J (1996), 89, 295–300

Wang JK, Nauss LA, Thomas JE, Pain relief by intrathecally applied morphine in man. Anesthesiology (1979), 50, 149–150

Williams EJ et al., Infusion pump performance in an MR environment. Eur J Anesth (1999), 16, 468–472

Williams JE, Louw G, Towlerton G, Intrathecal pumps for giving opioids in chronic pain: a systematic review. Health Technol Assess (2000), 4, 32

Winkelmüller M, Winkelmüller W, Long-term effects of continuous intrathecal opioid treatment in chronic pain of non-malignant etiology. J Neurosurg (1996), 85, 458–467

Winkelmüller W (1997) persönliche Mitteilung

Yakhnitsa V, Linderoth B, Meyerson BA, Spinal cord stimulation attenuates dorsal horn neuronal hyperexcitability in a rat model of mononeuropathy. Pain (1999), 79, 223–233

Zhang X et al., Down regulation of $\mu$-opioid receptors in rat and monkey dorsal root ganglion neurons and spinal cord after peripheral axotomy. Neuroscience (1998), 82, 223–240

# 21  Perkutane Vertebroplastik (PVP)

*J. Jerosch, G. Schmid*

## Indikation

Die Osteoporose ist eine Stoffwechselkrankheit des Knochens, die durch Knochensubstanzverlust, Veränderungen der Mikroarchitektur der Knochen und in der Folge durch Verluste an Knochenfestigkeit charakterisiert ist [Consensus Development Conference 1993]. Bei jedem Menschen in einem Alter über 40 Jahren verringert sich die Knochenmasse jährlich um 0,5–1,5% [Minne 1991]. Von einer Osteoporose spricht die WHO allerdings erst bei einem Abfall der messbaren Knochendichte auf weniger als –2,5 Standardabweichungen unter den Spitzenknochendichtewert für junge kaukasische Frauen (Peak Bone Mass) [Kanis, Group 1994]. Von allen 50-jährigen Frauen werden ca. 15,6% Wirbelkörper-, 17,5% Hüft- und 39,7% irgendeine Fraktur im Laufe des vor ihnen liegenden Lebens erleiden (Life Time Risk). Während der Schenkelhalsbruch fast immer zu einer Krankenhauseinweisung führt, werden Wirbelkörperfrakturen noch relativ oft therapeutisch vernachlässigt.

Da kein Golden Standard zur Bestimmung einer Wirbelfraktur existiert [O'Neill, Silman 1997], d.h. die Angaben beruhen z.T. auf der Grundlage unterschiedlicher Bestimmungsmethoden, wird die Inzidenz von Wirbelkörperfrakturen in der Literatur sehr unterschiedlich angegeben. Daher ist es sehr schwer, reliable Daten über die tatsächliche Prävalenz von Wirbelkörperfrakturen zu erhalten. Je nach genutzter Definition schwanken die Angaben zwischen 10% und 25% für über 50-jährige Frauen [Arden, Cooper 1998]. Die Gesamtkosten für eine osteoporotisch verursachte Wirbelkörperfraktur exakt abzuschätzen, ist grundsätzlich schwierig, da sie u.a. die akute Pflege in Krankenhäusern und Rehabilitationskliniken, langfristige Aufenthalte in Pflegeheimen, aber auch Verluste an Arbeitstagen und medikamentöse Betreuung sowie Hilfsmittel beinhalten [Arden, Cooper 1998]. Zusätzlich kommen die

oben genannten definitorischen Problem hinzu. Die wenigen Zahlen verdeutlichen jedoch bereits, welch immenser volkswirtschaftlicher Schaden durch frühzeitige Diagnostik und Therapie vermieden werden kann. Die Kosteneffektivität von Prävention und Therapie richtet sich stark nach dem relativen Risiko, welches eine Person aufweist. Daher ist es unbedingt notwendig, Risikogruppen zu identifizieren, um frühzeitig geeignete therapeutische Maßnahmen zu initiieren und den Behandlungserfolg zu kontrollieren [Kanis et al. 1997].

Körperliche Folgen von Wirbelfrakturen sind Größenverlust, Rundrücken („Witwenbuckel") und eine Verringerung des Abstands zwischen Rippenbögen und Beckenkamm (s. Abb. 21.1) [Leidig et al. 1990; Leidig-Bruckner et al. 1997]. Sind diese Veränderungen einmal eingetreten, so sind sie irreversibel. Nach frischen Wirbelfrakturen haben die Patientinnen und Patienten z.T. akute Schmerzen und damit quälende Beschwerden [Huang, Ross, Wasnich 1996b]. Silverman [1992] gibt an, dass akute Frakturen für 4–6 Wochen Schmerzen bedingen. Die Ursache dieser Schmerzen ist in lokal wirksamen Mediatoren zu sehen und wird über multiple Schmerzfasersysteme im Wirbelkörper weitergeleitet (s. Abb. 21.2). Jedoch werden zurzeit nur 30% der Frakturen klinisch erfasst [O'Neill, Silman 1997; Ross 1997]. Dies erschwert die Generalisierbarkeit von Studienergebnissen, die mit Patientinnen und Patienten durchgeführt werden, die bereits klinisch manifeste Frakturen aufweisen. Mit zunehmender Wirbelsäulendestruktion gehen im Allgemeinen Einschränkungen der generellen Beweglichkeit und der Belastbarkeit einher. Im Zusammenhang mit den durch Knochenbruch entstehenden Verformungen der Wirbelkörper und der nachfolgenden Deformierung des gesamten Achsenskeletts kommt es zu chronischen Beschwerden, wie z.B. Schmerzen, Einschränkungen der allgemeinen Funktions- und Leistungsfähigkeit sowie – wie häufig bei „Karrie-

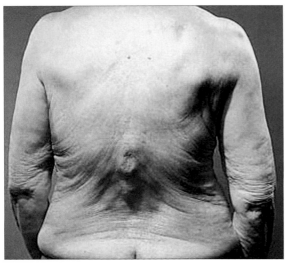

**Abb. 21.1:** Klinisches Bild eines Patienten mit Osteoporose

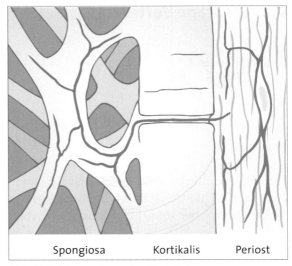

Spongiosa          Kortikalis          Periost

**Abb. 21.2:** Schmerzfasern im Wirbelkörper

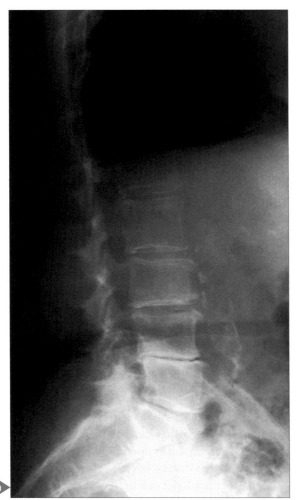

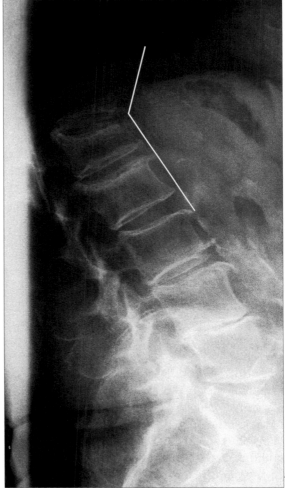

**Abb. 21.3:** Progredienz einer osteoporotischen Fraktur am thorakolumbalen Übergang **a)** vom 22.11.02, **b)** vom 22.02.03

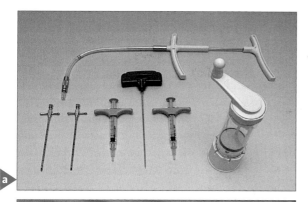

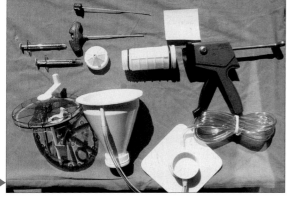

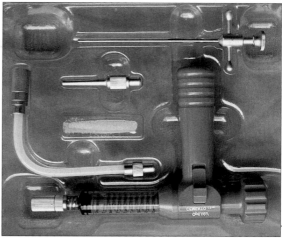

**Abb. 21.4:** Verschiedene PVP-Systeme: **a)** Vertebroplastie-set der Firma SOMATEX mit 2 Spezialnadeln zur gezielten Applikation von 2 Zementdepots bei bipedikulärem Zugang (das flexible Zementinjektionssystem, CIS, ermöglicht einen gezielten Druckaufbau bei geringer Strahlenbelastung sowohl während CT als auch unter Durchleuchtung; das Mischsystem reduziert schädliche Dämpfe und die Geruchsbelästigung beim Zementan-rühren), **b)** STRYKER, **c)** OPTIMED CEMENTO

ren" von Patienten mit chronischen Schmerzen – auch zu einer Verminderung der Lebensqualität [Scholz, Minne 1998].

Erhebliche, die Lebensqualität deutlich redu-zierende Schmerzen werden immer wieder als Leitsymptom bei Patientinnen und Patienten mit Osteoporose benannt [Ross 1997] und gelten damit als hauptsächlicher Belastungsfaktor für die gesundheitsbezogene Lebensqualität.

Biomechanisch besonders ungünstig scheint der thorakolumbale Übergang zu sein. Hier sind nach einmal stattgehabter Fraktur auch mit nur geringer Deformierung immer wieder rasch pro-grediente Verläufe zu beobachten (s. Abb. 21.3).

Die Behandlung der durch eine Osteoporose bedingten Wirbelkörperfraktur erweist sich als außerordentlich schwierig. Die Schmerzen sind in der Regel Folge des akuten Knochenversagens und weniger des allgemeinen Krankheitsprozesses. Sehr häufig wird anfänglich die Fraktur nicht erkannt, sodass lediglich der starke Schmerz auf eine knöcherne Verletzung hinweist. Grundsätz-lich werden zahlreiche und unterschiedliche Behandlungskonzepte angeboten. Im Vorder-grund der Behandlung sollten die Beseitigung der Schmerzphasen und die Prophylaxe einer progres-siven Kyphose stehen, die wiederum aufgrund ungünstiger statischer Veränderungen zu progre-dienten anhaltenden Rückenschmerzen führen kann.

In den vergangenen Jahren wurde deshalb intensiv nach Möglichkeiten gesucht, frakturierte Wirbelkörper bei Osteoporosepatienten durch minimal-invasive Verfahren wieder zu stabilisie-ren und evtl. sogar wieder aufzurichten. Aus die-sen Bemühungen entwickelten sich die Methoden der perkutanen Vertebroplastik und der Kypho-plastie, die an anderer Stelle in diesem Buch (s. Kap. 22) behandelt wird.

Bei der perkutanen Vertebroplastik wird ein niedrig visköser Knochenzement über eine Hohl-nadel in den Wirbelkörper eingebracht und dieser dadurch stabilisiert. Das Verfahren wurde erstmals 1984 in Frankreich bei einem Patienten mit schmerzhaftem Wirbelkörperhämangiom ange-wandt, in den folgenden Jahren erweiterte sich die Indikationsstellung aufgrund der hohen Erfolgsra-te jedoch rasch auch auf osteoporotische Fraktu-ren sowie auf Frakturen und knöcherne Destruk-tionen beim Plasmozytom und bei Wirbelsäulen-metastasen. Die Entscheidung zur Vertebroplastik sollte durch ein interdisziplinäres Team erfolgen, welches den Nutzen und das Risiko einer PVP gegenüber den Möglichkeiten einer medikamentösen Therapie, der Operation und der Strahlentherapie abwägen kann. Einfluss auf die Entscheidung nehmen sollten auch die Ausdehnung der Erkrankung (lokal/generalisiert), das subjektive Schmerzempfinden des Patienten, der neurologische Status, der Allgemeinzustand und die Lebenserwartung. Im Fall der osteoporotischen Sinterungsfraktur ist die Indikation nach allgemeiner Ansicht erst nach Versagen einer medikamentösen Behandlung bzw. bei persistierenden Beschwerden nach 6-wöchiger konservativer Therapie gegeben. Mit zunehmender Erfahrung mit der Methode und angesichts geringer Komplikationsraten wird in Einzelfällen bereits eine Frühstabilisierung angestrebt. Aufgrund der gegebenen Komplikationsmöglichkeiten ist es sinnvoll, die PVP nur in Zentren durchzuführen, die auch über die Möglichkeiten einer operativen Revision verfügen.

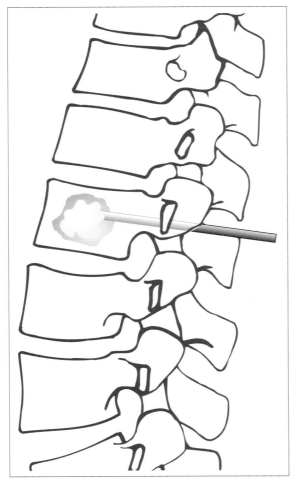

**Abb. 21.5:** Schematische Darstellung der Vertebroplastik

## Präinterventionelle Diagnostik

Eine Röntgenaufnahme des betroffenen Wirbelkörpers in 2 Ebenen ebenso wie ein aktuelles Computertomogramm zur Beurteilung der Intaktheit der Wirbelkörperhinterkante müssen präinterventionell vorliegen. Insbesondere wenn multisegmentale Wirbelsinterungen nachweisbar sind und das klinische Bild nicht sicher einem Wirbel zuzuordnen ist, kann eine Magnetresonanztomographie (MRT) mit fettgesättigten T2-gewichteten Aufnahmen oder einer STIR-Sequenz hilfreich sein, da sie das Wirbelkörperödem darstellen können, welches auf den schmerzhaften Wirbel hinweist. In unserer eigenen klinischen Routine hat sich bewährt, unter Durchleuchtung die Dornfortsätze abzutasten, um durch diesen Kompressionstest das betroffene Segment noch einmal zu bestätigen. Eine Gerinnungsstörung sollte bei dem relativ großen Kaliber der verwendeten Nadeln ausgeschlossen sein. Der Allgemeinzustand des Patienten ist zu bedenken, da es sich häufig um multimorbide Patienten handelt. Da es bei Zementinjektionen zu Kreislaufreaktionen kommen kann und auch Zementlungenembolien beschrieben sind, ist insbesondere der kardiopulmonale Status abzuklären.

## Notwendiges Instrumentarium

Es sind bereits verschiedene Systeme auf dem Markt erhältlich (s. Abb. 21.4), wobei die folgende Auflistung keinen Anspruch auf Vollständigkeit erhebt:

▲ SOMATEX, insbesondere für die Verwendung unter Computertomographie-(CT-)Kontrolle (MEDICAL TECHNOLOGIES GMBH, Rheinstr. 7d, 14513 Teltow);

▲ STRYKER (ZIMMER GMBH – früher: STRYKER HOWMEDICA GMBH –, Maria-Merian-Str. 7, 24145 Kiel, Tel.: 0431/7194-0, Fax: 0431/7194-100, E-Mail: kontakt.de@zimmer.com, www.zimmerchirurgie.de);

▲ OPTIMED CEMENTO (BIOMET DEUTSCHLAND GMBH, Gustav-Krone-Str. 2, 14167 Berlin, Tel.: 030/84581-0, Fax: 030/84581-110, E-Mail: info@biometdeutschland.de, www.biometdeutschland.de, www.bonecement.com, www.biomaterials.com).

Diese Systeme unterscheiden sich z.T. erheblich im Preis, aber insbesondere auch in der Handhabbarkeit. Zum Zeitpunkt der Drucklegung des Buches sind die meisten Systeme jedoch zu einem Preis von etwa 300 € erhältlich.

## Präinterventionelle Aufklärung

Obwohl nach den bisher vorliegenden Studien die Komplikationsrate der PVP relativ gering zu sein scheint, ist aufgrund der Möglichkeit einer Zementleckage in den Spinalkanal und durch den häufig gewählten transpedikulären Zugang eine Verletzungsgefahr der intraspinalen Strukturen gegeben. Die Aufklärung sollte deshalb wie bei einer spinalen Operation die entsprechenden Risiken aufführen, insbesondere das Risiko neuronaler Schädigungen und bleibender Paresen. Da in ganz seltenen Fällen auch eine Dekompressionsoperation bei fehlerhaftem Zementaustritt notwendig wird, ist auch über diesen Fall aufzuklären. Gegen die verwendeten Medikamente und den Knochenzement kann es zu allergischen Reaktionen kommen, insbesondere die Zementinjektion kann auch hypotone Kreislaufreaktionen auslösen. Zementlungenembolien wurden mehrfach vorbeschrieben, bei vorgeschädigter Lunge ist deshalb die Indikation besonders streng zu stellen. Der Patient muß auch über die Möglichkeit der Entwicklung einer Spondylitis/Spondylodiszitis aufgeklärt werden.

## Durchführung der Intervention

Bei der perkutanen Vertebroplastik (PVP) wird der frakturierte Wirbelkörper mit flüssigem Knochenzement aufgefüllt und so in seiner Stabilität verstärkt (s. Abb.21.5). Die Operation erfolgt über eine perkutan eingebrachte Hohlkanüle, die transpedikulär oder über einen posterolateralen Zugang im Wirbelkörper platziert wird. Benutzt wird entweder steriler Knochenzement, der relativ lange dünnflüssig bleibt, oder injektionsfähiges biodegradibles Kalziumphosphat. In der Regel wird eine PVP in Lokalanästhesie durchgeführt und ist somit auch für die oftmals multimorbiden Patienten wenig belastend.

In der klinischen Routine führen wir die Vertebroplastik im Bereich der Lendenwirbelsäule und

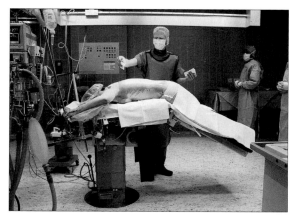

**Abb. 21.6:** Lagerung des Patienten

der unteren Brustwirbelsäule unter Bildverstärkerkontrolle durch. Wir bevorzugen hier meist einen beidseitigen transpedikulären Zugang. Die Patienten werden auf dem Bauch gelagert (s. Abb. 21.6). Der Punktionsbereich wird mittels Lokalanästhesie bis auf das Periost der Pedikel betäubt. Nach einer kleinen Stichinzision mit dem Skalpell werden die 11- bis 13-G-Nadeln dorsal auf den Pedikel aufgesetzt. Zielpunkt bei exakt eingestellter posterior-anteriorer Projektion des Wirbelkörpers unter Bildverstärkerkontrolle ist die 2-Uhr-Position des längsoválär zur Abbildung kommenden Pedikels rechts bzw. die 10-Uhr-Position links. Nachdem die Nadeln hier im dorsalen Periost verankert wurden, erfolgt das langsame Vortreiben der Nadeln durch den Pedikel in den Wirbelkörper mit einem sterilen Hammer. In der posterior-anterioren Projektion ist insbesondere darauf zu achten, dass die mediale Pedikelbegrenzung durch die Nadelspitze nicht überschritten und der Spinalkanal nicht punktiert wird. Bei osteoporotischen Wirbelkörpern gestaltet sich das Vortreiben der Nadeln meist sehr mühelos; ein erhöhter Widerstand oder eine verstärkte Schmerzreaktion des Patienten deutet häufig darauf hin, dass eine kortikale Knochengrenze erreicht wurde. Die Richtung der Nadel sollte dann entsprechend abgeändert werden. Durch Wechsel in die seitliche Durchleuchtungsposition ist erkennbar, wann die Nadelspitze den Wirbelkörper erreicht hat und so die Gefahr einer Pedikelfraktur abnimmt.

Die Nadelspitze wird anschließend bis zum Übergang des vorderen zum mittleren Wirbelkörperdrittels vorgeführt. Als hilfreich hat sich hierbei der schräge Anschliff der meisten zur Verfü-

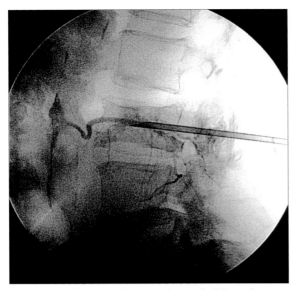

**Abb. 21.7:** Nach KM-Injektion in den Wirbelkörper kommt es zu einem frühen Abstrom des KM in die V. cava. Die Lage der Nadelspitze muss korrigiert werden, um eine Zementembolie zu verhindern.

gung stehenden Nadeln erwiesen. Dieser erlaubt auch noch bei bereits tief in den Knochen eingedrungenen Kanülen eine gute Steuerung und Platzierung der Nadelspitze, die sich immer zu der schliffabgewandten Seite bewegt. Nach exakter Positionierung der Nadeln in der gewünschten Position kann ein venöses Angiogramm des Wirbelkörpers (Vertebrographie) mit Kontrastmittel angefertigt werden.. Mit diesem ist es möglich, einen schnellen venösen Abstrom aus dem Wirbelkörper zu erkennen und so die Gefahr einer venösen Zementembolie abzuschätzen (s. Abb. 21.7). Allerdings wird ihr Nutzen kontrovers diskutiert, da der Zement eine viel höhere Viskosität als das Kontrastmittel und somit ein anderes Fließverhalten aufweist. Des Weiteren können im Wirbelkörper verbliebene Kontrastmittelreste die Erkennbarkeit des nachfolgend injizierten Zements beeinträchtigen. Ein Blutdruckmonitoring ist zur Beurteilung einer hypotonen Kreislaufreaktion bei Injektion des Zements zu empfehlen. Der Zement sollte exakt nach Vorschrift und möglichst unter immer gleichen Temperaturbedingungen angemischt werden, da die Zeit, in der der Zement aushärtet, stark von diesen äußeren Umständen abhängt. Bei Verwendung eines Zements ohne Antibiotikabeimischung wenden wir eine i.v. Kurzzeitantibiose zur Infektionsprophylaxe an. Unter seitlicher Durchleuchtungskontrolle wird

dann der Zement langsam in den Wirbelkörper injiziert. Besondere Beachtung findet hierbei die nach dorsal gerichtete Zementfront, da bei Verdacht auf Kontrastmittelaustritt nach epidural oder perineural die Injektion sofort unterbrochen wird. Aber auch Austritte nach ventral (Aorta/V. cava) sind zu beachten, ebenso wie Kontrastmittelaustritte in das Bandscheibenfach. Letztere können durch ihre Druckwirkung nach Aushärten langfristig zu einer Schädigung der Abschlussplatten des angrenzenden Wirbelkörpers führen und somit eine weitere Fraktur induzieren. Zur ausreichenden Füllung und Stabilisierung des Wirbelkörpers sind meist nur geringe Zementmengen von 4–10 ml erforderlich. Sollte sich der Zement vorwiegend ventral im Wirbelkörper verteilen, so kann beim Rückzug der Nadeln noch vorsichtig nachinjiziert werden.

Abbildung 21.8 zeigt den kompletten Interventionsvorgang bei einem Patienten. Vor Aushärten des Zements müssen die Nadeln jedoch durch rotierende Bewegungen vom Zement abgelöst und leicht zurückgezogen werden, um eine Fixation der Nadeln am Zement zu vermeiden. Zusätzlich wird durch erneutes Einführen des Mandrins der in der Kanüle befindliche Zement im Wirbelkörper ausgestoßen (*Cave:* Durchleuchtungskontrolle), um zu vermeiden, dass eine Zementspur beim Zurückziehen in den paravertebralen Weichteilen aushärtet. Nach Entfernen der Nadeln verbleibt der Patient für ca. 20 min in stabiler Lagerung, bis eine weitgehende Aushärtung des Zements wahrscheinlich ist. Weitere Bettruhe sollte für mindestens 2 Stunden verordnet werden, kann in Abhängigkeit von der Allgemeinsituation des Patienten und der Komplexität des Eingriffs jedoch auch für einen deutlich längeren Zeitraum ratsam sein. Die Zementverteilung wird anschließend mittels CT überprüft (s. Abb. 21.9).

Andere Arbeitsgruppen verwenden im Bereich der Lendenwirbelsäule und der unteren Brustwirbelsäule einen posterolateralen Zugang mit direkter Punktion der Seitenwand des Wirbelkörpers. Dies bietet den Vorteil, dass die Nadelspitze zentraler im Wirbelkörper platziert werden kann als beim transpedikulären Vorgehen und man somit häufig mit einer Punktion auskommt, um den gesamten Wirbel zu füllen. Der posterolaterale Zugang wird jedoch meist unter CT-Kontrolle durchgeführt, da sich so die Nadel am exaktesten

**Abb. 21.8: a)** Die Injektionskanüle wird dorsal auf dem Pedikel aufgesetzt, aufgrund des
Pedikelverlaufs und der deutlichen Deckplattenimpression
(gleicher Patient wie in Abb.
21.10) wird eine kraniokaudale
Stichrichtung geplant. **b)**
Ansicht im p.a. Strahlengang:
Die Nadel wird in 2-Uhr-Positi-
on über dem Pedikel verankert.
**c)** Die Kanüle wird bis zum
Übergang des vorderen zum
mittleren Wirbelkörperdrittels
mit leichten Hammerschlägen
vorangetrieben. **d)** Die zweite
Nadel wird in gleicher Weise
über den kontralateralen Pedikel eingebracht und **e)** ebenfalls im Wirbelkörper platziert.
**f)** Endposition beider Nadeln
im a.p. Strahlengang; **g)** nach
Zementinjektion regelrechte
intrasomatische Zementverteilung in der seitlichen Projektion und **h)** in der p.a. Ansicht
ohne Nachweis einer Zementleckage

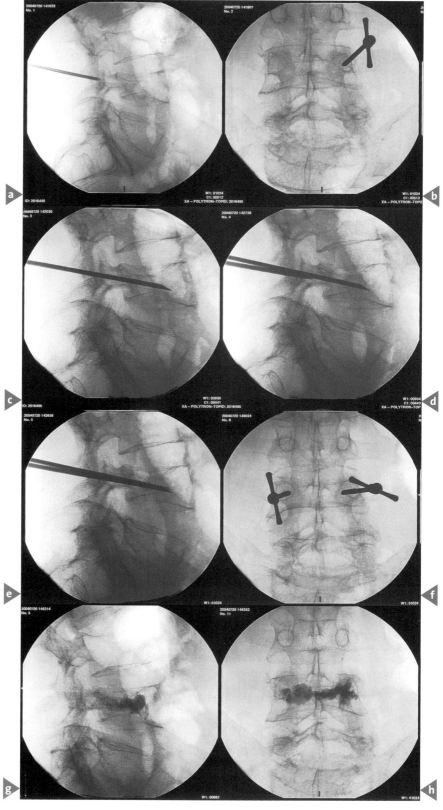

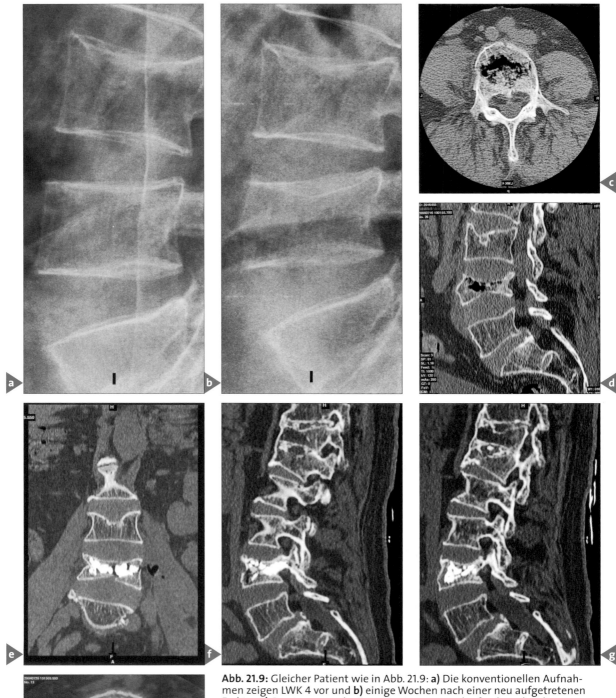

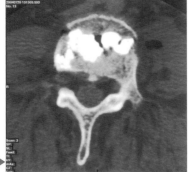

**Abb. 21.9:** Gleicher Patient wie in Abb. 21.9: **a)** Die konventionellen Aufnahmen zeigen LWK 4 vor und **b)** einige Wochen nach einer neu aufgetretenen Fraktur. **c)** Das transversale CT weist eine quer verlaufende Frakturlinie mit Kortikalisunterbrechung und ein intraspongiöses Vakuumphänomen nach, **d)** die sagittale Rekonstruktion stellt die deutlichen Grund- und Deckplatteneinsenkungen heraus sowie die Deformierung der Wirbelsäulenvorderkante. **e–h)** Im Kontroll-CT nach PVP hat sich der Zement regelrecht im Wirbelkörper verteilt. Beim Zurückziehen der Nadel wurden durch Einführen des Mandrins noch geringe Zementreste bis in den Pedikelbereich eingebracht, ein Zementaustritt in das Neuroforamen ist jedoch ohne Pedikelfraktur nicht möglich.

steuern lässt [Gangi et al. 1994]. Da die Injektion des Zements jedoch unter Durchleuchtung erfolgen sollte, ist eine Kombination der Steuerungsverfahren erforderlich, die sich jedoch nicht in allen Abteilungen einfach bewerkstelligen lässt und logistische Schwierigkeiten hervorruft. Im oberen thorakalen Bereich ist eine computertomographisch kontrollierte Auffüllung dagegen bei allen Zugangswegen indiziert, um Fehlpunktionen zu vermeiden (s. Abb. 21.10). Da die Pedikel nach kranial schmalkalibriger werden, ist zusätzlich die Größe der verwendeten Nadeln anzupassen.

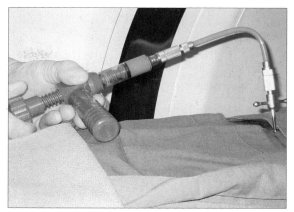

**Abb. 21.10:** PVP im thorakalen Bereich unter CT-Kontrolle

## Komplikationsmöglichkeiten

Hier sind die üblichen Operationskomplikationen – wie Thrombose, Embolie, Belastung des Herz-Kreislauf-Systems und Infektionen – zu nennen. Zusätzlich sind jedoch auch z.T. erhebliche Knochenzementaustritte nach vorn (Aorta) oder nach hinten (Rückenmark) aus dem Wirbel möglich.

Insbesondere die Inzidenz von Zementaustritten führt in letzter Zeit zu einer zunehmend kritischen Sicht dieser Methode. Eine klinisch relevante Einteilung unterscheidet 3 Typen des Zementaustritts (s. Abb. 21.11):

◢ Typ B: via basivertebrale Vene (etwa 40%);
◢ Typ S: via Segmentvene (etwa 40%);
◢ Typ C: via kortikaler Defekt (etwa 20%).

Hierbei kann noch weiter differenziert werden:
◢ Typ BV: bis zum Foramen *v*asculare;
◢ Typ BC: in den Spinalkanal;
◢ Typ SH: *h*orizontal;
◢ Typ SV: *v*ertikal oder oblique;
◢ Typ SF: in das *F*oramen;
◢ Typ CD: in den *D*iskus;
◢ Typ CK: in den Spinal*k*anal;
◢ Typ CF: in das *F*oramen;
◢ Typ CWK: lateral oder anterior zum *W*irbel*k*örper.

Potenziell gefährliche Austrittsstellen sind in gewissem Umfang bereits auf dem seitlichen Röntgenbild zu erkennen (s. Abb. 21.12). Hierbei ist unbedingt zu berücksichtigen, dass Zementaustritte auf konventionellen Röntgenbildern häufig übersehen werden. Besonders Typ-B- und Typ-S-Austritte werden auf anterior-posterioren und seit-

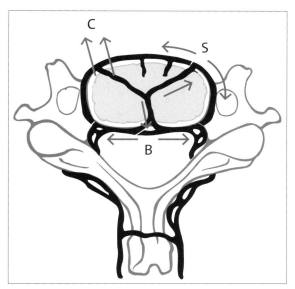

**Abb. 21.11:** Klassifikation des Zementaustritts. Typ **B**: via basivertebrale Vene (etwa 40%); Typ **S**: via Segmentvene (etwa 40%); Typ **C**: via kortikaler Defekt (etwa 20%) (Yeom IS et al. 2003)

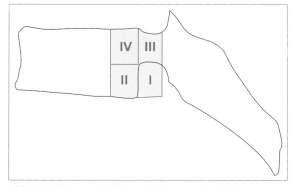

**Abb. 21.12:** Zoneneinteilung für einen potenziellen Zementaustritt im seitlichen Röntgenbild. Zone **I**: Neuroforamen; Zone **II**: Wirbelkörper anterior des Neuroforamens; Zone **III**: Pedikelwurzel; Zone **IV**: Wirbelkörper vor der Pedikelwurzel

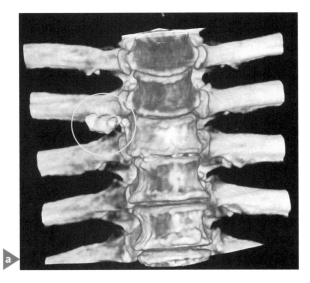

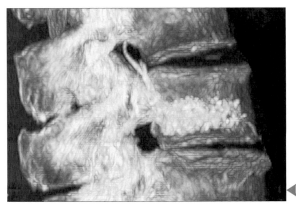

**Abb. 21.13:** Zementaustritte im 3D-CT

lichen Röntgenbildern, die intraoperativ als einzige Möglichkeiten zur Verfügung stehen, übersehen. Im lateralen Röntgenbild ist Zement in Zone I besonders prädiktiv für einen Zementaustritt.

Unseres Erachtens kann man viele Zementaustritte nicht oder nur unzureichend in Röntgenaufnahmen in 2 Ebenen erkennen. Postoperative Computertomogramme lassen oftmals erst das Ausmaß des Zementaustritts erkennen (s. Abb. 21.13). Ein Zementaustritt in das angrenzende Bandscheibenfach erscheint zunächst zwar von wenig Belang, kann jedoch durch seine Ambosswirkung zu einer Fraktur des angrenzenden Wirbelkörpers führen. Überhaupt ist nach vorliegenden Studien die Inzidenz von Frakturen der an das zementierte Segment angrenzenden Wirbelkörper leicht erhöht. Als weitere Besonderheit des Zementaustritts ist die Zementlungenembolie bereits mehrfach beschrieben worden, die jedoch meist asymptomatisch verläuft. Als Komplikationen des Zugangsweges ist neben der Pedikelfraktur und der Verletzung von spinalen oder neuronalen Strukturen insbesondere die Verletzung von Lumbalarterien beim posterolateralen Zugang erwähnenswert sowie die Möglichkeit eines Pneumothorax bei thorakaler Behandlung. Bei osteoporotischen Patienten sind Rippenfrakturen durch das Aufstützen des Operateurs oder das Einhämmern der Nadel möglich.

## Ergebnisse in der Literatur

Stechow und Alkalay [2001] untersuchten die Belastbarkeit frakturierter osteoporotischer Wirbelkörper vor und nach PVP mit PMMA (Polymethylmethacrylat). Knochenstruktur und -dichte von 20 Wirbelkörpern (B 6 bis L 2) wurden vor und nach PVP mittels Röntgenuntersuchung und DEXA (Dual-Energy-X-Ray-Absorptiometrie) beurteilt. Die Bestimmung der Belastbarkeit bis zur Fraktur erfolgte durch quasistatische, kombinierte axiale Kompression mit anteriorem Flexionsmoment vor und nach PVP. Die Ergebnisse zeigten, dass die Knochendichte der untersuchten Wirbelkörper vor PVP signifikant verringert war (0,52 g/cm$^2$; Norm: 0,55 g/cm$^2$). Die Belastbarkeit und die axiale Steifigkeit waren nach PVP signifikant erhöht. Die Autoren folgerten, dass die perkutane Vertebroplastik mit PMMA in frakturierten Wirbelkörpern eine effektive Methode ist, um die Belastbarkeit der Wirbelkörper signifikant zu steigern.

Die klinischen Erfahrungen in der Literatur zeigen auch, dass bei einer frühzeitigen Injektion in den Wirbelkörper eine sehr rasche Schmerzlinderung eintritt, die bei einem sehr großen Anteil der Patienten dauerhaft ist. Diese außerordentlich hohe Responserate ist umso erstaunlicher, als diese Ergebnisse gerade bei denjenigen Patienten erreicht werden, bei denen weder Bettruhe noch Analgetikagaben zu einer Schmerzlinderung führten.

Die hierzu experimentell erarbeiteten Grundlagen scheinen eine Anwendung am Patienten durchaus zu rechtfertigen. Hierbei ist zu unterstreichen, dass sowohl das verwendete Material (Knochenzement) als auch die Methodik (Wirbelkörperauffüllung) im klinischen Einsatz die erforderliche Sicherheit gezeigt haben. Die Verwendung von Knochenzement entspricht in der Endoprothetik dem Stand der Technik. Langfristige Untersuchungen haben gezeigt, dass spongiöser Knochen bei stabiler Implantatlage auch in der Zementeinbettung durchaus vital bleiben kann.

Selbst die Auffüllung von Wirbelkörpern mit Knochenzement im Rahmen der Tumorchirurgie ist bereits mehrfach beschrieben worden [Gangi et al. 1994; Jensen et al. 1997; Weill et al. 1996]. Eine signifikante Stabilisierung von Wirbelkörpern nach Zementauffüllung konnten Deramond et al. [1996] sowie Evans et al. [1995] nachweisen. Auch die Frage der potenziellen Gefahr von Hitzeschäden im Zuge der Auspolymerisation des Zements wurde schon untersucht. So konnten Wang, Wilson und Hubbard [1984] im Tierversuch keine spinalen Schädigungen bei zervikalen Fusionen mit PMMA im Hundemodell nachweisen, auch wenn keine Isolationsschicht verwendet wurde. Die Autoren führen dies auf die Isolationsfunktion der erhaltenen Ligamente sowie v.a. auf die Wärmetransportfähigkeit der gefäßreichen duranahen Strukturen zurück.

Die PVP bietet somit eine neue Therapiemöglichkeit in der Behandlung schmerzhafter osteoporotischer Wirbelkörperkompressionsfrakturen. Unter Berücksichtigung der vorliegenden Literatur, der eigenen experimentellen Grundlagen [Jerosch et al. 1999] und der klinischen Erfahrungen sehen wir durchaus den Ansatz, die PVP in den Therapiealgorithmus bei Osteoporosepatienten zu integrieren. Daneben stellen schmerzhafte und/oder instabile primäre oder sekundäre Wirbelköpertumoren sowie klinisch symptomatische Hämangiome eine Indikation dar. Aber obwohl in der Literatur über exzellente Ergebnisse berichtet wird, sind noch einige Fragen offen. So herrscht Uneinigkeit über die genaue Indikation, die Kriterien der Patientenauswahl und den idealen Zeitpunkt für die Durchführung der Wirbelkörperaugmentation. Auch die Fragen nach einer prophylaktischen Augmentation benachbarter Wirbelkörper oder der Durchführung einer Vertebroplastik im Anschluss an eine langstreckige Spondylodese werden kontrovers diskutiert.

Es gibt schon vereinzelt Hinweise darauf, dass die mit Knochenzement stabilisierten, gefestigten Wirbel durch ihre verbesserten biomechanischen Eigenschaften zu vermehrten Frakturen der Nachbarwirbel führen.

Für die Zukunft würde man sich auch – und v.a. für erweiterte Indikationsstellungen – einen Werkstoff zur Füllung der Wirbelkörper wünschen, der osteokonduktive und -induktive Eigenschaften besitzt und welcher evtl. auch mit selektiven Zytostatika zu beladen ist.

## Kostenerstattung

### GOÄ

Die Hauptziffern für die GOÄ sind:
- ◢ 3: aufklärendes Gespräch vor einem Eingriff;
- ◢ 2285: Versteifung eines Wirbelsäulenabschnitts einschließlich Verpflanzung von Knochen oder alloplastischem Material;
- ◢ 5295: Bildwandler;
- ◢ 204: Kompressionsverband;
- ◢ 800: eingehende neurologische Untersuchung.

Zusätzlich mögliche Ziffern, insbesondere bei Verwendung eines CT-Gerätes, finden sich in Tabelle 21.1.

Die DRG-Kodierung für die Vertebroplastik ist Tabelle 21.2 zu entnehmen (Materialkosten: ca. 400 €).

## Fazit und klinische Relevanz

Die perkutane Vertebroplastik hat sich in den vergangenen Jahren zu einer minimal-invasiven Therapieoption zur Behandlung von Wirbelfrakturen unterschiedlicher Genese entwickelt. Schmerzreduktion und Wirbelstabilisierung sind die primären Behandlungsziele. Eine deutliche Schmerzreduktion wird bei Patienten mit Plasmozytom oder Wirbelmetastasen in mehr als 70% der Fälle erreicht, bei schmerzhaften Wirbelsäulenhämangiomen und osteoporotischen Sinterungsfrakturen sind es sogar bis zu 90% [Cotten et al. 1998]. Der Behandlungserfolg tritt schnell ein, und dies ist insbesondere bei älteren und komorbiden Patienten von Bedeutung, da die Zeit der Immobi-

**Tab. 21.1:** Zusätzlich mögliche Ziffern bei Abrechnung nach GOÄ

| Leistung | GOÄ-Nr. | GOÄ-Punkte | GOÄ-Steigerungssatz | Steigerungssatz PKV | Kosten Besondere | Kosten Allgemeine | Sachkosten | VB I–III | Post B | EGO/B MÄ |
|---|---|---|---|---|---|---|---|---|---|---|
| Rö. HWS 2 Eb. | 5100 | 300 | 31,48 (1,8fach) | 22,73 | – | 13,80 | 13,80 | 31,48 | 26,23 | 5030 |
| Ergänzende Ebene | 5101 | 160 | 16,79 (1,8fach) | 12,12 | – | 7,40 | 7,40 | 16,79 | 13,99 | 5032 |
| Rö. BWS/LWS 2 Eb. | 5105 | 400 | 41,97 (1,8fach) | 30,31 | – | 18,40 | 18,40 | 41,97 | 34,97 | 5030 |
| Ergänzende Ebene | 5106 | 180 | 18,89 (1,8fach) | 13,64 | – | 8,30 | 8,30 | 8,89 | 15,74 | 5032 |
| Beratung mindestens 10 min | 3 | 150 | 20,11 (2,3fach) | 14,86 | – | 1,30 | 1,30 | 19,23 | 16,61 | 4 |
| Infiltrationsanästhesie klein | 490 | 61 | 8,18 (2,3fach) | 6,04 | 1,43 | 2,00 | 3,43 | 7,82 | 6,76 | 415/451 |
| KM-Einbringung in Liquorraum | 340 | 400 | 53,62 (2,3fach) | 39,64 | – | 7,40 | 7,40 | 51,29 | 44,30 | 6020 |
| KM-Einbringung i.v. | 344 | 100 | 13,41 (2,3fach) | 9,91 | – | 2,70 | 2,70 | 12,82 | 11,07 | 6000 |
| CT Skelett | 5373 | 1900 | 199,34 (1,8fach) | 143,97 | – | 87,40 | 87,40 | 199,34 | 166,12 | 210/5211 |
| CT-Analyse mit 3D-Rekonstruktion | 5377 | 800 | 46,63 (1,8fach) | 46,63 | – | 36,80 | 36,80 | 46,63 | 46,63 | – |
| Osteodensitometrie | 5380 | 300 | 31,48 (1,8fach) | 22,73 | 13,80 | 22,62 | 13,80 | 31,48 | 26,23 | 95-98 |
| Operative Versteifung eines Wirbelsäulenabschnitts | 2285 | 1480 | 198,41 (2,3fach) | 146,65 | 28,30 | 5,30 | 50,92 | 189,87 | 163,90 | 2002 |
| Kleine Wunde, Versorgung mit Naht | 2001 | 130 | 17,43 (2,3fach) | 12,88 | 2,90 | – | 8,20 | 16,67 | 14,40 | – |
| 40 ml Scandicain | 40 | gemäß §10a | 6,22 | – | – | – | – | – | – | – |
| IMERON 300, 50 ml | 7 | gemäß §10a | 33,23 | – | – | – | – | – | – | – |
| Materialkosten | 39 | gemäß §10a | 33,23 | – | – | – | – | – | – | – |
| Braunüle | 25 | – | 7,82 | – | – | – | – | – | – | – |

**Tab. 21.2:** DRG-Abrechnung laut Definitionshandbuch 2004/2005 und Fallpauschalenkatalog 2005

| DRG | Text | Relatives Gewicht | UGVD (untere Grenzverweildauer) | MGVD (mittlere Grenzverweildauer) | Anzahl Level |
|---|---|---|---|---|---|
| I56Z | Andere Eingriffe an der WS ohne äußerst schwere CC, ohne komplexen Eingriff | 1,309 | 2 | 10,3 | nicht relevant |
| I53Z | Andere Eingriffe an der WS ohne äußerst schwere CC, mit komplexem Eingriff | 1,623 | 3 | 12,5 | nicht relevant |

lisation durch eine fortschreitende Osteoporose verhindert werden kann. Das Risiko von relevanten Komplikationen, die direkt mit dem Eingriff assoziiert sind, ist gering, mit einer Komplikationsrate von 1–3% bei osteoporotischen Frakturen und von 10% bei malignen Wirbelveränderungen [Deramond et al. 1998].

## Literaturverzeichnis

Arden N, Cooper C (1998) Present and future of osteoporosis: epidemiology. In: Meunier PJ, Osteoporosis: diagnosis and management, 1–16. Saunders, Philadelphia

Bai B et al., The use of an injectable, biodegradable calcium phosphate bone substitute for the prophylactic augmentation of osteoporotic vertebrae and the management of vertebral compression fractures. Spine (2000), 24, 1521–1526

Belkoff SM et al., An ex vivo biomechanical evaluation of an inflatable bone tampused in the treeatment of compression fracture. Spine (2001), 26, 151–156

Bostrom MP, Lane JM, Future directions. Augmentation of osteoporotic vertebral bodies. Spine (1997), 15; 22 (24 Suppl), 39S–42S

Consensus Development Conference, Diagnosis, prophylaxis, and treatment of osteoporosis. Am J Med (1993), 94, 646–650

Cook DJ et al., Quality of life issues in women with vertebral fractures due to osteoporosis. Arthritis Rheumatism (1993), 36 (6), 750–756

Cook DJ et al., Measuring quality of life in women with osteoporosis. Osteoporos Int (1997), 7, 478–487

Cooper C, The crippling consequences of fractures and their impact on quality of life. Am J Med (1997), 103 (2A), 12–19

Cortet B et al., Value of vertebroplasty combined with surgical decompression in the treatment of aggressive spinal angioma. Apropos of 3 cases. Rev Rhum Ed Fr (1994) 61 (1), 16–22

Cortet B et al., Percutaneous vertebroplasty in patients with osteolytic metastases or multiple myeloma. Rev Rhum Engl Ed (1997), 64 (3), 177–183

Cotten A, Duquesnoy B, Vertebroplasty: current data and future potential. Rev Rhum Engl Ed (1997), 64 (11), 645–649

Cotten A et al., Percutaneous vertebroplasty for osteolytic metastases and myeloma: effects of the percentage of lesion filling and the leakage of methyl methacrylate at clinical follow-up. Radiology (1996), 200 (2), 525–530

Cotten A et al., Percutaneous vertebroplasty: state of the art. Radiographics (1998), 18 (2), 311–320

Deramond H, Depriester C, Toussaint P, Vertebroplasty and percutaneous interventional radiology in bone metastases: techniques, indications, contra-indications Bull Cancer Radiother (1996), 83 (4), 277–282

Deramond H et al., Percutaneous vertebroplasty with polymethylmethacrylate. Technique, indications, and results. Radiol Clin North Am (1998), 36 (3), 533–546

Dousset V et al., Asymptomatic cervical haemangioma treated by percutaneous vertebroplasty. Neuroradiology (1996), 38 (4), 392–394

Dufresne AC et al., Percutaneous vertebroplasty of the cervico-thoracic junction using an anterior route. Technique and results. Report of nine cases. J Neuroradiol (1998), 25 (2), 123–128

Ettinger B et al., Contribution of vertebral deformities to chronic back pain and disability. The Study of Osteoporotic Fractures Research Group. J Bone Miner Res (1992), 7 (4), 449–456

Evans AJ et al. (1995) Effectivness of vertebral body stabilisation with percutaneous injection of methylmetacrylate. American Society of Neuroradiology, Apr. 27th, Chicago

Felsenberg D et al., Prävalenz der vertebralen Wirbelkörperdeformationen bei Frauen und Männer in Deutschland. Med Klin (1998), 93 (Supl II), 31–33

Feydy A et al., Acrylic vertebroplasty in symptomatic cervical vertebral haemangiomas: report of 2 cases. Neuroradiology (1996), 38 (4), 389–391

Galibert P, Deramond H, Percutaneous acrylic vertebroplasty as a treatment of vertebral angioma as well as painful and debilitating diseases. Chirurgie (1990), 116 (3), 326–334

Galibert P et al., Preliminary note on the treatment of vertebral angioma by percutaneous acrylic vertebroplasty. Neurochirurgie (1987), 33 (2), 166–168

Gangi A, Kastler BA, Dietemann JL, Percutaneous vertebroplasty guided by a combination of CT and fluoroscopy. AJNR Am J Neuroradiol (1994), 15 (1), 83–86

Gold DT, The clinical impact of vertebral fractures: Quality of life in women with osteoporosis. Bone (1996), 18 (3), 185S–189S

Huang C, Ross P, Wasnich R, Vertebral fractures and other predictors of back pain among older women. JBMR (1996a), 11 (7), 1026–1032

Huang C, Ross P, Wasnich R, Vertebral fractures and other predictors of physical impairment and health care utilization. Arch Intern Med (1996b), 156 (7), 2469–2475

Ide C et al., Vertebral haemangiomas with spinal cord compression: the place of preoperative percutaneous vertebroplasty with methyl methacrylate. Neuroradiology (1996), 38 (6), 585–589

Jensen ME et al., Percutaneous polymethylmethacrylate vertebroplasty in the treatment of osteoporotic vertebral body compression fractures: technical aspects. AJNR Am J Neuroradiol (1997), 18 (10), 1897–1904

Jerosch J et al., Perkutane vertebrale Augmentation (PVA) bei osteoporotischen Wirbelkörpern – eine experimentelle Untersuchung. Biomedizinische Technik (1999), 44, 190–193

Kaemmerlen P et al., Percutaneous vertebroplasty in the treatment of metastases. Technic and results. J Radiol (1989), 70 (10), 557–562

Kanis JA, Group WS, Assessment of fracture risk and its application to screening for postmenopausal osteoporosis: synopsis of a WHO report. Osteoporosis Int (1994), 4, 368–381

Kanis JA et al., Guidelines for diagnosis and management of osteoporosis. Osteoporosis Int (1997), 7, 390–406

Kaplan FS et al., The cluster phenomenon in patients who have multiple vertebral compression fractures. Clin OrthopRelated Res (1993), 297, 161–167

Leidig G et al., A study of complaints and their relation to vertebral destruction in patients with osteoporosis. Bone Mineral (1990), 8, 217–229

Leidig-Bruckner G et al., Clinical grading of spinal osteoporosis. Quality of life components and spinal deformity in women with chronic low back pain and women with vertebral osteoporosis. JBMR (1997), 12 (4), 1–13

Lyies KW et al., Association of osteoporotic vertebral compression fractures with impaired functional status. Am J Med (1993), 94, 595–601

Mathis JM, Petri M, Naff N, Percutaneous vertebroplasty treatment of steroid-induced osteoporotic compression fractures. Arthritis Rheum (1998), 41 (1), 171–175

Matthis C, Raspe H, Burden of illness in vertebral deformities. EVOS-Group in Germany. Med Klin (1998), 93 (Suppl 2), 41–46

Melton III LJ, Epidemiology of spinal osteoporosis. Spine (1997), 22 (24S), 2S–11S

Minne HW, Lebensqualität im Alter bedroht durch Osteoporose? Pharmazie in unserer Zeit (1991), 3, 109–113

O'Neill TW et al., The prevalence of vertebral deformity in European men and women: the European Vertebral Osteoporosis Study. J Bone Miner Res (1996), 11, 1010–1018

O'Neill TW, Silman AJ, Definition and diagnosis of vertebral fracture. J Rheum (1997), 24 (6), 1208–1211

Ross PD, Clinical consequences of vertebral fractures. Am J Med (1997), 103 (2A), 30S–43S

Scholz MG Minne HW (1998) Differential diagnosis: Back pain and osteoporosis. In: Geusens P, Osteoporosis in clinical practice: A practical guide for diagnosis and treatment, 65–68. Saunders, Philadelphia

Silverman SL, The clinical consequences of vertebral compression fracture. Bone (1992), 13, 27–31

von Stechow D, Alkalay R, Perkutane Vertebroplastik mit Polymethylmethacrylat (PMMA) in frakturierten osteoporotischen Wirbelkörpern. Eine biomechanische Untersuchung. Z Orthop (2001), 139, 231–239

Wang GW, Wilson CS, Hubbard SL, Safety of anterior cement fixation in the cervical spine: in vivo study of the dog spine. South Med J (1984), 77, 178–179

Weill A et al., Spinal metastases: Injections for and results of percutaneous injection of acrylic cement. Radiology (1996), 199, 241–247

Yeom IS et al., Leakage of cement in percutaneous transpedicular vertebroplasty for painful osteoporotic compression fractures. J Bone Joint Surg Br. (2003), 85 (1), 83-9

# 22  Kyphoplastie

*L. Gerdesmeyer, H. Gollwitzer*

## Einleitung

Die Behandlung osteoporotischer Wirbelkörperfrakturen nimmt einen immer größeren klinischen Stellenwert ein. Es wird geschätzt, dass bei etwa 25–30% aller Frauen in einem Alter über 60 Jahren durch osteoporotischen Knochenabbau Wirbelkörperfrakturen und Wirbelkörperdeformierungen auftreten [Klöckner, Weber 2001]. War die Behandlung bislang eine Domäne der konservativen Therapie, so haben neue minimal-invasive Techniken zu einem Umdenken geführt. Eines dieser Verfahren ist die Kyphoplastie. Sie wurde 1998 erstmals in den USA durch Mark Railey durchgeführt. Im Gegensatz zu anderen Verfahren ist das Ziel der Kyphoplastie nicht allein die Stabilisierung des frakturierten Wirbelkörpers, sondern gleichzeitig auch die Wiederherstellung der Deckplatte und des ventralen Alignements. Wirbelkörperkompressionsfrakturen durch Osteoporose können spontan oder nach einem geringfügigen Trauma auftreten. Dabei kommt es zu einem deutlichen Höhenverlust der Wirbelkörpervorderkante, wodurch die biomechanischen Verhältnisse deutlich verändert werden. Durch den Einbruch der Vorderkante kommt es zu einem Ventraltilt der gesamten Wirbelsäule, mit Verkürzung der ventralen Weichteile sowie einem erheblichen Krümmungs- und Biegemoment (s. Abb. 22.1). Dies führt zum einen klinisch zur Buckelbildung, zum anderen biomechanisch zu einer persistierenden Überlastung der ventralen Wirbelkörperstrukturen, die in der Folge ein deutlich erhöhtes Frakturrisiko ausweisen. Eine nicht behandelte Fraktur heilt in einem verformten Zustand und erhält die veränderte Biomechanik, was durch die Technik der Kyphoplastie verhindert werden soll [Wilson et al. 2000].

## Indikation

Die Kyphoplastie kann bei folgenden Diagnosen indiziert sein: pathologische Fraktur bei Osteoporose sowie pathologische Fraktur bei bösartigen Neubildungen und bei traumatische Frakturen, sofern keine Instabilität der Wirbelkörperhinterkante besteht oder Hinterkantenfragmente den Spinalkanal derart verlegen, dass neurologische Defizite resultieren.

Entsprechend der AO-Klassifikation ist die Kyphoplastie grundsätzlich nur für die Versorgung von traumatischen Wirbelfrakturen geeignet, welche einen unbetroffenen Wirbelkörpersockel als Widerlager für den Ballon aufweisen. Dieser besteht bei Frakturen der Typen A1-1 (Deckplattenimpressionsfraktur), A1-2 (Keilfraktur) und A3-1 (inkomplette Berstungsfraktur). Spaltfrakturen (A2) und komplette Berstungsfrakturen (A3) eignen sich nach derzeitigen Kenntnissen nicht für die Kyphoplastie, da die Spaltkomponente der Fraktur durch die Augmentierung nicht stabilisiert wird und Zement durch die Spalten austreten kann.

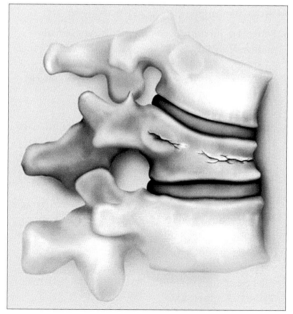

**Abb. 22.1:** Wirbelkörperfraktur mit ventralem Einbruch und Ventraltilt der Wirbelsäule

Eine weitere Grundvorrausetzung ist, dass die festgestellten Frakturen zu entsprechenden klinischen Beschwerden führen, die ein klinisch relevantes Ausmaß erreichen. Zur Quantifizierung können gängige Scores – wie der OSWESTRY-Score, der MCNAB-Score oder auch die Visuelle Analogskala (VAS) – verwendet werden.

Da es sich bei der Kyphoplastie um ein operatives Verfahren handelt, sollte diese erst nach erfolglos durchgeführter konservativer Therapie indiziert werden. Eine erfolglose konservative Therapie liegt dann vor, wenn es nach Applikation von nicht steroidalen Antirheumatika (NSAR) und von Analgetika, Krankengymnastik zur Stabilisierung der Rumpfmuskulatur, physikalischer Therapie, Rumpforthesen und Einleitung einer systemischen medikamentösen antiosteoporotischen Therapie zu keiner klinisch relevanten Verbesserung der Beschwerden kommt. Auch wenn die Indikation zur Kyphoplastie besteht, kann es sein, dass lokale anatomische Verhältnisse dazu führen, dass das Verfahren technisch nicht durchführbar ist. Hier ist derjenige Wirbelkörper zu nennen, der komplett im Sinne einer Vertebra plana kollabiert ist. Die Indikationen und Kontraindikationen sind in Tabelle 22.1 zusammengefasst.

## Präinterventionelle Diagnostik

Eine der Schwierigkeiten der Kyphoplastie besteht in der Identifikation des klinisch relevanten Wirbelkörpers. So ist häufig zu beobachten, dass konventionelle Röntgenbilder der Wirbelsäule in 2 Ebenen, wie es der Standarddiagnostik entspricht, gerade bei ausgeprägten osteoporotischen Patienten mehr als einen pathologisch veränderten Wirbelkörper zeigen. Liegen hier keine Verlaufsaufnahmen vor, kann es leicht vorkommen, dass der auf dem Röntgenbild als gesintert zu erkennende Wirbelkörper zwar identifiziert wird, dieser aber nicht der die Beschwerden induzierende Wirbelkörper ist. Während die Fraktur in diesem bereits sehr alt sein kann und inzwischen knöchern konsolidiert und mechanisch fest ist, wird der akut betroffene Wirbelkörper, der nur initial gesintert ist, leicht übersehen. Dies zeigt, dass ein konventionelles Röntgenbild zwar notwendig, aber nicht ausreichend ist. Akute Frakturen osteoporotischer Wirbelkörper zeichnen sich durch ein Begleitödem aus. Dieses ist aber weder auf Computertomographie-(CT-)Aufnahmen noch im Rahmen der konventionellen Röntgendiagnostik feststellbar. Als adäquate Bildgebung ist hier die Magnetreso-

**Tab. 22.1:** Ein- und Ausschlusskriterien für die Kyphoplastie

| Einschlusskriterien | Ausschlusskriterien |
|---|---|
| • Mindestalter: 18 Jahre<br>• Fähigkeit, die Einwilligung zu leisten, nachdem im Aufklärungsgespräch therapeutischer Nutzen und Nebenwirkungen sowie Komplikationen besprochen wurden<br>• unterschriebene Einwilligungserklärung<br>• Diagnose einer nicht traumatischen Wirbelkörperkompressionsfraktur, Typen A1.1, A1.2 und A1.3, und zwar bei Osteoporose oder Neoplasie<br>• einen Monat andauernde erfolglose konservative Therapie mit Applikation von NSAR, Krankengymnastik zur Stabilisierung der Rumpfmuskulatur, physikalischer Therapie, Rumpforthesen und systemischer medikamentöser antiosteoporotischer Therapie<br>• klinisch relevante schmerzhafte Radikulopathie, festgestellt mit einem der folgenden Scores: Stadium ausreichend oder schlecht nach MCNAB, mindestens 25 Punkte auf OSWESTRY-Low-Back-Pain-Disability-Questionnaire, subjektive Schmerzbeurteilung von >4 auf der Visuellen Schmerzanalogskala (VAS) | • Patienten mit motorisch-neurologischen Defiziten<br>• andere Wirbelkörperfrakturen als Typen A1.1, A1.2 und A1.3<br>• relevante lokale Infektion (akut, subakut, chronisch), z.B. Tuberkulose<br>• Langzeitkortisontherapie<br>• Koagulationsstörung und/oder zwingende Antikoagulanzientherapie mit MARCUMAR oder Acetylsalicylsäure<br>• vorangegangene perkutane Zementaugmentierung im selben Segment<br>• Zeitfenster von <1 Monat unter konservativer Therapie mit Applikation von NSAR, Krankengymnastik zur Stabilisierung der Rumpfmuskulatur, physikalischer Therapie, Rumpforthesen und systemischer medikamentöser antiosteoporotischer Therapie<br>• Allergie oder Hypersensitivität auf Lokalanästhetika, Zement, Röntgen-KM<br>• Schwangerschaft oder stillende Mütter<br>• Vertebra plana |

nanztomographie (MRT) zu fordern, welche in den Wichtungen T1 und T2 in axialer und sagittaler Ebene mit einer hohen Sensitivität und Spezifität den frisch betroffenen Wirbelkörper darstellen kann. Wenn die Wirbelkörperfraktur im Rahmen einer Neoplasie, wie z.B. bei den Immunozytomen, auftritt, ist eine zusätzliche präoperative Szintigraphie sinnvoll, um einen kompletten Skelettstatus zu erhalten und die Ausdehnung der Erkrankung feststellen zu können.

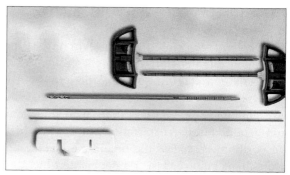

**Abb. 22.2**: Instrumentenset

## Notwendiges Instrumentarium

Zur Durchführung einer Kyphoplastie werden folgende Instrumente benötigt:
- JAMSHIDI-Biopsienadel,
- Instrumentenset (s. Abb. 22.2),
- 2 Ballonkatheter,
- 2 Inflationsspritzen inklusive Druckmesser,
- 6 Zementapplikatoren,
- PMMA-Knochenzement,
- ISOVIST-Kontrastmittel.

Sämtliche Instrumente sind über die Firma KYPHON bestellbar. Die Kontaktadresse lautet: KYPHON DEUTSCHLAND GMBH, Draisstraße 48, 67346 Speyer, Tel.: 06232/6004-0, Fax: 06232/6004-33, E-Mail: deutschland@kyphon-eu.com, www.kyphon-eu.com.

## Präinterventionelle Aufklärung

Für die Kyphoplastie besteht keine Notfallindikation. Aus diesem Grund hat die Aufklärung für diese Operation entsprechend den allgemeinen Regel eines elektiven operativen Eingriffs zu erfolgen, insbesondere muss der zeitliche Abstand zwischen Aufklärung und Intervention mindestens 24 Stunden betragen. Im Rahmen des Aufklärungsgesprächs sind neben den allgemeinen chirurgischen Risiken spezielle mögliche Komplikationen aufzuklären. Zu diesen ist in erster Linie der mögliche Zementaustritt zu zählen. Verbunden mit einem raschen Austritt des viskösen Zements und der anschließenden raschen Erwärmung in der Aushärtephase sind neurologische thermische Schäden der benachbarten Strukturen möglich und bereits publiziert. Je nach betroffener Struktur und Segmenthöhe können gravierende sensorische und motorische Schädigungen auftreten. Im Zuge dessen sollte der Patient darauf hingewiesen werden, dass möglicherweise eine rasche offene Revision erforderlich sein kann, um den ausgetretenen Zement zu entfernen. Weiter muss der Patient darüber informiert sein, dass die eingetretenen Schädigungen u.U. auch persistieren können.

Neben den möglichen neurologischen Schädigungen durch austretenden Zement können auch embolische Komplikationen auftreten, auch wenn dies bislang nur im Rahmen der Vertebroplastie vorgekommen ist. Unter hohem Druck kann sehr flüssiger Zement in das venöse System gepresst werden, in das pulmonale Kapillarbett abströmen und eine entsprechende klinische Symptomatik verursachen. Durch die Verwendung scharfer Trokare, insbesondere beim Zugang in den Wirbelkörper, können Aorta-, V.-cava- oder Plexusschäden verursacht werden, die z.T. ebenfalls die Notwendigkeit einer raschen offenen Intervention zur Folge haben können. Neben den mechanischen Komplikationen sind allergische Komplikationen aufzuklären, da jodhaltige Kontrastmittel verwendet werden. Instrumentenbrüche und -versagen gehören ebenso in das Aufklärungsgespräch wie die üblichen chirurgischen Komplikationen Wundheilungsstörung und Infektion. Ob es im Rahmen der Zementaugmentation postoperativ zu einer erhöhten Frakturrate der benachbarten Wirbelkörper kommt, ist bis heute nicht nachgewiesen, sollte aber mit aufgeklärt werden, ebenso die Tatsache, dass bislang keine Langzeitergebnisse vorliegen, die Rückschlüsse über das Verhalten des Zements oder des Wirbelkörpers nach einigen Jahren zulassen.

## Durchführung der Intervention

Die Kyphoplastie wird in aller Regel in Allgemeinanästhesie durchgeführt. In speziellen Fällen kann das Verfahren auch in Lokalanästhesie mit einer begleitenden systemischen Analgosedierung zur Anwendung kommen. Der Patient wird auf einem röntgendurchlässigen Operationstisch in Bauchlage positioniert, sodass die betroffene Fraktur im Durchhang zu lagern ist. Dies erleichtert die Aufrichtung der Wirbelkörpervorderkante. Bei der Lagerung ist darauf zu achten, dass Arme und Rumpf weich gepolstert sind (s. Abb. 22.3).

Da ein Großteil des Verfahrens unter Röntgenkontrolle durchgeführt wird und einzelne Schritte in einem engen zeitlichen Fenster vorzunehmen sind, hat sich die Verwendung von 2 Bildverstärkern bewährt, die so positioniert werden, dass seitliche und anterior-posteriore Kontrollen simultan möglich sind. Ein ständiges Umschwenken eines Bildverstärkers kann zu erheblichen Zeitverzögerungen führen, die das Risiko von Komplikationen deutlich erhöhen. Sobald die Einstellung der Bildverstärker abgeschlossen ist, kann mit der Hautdesinfektion und der Abdeckung begonnen werden. Bei der Abdeckung ist darauf zu achten, dass diese so großzügig vorgenommen wird, dass

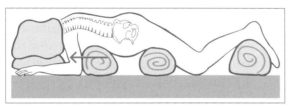

**Abb. 22.3:** Lagerung auf dem Operationstisch

eine evtl. notwendige offene Revision ohne weiteren Zeitverzug durchgeführt werden kann.

Bei der Kyphoplastie sind prinzipiell 2 Zugangwege möglich: zum einen der perkutane transpedikuläre und zum anderen der perkutane extrapedikuläre Zugang. Während der transpedikuläre Zugang für die Lendenwirbelsäule und die untere Brustwirbelsäule bis auf Höhe von Th 10 als Standardzugang gelten kann, so erfordern der Verlauf und die Stellung der Pedikel im Bereich der mittleren und oberen Brustwirbelsäule meist einen extrapedikulären Zugang.

### Transpedikulärer Zugang

#### Schritt 1
In anterior-posteriorer und in seitlicher Aufnahme wird der betroffene Wirbelkörper dargestellt. Die Darstellung hat so zu erfolgen, dass in der anterior-posterioren Sicht beide Pedikel symmetrisch zur Mittellinie des Wirbelkörpers zur Ansicht kommen. Die Wirbelkörpergrund- und -deckplatten müssen planparallel zu sehen sein und der Processus spinosus mittig zwischen den beiden Pedikeln zu liegen kommen, um die Möglichkeit einer Rotationsfehllagerung zu reduzieren (s. Abb. 22.4). Die folgenden Schritte werden zeitgleich an beiden Pedikeln vorgenommen.

#### Schritt 2
Dann erfolgt beiderseits ca. 2 cm lateral der oberen Pedikelbegrenzung in der anterior-posterioren Sicht eine Hautstichinzision. Nun wird mittels der JAMSHIDI-Nadel der lateral-kraniale Rand des Pedikels aufgesucht und die Nadel anschließend

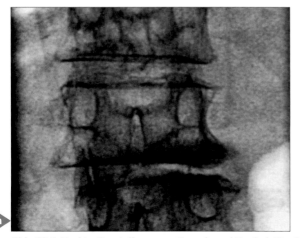
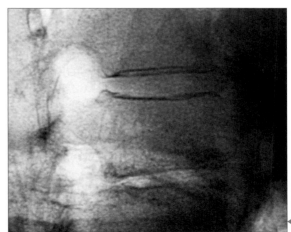

**Abb. 22.4:** Exakte Darstellung von Grund- und Deckplatte, Pedikel und Processus spinosus in a.p. und seitlicher Ebene

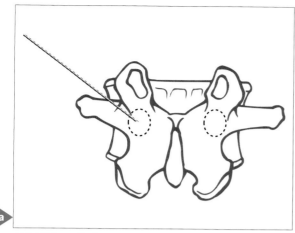

**Abb. 22.5:** Pedikeleintrittspunkte

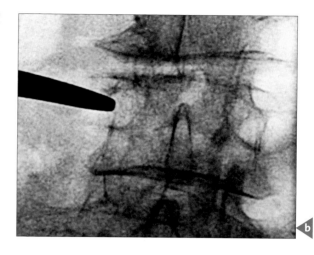

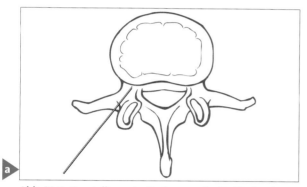

**Abb. 22.6:** Darstellung des Trokars an der Pedikelbasis

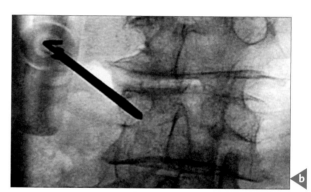

unter radiologischer Kontrolle in den Pedikel eingebracht (s. Abb. 22.5). Dies gelingt in der Regel von Hand unter leichten Drehbewegungen.

**Schritt 3**
Beim Vorantreiben der JAMSHIDI-Nadel ist streng darauf zu achten, dass der mediale Pedikelring nicht von der Nadelspitze überschritten wird, da sonst eine Perforation des Wirbelkanals wahrscheinlich ist. Bei Erreichen der Wirbelkörperhinterkante ist ein vermehrter Widerstand zu fühlen. In dieser Position sollte die Spitze der Nadel der medialen Begrenzung des Pedikels anliegen (s. Abb. 22.6).

**Schritt 4**
Im nächsten Schritt wird die Nadel über die Hinterwand in den Wirbelkörper eingebracht. Hierbei muss darauf geachtet werden, dass in der anteriorposterioren Sicht die Nadelspitze die Mittellinie des Wirbelkörpers nicht überschreitet. In der Seitansicht sollte die Nadel nicht weiter als etwa zu

4/5 des Wirbelkörper nach ventral platziert werden. Wenn dies berücksichtigt wird, sind eine Fehllage und eine Perforation des Wirbelkörpers unwahrscheinlich (s. Abb. 22.7).

**Schritt 5**
Sobald die JAMSHIDI-Nadel ihre endgültige Position erreicht hat, werden der Metallmandrin gegen den stumpfen Führungsdraht ausgetauscht und der Rest der Nadel entfernt.

**Schritt 6**
Über den liegenden Führungsdraht kann nun der Arbeitstrokar eingebracht werden. Dieser wird manuell aufgesetzt und mit leichtem Druck in den Pedikel eingetrieben. In manchen Fällen muss ein Hammer zu Hilfe genommen werden, damit der Arbeitstrokar auch über die Hinterkante sicher im Wirbelkörper zu positionieren ist. Nun kann durch den Arbeitstrokar wahlweise mit dem Handbohrer das Lager für den Ballon angelegt oder eine Biopsie entnommen werden. In der Praxis hat sich

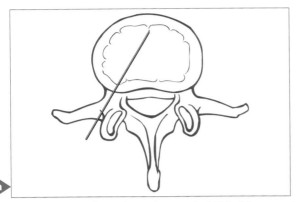

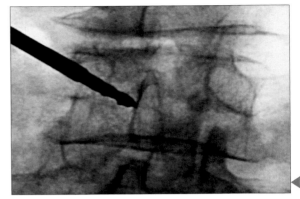

**Abb. 22.7:** Darstellung des Trokars an der Wirbelkörpervorderkante

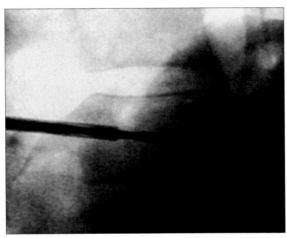

**Abb. 22.8:** Einbringen des Bohrers zur Vorbereitung des Ballonlagers

gezeigt, dass stark osteoporotisch veränderter Knochen mechanisch sehr instabil ist, sodass mit dem Zementfüllergerät, dessen Lumen mit einem Metallmandrin verschlossen ist, die vorhandene Spongiosa nach ventral im Sinne einer Spongiosaplastik impaktiert werden sollte (s. Abb. 22.8).

### Schritt 7
Nun kann über den Arbeitstrokar der Ballon eingebracht werden. Dieser ist vorher komplett zu entleeren, damit er bei der Einführung in den Arbeitstrokar nicht beschädigt wird. Der Ballon ist durch 2 Metallringe begrenzt, die unter Sicht mittels Bildverstärker die Kontrolle der Ballonposition erleichtern. Der Ballon ist so weit in den Wirbelkörper einzubringen, bis in der Seitsicht beide Metallringe außerhalb der Spitze des Arbeitstrokars zu liegen kommen. Ist dies nicht der Fall, kann der Ballon Schaden nehmen, wenn er mit

Kontrastmittel gefüllt wird (s. Abb. 22.9). Die Größe der einzubringenden Ballons wird in Abhängigkeit von der Wirbelkörpergröße gewählt (15 mm Länge mit 4 ml Füllvolumen oder 20 mm Länge mit 6 ml Füllvolumen).

### Schritt 8
Im nächsten Schritt wird der Ballon langsam mit Kontrastmittelflüssigkeit gefüllt. Über ein manuelles Druckinjektionssystem kann ein Druck bis etwa 28 bar (2,80 Pa oder 406 PSI) über den kontrastmittelgefüllten Ballon auf die angrenzenden Strukturen ausgeübt werden. In der Regel genügt bei osteoporotischen Wirbeln und korrekter Platzierung in der Frakturzone ein Druck von etwa 7 bar (ca. 100 PSI) für die Entfaltung des Ballons. Durch die schrittweise druckkontrollierte Füllung der Ballons werden die verletzte Spongiosa komprimiert und die angrenzende Deckplatte gehoben (s. Abb. 22.10).

### Schritt 9
Wenn die Deckplatte ausreichend reponiert und die Wirbelkörpervorderkante aufgerichtet ist, kann der Ballon entleert und zurückgezogen werden. Es erfolgt dann die Füllung der Zementfüller mit PMMA-Knochenzement. Die verbleibende Defektzone im Wirbelkörper wird nun mit dem vorbereiteten Zement über eine Applikationskanüle aufgefüllt. Um einen epiduralen oder paravertebralen Materialaustritt zu vermeiden, wird das Augmentationsmaterial mit hoher Viskosität und niedrigem Druck eingefüllt. Das Füllvolumen ist von dem zuletzt erreichten Volumen der Ballons bekannt und wird geringfügig überschritten, um eine spongiöse Verzahnung zu erreichen.

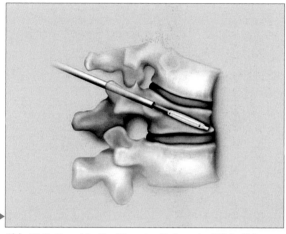

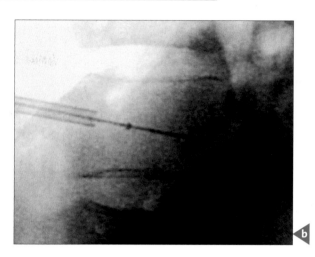

**Abb. 22.9:** Korrekte Position des Ballons im Wirbelkörper

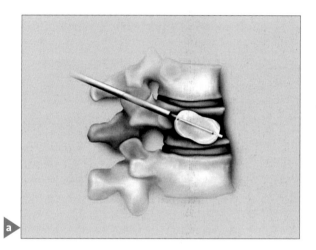

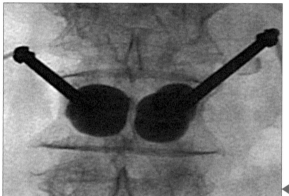

**Abb. 22.10:** Korrekte Position und Ausdehnung des Ballons nach Auffüllung mit KM

Durch sanftes Nachstößeln wird ein Zurücklaufen des Materials in die Arbeitskanüle verhindert. Letztere wird kurz vor dem Aushärten des Materials entfernt und die Wunde in üblicher Technik verschlossen (s. Abb. 22.11).

## Extrapedikulärer Zugang

Dieser Zugang wird im Bereich der mittleren Brustwirbelsäule gewählt, da der Pedikelverlauf dort in der Regel stärker in der Sagittalebene orientiert ist, sodass bei den meist schmalen Pedikeln eine ausreichende Konvergenz in das anteriore Wirbelkörperdrittel nicht erreicht werden kann. Beim extrapedikulären Zugang wird die Knochenbiopsienadel kranial des Querfortsatzes mit konvergierender und abfallender Stichrichtung in die Rinne zwischen Rippenhals und lateraler Pedikel-

kortikalis eingebracht (s. Abb. 22.12). Hierdurch ergeben sich eine stärkere Konvergenz und eine Perforation der lateralen Pedikelkortikalis nahe der Pedikelbasis. Auch bei diesem Zugang darf die Biopsienadel die Projektion der medialen Pedikelkortikalis im anterior-posterioren Strahlengang erst nach Passieren der Wirbelkörperhinterkante überschreiten. Das Einbringen des Kyphoplastieballons und die Augmentation erfolgen in gleicher Weise wie bereits zuvor beschrieben. Bei kleineren Wirbeln der mittleren Brustwirbelsäule kann evtl. ein einzelner, konvergent eingebrachter Ballon genügen.

Die Behandlung der osteoporotischen Fraktur mittels Kyphoplastie ist aber nur ein Teil in der notwendigerweise durchzuführenden Osteoporosetherapie, die sich nach den gültigen Richtlinien orientiert. Diese sind in Tabelle 22.2 dargestellt.

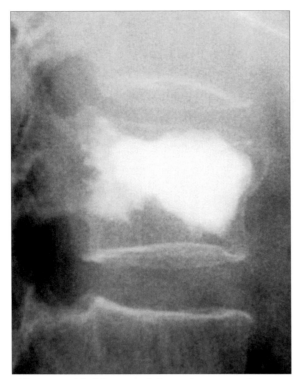

**Abb. 22.11:** Wirbelkörper nach Zementaugmentation

## Komplikationsmöglichkeiten

Die Komplikationsrate der Kyphoplastie ist sehr gering. In einer ersten Arbeit von Garfin, Hansen und Reiley [2001] konnte in einem Kollektiv von 2.194 perkutanen Kyphoplastien gezeigt werden, dass die Rate ernsthafter Komplikationen bei 0,2% liegt. Die häufigste Komplikation der Kyphoplastie ist der Austritt von Zement, wobei die Wahrscheinlichkeit hierfür bei der Vertebroplastie deutlich höher liegt. Bislang wurden zwar Zementaustritte berichtet, aber paradoxe zentrale Embolien, Lungenembolien oder thorakale Paresen, wie sie bei der Vertebroplastie auftreten, sind zwar theoretisch denkbar, bislang jedoch nicht aufgetreten.

Die meisten relevanten Komplikationen werden durch direkte Schädigung beim Zugang verursacht. Hier sind Schädigungen des Rückenmarks, der Spinalwurzeln oder der knöchernen Pedikelstrukturen möglich, auch wenn über solche nur in Einzelfällen berichtet wird. Das Auftreten einer Fraktur im benachbarten Wirbelkörper könnte eine mögliche Komplikation sein und wird aktuell noch sehr kontrovers diskutiert [Boszczyk et al. 2004]. Bislang gibt es keinen Nachweis eines

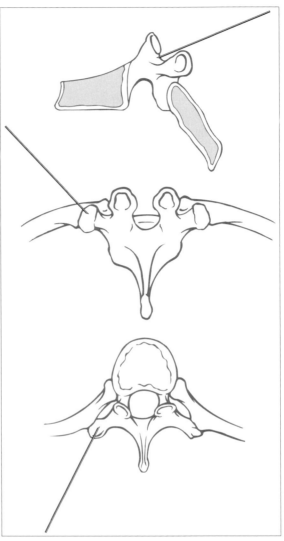

**Abb. 22.12:** Darstellung des extrapedikulären Zugangs

**Tab. 22.2:** Nachbehandlung der pathologischen Fraktur bei Osteoporose

| 1. Mobilisation | • unter Volllast<br>• kein Bracing<br>• rumpfstabilisierende Krankengymnastik<br>• ggf. NSAR |
|---|---|
| 2. Antiresorptive Wirkstoffe | • selektive Östrogenrezeptor-modulatoren (SERM)<br>• Bisphosphonate<br>• Kalzitonin, Hormone (Östrogene/Gestagene) |
| 3. Osteoanabole Wirkstoffe | • selektive Östrogenrezeptor-modulatoren (SERM)<br>• Parathormonanaloga<br>• anabole Hormone<br>• Fluoride |

erhöhten Risikos einer Fraktur im benachbarten Wirbelkörper, im Gegensatz zur Vertebroplastie [Berlemann et al. 2002a, b]. Bei korrekter Durchführung der Methode sind schwerwiegende Komplikationen nicht zu erwarten, selbst wenn es einmal zu einer ventralen Perforation der Wirbelkörpervorderkante kommen sollte, da die Gefäße meist elastisch nachgeben. Wenn man während der Behandlung das Gefühl hat, man habe die Vorderkante penetriert, so kann dies rasch mit einem stumpfen K-Draht unter Durchleuchtung ausgetastet werden. Sollten dann immer noch Zweifel bestehen, kann wasserlösliches Kontrastmittel appliziert werden. Ein Loch in der Kortikalis ist allerdings per se kein relevantes Problem, kann es aber werden, wenn nach der Ballondilatation der flüssige Zement eingefüllt wird. Mit 2 einfachen Maßnahmen lässt sich das Loch für die Zementfüllung wieder verschließen: Zum einen kann mit dem geschlossenen Zementfülltrokar Spongiosa von dorsal nach ventral geschoben und impaktiert werden, sodass das Loch mechanisch wieder verschlossen ist; zum anderen besteht die Möglichkeit, ein wenig Zement zu applizieren, damit das Loch zu verschließen und erst nach Aushärten dieses Zements mit der eigentlichen Zementfüllung zu beginnen. Um das Risiko eines Zementaustritts weiter zu reduzieren, sollte der Zement erst unmittelbar vor Beginn der Aushärtephase appliziert werden, denn im etwas dickflüssigeren Zustand ist ein ungewollter Abfluss über das spongiöse System oder das venöse Gefäßsystem deutlich weniger wahrscheinlich.

Auch die Möglichkeit einer Fettembolie im Rahmen der Kyphoplastie wird nach wie vor kontrovers diskutiert [Boszczyk et al. 2004]. Denkbar wäre es, dass durch den Druck des Ballons Fettmark aus dem Wirbelkörper in das venöse System ausgepresst wird – etwa vergleichbar wie in der Endoprothetik – und so zu einer Fettembolie führen könnte. Bislang sind aber auch hierzu keine klinisch relevanten Ereignisse publiziert worden. Um das mögliche Risiko zu reduzieren, wird empfohlen, in einer Sitzung nicht mehr als 4 Wirbelkörper zu behandeln.

Allergische Reaktionen auf Knochenzement sind eher theoretisch als von praktischer Relevanz, im Gegensatz zu allergischen Reaktionen auf jodhaltige Kontrastmittel, mit denen durchaus gerechnet werden muss. Komplikationen wie Infek-

tionen oder tiefe Beinvenenthrombosen sind sehr selten, da der Patient bereits unmittelbar nach der Behandlung wieder uneingeschränkt mobilisiert werden kann.

## Ergebnisse in der Literatur

Seit der ersten klinischen Anwendung der Kyphoplastie 1998 durch Mark Railey in den USA sind inzwischen Tausende weltweit mit dieser Methode behandelt worden. Die initiale Euphorie ist bis heute geblieben und wird durch eine zunehmende Zahl von Publikationen bestätigt. Sämtlichen Publikationen ist gemeinsam, dass sich die starken Schmerzen nach osteoporotischen Wirbelkörperfrakturen sehr rasch und effektiv behandeln lassen. Bis heute sind trotz der großen Zahl von Anwendungen keine ernsthaften Komplikationen aufgetreten, die diesem Verfahren angelastet werden können.

Auch aktuelle Studie konnten zeigen, dass sich nicht nur die Schmerzsymptomatik deutlich und klinisch relevant verbessern lässt, sondern dass auch der frakturbedingte Kyphosewinkel reduzierbar ist. In einer aktuellen Arbeit konnten Berlemann, Müller und Krettek [2004] über eine prospektive Studie berichten. Sie fanden bei 26 von 27 Frakturen nach Intervention eine komplette Schmerzreduktion, gemessen auf der Visuellen Analogskala. Auch der Kyphosewinkel konnte deutlich reduziert werden. Im Vergleich zum Ausgangwert wurde der Winkel um 47,7% verringert. Die Nachuntersuchung wurde 1 Jahr nach Intervention durchgeführt. In einem Fall kam es zu einer Fraktur eines benachbarten Wirbels.

In einer ebenfalls aktuellen Studie kamen Boszczyk et al. [2004] zu ähnlichen Ergebnissen: In einem Vergleich zur Vertebroplastie konnte die Arbeitsgruppe eine geringere Häufigkeit eines Zementaustritts beobachten. Bei 17 von 23 Patienten wurde das klinische Ergebnis als gut oder sehr gut bezeichnet, klinisch relevante Nebenwirkungen waren ebenfalls nicht zu verzeichnen. In einem größeren Kollektiv von 188 Kyphoplastien bei 87 Patienten stellten Coumans, Reinhardt und Lieberman [2003] fest, dass es auch bei der Kyphoplastie zu Zementaustritten kommen kann, die allerdings sämtlich ohne klinische Relevanz waren. Bezüglich der klinischen Verbesserung ließen sich ähnliche Ergebnisse erreichen. So zeigten die Verläufe auf der VAS als auch der allgemeine Score des SF-36 sowie der spezielle Wirbelsäulenscore nach OSWESTRY signifikante Verbesserungen, verglichen mit den Baselinewerten zu Beginn der Studie.

Die Kyphoplastie wird aber inzwischen nicht nur bei der osteoporotischen Fraktur, sondern auch im Rahmen neoplastischer Erkrankungen erfolgreich eingesetzt. Dudeney et al. [2002] behandelten 18 Patienten mit 55 Osteolysen bei Immunozytomen. Das mittlere Alter im Kollektiv betrug 63,5 Jahre, die mittlere Dauer der Schmerzanamnese lag bei 11 Monaten. Nach 7,4 Monaten zeigte sowohl die Veränderung auf dem SF-36-Score als auch die subjektive Schmerzempfindung eine signifikante Verbesserung. In 2 Fällen kam es zu einem Zementaustritt ohne klinische Relevanz.

Diese guten Ergebnisse bei onkologischen Wirbelkörperfrakturen konnten auch von anderen Arbeitsgruppen bestätigt werden: Fourney, Schomer und Nader [2003] behandelten neben Patienten mit multiplem Myelom auch solche mit pathologischen Wirbelkörperfrakturen mit anderem Primarius. Sie führten bei 56 Patienten insgesamt 58 Kyphoplastien durch; 21 Patienten litten unter einer pathologischen Fraktur bei multiplem Myelom, 35 hatten einen anderen Primarius, das mittlere Alter lag bei 62 Jahren, die mittlere präoperative Schmerzdauer betrug 3,2 Monate. Auch hier kam es in allen Fällen zu einer klinisch relevanten Verbesserung, in 84% der Fälle sogar zu einer kompletten Schmerzfreiheit nach der Intervention. Sämtliche Veränderungen waren signifikant im Vergleich zu den Ausgangsbefunden. In keinem Fall kam es zu einem Zementaustritt, der mittlere Kyphosewinkel konnte um 42% verbessert werden.

Neuste Studien aus dem Jahr 2004 zeigen den günstigen Effekt der Kyphoplastie [Hillmeier et al. 2004]. In einer prospektiven interdisziplinären Studie wurde der Effekt der Kyphoplastie bei 102 Patienten mit insgesamt 192 Frakturen untersucht. Die Autoren benutzten in einer Gruppe von 138 Fällen den konventionellen Knochenzement (PMMA) und in 54 Fällen einen neuen Kalziumphosphatzement. In 89% der Fälle konnte sowohl der Schmerz als auch die Funktion signifikant günstig beeinflusst werden. Die Wirbelkörperhöhe ließ sich im Mittel um 17% anheben. In 7% der Fälle kam es zu einem Zementaustritt. In einem Fall wurde eine Myelonverletzung und in einem anderen Fall eine klinisch relevante Blutung generiert.

Auch andere Autoren kommen zu ähnlichen Ergebnissen [Berlemann 2002a, b; Boszczyk et al. 2002, 2003; Ledlie, Renfro 2003; Lieberman et al. 2001].

## Kostenerstattung

Die Abrechnung der Kyphoplastie erfolgt entsprechend der Verschlüsselung der Hauptdiagnose mit den Diagnosen „pathologische Frakturen bei Osteoporose", „pathologische Frakturen bei bösartigen Neubildungen" und „traumatische Frakturen". Bei den frischen traumatischen Frakturen wird von einer „unkomplizierten" Form ausgegangen. Sollte eine Kyphoplastie zusätzlich im Rahmen eines komplexen Eingriffs (z.B. Instrumentierung) erfolgen, sind hierbei auch die Diagnosenzuordnung zu variieren und entsprechende OPS-Kodes hinzuzufügen.

Die Kodierung der Hauptdiagnose, der Nebendiagnose und der Prozeduren erfolgt prinzipiell nach den Vorgaben der Deutschen Kodierrichtlinien (2001, 2002, 2003 Copyright für die Deutschen Kodierrichtlinien: Institut für das Entgeltsystem im Krankenhaus, INEK GGMBH) sowie den Hinweisen in ICD-10-GM 2004 und OPS-301 2004 (DIMDI). Diese wurden bei der Erstellung dieser Kodiervorschläge berücksichtigt.

Prinzipiell gilt auch bei der Kodierung der Kyphoplastie, dass die Zuordnung der Hauptdiagnose abhängig ist von der zugrundeliegenden Erkrankung oder Verletzung, die die Aufnahme im Krankenhaus verursacht hat. Nebendiagnosen sind zu kodieren, wenn sie das Patientenmanagement während des Aufenthalts beeinflussen. Dabei sollte darauf geachtet werden, dass die zu kodierenden Nebendiagnosen erfasst werden, da sie für die Einordnung der Fälle in die verschiedenen Abrechnungsstufen der DRG verantwortlich sind. Prozeduren sind zu kodieren, wenn sie während des stationären Aufenthalts erbracht wurden und hierfür ein Kode im OPS-301-2004-Katalog existiert.

Im Folgenden sind die Kodierungsvorschläge für die einzelnen Indikationen dargestellt.

Pathologische Fraktur bei Osteoporose:

◢ Hauptdiagnose: ein Kode aus M80._8 *Osteoporose mit pathologischer Fraktur* (inkl. osteoporotische Wirbelkörperkompression und Keilwirbel), Wirbelsäule
  – M80.08: Postmenopausale Osteoporose mit pathologischer Fraktur
  – M80.18 Osteoporose mit pathologischer Fraktur nach Ovarektomie
  – M80.28: Inaktivitätsosteoporose mit pathologischer Fraktur
  – M80.38: Osteoporose mit pathologischer Fraktur infolge Malabsorption nach chirurgischem Eingriff
  – M80.48: Arzneimittelinduzierte Osteoporose mit pathologischer Fraktur; soll die Substanz angegeben werden, ist eine zusätzliche Schlüsselnummer (Kapitel XX) zu benutzen
  – M80.58: Idiopathische Osteoporose mit pathologischer Fraktur
  – M80.88: Sonstige Osteoporose mit pathologischer Fraktur

◢ Nebendiagnose(n): Die Nennung von Nebendiagnosen ist abhängig von der Erfüllung der Nebendiagnosendefinition (s. Anhang 2: Nebendiagnosenzuordnung).

◢ Es sind *keine* zusätzlichen Kodes für die Wirbelkörperfraktur(en) aus dem ICD-Kapitel XIX *Verletzungen, Vergiftungen und bestimmte äußere Ursachen* zu nennen (S22.0 – Fraktur Brustwirbel, S32.0 – Fraktur Lendenwirbelsäule)! Dies wird durch die Exklusiva des Kapitels XIX ausgeschlossen!

◢ Prozedur: Ein Kode aus 5-839.*a_ Implantation von Material in einen Wirbelkörper mit vorheriger Wirbelkörperaufrichtung, inkl. Kyphoplastie*:
  – 5-839.a0: 1 Segment
  – 5-839.a1: 2 Segmente
  – 5-839.a2: 3 Segmente
  – 5-839.a3: Mehr als 3 Segmente
  – Zusatzkode 5-986: Anwendung von minimalinvasiver Technik

Pathologische Fraktur bei bösartigen Neubildungen:

◢ Hauptdiagnose bei sekundärer Neubildung des Knochens: C79.5(†) *Sekundäre bösartige Neubildung des Knochens und des Knochenmarks*

◢ Nebendiagnose(n): M49.5_(*) *Wirbelkörperkompression bei anderenorts klassifizierten Krankheiten* (5. Stelle: 4–7):

  – -4: Thorakalbereich
  – -5: Thorakolumbalbereich
  – -6: Lumbalbereich
  – -7: Lumbosakralbereich

◢ Zusätzlich, sofern bekannt, eine bzw. mehrere Nebendiagnose(n) für den Primärtumor (z.B. C50.- *Mamma-Ca* oder C90.0- *Plasmozytom*). Ist die Lokalisation des Primärtumors unbekannt, ist C80 *Bösartige Neubildung ohne Angabe der Lokalisation* zu kodieren.

◢ Der Kode für den Primärtumor wird immer angegeben, auch wenn dieser nicht mehr nachweisbar ist.

◢ Prozedur: Ein Kode aus 5-839.*a_ Implantation von Material in einen Wirbelkörper mit vorheriger Wirbelkörperaufrichtung, inkl. Kyphoplastie*:
  – 5-839.a0: 1 Segment
  – 5-839.a1: 2 Segmente
  – 5-839.a2: 3 Segmente
  – 5-839.a3: Mehr als 3 Segmente
  – Zusatzkode 5-986 Anwendung von minimalinvasiver Technik

Traumatische Fraktur:

◢ Bei mehreren Frakturen wird *jede einzeln* entsprechend ihrer Höhe kodiert!

◢ Hauptdiagnose: Ein Kode aus S22.0_ *Fraktur eines Brustwirbels*:
  – S22.01: T1 und T2
  – S22.02: T3 und T4
  – S22.03: T5 und T6
  – S22.04: T7 und T8
  – S22.05: T9 und T10
  – S22.06: T11 und T12

◢ Oder ein Kode aus S32.0_ *Fraktur eines Lendenwirbels*:
  – S32.01: L1
  – S32.02: L2
  – S32.03: L3
  – S32.04: L4
  – S32.05: L5

◢ Nebendiagnose(n):
  – Ggf. weitere Frakturen (siehe Liste Hauptdiagnose und auch andere)
  – Wenn auch eher selten: Bei geschlossenen und offenen Frakturen muss der Weichteilschaden zusätzlich kodiert werden, wenn er größer Grad 0 nach Tscherne und Oestern ist [siehe Zusatz-Kodes S21.84!–S21.89! (BWS) und S31.84!–S31.89! (LSW)].

◢ Prozedur: Ein Kode aus 5-839.a_ *Implantation von Material in einen Wirbelkörper mit vorheriger Wirbelkörperaufrichtung, inkl. Kyphoplastie*:
  – 5-839.a0: 1 Segment
  – 5-839.a1: 2 Segmente
  – 5-839.a2: 3 Segmente
  – 5-839.a3: Mehr als 3 Segmente
  – Zusatzkode 5-986: Anwendung von minimalinvasiver Technik

## Fazit und klinische Relevanz

Patienten mit pathologischen Frakturen bei Osteoporose und Neoplasien und persistierenden Schmerzen können mit der perkutanen Augmentationstechnik der Kyphoplastie rasch und effektiv behandelt werden. Damit stellt diese neue minimal-invasive Technik eine sinnvolle Alternative zu konventionellen, implantatgebundenen Verfahren dar. Die Technik der Kyphoplastie als minimal-invasives Verfahren hat bei sorgfältiger Indikationsstellung innerhalb dieser Krankheitsbilder bereits sehr gute klinische Ergebnisse gezeigt. Die sofortige Stabilität der behandelten Wirbelkörper erzielt eine schnell einsetzende Schmerzreduktion und erlaubt eine rasche Mobilisierung der Patienten. Die klinischen Ergebnisse der Kyphoplastie sind durchweg positiv. Radiologische Untersuchungen konnten zeigen, dass sich die kyphotische Fehlstellung der Wirbelsäule positiv beeinflussen lässt. Die Kyphoplastie zeichnet sich durch ihre geringe Komplikationsrate aus. Die in geringem Prozentsatz auftretenden Zementaustritte sind in der Regel ohne klinische Relevanz und nicht revisionspflichtig. Langzeitergebnisse werden zeigen, wie sich der Zement und die umgebenden knöchernen Strukturen verhalten.

## Literaturverzeichnis

Berlemann U, Heini PF, Perkutane Zementierungstechniken zur Behandlung osteoporotischer Wirbelkörpersinterungen. Unfallchirurg (2002), 105, 2–8

Berlemann U, Müller CW, Krettek C, Perkutane Augmentierungstechniken der Wirbelsäule. Orthopäde (2004), 33, 6–12

Berlemann U et al., Adjacent vertebral failure after vertebroplasty. J Bone Joint Surg [Br] (2002a), 84-B, 748–752

Berlemann U et al., Adjacent vertebral failure following vertebroplasty: a biomechanical investigation. J Bone Joint Surg [Br] (2002b), 84 (B), 748–752

Boszczyk BM et al., Augmentationstechniken an der Wirbelsäule – Aktueller Stand der Techniken und der therapeutischen Möglichkeiten. Orthopädie Rheuma (2002), 1, 19–26

Boszczyk BM et al. (2003) Treatment of severe osteoporotic fractures through a microsurgical interlaminary approach. In: Szpalski M, Gunzburg R, Vertebral osteoporotic compression fractures, 179–188. Lippincott, Philadelphia

Boszczyk BM et al., Microsurgical interlaminary vertebro- and kyphoplasty for severe osteoporotic fractures. J Neurosurg (Spine) (2004), 100, 32–37

Coumans JV, Reinhardt MK, Lieberman IH, Kyphoplasty for vertebral compression fractures: 1-year clinical outcomes from a prospective study. J Neurosurg Spine (2003), 99, 44–50

Dudeney S et al., Kyphoplasty in the treatment of osteolytic vertebral compression fractures as a result of multiple myeloma. J Clin Oncol (2002), 20, 2382–2387

Fourney DR, Schomer DF, Nader R, Percutaneous vertebroplasty and kyphoplasty for painful vertebral body fractures in cancer patients. J Neurosurg (Spine) (2003), 98, 21–30

Garfin SR, Hansen AY, Reiley MA, Kyphoplasty and vertebroplasty for the treatment of painful osteoporotic compression fractures. Spine (2001), 26, 1511–1515

Heini PF, Berlemann U, Bone substitutes in vertebroplasty. Eur Spine J (2001), 10, S205–S213

Hillmeier J et al., The evaluation of balloonkyphoplasty for osteoporotic vertebral fractures. An interdisciplinary concept. Orthopäde (2004), 33, 893–904

Klöckner C, Weber U, Operative Möglichkeiten zur Behandlung von Erkrankungen und Verletzungen der Wirbelsäule bei Patienten mit manifester Osteoporose. Orthopäde (2001), 30, 473–478

Ledlie JT, Renfro M, Balloon kyphoplasty: One-year outcomes in vertebral body height restoration, chronic pain and activity levels. J Neurosurg (Spine) (2003), 98, 36–42

Lieberman IH et al., Initial outcome and efficacy of kyphoplasty in the treatment of painful osteoporotic vertebral compression fractures. Spine (2001), 26, 1631–1638

Wilson DR et al., Effect of augmentation on the mechanics of vertebral wedge fractures. Spine (2000), 25, 158–165

# 23  X-STOP – Dekompression der Dornfortsätze bei neurogener Claudicatio intermittens

*P. Simons*

## Indikation

Von einer lumbalen neurogenen Claudicatio intermittens infolge einer lumbalen Spinalstenose sind in typischer Weise Patienten im Alter von 50 Jahren oder älter betroffen. Klinischen Studien zufolge beträgt das Durchschnittsalter oft 70 Jahre oder darüber. Aufgrund des Alters der Menschen, die unter neurogener Claudicatio intermittens leiden, sind die Behandlungsmöglichkeiten manchmal begrenzt, denn eine konservative Behandlung ist oft unwirksam, und viele Patienten sind nicht in der Lage, sich einer längeren Allgemeinanästhesie zu unterziehen, wie sie für eine Laminektomie erforderlich ist.

Bei einer lumbalen Spinalstenose entsteht eine Nervenkompression in einem oder mehreren Bewegungssegmenten aufgrund von Osteophyten an den Deckplatten, verdickten Ligg. flava, einer Spondylolisthesis, einer Wölbung der Bandscheibe und einer Hyperthrophie der Facettengelenke, die zu einer zentralen Kanalstenose oder einer lateralen Recessus- oder Foramenstenose führen können [Amundsen, Weber 1995; Porter 1996; Schonstrom et al. 1989; Verbiest 1954; Willen et al. 1997].

Bei einer lumbalen Spinalstenose sind die Beschwerden oft von der Körperhaltung abhängig. So treten beim Stehen und Gehen beispielsweise Symptome wie Schmerzen in den Beinen und im Gesäß, Kribbeln, Taubheits- und Schwächegefühl auf. In der Extension verschlimmern sich diese, während Patienten im Sitzen, beim Fahrradfahren und in der Flexion eine Schmerzlinderung verspüren [Blau, Logue 1978; Chung et al. 2000; Dong, Porter 1989; Infusa et al. 1996; Penning, Wilmink 1987; Porter 1996; Schonstrom et al. 1989; Verbiest 1954; Willen et al. 1997]. Patienten mit stabil bleibenden Symptomen werden zunächst konservativ behandelt. Dazu können epidurale Injektionen von Steroiden oder eine Physiotherapie gehören. Bei Patienten, die darauf nicht reagieren, kann die Dekompressionschirurgie in Betracht gezogen werden. Außerdem kann eine Fusion in denjenigen Fällen indiziert sein, in denen das Bewegungssegment wie z.B. bei einer Spondylolisthesis als instabil bewertet wird. Aufgrund einer Reihe von Faktoren – wie Patientenauswahl, Operationstechnik und Ergebnismessung – schwankt die Erfolgsquote eines dekompressionschirurgischen Eingriffs sehr stark. Eine Metaanalyse von 74 Studien der chirurgischen Therapie bei lumbaler Spinalstenose ergab eine Durchschnittsquote von 64% guter bis ausgezeichneter Ergebnisse im ersten Jahr [Turner et al. 1992].

Eine neuartige, alternative Therapie anstelle einer konservativen Behandlung und der Dekompressionschirurgie wurde für Patienten entwickelt, die an neurogener Claudicatio intermittens leiden [Zucherman et al. 2002a–d]. Das System X-STOP zur Dekompression der Dornfortsätze ist bei Patienten indiziert, deren Symptome sich in der Extension verschlimmern und in der Flexion nachlassen. Es wird mithilfe eines minimal-invasiven Verfahrens zwischen die Wirbelfortsätze implantiert. X-STOP schränkt die Extension auf symptomatischen Ebenen ein, erlaubt aber dennoch eine Flexion und eine uneingeschränkte axiale Drehung sowie ein seitliches Beugen [Lindsey et al. 2003; Yerby et al. 2002a, b].

Biomechanische Studien haben gezeigt, dass das Implantat zwischen Wirbelfortsätzen stabil bleibt, wenn es bei Flexion, Extension, axialer Drehung und seitlichem Biegen belastet wird. In der Extension wiesen die Ebenen mit implantiertem X-STOP eine Zunahme des subartikulären Durchmessers des Spinalkanals und des Foramens um 50% bzw. 41% auf; dadurch wurde die Nervenkompression reduziert.

In kinematischen Untersuchungen wurde auch nachgewiesen, dass benachbarte Ebenen unbeeinflusst bleiben. Andere Studien haben gezeigt, dass die Bandscheibendrücke um 63% im hinteren Anulus sowie um 41% im Nukleus und der Gelenkflächendruck um 58% herabgesetzt werden [Lindsey et al. 2003; Swanson et al. 2003].

## Präinterventionelle Diagnostik

Zur präoperativen Diagnostik gehören neben einer genauen Anamnese und der neuroorthopädischen Untersuchung Röntgenaufnahmen der Lendenwirbelsäule in 2 Ebenen sowie Flexions- und Extensionsaufnahmen. Zur Beurteilung und Höhendiagnostik der Stenose ist eine Magnetresonanztomographie (MRT), sowohl T2- als auch T1-gewichtet, sagittal und axial erforderlich. Optional, aber sinnvoll, sind elektrophysiologische Untersuchungen. Die Anamnese mit Angabe einer Linderung der Beschwerden in der Flexion ist entscheidend.

## Notwendiges Instrumentarium

Das ausgereifte Instrumentarium wird von SFMT (SFMT EUROPE B.V., Hoofdstraat 248, 3972 LK Driebergen, Niederlande, Tel.: 0031/302669396, Fax: 0031/302669397, www.sfmt.com) in Europa und von TIKOM GMBH (Hans-Vogel-Str. 136a, 90765 Fürth, Tel.: 0911/779547, Fax: 0911/779576, E-Mail: info@tikom-online.com, www.tikom-online.com) in Deutschland vertrieben. Sechs Instrumente sind speziell entwickelt worden (s. Abb. 23.1). Zusätzlich benutzt man ein Routinewirbelsäulensieb.

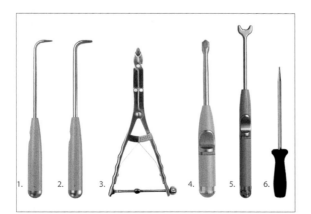

**Abb. 23.1:** Instrumentarium für die Implantation des X-STOP (**1, 2** Dilatatoren, **3** Distraktor zur Größenbestimmung, **4** Abstandshalter-Einführungsinstrument, **5** Flügel-Einführungsinstrument, **6** Sechskant-Drehmomentschraubenzieher)

Die Instrumente sind im Folgenden aufgelistet:
- kleiner gekrümmter Dilatator,
- großer gekrümmter Dilatator,
- Distraktor zur Größenbestimmung,
- Abstandshalter-Einführungsinstrument,
- Flügel-Einführungsinstrument,
- Sechskant-Drehmomentschraubenzieher.

Die Instrumente sind aus Edelstahl hergestellt. Der Griff besteht aus Kunststoff (Polyetheremid). Die X-STOP-Instrumente wurden speziell entwickelt und kalibriert und dürfen nicht gegen andere Instrumente ausgetauscht werden. Das Drehmoment, das mit dem Sechskantschraubenzieher auf die Schraube der Flügeleinheit ausgeübt wird, ist auf einen voreingestellten Maximalwert begrenzt. Dadurch wird verhindert, dass die Schraube beim Anziehen beschädigt wird oder zerbricht.

## Präinterventionelle Aufklärung

Die Einverständniserklärung sollte als wesentliche Risiken Entzündung und Bluterguss sowie das *geringe* Risiko einer Dura- und Nervenverletzung enthalten.

## Durchführung der Intervention

Der Patient erhält eine Vollnarkose oder Analgosedierung und wird in Seiten- oder Bauchlage positioniert. Wichtig bei dieser Lagerung ist die Möglichkeit der Flexion in der Hüfte, um eine maximale Delordosierung der Lendenwirbelsäule zu erreichen. Selbstverständlich ist auf eine stabile, druckstellenfreie Lagerung zu achten. Danach ist die Zielhöhe über Fluoroskopie einzustellen, der Operateur orientiert sich am Sakrum und markiert dann die Zielhöhe mit z.B. einer sterilen Kanüle zwischen den Dornfortsätzen. Die optimale Position des C-Bogens wird auf dem Boden des Operationssaals mit einem Aufkleber markiert. Dann wird der C-Bogen aus dem Operationsbereich entfernt und verbleibt in einer bequemen Parkposition, die es ermöglich, jederzeit steril zu durchleuchten. Beim Wegschieben nach kranial ist auf das Vermeiden einer Komprimierung der oberen Extremität zu achten; auch die Parkposition wird markiert.

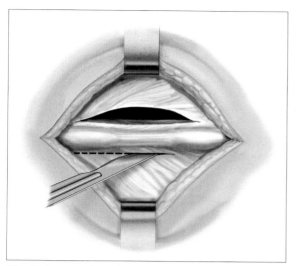

**Abb. 23.2:** Hautschnitt beidseits neben dem Lig. Supra-spinale

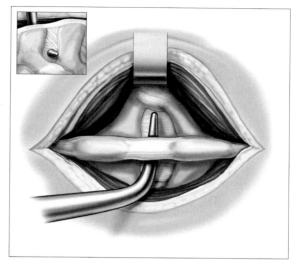

**Abb. 23.3:** Einführen des Dilatators

Der Hautschnitt in der Mittellinie (max. 6 cm) verteilt sich zu einem Drittel kranial und zu zwei Dritteln kaudal des interspinösen Raumes.

Es erfolgen die Darstellung der Faszie und deren paramediale Eröffnung, damit das Lig. supraspinale (1,5–2 cm) erhalten bleibt (s. Abb. 23.2). Zunächst wird rechts eröffnet, da der Abstandshalter immer von rechts eingeführt wird. Die Muskeln werden stumpf abgeschoben, nicht durchtrennt. Die Hinzunahme eines Sperrers ist nicht unbedingt erforderlich. Man tastet mit dem linke Zeigefinger den interspinösen Raum und eventuelle Osteophyten an den Gelenken. Optimal ist der Wirbelbogen glatt tastbar, ggf. werden Osteophyten abgetragen. Während der linke Zeigefinger das interspinöse Band tastet, wird von kaudal her der kleine gekrümmter Dilatator zunächst auf den kaudalen Bogen parallel zum Dornfortsatz abgestützt und dann um 90° nach medial gedreht und das interspinöse Ligament perforiert (s. Abb. 23.3). Ziel ist es, so ventral wie möglich, ohne Duraperforation, zu positionieren. Der Dilatator wird belassen, und durch Fluoroskopie wird die korrekte Position gesichert und dokumentiert (s. Abb. 23.4). Der kleine Dilatator erweitert von 1 mm auf 5 mm. Er wird jetzt entfernt, der linke Zeigefinger sichert die Perforation, und der große Dilatator wird eingeführt. Hierdurch erweitert sich die Perforation von 4 mm auf 7 mm.

Jetzt wird der Distraktor eingebracht. Wiederum führt der Zeigefinger der linken Hand. Der Distraktor wird mit der Spitze an der Öffnung senkrecht angesetzt und dann nach medial be-

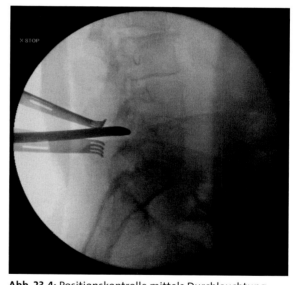

**Abb. 23.4:** Positionskontrolle mittels Durchleuchtung

wegt (s. Abb. 23.5). Manchmal muss der Operateur die Richtung beim Einbringen an eine eventuelle Skoliose oder Anomalie der Ausrichtung der Donfortsätze adaptieren.

Nach korrekter Positionierung (Durchleuchtung und Dokumentation) wird der linke Zeigefinger jetzt auf das Lig. supraspinale gelegt, und die Arme des Distraktors werden zusammengebracht (s. Abb. 23.6). Vorsichtig wird Druck ausgeübt, bis ein Widerstand auftritt, das Lig. supraspinale nimmt an Spannung zu. Sobald es straff steht, ist der optimale Abstand erreicht. Der Distraktor hat eine Skala von 6 mm bis 16 mm (s. Abb. 23.7).

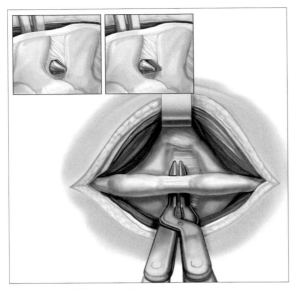

**Abb. 23.5:** Einführen des Distraktors

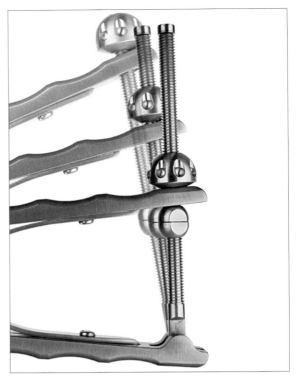

**Abb. 23.7:** Arretieren des Distraktors

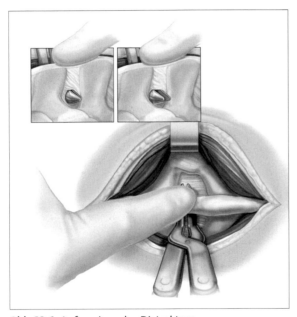

**Abb. 23.6:** Aufspreizen des Distraktors

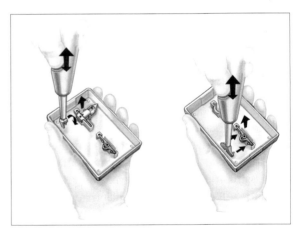

**Abb. 23.8:** Entnahme des Implantats

Eine gerändelte Gegenmutter am Ansatz des Distraktorarms kann so eingestellt werden, dass die Spitzen bei einer bestimmten Größe fixiert werden. Es folgen eine erneute Durchleuchtung und eine Dokumentation.

*Achtung:* Es darf keine übermäßige Kraft auf die Arme ausgeübt werden, da sonst die Dornfortsätze verletzt werden können.

Jetzt wird an der linke Seite die Faszie eröffnet und der Muskel abgeschoben; orientierend am Distraktor wird dessen Spitze sauber dargestellt.

Jetzt wird noch einmal vorsichtig dilatiert und die Spannung des Lig. supraspinale getastet.

Mit dem Abstandshalter-Einführungsinstrument wird der Abstandshalter in der richtigen Größe gefasst. Das Instrument ist mit einem federnden Sperrmechanismus am distalen Ende ausgestattet. Dieser Sperrmechanismus besteht aus einem Stift und einer Lasche, die sich gleichzeitig bewegen, sobald der Mechanismus aktiviert wird (s. Abb. 23.8).

Dann wird der Sperrmechanismus durch Ziehen des Daumenschiebers am Griff zurückgezogen und so gehalten, bis die Passstifte in den entsprechenden Öffnungen der Abstandshaltereinheit stecken. Dann erfolgen Loslassen und Einrasten. Der Abstandshalter sollte fest arretiert sein (s. Abb. 23.9).

Das Flügel-Einführungsinstrument ist mit einem federbelasteten Sechskantstiftschlüssel am distalen Ende versehen. Dieser dient sowohl als Sperrmechanismus wie auch als Schraubenzieher. Das Flügel-Einführungsinstrument wird so in die Kassette eingesetzt, dass die Passstifte seitwärts stehen, und sodann an der Flügeleinheit befestigt. Durch Drehen der Endkappe wird sichergestellt, dass der Sechskantstiftschlüssel in der Sicherungsschraube eingerastet ist. Jetzt kann die Flügeleinheit aus der Sterilisationskassette entnommen werden. Der Distraktor wird entfernt.

Die Abstandshaltereinheit wird von unten bzw. rechts von den Dornfortsätzen von lateral nach medial eingesetzt. Hierbei ist darauf zu achten, dass das Einführungsinstrument auf den Raum zwischen den Dornfortsätzen ausgerichtet wird. Der Winkel zur interspinösen Öffnung sollte 90° und der Winkel zur Sagittalebene 45° betragen (s. Abb. 23.10).

*Achtung:* Das Einführungsinstrument darf noch *nicht* entfernt werden, weil es die Befestigung der Flügeleinheit deutlich erleichtert (s. Abb. 23.11).

Jetzt wird an der linken Seite überprüft, ob das Schraubenloch des Abstandshalters frei von darüber liegendem Gewebe ist. Der Griff des Flügel-Einführungsinstruments wird so gehalten, dass der Flügel parallel zum Flügel des Abstandshalters liegt und das längere, sich verjüngende Ende des Flügels nach kranial weist. Die beiden Einführungsinstrumente passen ineinander und sollten aneinander gedrückt gehalten werden, um das Ausrichten der Schraube auf das Schraubenloch zu erleichtern. Sobald die Schraube im Schraubenloch gegriffen hat, wird das Ende des Griffes des Flügel-Einführungsinstruments noch ca. 3 volle Umdrehungen im Uhrzeigersinn gedreht. Durch Zurückziehen des Daumenschiebers auf dem Griff des Flügel-Einführungsinstruments wird der Flügel gelöst, durch Bewegen des Instruments nach lateral wird es entfernt. Das Abstandshalter-Einführungsinstrument bleibt in Position. Der Flügel sollte so eingestellt werden, dass er der lateralen Oberfläche der Dornfortsätze eng anliegt. Dann

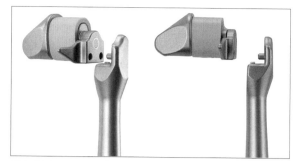

**Abb. 23.9:** Fixieren des Implantats im Einführungsinstrument

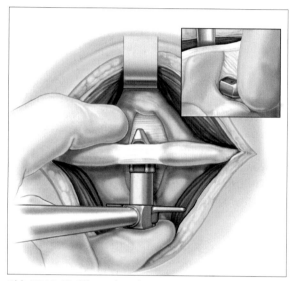

**Abb. 23.10:** Einführen des Abstandshalters

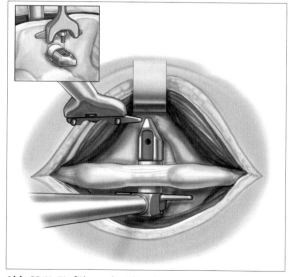

**Abb. 23.11:** Einführen des Flügels

wird der Sechskantschraubenzieher in die Sicherungsschraube eingesetzt. Mit Hilfe eines Instruments (z.B. Dissektor oder Raspatorium) wird der verstellbare Flügel medial positioniert und mit dem Sechskantschraubenzieher durch Drehen des Griffes im Uhrzeigersinn so weit angezogen, bis es zum zweiten Mal klickt. Dadurch wird sichergestellt, dass die Schraube bis zu ihrem voreingestellten Drehmomentwert angezogen ist. Dann erfolgen eine letzte Durchleuchtung und eine Dokumentation. Das Abstandshalter-Einführungsinstrument wird durch Zurückziehen des Daumenschiebers und nach lateral vom Implantat weg bewegt. Jetzt erfolgt der übliche schichtweise Wundverschluss, wobei ggf. eine Drainage verbleibt.

Bis zur Wundheilung ist eine Schonung zu beachten; insbesondere Anstrengungen sind zu vermeiden. Ein Mieder ist nicht notwendig; 4–5 Tage nach der Operation steht der Patient wieder auf. Danach ist bis zu 6 Wochen auf das Heben schwerer Gegenstände und auch auf Sport – wie z.B. Golf, Tennis und Joggen – zu verzichten. Nach 2 Wochen kann mit Radfahren begonnen werden.

## Komplikationsmöglichkeiten

Der X-STOP muss ventral im konkaven Raum zwischen den Dornfortsätzen platziert werden. Er darf nicht dorsal der Apices der Dornfortsätze oder in den Raum zwischen Lig. interspinosum und Lig. supraspinale eingeführt werden (s. Abb. 23.12).

Wenn zu viel Kraft auf den Distraktor ausgeübt wird, kann es zu einer Fraktur der Dornfortsätze kommen.

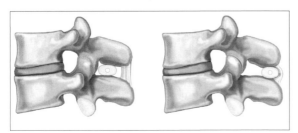

**Abb. 23.12:** Positionierung des Abstandshalters

## Ergebnisse in der Literatur

Anfang 1997 wurde eine klinische Pilotstudie an 10 Patienten durchgeführt; 8 von 10 Personen zeigten gute klinische Ergebnisse. In einer langfristigen Kontrolle wurde keine Verschlechterung der Resultate festgestellt.

Auf der Grundlage der vielversprechenden Ergebnisse der Pilotstudie wurde in den USA vor der Genehmigung der Markteinführung durch die FDA eine prospektive randomisierte multizentrische Studie mit X-STOP durchgeführt. Die Patienten wurden dabei nach der Behandlung noch 2 Jahre lang kontrolliert. Zur Anwendung kamen 2 validierte Fragebögen: der Short Form-36 (SF-36), ein allgemeiner Fragebogen zur Gesundheit, sowie der Zurich Claudication Questionnaire (ZCQ), der die Symptome und Funktionen der Patienten bewertet, die für die neurogene Claudicatio intermittens spezifisch sind. Die durchschnittliche Operationsdauer für das X-STOP-Verfahren betrug 54 min, und der Blutverlust belief sich auf weniger als 60 ml. Mit Ausnahme von 3 Personen wurden alle Patienten unter Lokalanästhesie behandelt; 95% der Patienten kehrten innerhalb von 24 Stunden nach Hause zurück. Sowohl im SF-36 als auch im ZCQ war die Gesamterfolgsquote der Behandlung mit X-STOP signifikant höher als bei der nicht operativen Behandlung. Außerdem gab es keine bedeutenden intraoperativen oder postoperativen Komplikationen, die infolge des Verfahrens aufgetreten wären. In dieser Studie hatte mehr als ein Drittel der mit X-STOP behandelten Patienten eine Spondylolisthesis bis zum Grad I (von IV). Die klinische Bedeutung dieser Teilgruppe beruht auf der Tatsache, dass diese Patienten meistens mit einer instrumentierten Spondylodese behandelt werden. Eine Teilanalyse dieser Gruppe hat gezeigt, dass das X-STOP-Verfahren zur Behandlung von Patienten mit Symptomen einer degenerativen Spondylolisthesis ebenso wirksam ist wie bei Patienten, die nicht an dieser Krankheit leiden. Die klinischen Ergebnisse der prospektiven randomisierten multizentrischen Studie wurden von Zucherman et al. [2004] im European Spine Journal veröffentlicht: Die Operationsresultate mit Blick auf Verbesserung der Körperfunktionen und Schweregrad der Symptome sind bei mit X-STOP behandelten Patienten in etwa vergleichbar mit den Ergebnissen bei Patienten, die sich einer

**Abb. 23.13:** Vergleich des X-STOP mit der Laminektomie anhand des SF-36 (**PF** Physical Functioning, **RP** Role – Physical, **RE** Role – Emotional, **VT** Vitality, **MH** Mental Health, **SF** Social Functioning, **BP** Bodily Pain, **GH** General Health) (Quelle: Fa. SFMT, Niederlande)

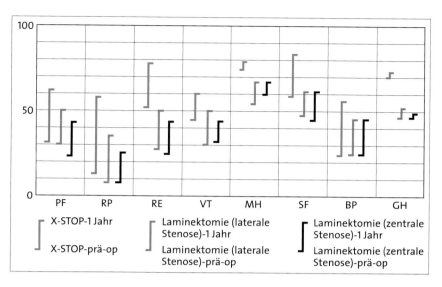

Laminektomie oder Laminotomie unterzogen haben. Bei der Kontrolle nach einem Jahr fanden sich bei 54% der mit X-STOP behandelten Patienten keine oder nur leichte Schmerzen im Rücken, in den Gesäßbacken und in den Beinen. In 3 Literaturstellen, die sich ebenso auf den ZCQ stützten, variierten die Ergebnisse von 37% bis 83% [Hansraj et al. 2001; Lindsey et al. 2003; Zucherman et al. 2002c].

In denselben Studien wird berichtet, dass der postoperative Prozentsatz von Patienten, die in der Lage waren, 10 Häuserblöcke weit zu laufen, von 42% bis 73% reichte. Im Vergleich dazu konnten 72% der mit X-STOP behandelten Patienten postoperativ mehr als 2 Meilen weit laufen [Hansraj et al. 2001; Lindsey et al. 2003; Zucherman et al. 2002c]. Ungeachtet einer unterschiedlichen Bestimmungsweise der Gehentfernung in der aktuellen Studie ist erwiesen, dass mit X-STOP behandelte Patienten im Vergleich zu Personen, die sich einer chirurgischen Dekompression unterzogen haben, genauso gut abschneiden.

Einige Studien haben Ergebnisse aus dem allgemeinen Gesundheitsfragebogen SF-36 für Patienten aufgeführt, die mittels einer lumbalen Laminektomie behandelt wurden. Hozack et al. [1997] berichteten über 41 Patienten, die sich wegen einer lumbalen Radikulopathie infolge eines Bandscheibenvorfalls einer Therapie unterzogen. Dabei wurde der Fragebogen SF-36 als Ergebnismaß verwendet. Nach einer 2-jährigen Kontrollperiode zeigten die Laminektomiepatienten eine Verbesserung auf allen Teilskalen des SF-36. Die

Patientenpopulation in der X-STOP-Studie wurde zwar vordergründig wegen einer lumbalen Spinalstenose und nicht wegen eines Bandscheibenvorfalls behandelt, aber die Punktwerte des SF-36 zeigten in der X-STOP-Gruppe eine ähnliche Verbesserung.

Darüber hinaus haben Strömquist et al. [2001] als Teil des schwedischen Nationalregisters für lumbale Wirbelsäulenchirurgie den SF-36 als Ergebnismaß der allgemeinen Gesundheit für Patienten verwendet, die wegen einer zentralen und lateralen Stenose einer Laminektomie unterzogen wurden. Es gab zwar Verbesserungen auf allen Teilskalen, sie waren aber nicht so bedeutend, wie dies in der X-STOP-Gruppe zu erkennen ist (s. Abb. 23.13).

Prozedurale Aspekte einer X-STOP-Implantation schneiden auch im Vergleich zu denjenigen gut ab, die in der Literatur bei der Dekompressionschirurgie aufgeführt werden. Die durchschnittliche Operationsdauer für das X-STOP-Verfahren betrug 54 min; dies war beträchtlich weniger als der Bereich von 104–224 min, der für Laminektomieverfahren angegeben wurde [Benz et al. 2001; Iguchi et al. 2000; Postacchini et al. 1993]. Der durchschnittliche Blutverlust von 48 ml bei Durchführung des X-STOP-Verfahrens war geringer als der Bereich von 120–1.040 ml, über den bei der Dekompressionschirurgie berichtet wurde [Benz et al. 2001; Iguchi et al. 2000; Postacchini et al. 1993]. Außerdem beträgt die durchschnittliche Aufenthaltsdauer der Patienten im Krankenhaus bei Dekompressionschirurgie 7–8 Tage, während

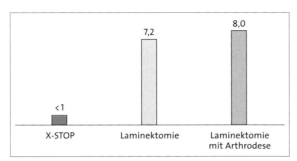

**Abb. 23.14:** Aufenthaltsdauer (Tage) im Krankenhaus (18.122 Patienten) (Quelle: Fa. SFMT, Niederlande)

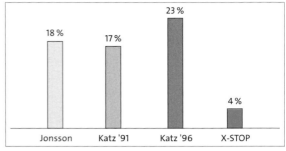

**Abb. 23.15:** Reoperationsquote bei Verwendung des X-STOP im Vergleich zur Laminektomie (Quelle: Fa. SFMT, Niederlande)

95% der mit X-STOP behandelten Patienten innerhalb von 24 Stunden nach Hause zurückkehrten (s. Abb. 23.14) [Deyo et al. 1992].

Ein Jahr nach dem chirurgischen Eingriff betrug die Reoperationsquote bei mit X-STOP behandelten Patienten 4%, ein im Vergleich zur Laminektomie vorteilhafter Wert. Hu et al. [1997] berichteten, dass sich die Reoperationsquote bei 4.722 Patienten, die sich einer Laminektomie, einer Diskektomie und/oder einer Fusion unterzogen, 10% betrug. Jonsson et al. [1997a, b] fanden bei Patienten, die wegen einer lumbalen Spinalstenose behandelt wurden, eine Reoperationsquote von 18%. Katz et al. [1991, 1996] kamen in 2 verschiedenen Studien zu Reoperationsquoten von 17% und 23% (s. Abb. 23.15).

In einer Metaanalyse von 74 Studien zur lumbalen Spinalstenose haben Turner et al. [1992] über Komplikationen wie z.B. Durarisse, Nervenverletzungen, tief liegende Wundinfektionen, Lungenembolie, Epiduralhämatom, Myokardinfektion und Tod berichtet. Keine dieser Komplikationen wurde während des X-STOP-Verfahrens oder danach beobachtet. Während Deyo et al. [1992] über Komplikationsraten von 20% und 14% nach Laminektomie mit und ohne Arthrodese berichten, treten im Vergleich dazu nach dem X-STOP-Verfahren nur in 4% der Fälle Komplikationen auf.

Verbesserungen der Körperfunktionen und beim Schweregrad der Symptome von Patienten, die mit X-STOP behandelt wurden, sind mit denjenigen vergleichbar, über die in der Literatur bei Patienten berichtet wird, die sich einer Laminektomie oder Laminotomie unterzogen haben. In 3 Berichten, die sich auf den ZCQ stützen, reichten die Ergebnisse der Patienten mit leichten bis kei-

nen Schmerzen im Rücken, in den Gesäßbacken und in den Beinen von 37% bis 83%; im Vergleich dazu waren es bei mit X-STOP behandelten Patienten nach einer einjährigen Kontrolle 64% [Hansraj et al. 2001; Lindsey et al. 2003; Zucherman et al. 2002c].

## Fazit und klinische Relevanz

Die Dekompression von Wirbelfortsätzen mittels X-STOP bietet eine risikoarme und wirkungsvolle Behandlung von Patienten mit einer neurogenen Claudicatio intermittens infolge einer lumbalen Spinalstenose. Die Implantation von X-STOP kann unter Lokalanästhesie erfolgen, und viele der behandelten Patienten können innerhalb von 24 Stunden nach der Operation nach Hause entlassen werden.

Kurz gesagt gilt Folgendes für das X-STOP-Verfahren zur Dekompression von Wirbelfortsätzen:
- Es ist klinisch erprobt.
- Es ist wirkungsvoll bei der Behandlung einer neurogenen Claudicatio intermittens mit oder ohne degenerative Spondylolisthesis.
- Es ist risikoarm.
- Es kann bei einer kurzen Operationsdauer unter Lokalanästhesie durchgeführt werden.
- Es ist minimal-invasiv.
- Es kann kurzstationär oder ambulant durchgeführt werden.
- Es sorgt für eine sofortige und anhaltende Schmerzlinderung.
- Es ist kostengünstig.

Im Vergleich zu der als Golden Standard etablierten Behandlung durch Laminektomie mit oder ohne Spondylodese ist das X-STOP-Verfahren auf der Grundlage der klinischen Ergebnisse, der Operationsdauer, des Blutverlusts, der Dauer des Krankenhausaufenthalts, der Komplikationen und der geringen Reoperationsquote zudem ein kostengünstiges Verfahren.

## Literaturverzeichnis

Amundsen TH, Weber F, LSS. Clinical and radiologic features. Spine (1995), 20, 1178–1186

Arbit E, Pannullo S, Lumbar stenosis: a clinical review. Clin Orthop (2001), 384, 137–143

Benz RJ et al., Predicting complications in elderly patients undergoing lumbar decompression. Clin Orthop (2001), 384, 116–121

Blau JN, Logue V, The natural history of intermittent claudication of the cauda equina. A long term follow-up study. Brain (1978), 101, 211–222

Chung SS et al., Effect of low back posture on the morphology of the spinal canal. Skeletal Radiol (2000), 29, 217–223

Deyo RA et al., Morbidity and mortality in association with operations on the lumbar spine. J Bone Joint Surg (1992), 74A, 536–543

Dong G, Porter RW, Walking and cycling tests in neurogenic and intermittent claudication. Spine (1989), 14, 965–969

Dyck P, The stoop-test in lumbar entrapment radiculopathy. Spine (1979), 4, 89–92

Fritz JM et al., LSS: a review of current concepts in evaluation, management and outcome measurements. Arch Phys Med Rehabil (1998), 79, 700–708

Fujiwara A et al., Morphologic changes in the lumbar intervertebral foramen due to flexion-extension, lateral bending, and axial rotation: an in vitro anatomic and biomechanical study. Spine (2001), 26, 876–882

Gunzburg R, Szpalski M (2000) LSS. Lippincott Williams and Wilkins, Philadelphia

Hansraj KK et al., Decompressive surgery for typical LSS. Clin Orthop (2001), 384, 10–17

Hasegawa T et al., Lumbar foraminal stenosis: critical heights of the intervertebral discs and foramina. A cryomicrotome study in cadavera. J Bone Joint Surg Am (1995), 77, 32–38

Hozack WJ et al., Relationship of total hip arthroplasty outcomes to other orthopaedic procedures. Clin Orthop (1997), 344, 88–93

Hu RW et al., A population-based study of reoperations after back surgery. Spine (1997), 22, 2265–2271

Hurri H et al., LSS: assessment of long-term outcome 12 years after operative and conservative treatment. J Spinal Disord (1998), 11, 110–115

Iguchi T et al., Minimum 10-year outcome of decompressive laminectomy for degenerative LSS. Spine (2000), 25, 1754–1759

Inufusa A et al., Anatomic changes of the spinal canal and intervertebral foramen associated with flexion-extension movement. Spine (1996), 21, 2412–2420

Jenis LG, An HS, Spine update. Lumbar foraminal stenosis. Spine (2000), 25, 389–394

Johnsson KE, Rosen I, Uden A, The natural course of LSS. Clin Orthop (1992), 279, 82–86

Jonsson B et al., A prospective and consecutive study of surgically treated LSS. Part I: Clinical features related to radiographic findings. Spine (1997a), 22, 2932–2937

Jonsson B et al., A prospective and consecutive study of surgically treated LSS. Part II: Five-year follow-up by an independent observer. Spine (1997b), 22, 2938–2944

Katz JN et al., The outcome of decompressive laminectomy for degenerative lumbar stenosis. J Bone Joint Surg Am (1991), 73, 809–816

Katz JN et al., Seven- to 10-year outcome of decompressive surgery for degenerative LSS. Spine (1996), 21, 92–98

Katz JN et al., Predictors of surgical outcome in degenerative LSS. Spine (1999), 24, 2229–2233

Lindsey DP et al., The effects of an interspinous implant on the kinematics of the instrumented and adjacent levels in the lumbar spine. Spine (2003), 28 (19), 2192–2197

Penning L, Wilmink JT, Posture-dependent bilateral compression of L4 or L5 nerve roots in facet hypertrophy. A dynamic CT-myelographic study. Spine (1987), 12, 488–500

Porter RW, Spinal stenosis and neurogenic claudication. Spine (1996), 21, 2046–2052

Postacchini F et al., The surgical treatment of central lumbar stenosis. Multiple laminotomy compared with total laminectomy. J Bone Joint Surg Br (1993), 75, 386–392

Saifuddin A, The imaging of LSS. Clin Radiol (2000), 55, 581–594

Schonstrom N, Willen J, Imaging LSS. Radiol Clin North Am (2001), 39, 31–53

Schonstrom N et al., Dynamic changes in the dimensions of the lumbar spinal canal: an experimental study in vitro. J Orthop Res (1989), 7, 115–121

Simotas AC, Nonoperative treatment for LSS. Clin Orthop (2001), 384, 153–161

Strömqvist B et al., The Swedish National Register for lumbar spine surgery: Swedish Society for Spinal Surgery. Acta Orthop Scand (2001), 72, 99–106

Swanson KE et al., The effects of an interspinous implant on intervertebral disc pressures. Spine (2003), 28, 26–32

Turner JA et al., Surgery for LSS. Attempted meta-analysis of the literature. Spine (1992), 17, 1–8

Verbiest H, A radicular syndrome from developmental narrowing of the lumbar vertebral canal. J Bone Joint Surg (1954), 36B, 230–237

Verbiest H, Neurogenic intermittent claudication in cases with absolute and relative stenosis of the lumbar vertebral canal (ASLC and RSLC), in cases with narrow lumbar intervertebral foramina, and in cases with both entities. Clin Neurosurg (1973), 20, 204–214

Verbiest H, Fallacies of the present definition, nomenclature, and classification of the stenoses of the lumbar vertebral canal. Spine (1976), 1, 217–225

Willen J et al., Dynamic effects on the lumbar spinal canal: axially loaded CT-myelography and MRI in patients with sciatica and/or neurogenic claudication. Spine (1997), 22, 2968–2976

Yerby S et al. (2002a) Influence of an interspinous spacer on the kinematics of the lumbar spine. Trans Eurospine. Nantes, France

Yerby S et al. (2002b) Influence of an interspinous spacer on the kinematics of the lumbar spine. Trans Int Meeting on Advanced Spine Techniques. Montreux, Switzerland

Yoshida M et al., Hypertrophied ligamentum flavum in lumbar spinal canal stenosis. Pathogenesis and morphologic and immunohistochemical observation. Spine (1992), 17, 1353–1360

Zucherman J et al. (2002a) Multicenter randomized prospective trial for treatment of lumbar neurogenic claudication with an interspinous device: 1-year results. Trans Int Soc for the Study of the Lumbar Spine. Cleveland, USA

Zucherman J et al. (2002b) Treatment of LSS with an interspinous spacer. Trans Int Meeting on Advanced Spine Techniques. Montreux, Switzerland

Zucherman J et al. (2002c) Treatment of LSS with an interspinous spacer. Trans North American Spine Society. Montreal, Canada

Zucherman J et al. (2002d) Treatment of LSS with an interspinous spacer. Trans Eurospine. Nantes, France

Zucherman J et al. (2004) A prospective randomized multi-center study for the treatment of lumbar spinal stenosis with the X-STOP: 1-year results. Eur Spine J (2004), 13, 22–31

# 24 Das DIAM-System zur dynamischen Stabilisierung der Wirbelsäule

*I. Michiels*

## Einleitung

Ebenso wie andere Körperregionen, ist die Wirbelsäule im Laufe des Alterungsprozesses einer Degeneration unterworfen. Diese geht hauptsächlich von der Bandscheibe aus [Butler et al. 1990]. Das bradytrophe Gewebe der Bandscheibe weist ab dem 30. Lebensjahr multiple anatomo-pathologische Veränderungen auf, wobei der Wasserverlust und die Rissbildung in den Faserstrukturen im Vordergrund stehen [Bernick, Walker, Paule 1991]. Aufgrund des Wasserverlusts ist die Bandscheibe nicht länger in der Lage, ihrer Rolle als hydraulisches System nachzukommen, sodass der Druck nicht länger homogen in alle Richtungen verteilt wird. Durch Verlust der Viskoelastizität einerseits und der Steifigkeit andererseits nehmen die Pufferkapazitäten dramatisch ab. Der Wasserverlust führt somit zu einer Druckumverteilung im Bewegungssegment, wobei jetzt auch Anulus fibrosus und angrenzende Deckplatten übermäßig belastet werden [Keller et al. 1993].

Die Bandscheibendegeneration ist mit einer Verschmälerung des Intervertebralraums verknüpft. Dies hat Folgen für die andere Elemente des Junghansschen Bewegungssegments. MacNab [1977], Maslow und Rothman [1975] sowie Butler et al. [1990] beschreiben den Einfluss des Höhenverlusts auf die Facettengelenke: Der gesunde Anulus fibrosus kontrolliert die Mobilität in den Facettengelenken. Mit zunehmender Degeneration nimmt diese Beweglichkeit zu und mündet in einer Arthrose. Hinzu kommt, dass die Bandscheibenverschmälerung eine funktionelle Subluxationsstellung mit „Telescoping" der Facetten zur Folge hat, was sich im Röntgenbild durch eine degenerative Retrolisthese zeigt. Durch dieses „Telescoping" der Gelenke kommt es zu einer Einengung des Foramen intervertebrale mit möglicher Irritation oder Kompression der dort austretenden Wurzel. Bei fortschreitender Degeneration mit Entwicklung einer Arthrose im Bereich der Facettengelenke kann es durch die Bildung von Osteophyten zu einer zusätzlichen Einengung des Recessus lateralis und der Foramina kommen [Stephens, Evans, O'Brien 1991]. Die Kombination beider beschriebenen Phänomene kann zu einer sog. zentralen Spinalkanalstenose führen.

Wird die degenerativ bedingte Spinalkanalstenose klinisch manifest und scheitern konservative Behandlungsversuche, bleibt häufig nur ein operatives Vorgehen als letzte therapeutische Option. Lokale Dekompressionen führen erfahrungsgemäß häufig nur zu einem vorübergehenden Erfolg, da sie der Instabilität Vorschub leisten. Invasive Maßnahmen mit ausgedehnter Dekompression und anschließender Stabilisierung haben den Nachteil der sog. Anschlussdegeneration, da sie zu einer Überbeanspruchung der Nachbarsegmente führen [Aota et al. 1995; Lee 1988; Nagata et al. 1993; Schulitz et al. 1996]. Dies führte zur Entwicklung weniger rigider, dynamischer Spondylodeseverfahren.

Nach Taylor [2003] kann das Funktionieren eines Wirbelsäulensegments auf die Prinzipien einer Römischen Waage zurückgeführt werden: Entscheidend ist dabei der Drehpunkt des ganzen Systems. Das Gleichgewicht um die Rotationsachse wird beschrieben durch das physikalische Gesetz Last × Lastarm = Kraft × Kraftarm.

Laut Taylor muss die Idee einer konstanten Rotationsachse, um welche die einzelnen Kräfte Momente erzeugen, verlassen werden. In seinem Konzept kann sich das Rotationszentrum in Abhängigkeit von der Last verschieben. Er geht somit von festen Ansatzpunkten für die Last- und Kraftvektoren aus, wobei das Gleichgewicht dann realisiert wird durch eine Verschiebung des Stützpunktes. Dies führt zu einer Änderung des Last- und des Kraftarms, wobei schließlich das Gleichgewicht wiederhergestellt wird.

Im klassischen Konzept wird von konstanten Last- und Kraftarmen ausgegangen, sodass Gleich-

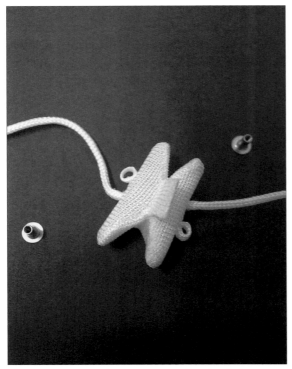

**Abb. 24.1:** DIAM-Implantat. Gut zu sehen ist die Netzstruktur des Polyäthylennetzes, das eine gute Einheilung gewährleistet. Die 2 Haltefäden werden um die angrenzenden Dornfortsätze geführt und mit den Titanklammern an den seitlichen Schleifen fixiert (vgl. Abb. 24.2).

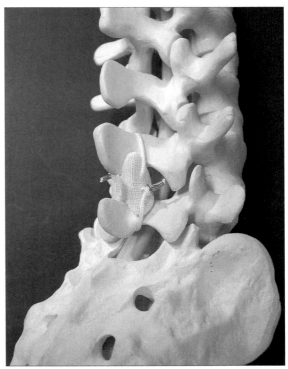

**Abb. 24.2:** DIAM-Implantat in situ. Versorgt ist die Etage L 4/5. Bei der exakten Positionierung des Implantats liegen die Flügel der Lamina auf. Die kranialen Flügel sind etwas größer als die distalen. Durch die dorsale Schleife kann das Implantat zusätzlich am Lig. supraspinale fixiert werden.

gewicht nur durch Anpassung der beidseitig einwirkenden Kräfte geschaffen werden kann. Taylor dagegen postuliert einen Ausgleich der Momente der definierten Kräfte durch die Verlagerung des Rotationszentrums.

Kann die Rotationsachse und somit der Drehpunkt des gesamten Systems nach dorsal verlagert werden, so wirken die ventral lokalisierten Kräfte über einen längeren Hebelarm ein und können entsprechend kleiner ausfallen, um dem Gleichgewichtsprinzip genüge zu tun. Nach diesem Konzept führt eine Verlagerung der Rotationsachse nach dorsal zu einer Entlastung der ventralen Strukturen. Kommt die Drehachse dorsal der Facettengelenke zu liegen, kann eine Entlastung der Bandscheibe und der Facettengelenke erreicht werden.

## Implantat

Ein dynamisches Implantat, das die Funktion der Facettengelenke unterstützt, sollte folgende Anforderungen erfüllen:

◢ Wiederherstellung der natürlichen dorsalen Ligamentotaxis durch ausreichende Vorspannung,
◢ ausreichende Elastizität (Puffereigenschaften),
◢ Möglichkeit der Positionierung dorsal der Facettengelenke,
◢ ausreichende Materialsteifigkeit, um ein Hypomochlion bilden zu können.

Das DIAM-Implantat (DIAM: Device for Intervertebral Assisted Motion) soll diesen Anforderungen gerecht werden. Seine Form ähnelt dem Großbuchstaben H, wobei die beiden kranialen Schenkel kürzer sind als die distalen (s. Abb. 24.1). Die Schenkel liegen links und rechts der Processi spinosi den angrenzenden Laminae auf (s. Abb. 24.2). Das Implantat wird unter leichter Distraktion der Dornfortsätze eingebracht und stellt dadurch die natürliche Vorspannung des Lig. supraspinale (Ligamentotaxis) wieder her. Es wird weit nach ventral geschoben und nähert sich somit der Frontalebene der beiden Facettengelenke an.

Der Kern des Implantats besteht aus Silikon, umgeben von einem Polyäthylennetz. Das DIAM-Implantat bildet bei regelrechter Positionierung einen Widerstand gegen Hyperflexion, da es durch die Distraktion beider Dornfortsätze zu einer Vorspannung der stabilisierenden Ligamente kommt. Andererseits bildet das Implantat ebenso einen Widerstand gegen Hyperextension, da es bei dieser Bewegung komprimiert wird.

Das DIAM-Implantat bildet einen Drehpunkt im Hebelsystem, wodurch einerseits das „Telescoping" der Facettengelenke verringert wird und andererseits die Facetten über eine Distraktion entlastet werden. Folge ist eine Erweiterung der Foramina intervertebralia mit Entlastung der Nervenwurzeln.

Die optimale Position des Implantats wird durch 2 Haltefäden gesichert. Diese werden gegensinnig um den kranialen und den kaudalen Processus spinosus geführt und in Laschen auf der Gegenseite mit Titanklammern fixiert. Eine dritte Lasche liegt auf der dorsalen Seite und dient der Fixierung am Lig. supraspinale (s. Abb. 24.1).

## Indikation

Als Hauptindikationen für das DIAM-Implantat können folgende Krankheitsbilder angesehen werden:
- Bandscheibenvorfall,
- Facettensyndrom,
- Anschlussinstabilität nach vorangegangenen Fusionen.

### Bandscheibenvorfall

Hier muss zwischen akuten und chronischen Bandscheibenvorfällen bzw. Bandscheibenprotrusionen unterschieden werden

#### Akuter Bandscheibenvorfall

Für den klassischen akuten subligamentären oder sequestrierten Bandscheibenvorfall gibt es keine direkte Indikation für eine DIAM-Implantation, solange der Bandscheibenraum im Röntgenbild nicht drastisch verschmälert ist. Die Erfahrung zeigt, dass bei klassischen Bandscheibenvorfällen die späteren Verläufe recht unterschiedlich sein können. Sehr viele Patienten kommen nach einer komplikationslosen Sequesterentfernung bei aku-

ter Krankheit und strenger Operationsindikation viele Jahrzehnte, ja sogar ihr ganzes weiteres Leben mit der Restsituation zurecht, sodass eine präventive DIAM-Implantation grundsätzlich fraglich erscheint. Dennoch könnte bei großen, massiven Bandscheibenvorfällen (Massenprolaps), wobei man das Gefühl hat, der ganze Bandscheibenraum hätte sich auf einen Schlag entleert, eine Indikation für eine DIAM-Implantation vorliegen. Dadurch würde man zumindest vorübergehend, bis zum Versagen des Implantats, eine Entlastung der Bandscheibe herbeiführen. Der leere Bandscheibenraum soll dadurch am Kollabieren gehindert werden, um eine Auffüllung mit fibrösem Bindegewebe zu unterstützen. Die Indikation erfolgt vielmehr aus theoretischen Überlegungen heraus und ist nicht wissenschaftlich gesichert.

#### Chronischer Bandscheibenvorfall/ Bandscheibenprotrusion

Anders stellt sich die Situation dar, wenn eine Höhenminderung des Zwischenwirbelraums nachweisbar ist. Diese weist darauf hin, dass die Degeneration schon länger besteht und weiter fortgeschritten ist und der Vorfall eine akute Manifestation eines chronischen Prozesses darstellt. Hier sollte in der Bild gebenden Diagnostik unbedingt auf eine eventuelle Facettenhypertrophie, auf den Zustand der Ligg. supraspinalia sowie auf die Position der Dornfortsätze zueinander geachtet werden.

Eine Retrolisthesestellung des Wirbelkörpers – insbesondere wenn eine lokale Hyperlordose im Bereich der degenerativen Bandscheibe vorliegt – stellt eine gute Indikation für eine DIAM-Stabilisierung dar. Durch die Distraktion wird die Ligamentotaxis wiederhergestellt, zusätzlich wird die Retrolisthese behoben, die lokale Hyperlordose wird korrigiert, es werden die Foramina intervertebralia erweitert und die ventrale Säule entlastet.

### Stenose

Die degenerative Spinalkanalstenose kann sich in verschiedenen Bereichen manifestieren und führt zu unterschiedlichen Krankheitsbildern [Verbiest 1984]:
- enger Recessus lateralis,
- diskoligamentäre Zentralkanalstenose,
- knöcherne Spinalkanalstenose,
- Kombinationen.

### Enger Recessus lateralis

Als Recessus lateralis bezeichnet man den lateralen Teil des Spinalkanals. Er wird nach dorsal durch die kraniale Gelenkfacette, durch den lateralen Teil des Bogens und durch die Pars interarticularis des Bogens begrenzt. Die seitliche Grenze wird durch die Bogenwurzel gebildet.

Maßgebend für den ventrodorsalen Durchmesser des Recessus lateralis ist die Höhe der Bandscheibe. Durch eine Verschmälerung kommt es zu einer Retrolisthese des oberen Wirbels. Die Gelenke subluxieren, indem die Facetten aneinander entlanggleiten („Telescoping"). Der obere Gelenkfortsatz des unteren Wirbels dringt in den Recessus. An dieser Gelenkspitze findet sich die engste Stelle, wodurch die Wurzeltasche eine Einengung erfahren kann. Symptomzeichen sind die einer Wurzelkompression, wie bei einem Bandscheibenvorfall.

Das DIAM-Implantat wird hier zu einer Entlastung der Nervenwurzel führen, da durch die Distraktion die normale Anatomie der Facetten wiederhergestellt wird. Es kommt zu einer Reposition mit der Folge einer Normalisierung des ventrodorsalen Durchmessers des Recessus lateralis und Entlastung der Nervenwurzel.

Eine knöcherne Einengung durch eine Facettenhypertrophie sollte durch eine zusätzliche Dekompression der Wurzel mit Resektion arthrotischer Spondylophyten beseitigt werden. Insbesondere sollte eine Exploration in Höhe der Spitze der oberen Facette des unteren Wirbels erfolgen. Die degenerierte Bandscheibe, welche sich möglicherweise in den Recessus lateralis vorwölbt und hier zu einer weiteren Kompression führt, sollte wenn möglich nicht angegangen werden. Zum einen wird sich die Protrusion durch die Wiederherstellung der Bandscheibenhöhe z.T. zurückbilden, zum anderen würde eine Ausräumung einer solchen Bandscheibe zu weiterem Substanzverlust und weiterer Höhenminderung führen.

### Zentrale Spinalkanalstenose diskoligamentärer oder knöcherner Genese

Hauptsymptom der zentralen Spinalkanalstenose ist die neurogene Claudicatio intermittens. Die Beschwerden treten nur bei – manchmal geringfügiger – Belastung auf. Im Liegen ist der Patient beschwerdefrei. Die Schmerzen können als Lumbago oder Lumboischialgie imponieren, die reine Zentralkanalstenose verursacht jedoch viel eher einen Kraftverlust. Der Patient ist manchmal lediglich in der Lage, einige wenige Meter zu gehen, und muss dann stehen bleiben. Nicht selten ist dieser Kraftverlust beim Gehen das einzige Symptom. Es kann vergesellschaftet sein mit einem Gefühlsverlust. Typisch ist das Verschwinden der Beschwerden nach einer kurzen Ruhepause.

Die eigentliche Genese der Claudicatio intermittens spinalis ist unbekannt. Sicher spielt der lokale Druck im Spinalkanal eine entscheidende Rolle, aber wie dieser Druck schließlich zu den Symptomen führt, ist noch unklar. Die breiten Variationsmöglichkeiten der Symptome lassen eine multifaktorielle Genese vermuten. Diskutiert werden lokale venöse Stauungen, mechanischer Zug am spinalen Ganglion, lokale arterielle Minderperfusionen, eine asymmetrische Druckverteilung innerhalb der Dura und lokale Entzündungsreaktionen mit Freisetzung von Mediatoren [Wehling, Schulitz 1990]. Obwohl nicht jede Druckerhöhung zu einer entsprechenden Symptomatik führt, spielt sie doch eine entscheidende Rolle, da die Beschwerden durch eine Hyperlordose verstärkt werden.

Die Beeinträchtigung der Lebensqualität wird eher durch die Einschränkung der Gehleistung als durch die Schmerzsymptomatik geprägt.

Aufgrund des klinischen Bildes kann nicht zwischen einer Weichteilstenose und einer knöchernen Lumbalkanalstenose unterschieden werden. Für die Therapie mittels DIAM ist die Frage nach der Genese der Stenose dennoch wichtig. Die reine Weichteilstenose kann durch eine interlaminäre Dekompression mit anschließender DIAM-Versorgung therapiert werden, insbesondere wenn die Stenose durch eine Retrolisthese des oberen Wirbelkörpers verschlimmert wird. Die DIAM-Stabilisierung stellt die normale Ligamentotaxis wieder her, führt zu einer Reposition des Wirbelkörpers und entlastet die Bandscheibe, sodass auch hier gilt, die Bandscheibe, wenn möglich, in Ruhe zu lassen.

Bei der knöchernen Stenose kann die notwendige Kompression so ausgedehnt sein, dass das DIAM-Implantat nicht mehr sinnvoll funktionieren kann.

## Facettensyndrom

Pseudoradikuläre Lumbalsyndrome, welche von den Facetten ausgehen, stellen, nach Fehlen einer konservativen Behandlungsstrategie, eine hervorragende Indikation für eine DIAM-Versorgung dar. Wie oben dargestellt, führt das DIAM-Implantat – weit nach ventral, nahezu in der Frontalebene der Facettengelenke angebracht – zu einer Entlastung derselben. Eine lokale Dekompression kann meist unterbleiben. Die alleinige DIAM-Implantation ist hier nach entsprechender Etagendiagnostik zu empfehlen.

## Anschlussinstabilität nach vorangegangener lumbaler Fusion

Es gibt viele Literaturberichte, die belegen, dass die Fusion eines Bewegungssegments zur Stresskonzentration in den anliegenden Segmenten führt [Aota et al. 1995; Lee 1988; Nagata et al. 1993; Schulitz et al. 1996]. Hier kann das DIAM-Implantat Abhilfe schaffen, indem es zu einer Belastungsreduktion des betroffenen Segments führt.

Stellt sich eine sog. Anschlussinstabilität nach einer mono- oder multisegmentalen Spondylodese im oberen oder unteren angrenzenden Segment ein, so kann die DIAM-Implantation hier zu einer Beschwerdelinderung führen und den Degenerationseffekt zumindest abbremsen.

Inwieweit aber eine solche DIAM-Versorgung die Problematik nach den weiter abgelegenen Segmenten verschiebt, ist noch eine offene Frage. Ebenso ist aktuell nicht klar, ob es sinnvoll sein kann, insbesondere bei einer längerstreckigen Spondylodese das erste freie Segment, mehr oder weniger prophylaktisch, mittels DIAM-Verfahren zu unterstützen. Insbesondere bei schon röntgenologisch bzw. magnetresonanztomographisch nachgewiesener Degeneration in den Anschlusssegmenten erscheint die präventive Versorgung sinnvoll oder zumindest diskutabel. Die aktuellen Fallzahlen und die Beobachtungszeiträume sind jedoch noch zu gering, um eine positive Beeinflussung des Problems der Anschlussinstabilität abschließend beurteilen zu können.

## Relative Indikationen

Relative Indikationen zur DIAM-Implantation liegen bei ausgeprägter Osteoporose vor. Hier muss äußerst vorsichtig vorgegangen werden, insbesondere bei der Distraktion der Dornfortsätze. Die Distraktionszange (s. unter „Durchführung der Intervention") muss so weit zentral wie möglich, somit in Höhe der Verbindung zwischen Lamina und Processus spinosus, eingesetzt werden. Eine übermäßige Distraktion könnte zu Frakturen der dorsalen Wirbelstrukturen führen.

Bei der stabilen degenerativen Spondylolisthese ist die Indikation zu prüfen. Beträgt der Gleitvorgang einige wenige Prozent, kann eine DIAM-Versorgung problemlos durchgeführt werden. Ab einem Gleitvorgang mit einem Ausmaß von 10% kann der Eingriff zu einer Verstärkung der segmentalen pathologischen Kyphose führen.

## Kontraindikationen

Krankhafte Phänomene, die zu einer übermäßigen Kyphosierung eines Bewegungssegments führen, stellen ausnahmslos eine Kontraindikation zur DIAM-Versorgung dar. Hier sollten genannt werden:
- Tumor mit Wirbelkörperkollaps,
- Frakturen innerhalb des Bewegungssegments,
- Spondylolyse mit oder ohne Wirbelgleiten,
- Spondylitiden und Spondylodiszitiden,
- instabile degenerative Spondylolisthesen.

Komplexe Deformitäten im Bewegungssegment, wie sie bei der idiopathischen Skoliose bzw. bei der ausgeprägten degenerativen Skoliose (degeneratives Wirbeldrehgleiten – Collapsing Spine) auftreten, stellen ebenfalls absolute Kontraindikationen zur DIAM-Versorgung dar, da der Effekt der punktförmigen Distraktion zwischen den Dornfortsätzen auf die dreidimensionale Deformierung im Bewegungssegment unvorhersehbar und unkontrollierbar ist.

## Präinterventionelle Diagnostik

Die Diagnostik des Wirbelsäulenleidens beginnt mit der Anamnese. Diese liefert eine Arbeitshypothese, welche durch die klinische Untersuchung und später durch die Bilddiagnostik bestätigt oder verworfen wird. Auf den Wert der eingehenden klinischen Untersuchung hinzuweisen, erscheint hier überflüssig.

Als Bild gebende diagnostische Verfahren stehen uns die konventionelle Röntgenuntersuchung, die Computertomographie (CT) und die Magnetresonanztomographie (MRT) zur Verfügung. Eine spezielle Untersuchung ist die Funktionsmyelographie mit anschließender CT. Bei Nachweis einer ausgedehnten Degeneration mittels der Bild gebenden Verfahren ist man auf diagnostische Tests angewiesen. Im Fall komplexer neurologischer Ausfälle kann eine zusätzliche neurologische Diagnostik mittels elektrophysiologischer Verfahren notwendig sein.

## Anamnese

Die exakte Befragung kann sich, insbesondere bei schmerzgeplagten Patienten, als schwierig herausstellen, sodass die gewünschten Informationen nur schwer gesammelt werden können.

Es soll nach Lokalisation (Lumbago? Ischialgie?) und Ausstrahlung (Lumboischialgie? Pseudoradikuläre Beschwerden?) der Schmerzen und deren zeitlichem Auftreten gefragt werden:

◢ Schmerzen nachts beim Umdrehen im Bett als Zeichen einer Segmentinstabilität oder Schmerzen im Liegen, die den Patienten dazu zwingen, eine andere Haltung einzunehmen?
◢ Treten die Schmerzen eher nach Belastung auf, nur nach längerem Gehen? Auch schon im Stehen? Treten die Schmerzen schon im Sitzen auf?
◢ Sind die Schmerzen immer gleich oder haben sie einen wechselnden Charakter in Abhängigkeit von der Haltung?
◢ Ist das Schmerzmuster konstant, und sind die Schmerzen reproduzierbar?
◢ Verstärken sich die Schmerzen beim Husten, Pressen oder Niesen?
◢ Kann der Patient besser bergauf (Kyphosierung) oder bergab (Lordosierung) gehen?
◢ Im Fall einer eingeschränkten Gehstrecke: Was zwingt den Patienten eigentlich, stehen zu bleiben? Sind es Schmerzen im Rücken oder in den Beinen oder ist es eher eine Schwäche? Knicken ihm die Knie weg?
◢ Bei eingeschränkter Gehfähigkeit: Ist die Fahrradstrecke dann ebenfalls eingeschränkt (vaskuläre Claudicatio intermittens)?

Eine differenzierte Befragung des Patienten wird die weiteren diagnostischen Schritte lenken.

## Klinische Untersuchung

Das wichtigste Merkmal der klinischen neuroorthopädischen Untersuchung ist wohl, dass sie in den meisten Fällen weitestgehend normal ausfällt.

Die Gesamtbeweglichkeit der Wirbelsäule lässt, aufgrund von Kompensationsmechanismen, nur einen eingeschränkten Rückschluss auf die Bewegungsminderung einzelner Segmente zu.

Die neurologische Untersuchung ist in den meisten Fällen unauffällig. Das Lasèguesche Zeichen ist bei der Spinalkanalstenose nahezu immer negativ. Bei lateraler Stenose mit entsprechender Wurzelkompression liegt in aller Regel eine Wurzelsymptomatik vor.

Zusammenfassend bleibt aber festzuhalten, dass sich die Dramatik der Behinderung durch eine spinale Stenose bei der klinischen Untersuchung kaum verifizieren lässt.

## Bild gebende Verfahren

Die Hauptaufgabe weiterführender Bild gebender Verfahren besteht darin, die auf der Anamnese und der klinischen Untersuchung beruhende Verdachtsdiagnose zu sichern und andere Pathologien (Tumoren, Metastasen, Spondylitis, Spondylodiszitis) auszuschließen.

Ebenso wie in den großen Körpergelenken, korreliert das Ausmaß der auf dem Röntgenbild erkennbaren Degeneration nur bedingt mit den Beschwerden des Patienten [Soini et al. 1991]. Dies gilt auch für das Ausmaß einer Stenose in einem bestimmten Segment, wie bildlich dargestellt. Hier zeigt sich oft die Schwierigkeit, die mittels Bildgebung erhobenen Befunde mit der Symptomatik des Patienten zu korrelieren.

Schon das Röntgenbild kann die beginnende Degeneration der Bandscheibe mit Höhenverlust zeigen. Die Reaktion der Boden- und der Deckplatte der zum Bewegungssegment gehörenden Wirbelkörper, mit Spondylophytenbildung bzw. mit bandscheibennaher Sklerose der Deckplatte, lassen sich ebenfalls im Röntgenbild darstellen.

Die Stenose des Spinalkanals infolge degenerativer Veränderungen lässt sich mittels CT quantifizieren. Von einer absoluten Stenose spricht man, wenn der antero-posteriore Durchmesser bei <10 mm liegt; zwischen 10 mm und 12 mm spricht man von einer relativen Stenose. Normale Werte bewegen sich zwischen 17 mm und 22 mm für den sagittalen Durchmesser in Höhe L 5, während der transversale Durchmesser zwischen 22 mm und 27 mm liegt. Dabei ist zu berücksichtigen, dass die CT zwar die knöcherne Weite des Spinalkanals darstellen kann, bei der Bewertung der Weichteilstenose jedoch eindeutig der MRT unterlegen ist. So lassen sich mittels CT der Anulusfibrosus, das hintere Längsband und das Bandscheibengewebe nur schwer oder überhaupt nicht voneinander abgrenzen.

Hier kann die Myelographie mit anschließender Myelo-CT weitere Informationen liefern, um die Einengung des Intraduralraums beurteilen zu können. Gegenüber der MRT (ausgenommen wenn ein offenes MRT-Gerät zur Verfügung steht) hat die Myelographie den Vorteil, Funktionsaufnahmen zu ermöglichen, was eine grobe Korrelation mit den Angaben des Patienten (Beschwerdelinderung bei Kyphosierung der Lumbalwirbelsäule) zulässt.

Mit der Myelographie kann ein Gesamtüberblick der Kontrastmittelsäule einen räumlichen Eindruck des mit Liquor gefüllten Duralsacks vermitteln. Solche Übersichtsbilder sind nicht selten viel eindrucksvoller als die einzelnen Schichtaufnahmen. Moderne MRT-Geräte sind ebenfalls in der Lage, den Duralsack aus seiner Umgebung heraus zu isolieren (Myelo-MRT). Funktionsdarstellungen sind bis jetzt mit der klassischen MRT jedoch (noch) nicht möglich.

## Zusatzdiagnostik

Da ältere Patienten nur selten lediglich in einer Etage degenerative Veränderungen aufweisen, stellt sich die Problematik der Zuordnung der Beschwerden. Die Bild gebenden Verfahren sind hier nur indirekte Hilfsmittel. Schließlich korreliert das Ausmaß der im Röntgenbild sichtbaren Degeneration nicht zwingend mit den vom Patienten geklagten Beschwerden. Apodiktisch ausgedrückt: Die Bild gebenden Verfahren erzählen uns nicht, ob operiert werden muss, sondern höchstens wo. Die Operationsindikation richtet sich somit weniger nach diesen Befunden, sondern nach dem Verlust an Lebensqualität, und wird in Einverständnis mit dem Patienten gestellt.

Bei einer schwierigen Entscheidungsfindung ist man auf weitere diagnostische Hilfen angewiesen, wie z.B. diagnostische Infiltrationen. Systematisch werden dabei mögliche Schmerz auslösende Punkte an der Wirbelsäule mittels Lokalinfiltrationen ausgeschaltet, wobei man dann auf die differenzierte Information des Patienten angewiesen ist (Haben sich die Beschwerden gelindert? Um wie viel Prozent? Wie lange? …).

Um die Schmerzursache einzukreisen, stehen uns zur Verfügung:
◢ durch Bildverstärker unterstützte Facetteninfiltration,
◢ computertomographisch unterstützte periradikuläre Therapie (PRT),
◢ Diskographie.

## Fachneurologische Zusatzdiagnostik

In seltenen Fällen kann es bei unklarer neurologischer Symptomatik durchaus angebracht sein, den klinischen Befund fachneurologischerseits überprüfen zu lassen. Dies gilt für neurologische Befunde
◢ in mehreren Dermatomen gleichzeitig,
◢ die über die klassischen neuroorthopädischen Krankheitsbilder hinausgehen,
◢ die nicht mit den Befunden der Bild gebenden Verfahren korreliert werden können.

Der Neurologe entscheidet dann, ob weitere eingehende Untersuchungen (Liquordiagnostik, neurophysiologische Untersuchungen, Elektromyographie, Messung der Nervenleitgeschwindigkeit) notwendig sind.

Bei weiterhin unklaren Fällen sollte auch eine psychosomatische Exploration durchgeführt werden.

## Notwendiges Instrumentarium

Es werden benötigt:
◢ Markierungshilfe in Form von KIRSCHNER-Drähten bzw. einer langen Kanüle,
◢ Bildverstärker zur seitlichen Durchleuchtung,
◢ Elektrokoagulation und Sauger,
◢ Spreizer und LANGENBECK-Haken,
◢ Basissieb,
◢ Raspatorien, insbesondere COBB-Raspatorium,

**Tab. 24.1:** Komplettes Implantationsmaterial aus dem Set der Firma MEDTRONIC. Aus Gründen der Deutlichkeit wurde das Instrumentarium hier in der Reihenfolge des Einsatzes sortiert.

| Nr. | Instrument | Beschriftung |
|---|---|---|
| 1 | Stanzzange groß/klein | Sicard Punch large/small |
| 2 | Raspatorium links/rechts | Tissue Resector left/right |
| 3 | gebogene Stanze | Curved KERRISON |
| 4 | Distraktionszange | Distractor |
| 5 | Größenprobe 8/10/12/14 mm | Trial 8/10/12/14 mm |
| 6 | Applikator | Unilateral Inserter |
| 7 | unilateraler Impaktor | DIAM Impactor |
| 8 | bilateraler Impaktor | DIAM Impactor |
| 9 | Hülsenzange | Crimper |

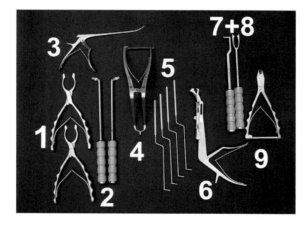

- Stanzen und Rongeure unterschiedlicher Größen für die Dekompression,
- Meißel unterschiedlicher Größen (BENINI-Set) für die Behebung der Foramenstenose,
- kompletter Satz DIAM-Implantate (8, 10, 12 und 14 mm), Firma MEDTRONIC,
- DIAM-Implantationsset der Firma MEDTRONIC (s. Tab. 24.1).

Das gesamte für die DIAM-Implantation notwendige Instrumentarium ist in Tabelle 24.1 dargestellt. Es ist über 2 Siebe in einem Set verteilt. Das Instrumentarium umfasst zudem eine gebogene Stanze, womit ein Undercutting des Wirbelbogens durchgeführt werden kann. Für ausgedehntere Dekompressionen ist das oben genannte Zusatzinstrumentarium notwendig.

## Kosten

Die Implantatkosten für das DIAM-System betragen 1.500 €, Mehrwertsteuer inklusive. Das Instrumentarium wird durch die Firma kostenneutral zur Verfügung gestellt.

## Bestelladresse

Firma MEDTRONIC GMBH, Emanuel-Leutze-Str. 20, 40547 Düsseldorf, Tel.: 0211/5293-0, Fax: 0211/5293-100, E-Mail: duesseldorf@medtronic.com, www.medtronic.de.

## Präinterventionelle Aufklärung

Bei der DIAM-Implantation ist der Patient darauf hinzuweisen, dass es sich um ein relativ neues Verfahren handelt, womit im Ausland (Frankreich, Italien) ausreichend Erfahrung gesammelt wurde; in Deutschland wird das System erst seit Ende 2003 angewandt. Größere Komplikationen sind nicht bekannt, dennoch muss auf ein potenzielles Versagen des Implantats hingewiesen werden.

Weiterhin ist der Patient aufzuklären über:
- Lagerungsschaden,
- Schnittführung,
- allgemeine Operationsrisiken, wie Infektion, Thrombose, Embolie, Wundheilungsstörungen,
- Dislokation des Implantats,
- eventuelle postoperative Versorgung im Korsett mit Bauchhebezug und delordosierendem Rückenteil.

Falls dekomprimiert wird, muss zusätzlich aufgeklärt werden über:
- Blutungen aus dem periduralen Venenplexus, ggf. mit Erweiterung des Zugangs und Transfusion;
- Duraverletzung mit Liquorabfluss und Kopfschmerzen, Notwendigkeit längerer Bettruhe, Meningitis, Liqourfistel;
- Wurzelödem oder -verletzung mit vorübergehenden oder bleibenden neurologischen Störungen, auch Miktionsbeschwerden;
- Instabilität bei zu ausgedehnter Resektion der Facetten, mit intraoperativer Strategieänderung im Sinne einer Spondylodese;
- Persistieren der Beschwerdesymptomatik.

# Durchführung der Intervention

## Anästhesie

Wir verwenden nur die übliche Intubationsnarkose, obwohl der Eingriff auch in spinaler Anästhesie mit postoperativer epiduraler Analgesie durchgeführt werden kann.

## Lagerung des Patienten

Wir bevorzugen die einfache Lagerung auf einem Lagerungskissen. Eine ausreichende Polsterung von Thorax, Becken, Knien und Füßen muss gewährleistet sein. Eine Erhöhung des intraabdominalen Drucks mit V.-cava-Kompression ist unbedingt zu vermeiden.

Wir verzichten auf die Knie-Hock-Lagerung (sog. Häschen-Stellung), da hierdurch die lumbosakrale Lordose aufgehoben wird. Bei einer zu ausgeprägten lumbalen Lordose können die Beine etwas abgesenkt werden.

Eine Durchleuchtung zur exakten Höhenlokalisation ist bei der Lagerung zu berücksichtigen.

## Operationstechnik

### Schritt 1: Freilegung

Die dorsale Freilegung des dynamisch zu stabilisierenden Bewegungssegments erfolgt über eine mediane Hautinzision. Diese ist etwa 5 cm lang. Bei schlanken Patienten kann die exakte Höhenlokalisation ohne Bildverstärker erfolgen. Wenn die Dornfortsätze und insbesondere der Übergang L 5/S 1 nicht ausreichend zu tasten sind, erfolgt zunächst das Einbringen einer Nadel in Vertikalposition paramedian in Höhe des zu operierenden Segments. Die Nadel sollte nicht in der Medianebene eingebracht werden, um eine Verletzung des Lig. supraspinale zu vermeiden.

Falls zusätzliche Eingriffe notwendig sind, ist selbstverständlich eine längere Inzision in Längsrichtung möglich. Eine längere Inzision empfiehlt sich auf jeden Fall, wenn eine interlaminäre Dekompression durchgeführt werden muss, da ansonsten die autochthone Rückenmuskulatur nicht ausreichend zur Seite geschoben werden kann. Liegt nur eine einseitige Wurzelkompression vor, welche möglicherweise unter Zuhilfenahme mikrochirurgischer Technik zu beheben ist, so

kann auch die kleinere Inzision beibehalten bleiben.

Nach sorgfältiger subkutaner Blutstillung wird die Faszie dargestellt. Es erfolgt jetzt eine beidseitige paramediane Inzision der lumbalen Faszie, wobei darauf geachtet wird, das in der Mitte liegende Lig. supraspinale nicht zu schwächen. Die beiden paraspinalen Inzisionen sollten dazu etwa 1 cm auseinander liegen. Es erfolgen eine nochmalige Identifikation des intraspinösen Raumes und eine Kontrolle der Höhe. Die paravertebrale Muskulatur wird jetzt rechts und links paraspinal subperiostal von den Processi spinosi sparsam abgelöst, sodass das Lig. interspinale deutlich darzustellen ist. Das Abschieben der autochthonen Rückenmuskulatur erfolgt bis weit nach ventral, bis in Höhe des Lig. flavum, was in der Tiefe zwischen den beiden Wirbelbögen dargestellt werden sollte. Erfolgt nur die Instrumentierung einer Etage, können die Ansätze des M. multifidus am kaudalen Anteil der Dornfortsätze geschont und das Weichteiltrauma minimiert werden.

### Schritt 2: Vorbereitung des Implantatbettes

Es wird jetzt das Lig. interspinosum gefenstert. Dafür stehen im Instrumentarium 2 Stanzzangen unterschiedlicher Größe zur Verfügung. Die Branchen der Zange bilden eine Aussparung, sodass die Zange über die Spitzen der Dornfortsätze ohne Verletzung des Lig. supraspinale eingesetzt werden kann. Durch eine Links-rechts-Rotationsbewegung um eine Achse, die ungefähr im Bereich des Lig. supraspinale liegt, kann zunächst mit der kleineren Stanzzange ein Fenster im Lig. interspinale geschaffen werden, um dieses mit der größeren Zange zu erweitern. Wenn ein Morbus Baastrup vorliegt und der Raum zwischen beiden Processi spinosi außergewöhnlich eng ist, muss das Implantatbett knöchern ausgestanzt werden. Eine Fraktur der Dornfortsätze ist unbedingt zu vermeiden. Eine basisnahe Dornfortsatzfraktur würde die dynamische Stabilisierung mit dem DIAM-System unmöglich machen, da die Abstützung des Implantats nicht länger gewährleistet wäre.

Ist einmal das Fenster im Lig. interspinosum geschaffen, erfolgt die subperiostale Darstellung der einander zugewandten Ränder der angrenzenden Processi spinosi mit den speziellen Raspatorien. Das DIAM-Instrumentarium enthält ein links

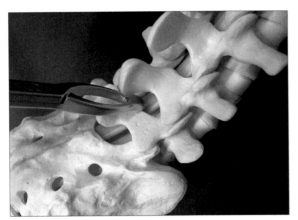

**Abb. 24.3:** Vorbereitung des Implantatbettes. Die Branchen der Stanzzange bilden eine Aussparung, sodass eine knöcherne Erweiterung des Fensters ohne Schädigung des Lig. supraspinale möglich ist.

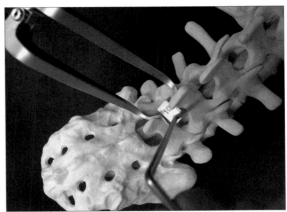

**Abb. 24.4:** Bestimmung der Implantatgröße. Mit der Distraktionszange werden die Dornfortsätze auseinander gedrängt. Eine Überdistraktion ist unbedingt zu vermeiden. Maßgebend ist die Spannung im Lig. supraspinale. Die Backen der Spreizzange haben eine Aussparung, um die Größenproben aufzunehmen. Hierauf kann die Implantatgröße von 10 mm abgelesen werden.

drehendes und ein rechts drehendes Raspatorium, welche den unilateralen Zugang erleichtern.

Das Implantatbett ist ausreichend vorbereitet, wenn das Lig. flavum beidseits im Interlaminärraum dargestellt ist (s. Abb. 24.3).

### Schritt 3: Bestimmung der Implantatgröße

Es lohnt sich, durch Fixation beider Dornfortsätze mit BACKHAUS-Klammern die Distraktionsmöglichkeit manuell zu untersuchen, bevor am Übergang zwischen der Basis des Processus spinosus und der Lamina die interlaminäre Distraktionszange eingesetzt wird. Dabei wird die Mobilität des Segments überprüft. Die Zange sollte nicht unter maximaler Spannung eingesetzt werden. Maßgebend ist die Spannung im Lig. supraspinale. Soweit die Gelenke überschaubar sind, soll auf ein Realignement der Facette geachtet werden. Ist bei der Spannungsüberprüfung ein übermäßiger Widerstand zu tasten, so sollte nach knöchernen Überbrückungen des interlaminären Spaltes gefahndet werden. Diese müssen unbedingt durchtrennt werden, um ein weiteres Realignement des Bewegungssegments zu ermöglichen.

Eine zu große Distraktion ist zu vermeiden, denn hierdurch käme es zu einer Überlastung der ventralen Bandscheibenanteile. Im Zweifelsfall kann eine seitliche Röntgendurchleuchtung durchgeführt werden. Die Parallelisierung der Grund- und Deckplatten ist anzustreben. Eine Kyphosierung in Höhe der Bandscheibe spricht für eine Überdistraktion und muss korrigiert werden.

Die Backen der Spreizzange haben eine Aussparung, um die Größenproben aufzunehmen (s. Abb. 24.4). Es stehen 4 Proben zur Verfügung, für eine Implantathöhe von 8, 10, 12 oder 14 mm. In den meisten Fällen genügen 8-mm-Implantate. Bei sehr kräftigen Patienten können 10-mm-Implantate durchaus erforderlich sein. Falls die Proben auf eine Implantathöhe von 12 mm oder 14 mm hinweisen, sollte die Spannung im Spreizer und insbesondere im Lig. supraspinale nochmals unbedingt überprüft werden.

### Schritt 4: Implantation

Es erfolgt jetzt die Implantation der geeigneten DIAM-Prothese. Beim Einspannen der Prothese in die Spezialzange (Applikator) wird wie folgt vorgegangen: Für den linksseitig stehenden Operateur, welcher das Implantat linksseitig einbringt, werden die rechtsseitige obere und untere Lippe des Implantats in die Zange eingeklemmt. Die Zange wird geschlossen. Die Flügel des Implantates sollten sich nicht über die Backen der Klemme vorwölben, da sonst Schwierigkeiten bei der Implantation auftreten können (s. Abb. 24.5).

In diesem Stadium kann jetzt vorübergehend eine maximale Spannung auf die Distraktionszange ausgeübt werden, damit der Abstand zwischen beiden Processi spinosi während der Implantation

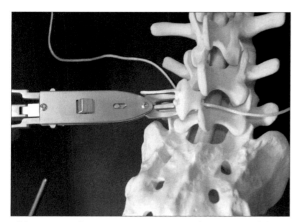

**Abb. 24.5:** Implantation. Die DIAM-Implantation erfolgt mit einer Spezialzange (Applikator). Das Implantat wird hier asymmetrisch eingespannt. Für den auf der linken Patientenseite stehenden Operateur werden die beiden rechtsseitigen Flügel komprimiert.

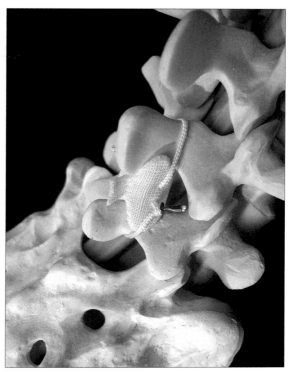

**Abb. 24.6:** Fixation des Implantats. Die Oberflächenstruktur des Polyäthylennetzes garantiert ein schnelles Einwachsen des Implantats. Eine Fixation ist somit optional. Dennoch empfiehlt es sich, die Titanklammern einzusetzen. Es sind die einzigen röntgenstrahlendichten Elemente des Implantats. Ohne diese ist die Position des Implantats im Röntgenbild nicht zu kontrollieren!

maximal vergrößert wird. Vorerst werden die rechtsseitige Nadel und der Fixationsfaden durch die interspinöse Fensterung auf der rechten Seite eingebracht. Vorsichtig wird jetzt die Zange mit dem eingeklemmten Implantat zwischen beiden Processi spinosi zur Gegenseite geschoben. Beim Vorschieben des Implantats öffnet sich die Einklemmvorrichtung automatisch. Das Implantat wird freigegeben und entfaltet seine komprimierten Flügel, welche jetzt den Laminae aufliegen. Mit den unterschiedlichen Impaktoren kann nun das DIAM-Implantat optimal positioniert werden:

◢ Die beiden oberen und unteren Flügel müssen sich symmetrisch zur Medianlinie befinden.

◢ Das Implantat wird so weit wie möglich nach ventral geschoben, bis es sich in der Medianlinie auf dem Lig. flavum abstützt.

In seltenen Fällen kann es bei der Präparation des Situs zu einer Ablösung des Lig. supraspinale kommen. In einem solchen Fall kann das Implantat von dorsal zwischen beiden Processi spinosi eingeschoben werden, ohne dass die Implantationszange zum Einsatz kommt. Auf jeden Fall ist darauf zu achten, dass die Flügel des Implantats auf den Laminae liegen.

### Schritt 5: Fixation des Implantats (optional)

Ist das Implantat einmal definitiv positioniert, wird zunächst das Lig. supraspinale an der dorsal befindlichen Schleife fixiert.

Anschließend erfolgt die definitive Fixation des Implantats mit den beiden Haltefäden. Die Fäden werden um die angrenzenden Processi spinosi geführt, z.B. der rechtsseitige unter dem unteren Processus hindurch in Richtung linke Seite, der linksseitige um den oberen Processus zur rechten Seite. Dort werden die Nadeln durch die seitliche Schleife geführt. Anschließend wird die Nadel entfernt. Kurz unterhalb der Nadel hat der Fixationsfaden eine rigide Zone. Diese wird schräg angeschnitten, und der Faden kann jetzt durch die Titanklammer geführt werden. Ein Durchtrennen des Fadens außerhalb dieser rigiden Zone macht das Einfädeln nahezu unmöglich. Unter leichter Anspannung werden die Titanklammer mit der Hülsenzange auf dem Haltefaden fixiert und der überstehende Faden gekürzt (s. Abb. 24.6).

**Schritt 6: Wundverschluss**

In diesem Stadium ist die Implantation vollendet. Es erfolgt jetzt eine ausgiebige Spülung der Wunde. Wir legen links und rechts eine REDON-Drainage ein, insbesondere wenn zusätzlich eine lokale Dekompression durchgeführt wurde. Diese REDON-Drainagen werden als Überlaufdrainagen installiert, indem eine spezielle Entlüftungsnadel mit Bakterienfilter in die REDON-Flasche eingebracht wird. Im Einzelfall kann, soweit keine Dekompression oder keine zusätzlichen Eingriffe durchgeführt wurden, bei ausgesprochener Trockenheit des Operationssitus auf die REDON-Drainage verzichtet werden.

Es erfolgt jetzt die Rekonstruktion der lumbalen Faszie. Da die paraspinösen Inzisionen doch mindestens 1 cm auseinander liegen, empfiehlt es sich, einen beidseitigen Verschluss vorzunehmen, somit eine links- und eine rechtsseitige paraspinale Naht. Anschließend erfolgt ein schichtweiser Wundverschluss.

**Nachbehandlung**

Bettruhe ist bis zum nächsten Tag einzuhalten. In Abhängigkeit von der Fördermenge werden die REDON-Drainagen nach 24 Stunden, spätestens nach 48 Stunden entfernt.

In Abhängigkeit vom Allgemeinzustand ist am ersten postoperativen Tag eine Mobilisation des Patienten erlaubt.

Da aufgrund der Operation mit einer vorübergehenden Schwächung der autochthonen Rückenmuskulatur zu rechnen ist, verschreiben wir in der Regel ein leichtes Lendenmieder mit Bauchhebezug, um damit eine Entlastung des operierten Bewegungssegments zu erreichen.

Sobald der Patient ausreichend mobilisiert ist und die Wundheilung problemlos verläuft, kann die Entlassung erfolgen. Bei der alleinigen DIAM-Implantation ohne Dekompression bei einwandfreier postanästhesiologischer Phase kann durchaus eine Entlassung am ersten postoperativen Tag in Betracht gezogen werden. Sie hat sich aber nicht nach strikten Regeln, sondern nach dem Wohlbefinden des Patienten zu richten.

Die postoperative Nachbehandlung beinhaltet ein physiotherapeutisch geleitetes Übungsprogramm. Es dient der Wiederherstellung des normalen Bewegungsmusters über eine funktionelle Schulung der autochthonen Rückenmuskulatur. Hierbei werden dem Patienten Rücken schonende Verhaltensmaßregeln nahe gebracht.

Prinzipiell ist die Wiederaufnahme der Arbeit nach Abschluss der Wundheilung möglich.

## Komplikationsmöglichkeiten

◢ Überdistraktion mit pathologischer Kyphosierung des Segments durch Implantation eines zu großen Implantats. Die Parallelisierung der Grund- und Deckplatten des betroffenen Bewegungssegments – unter Zuhilfenahme der seitlichen Röntgendurchleuchtung angestrebt – ist maßgebend für die Implantatgröße.

◢ Eine übermäßige Distraktion kann auch zu einer Fraktur der Dornfortsätze führen, insbesondere bei osteoporotischen Patienten. Aus diesem Grund sollte die Distraktionszange möglichst weit ventral, somit am Übergang zwischen Dornfortsatz und Lamina, eingesetzt werden.

◢ Dislokationen des Implantats sind theoretisch möglich, wurden aber bis jetzt nicht beschrieben.

◢ Es gibt keine aktuellen Literaturdaten über die Standzeiten der Implantate. Wie sich das Silikonimplantat nach einigen Jahren, somit nach mehreren Millionen Bewegungszyklen, verhält, ist unbekannt.

◢ Bei einigen Vorgängern des DIAM-Systems sind als Spätkomplikationen knöcherne Läsionen der Dornfortsätze mit Frakturen und Arrosionen beschrieben [Le Huec 2004]. Solche Komplikationen sind bei DIAM-Implantaten aufgrund der Weichheit des Silikons nicht zu erwarten.

◢ Im Fall eines Implantatversagens ist ein Implantatwechsel durchaus möglich.

## Ergebnisse der Literatur

### Biomechanische Analysen

Phillips et al. [2003] untersuchten die biomechanische Rolle eines DIAM-Implantats nach Facettektomie und Diskektomie. Sie untersuchten menschliche Lumbalwirbelsäulen, wobei die Operationen in Höhe L 4/5 simuliert wurden. Eine Bewegungsanalyse erfolgte vor und nach Operation in einem Spinetester, nach unilateraler Hemifacettektomie, nach zusätzlicher Diskektomie und schließlich nach Implantation des DIAM-Systems. Die Autoren kommen zu folgenden Schlussfolgerungen:

⊿ Die unilaterale Hemifacettektomie führt nicht zu einer erhöhten Instabilität.

⊿ Eine nachfolgende Diskektomie führt zu einer signifikanten pathologischen Beweglichkeit in allen 3 Raumebenen (Flexion/Extension, Lateralflexion und axiale Rotation).

⊿ Die Implantation des DIAM-Systems limitiert die Flexions-/Extensionsbewegung auf weniger als normale Bewegungsausmaße.

⊿ Im Hinblick auf die Seitneigung ist das DIAM-Systems nicht in der Lage, die Bewegungsausmaße innerhalb der normalen Verhältnisse zu stabilisieren. Eine pathologische Beweglichkeit bleibt.

⊿ Das DIAM-System ist nicht in der Lage, die vermehrte axiale Rotationsbeweglichkeit zu reduzieren.

⊿ In den Nachbarsegmenten können kaum Veränderungen nachgewiesen werden.

Die Autoren resümieren: DIAM-Implantate zeigen eine hinreichende Stabilisierung der Flexions-/Extensionsbewegung. Aufgrund der Distraktion der Facettengelenke versagt das DIAM-System als Stabilisator bei axialer Rotation.

Michiels, Hartwig und Schopphoff [2004] untersuchen aktuell den Einfluss eines DIAM-Implantats auf den Bewegungsablauf in isolierten lumbalen Bewegungssegmenten. Die ersten Analysen bestätigen die Hypothese der Dorsalverlagerung der Rotationsachse. Eine leichte Hemmung der Flexion/Extension ist zu verzeichnen. Die Lateralflexion wird nicht beeinflusst. Über die Rotation ist aktuell keine Aussage möglich.

## Klinische Studien

Aktuell liegen nur 2 retrospektive Untersuchungen über das DIAM-Implantat vor. Kontrollierte prospektive oder randomisierte Studien stehen noch aus.

In einer retrospektiven Studie untersuchten Taylor, Pupin und Delajoux [2004] 104 Patienten,

welche bis Dezember 2001 operiert wurden. Die Patienten wurden nach 6 und 18 Monaten nachuntersucht, für die Beurteilung kam ein modifizierter Dallas-Self-Questionnaire (DRAD) zum Einsatz. Das Krankengut stammte aus 3 Behandlungszentren. Männer und Frauen waren gleich häufig vertreten. Zum Zeitpunkt der Operation waren die Patienten 25–86 (median 50) Jahre alt; 23,1% der Patienten beklagten eine Lumbago, 40,4% litten unter eine isolierte Ischialgie, und 36,5% beklagten beide Schmerzphänomen im Sinne einer Lumboischialgie.

Mit den Bild gebenden Verfahren konnten folgende Pathologien festgestellt werden (Mehrfachnennungen möglich):

⊿ Bandscheibenvorfall: 57,7%;

⊿ Bandscheibendegeneration: 40,4%;

⊿ Osteoarthrose der Facettengelenke mit lateraler und/oder zentraler Spinalkanalstenose: 35,6%;

⊿ Weichteilstenose: 5,8%;

⊿ Bandscheibenprotrusion: 1,9%.

Überwiegend war die Etage L 4/5 betroffen. Die Dauer des stationären Aufenthalts betrug 2,5–16 Tage (Mittel: 4,8 Tage; Median: 4 Tage).

Nach Einschätzung der Operateure konnte eine Beschwerdeverbesserung in etwa 90% der Fälle erreicht werden. In etwa 10% der Fälle trat keine Besserung auf, eine Verschlimmerung kam nicht vor.

Interessant sind die Vergleiche der Ergebnisse nach 6 und nach 18 Monaten. Dabei zeigt sich eine deutliche Verbesserung im gesamten Patientengut im Hinblick auf Schmerzen beim Sitzen, Schmerzen im Stehen und Schmerzen bei alltäglichen Aktivitäten. Diese Befragungsergebnisse werden durch die Angabe über die notwendige Schmerzmedikation untermauert: So waren nach 6 Monaten noch 31,8% der Patienten auf die gleiche Medikationsmenge wie vor der Operation angewiesen, 1 Jahr später, somit 18 Monate nach der Operation, war dieser Wert auf 24,6% gesunken (s. Tab. 24.2).

Sechs Patienten wurden als schlecht eingestuft, davon wurde bei 5 das Implantat erfolgreich gewechselt. Komplikationen im Sinne einer Migration des Implantats bzw. von Frakturen der Processi spinosi wurden nicht registriert.

Dinoi, Petrini und Grinaldi stellten 2003 ihre Ergebnisse anhand von 152 nachuntersuchten

**Tab. 24.2:** Nachuntersuchung nach DIAM-Implantation bei 104 Patienten aus 3 französischen Zentren [Taylor, Pupin, Delajoux 2004]. Tabellarische Zusammenfassung der Ergebnisse. Die Angaben beziehen sich auf den klinischen Zustand vor der Operation.

|  |  | 6 Monate | 18 Monate |
|---|---|---|---|
| Schmerzen im Sitzen | mehr | 15,4% | 6,3% |
|  | gleich | 30,8% | 18,8% |
|  | weniger | 54,0% | 75,0% |
| Schmerzen im Stehen | mehr | 15,2% | 7,7% |
|  | gleich | 28,8% | 26,2% |
|  | weniger | 56,0% | 66,2% |
| Alltägliche Aktivitäten | mehr | 35,3% | 46,2% |
|  | gleich | 23,5% | 23,1% |
|  | weniger | 41,0% | 30,8% |
| Schmerz-medikation | mehr | 18,2% | 12,3% |
|  | gleich | 31,8% | 24,6% |
|  | weniger | 50,0% | 63,1% |

Fällen mit einer Nachbeobachtungszeit zwischen 24 und 48 Monaten vor. Das Krankengut umfasste zu zwei Dritteln Frauen, zu einem Drittel Männer. Das Alter variierte zwischen 21 und 78 Jahren; 84% der Patienten hatten Ischialgien und 16% isolierte Lumbalgien, 85% gaben eine erhebliche Einschränkung der Lebensqualität an. Bei den 152 Patienten wurden 228 DIAM-Implantate eingesetzt. Als Indikationen galten: Bandscheibenprotrusion und -vorfall, Facettenhypertrophie, zentrale Weichteilstenose und foraminale (laterale) Stenose. Bei 59 Patienten wurde mehr als eine Etage einzeitig behandelt.

Auffällig ist, dass auch in dieser Studie die Ergebnisse nach 24–48 Monaten deutlich besser waren als die Frühergebnisse nach 3 Monaten. Als Endresultat konnte eine Zufriedenheit bei 92% der Patienten festgestellt werden. Als Komplikationen wurden angegeben:

◢ eine lokale Infektion, wobei die Entfernung des Implantats notwendig war,
◢ eine Fraktur der Spitze des Processus spinosus ohne weitere Komplikationen,
◢ ein Implantatversagen (nicht näher spezifiziert).

Die Autoren kommen zu der Schlussfolgerung, dass das DIAM-System zur Behandlung der oben genannten Indikationen eine einfache und zuverlässige Methode mit exzellenten Ergebnissen ist

und somit eine Alternative zur Spondylodese darstellt.

## Eigene Erfahrungen

Die eigenen Erfahrungen beziehen sich auf 10 Implantationen seit Februar 2003. Das DIAM-System wurde erst Ende 2003 in Deutschland zum ersten Mal angewandt. Allgemeine Aussagen sind anhand unseres Krankenguts somit unmöglich, sodass wir uns hier auf 2 Fallbeschreibungen beschränken.

### Fall 1: W.H., männlich, 86 Jahre
Seit 6 Wochen bestehen heftigste Lumboischialgien mit Ausstrahlung in das Dermatom L5 links. Es werden eine neurologischen Ausfälle verzeichnet, die Gehstrecke ist auf max. 40 m beschränkt.

In den Bild gebenden Verfahren zeigt sich eine Degeneration der gesamten Lendenwirbelsäule mit Betonung der Segmente L 4/5 und L 5/S 1, hier deutliche Facettenhypertrophie. Die Bandscheibenhöhe ist minimal gemindert. In den Schichtverfahren (CT) zeigt sich eine schwere Facettenhypertrophie, im Segment L 5/S 1 ausgeprägter als im Segment L 4/5 (s. Abb. 24.7).

Es erfolgt eine eingehende Etagendiagnostik mittels wiederholter periradikulärer Therapie der Wurzel L5, die jedoch zu keiner bleibenden Beschwerdelinderung führt, sodass der Entschluss zur operativen Dekompression gefällt wird. Es wird eine gezielte Dekompression der Wurzel L5 vorgenommen sowie eine dynamische Spondylodese mit einem DIAM-Implantat (8 mm) in Höhe L 4/5.

Postoperativ wird eine sofortige Linderung der Beschwerden verzeichnet, die Mobilisation ist problemlos möglich.

Vier Monate nach der Operation ist die Gehstrecke nicht mehr eingeschränkt, und der Patient ist beschwerdefrei. Im Röntgenbild zeigt sich die unveränderte Darstellung der Bandscheibe, auch die Implantatlage ist unverändert.

Objektiv und subjektiv handelt es sich um ein ausgezeichnetes kurzfristiges Ergebnis.

### Fall 2: K.P., männlich, 76 Jahre
Im März 2003 erfolgte eine dorso-ventrale Stabilisierung des Segments L 4/5 wegen einer degenerativen Spondylolisthesis, Grad I nach MEYER-

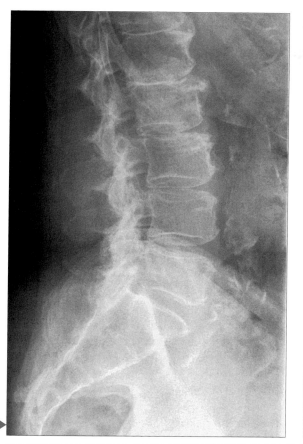
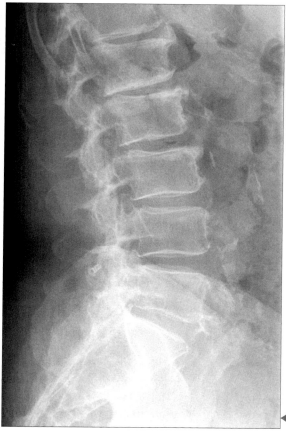
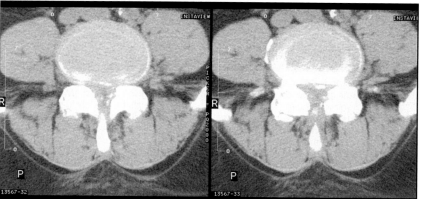

**Abb. 24.7:** Fall 1: W.H., männlich, 86 Jahre. **a)** Seitliche Ansicht der Lendenwirbelsäule vor der Operation; **b)** seitliche Ansicht der Lendenwirbelsäule 4 Monate nach dynamischer Stabilisierung mit dem DIAM-System. **c)** Die CT des Segments L 4/5 zeigt die Enge des lateralen Spinalkanals.

DING. Es wurde eine problemlose Einheilung des ventral eingebrachten Knochenspans verzeichnet, allerdings kam es zu einer rasch fortschreitenden Anschlussdegeneration in der Etage L 3/4, vorerst nur röntgenologisch dokumentiert. Es folgte die Entwicklung einer akuten L4-Symptomatik im April 2004 mit Quadrizepsparese und entsprechender Hypästhesie.

In der Myelo-CT zeigte sich ein großer sequestrierter Bandscheibenvorfall in Höhe L 3/4 mit Pelottierung des Duralsacks (s. Abb. 24.8).

Es erfolgte eine minimal-invasive Sequesterentfernung mit Wurzeldekompression L4 und dynamischer Stabilisierung des Segments L 3/4 mit einem DIAM-Implantat (10 mm). Die aktuelle Standzeit beträgt 4 Monate. Es ist eine deutliche Rückbildung der neurologischen Ausfälle zu verzeichnen, es besteht aber noch eine Restparese mit Gangunsicherheit. Die Schmerzlinderung setzte zögernd ein, aber inzwischen ist eine progressive Besserung zu beobachten. Im Verlauf der Röntgennachuntersuchungen zeigt sich bis jetzt ein unver-

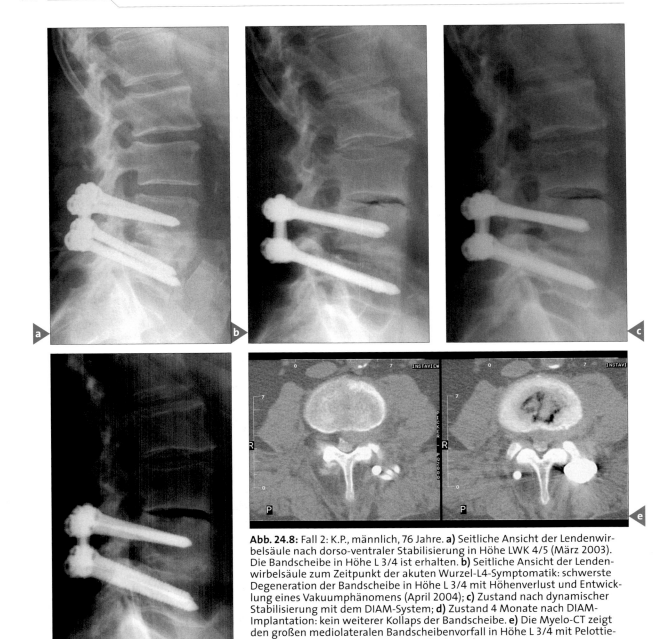

**Abb. 24.8:** Fall 2: K.P., männlich, 76 Jahre. **a)** Seitliche Ansicht der Lendenwirbelsäule nach dorso-ventraler Stabilisierung in Höhe LWK 4/5 (März 2003). Die Bandscheibe in Höhe L 3/4 ist erhalten. **b)** Seitliche Ansicht der Lendenwirbelsäule zum Zeitpunkt der akuten Wurzel-L4-Symptomatik: schwerste Degeneration der Bandscheibe in Höhe L 3/4 mit Höhenverlust und Entwicklung eines Vakuumphänomens (April 2004); **c)** Zustand nach dynamischer Stabilisierung mit dem DIAM-System; **d)** Zustand 4 Monate nach DIAM-Implantation: kein weiterer Kollaps der Bandscheibe. **e)** Die Myelo-CT zeigt den großen mediolateralen Bandscheibenvorfall in Höhe L 3/4 mit Pelottierung des Duralsacks und Verlegung des lateralen Recessus.

ändertes Vakuumphänomen. Ob die DIAM-Stabilisierung einem weiteren Kollaps der Bandscheibe vorbeugen kann, ist aktuell noch unklar.

## Kostenerstattung

Die dynamische Stabilisierung der Wirbelsäule mittels DIAM-Implantat wird als Spondylodese abgerechnet. Zusätzliche Interventionen sind gesondert abzurechnen.

## EBM

Die nachstehenden Abrechnungsmodalitäten wurden dem aktuellen EBM-Abrechnungskatalog im Internet entnommen (http://www.e-bis.de/ebm/Default.htm).

Die dynamische Stabilisierung wird als Spondylodese abgerechnet. Die Implantation eines Silikonkissens ist im EBM-Katalog nicht explizit vorgesehen. Nach Analogie wird abgerechnet über Position 31137 „Operative Behandlung von Wirbelsäulenverkrümmungen durch Spondylodese, einschl. Implantation von autologem oder alloplastischem Material, mit zusätzlicher Implantation einer metallischen Aufspreiz- und Abstützvorrichtung"; 16.820 Punkte.

Sind vorbereitende oder zusätzliche Eingriffe notwendig, kommen folgende Positionen in Betracht:

◢ Position 31131: Denervation der kleinen Wirbelgelenke (z.B. Facettendenervation), je Bewegungssegment; 2.885 Punkte.
◢ Position 31135: Operative Behandlung des Bandscheibenvorfalls in einem Segment, ggf. mikrochirurgisch, ggf. einschl. Fensterung oder (Teil-)Resektion des Wirbelbogens, Nervenwurzellösung, Prolapsabtragung und/oder Bandscheibenausräumung; 12.535 Punkte.

## GOÄ

Die nachstehende Abrechnungsmodalitäten wurden dem aktuellen GOÄ-Abrechnungskatalog im Internet entnommen (http://www.e-bis.de/goae/defaultFrame.htm).

Die dynamische Stabilisierung mit dem DIAM-System wird als Spondylodese abgerechnet. Auch die GOÄ sieht die Verwendung von Silikonimplantaten nicht explizit vor. Es kann aber – „Par. 6 entsprechend" – die Position 2287, die eine Ergänzung der Position 2286 darstellt, verwendet werden:

◢ Position 2287: Operative Behandlung von Wirbelsäulenverkrümmungen nach Nummer 2286 mit zusätzlicher Implantation einer metallischen Aufspreiz- und Abstützvorrichtung; 3.700 Punkte.
◢ Darin ist Position 2286 „Operative Behandlung von Wirbelsäulenverkrümmungen durch Spondylodese einschließlich Implantation von autologem oder alloplastischem Material" enthalten; 2.500 Punkte.

Für vorbereitende bzw. zusätzliche Eingriffe kommen folgende Positionen in Betracht:

◢ Position 2566: Operativer Eingriff zur Dekompression einer oder mehrerer Nervenwurzel(n) im thorakalen oder lumbalen Bereich gegebenenfalls einschließlich Foraminotomie und/oder der Leistungen nach Nummer 2282 oder 2283; 3.000 Punkte.

◢ Position 2282: Operative Behandlung des Bandscheibenvorfalles mit einseitiger Wirbelbogenresektion oder -fensterung in einem Segment, Nervenwurzellösung, Prolapsabtragung und Bandscheibenausräumung; 1.480 Punkte.

## Fazit und klinische Relevanz

Der Degenerationsprozess in der Wirbelsäule setzt in der Bandscheibe ein. Der Wasserverlust vermindert den Quelldruck innerhalb der Bandscheibe und mündet schließlich in einer Höhenminderung, welche sich auch auf die Facettengelenke auswirkt. Die Fehlfunktion führt zu einer Verringerung des antero-posterioren und des transversalen Durchmessers des Spinalkanals und kann eine entsprechende klinische Symptomatik verursachen: laterale Spinalkanalstenose mit Wurzelreiz- oder -kompressionssyndrom, zentrale Spinalkanalstenose mit Einschränkung der Gehfähigkeit oder eine Kombination von beidem.

Ein Aufhalten des Höhenverlustes durch Entlastung der Bandscheibe verlangsamt die Degeneration der Facettengelenke und verhindert die Entwicklung einer Spinalkanalstenose.

Das DIAM-Implantat scheint die Anforderungen von Entlastung der Bandscheibe und Erweiterung des Spinalkanals in sich zu vereinen. Es

◢ ist ein dynamisches System, das die Beweglichkeit im Bewegungssegment eher lenkt als bremst und es in einer biomechanisch günstigeren Position hält;
◢ ist ein Stoßabsorbierungssystem, das dadurch die anderen Elemente des Bewegungssegments entlastet;
◢ verlagert die Drehachse nach dorsal und entlastet dadurch die ventral gelegene Bandscheibe;
◢ erweitert durch die Distraktion der Facettengelenke den lateralen Recessus und entlastet dadurch die austretenden Nervenwurzeln.

Aufgrund dieser biomechanischen Eigenschaften ist die dynamische Wirbelsäulenstabilisierung mittels des DIAM-Systems bei folgenden Erkrankungen einsetzbar, welche alle direkte oder indirekte Folgen der Bandscheibendegeneration sind:

◢ Bandscheibenvorfall und -protrusion,
◢ Facettensyndrom,

- laterale Spinalkanalstenose mit Wurzelreiz- oder -kompressionssyndrom,
- zentrale Spinalkanalstenose mit Gehunfähigkeit, insbesondere durch degenerative Retrolisthesis,
- Anschlussinstabilitäten.

Dabei sind die Degenerationsformen, die zu einer Hyperlordosierung des Bewegungssegments führen, eher geeignet als die kyphosierenden Formen.

Die dynamische Stabilisierung mit dem DIAM-System zur Unterstützung eines degenerativ veränderten lumbalen Bewegungssegments ist als operativer Eingriff

- technisch einfach durchführbar;
- weichteilschonend ohne Eröffnung des Spinalkanals;
- komplikationsarm;
- kombinierbar mit anderen Eingriffe zur Entfernung eines Bandscheibenvorfalls oder zur Behebung einer Stenose;
- wenig belastend für den Patienten;
- nur mit einem kurzen stationären Aufenthalt verknüpft;
- auch mehrsegmental durchführbar;
- sowohl bei jüngeren Patienten zur Vorbeugung einer frühzeitigen Spondylodese als auch bei älteren Patienten als Minimaleingriff einsetzbar.

Die Vorteile des Systems machen es zu einer Alternative, nicht nur zu anderen dynamischen Stabilisierungsmethoden, sondern auch zu einer primären Spondylodese; oder wie Taylor [2003] es zum Ausdruck brachte: „The 80's was the decade of pedicle screws. The 90's was the decade of interbody fusion devices. The new millennium will be the era of non-fusion dynamic stabilisation procedures and devices."

Hier wird das DIAM-System eine entscheidende Rolle spielen.

Zwei Studien belegen unabhängig voneinander, dass die Spätergebnisse – sowohl im Hinblick auf die Schmerzreduktion als auch im Hinblick auf die körperliche Tätigkeit – deutlich besser sind als die Frühergebnisse. Die auf der Hand liegende Erklärung einer „Erholung" bzw. „Regeneration" des Bandscheibengewebes erscheint spekulativ. Vielmehr finden eine Umprogrammierung und eine Regulierung des Bewegungsablaufs statt (DIAM = Device for Intervertebral Assisted Moti-

on), die ihn zwar nicht normalisieren, jedoch die Instabilität beheben und durch eine gleichmäßige und geordnete Bewegung ersetzen.

Die wenigen retrospektiven Studien scheinen Erfolg versprechend. Es fehlen aber kontrollierte, randomisierte, prospektive Studien. Somit bleibt eine Reihe von Fragen unbeantwortet:

- Inwieweit sind magnetresonanztomographisch nachweisbare Degenerationszeichen in der Bandscheibe reversibel, und inwieweit wird dies durch die DIAM-Stabilisierung unterstützt?
- Kann die dynamische Stabilisierung eines Segments einer Anschlussinstabilität vorbeugen oder wird diese einfach weiter verlagert?
- Mit welchen Standzeiten des Implantats kann gerechnet werden?
- Wie versagt das DIAM-Implantat, und welche Rückzugsmöglichkeiten stehen dann zur Verfügung?

## Literaturverzeichnis

Aota Y, Kumano K, Hirabayashi S, Postfusion instability at the adjacent segrnents after rigid pedicle screw fixation for degenerative lumbar spinal disorders. J Spinal Disord (1995), 8, 464–473

Bernick S, Walker JM, Paule W J, Age changes to the anulus fibrosus in human intervertebral discs. Spine (1991) 16, 520–524

Bono CM, Lee CK, Critical analysis of trends in fusion for degenerative disc disease over the past 20 years: influence of technique on fusion rate and clinical outcome Spine (2004) 29, 455–463

Butler D et al., Discs degenerate before facets. Spine (1990), 15, 111–113

Dinoi L, Petrini P, Grinaldi G (2003) The utilisation of an interspinal cushioning device in the treatment of degenerative lumbar disease: Review of 152 cases with a 24 to 48 months follow-up. Vortrag, XXVI Congresso Nazionale G.I.S, Rom, 06.–07.06.2003

Keller TS et al., Interdependence of lumbar disc and subdiscal bone properties: A report of the normal and degenerated disc. J Spine Disord (1993) 6, 106–113

Le Huec, Persönliche Mitteilung (2004)

Lee CK, Accelerated degeneration of the segment adjacent to a lumbar fusion. Spine (1988), 13, 375–377

MacNab I (1977) Backache. Williams and Wilkins, Baltimore

Maslow GS, Rothman R, The facet Joints. Another look. Bull NY Acad Med (1975), 51: 1294–1311

Michiels I, Hartwig T, Schopphoff E, Einfluss der dynamischen DIAM-Stabilisierung auf die Biomechanik des lumbalen Bewegungssegmentes. Nicht publizierte Daten (2004)

Nagata H et al., The effects of immobilization of long segments of the spine on the adjacent and distal facet force and lumbosacral motion. Spine (1993) 18, 247–249

Phillips F et al., (2003) Biomechanics of posterior dynamic stabilizing device (DIAM) after facetectomy and discectomy. Poster. Dynamic Spine Stabilization: Arthroplasty Techniques & Technology – An Overview of the Present and Future. Dallas, USA

Schulitz KP et al., Das Bewegungssegment oberhalb der Fusion. Z Orthop (1996) 134, 171–176

Soini J et al., Disc degeneration and angular movement of the lumbar spine. Comparative study using plain and flexion-extension radiography and discography. J Spinal Disord (1991) 4, 183–187

Stephens MM, Evans JH, O'Brien JP, Lumbar intervertebral foramens. An in vitro study of their shape in relation to intervertebral disc pathology. Spine (1991) 16, 525–532

Taylor J (2003) Posterior dynamic stabilization using the DIAM. Produktinformation, Firma MEDTRONIC

Taylor J, Pupin P, Delajoux S (2004) Retrospective study of the clinical results of implanting DIAM. Vortrag, Spineweek. Porto, Portugal

Verbiest H (1984) Stenose des knöchernen Lumbalkanals. In: Hohmann H, Kügelgen B, Liebig K, Schirmer M, Lendenwirbelsäulenerkrankungen mit Beteiligung des Nervensystems. Neuroorthopädie 2, 231–270. Springer, Berlin, Heidelberg

Wehling P, Schulitz KP, Modelle der Schmerzentstehung bei radikulärer Kompression. Schmerz (1990) 4, 123–129

# 25  Bandscheibenprothese PRODISC

*L. Gerdesmeyer, O. Wolf*

## Einleitung

Die Fusion einzelner Abschnitte der Wirbelsäule bei chronischen, therapieresistenten degenerativen Erkrankungen eines oder mehrerer Bewegungssegmente gilt bis heute als Standard. Dies steht im Gegensatz zu den operativen Verfahren degenerativer Erkrankungen großer Gelenke. Hier ist das Ziel, Schmerzen zu reduzieren und die Beweglichkeit zu erhalten oder wiederherzustellen. Niemand würde heute die Arthodese des Hüftgelenks als Therapiestandard bei Coxarthrose bezeichnen, und jeder würde diese nur in wenigen Ausnahmefällen indizieren. Die operative Therapie der chronisch degenerativen Erkrankungen der Wirbelsäule hat bis heute das Konzept „Erhalt der Beweglichkeit und Reduktion der Schmerzen" nicht umsetzen können. Dies war der Grund, Bandscheibenprothesen zu entwickeln. Erste Versuche mit Implantaten stammen aus dem Jahr 1966, als Fernström erstmals Metallkugeln in den Intervertebralraum implantierte, sich damit aber wegen der schlechten Resultate nicht durchsetzten konnte [Fernström 1966].

Lange Zeit wurde an der Technik der Spondylodese gearbeitet und zahlreiche Studien durchgeführt, bis 1984 Schellnack sowie Büttner-Janz [1992] die erste Bandscheibenvollprothese (SB CHARITÉ) implantierten. Das Ziel von Schellnack et al., die Beweglichkeit des Segments zu erhalten, wurde von Thierry Marnay [2002] aufgenommen und weiterentwickelt. Er implantierte 1990 in Montpellier die erste PRODISC-I-Endoprothese. Gute Frühergebnisse führten dazu, dass innerhalb von 3 Jahren 63 weitere Patienten mit der PRODISC-Prothese versorgt wurden. Inzwischen zeigen die guten klinischen und funktionellen Langzeitergebnisse, dass die PRODISC-Bandscheibenendoprothese eine sinnvolle Alternative zur Spondylodese bei degenerativen Bandscheibenerkrankungen darstellt. Nach technischen Modifikationen sowie Verwendung neuer Materialien und Nutzung neuer Oberflächeneigenschaften wird nun die zweite Generation des Implantats, die PRODISC II, verwendet.

## Indikation

Prinzipiell ist die PRODISC-Bandscheibenprothese bei degenerativ-diskogenen Wirbelsäulenschmerzen, die unter konservativer Therapie refraktär sind und bei denen die Indikation zur Spondylodese gestellt werden kann, angezeigt. Um die Indikation zu sichern, sind die Ergebnisse Bild gebender Untersuchungen und der klinische Befund eng miteinander zu korrelieren.

Klinisch zeigt sich ein bewegungs- und belastungsabhängiger lumbaler Schmerz, der aber auch von radikulären oder pseudoradikulären Komponenten begleitet sein kann. Schmerzen bei Bewegungen nach längerer Ruhezeit, morgendlicher Anlaufschmerz und Rotationsschmerzen sind klinische Hinweise auf eine degenerative Erkrankung eines Bewegungssegments.

Der klinische Befund ist zwar richtungweisend, muss jedoch durch Bild gebende, evtl. auch semiinvasive diagnostische Verfahren bestätigt werden. Im Zweifelsfall sollten die Patienten einer psychologischen konsiliarischen Untersuchung unterzogen werden, um entsprechende psychologische Erkrankungen herauszufinden.

Als Bild gebende Verfahren sind konventionelle Röntgenaufnahmen und magnetresonanztomographische Untersuchungen indiziert.

Im Rahmen der konventionellen Röntgendiagnostik sind folgende Aufnahmen anzufertigen: anterior-posteriore und seitliche Aufnahmen in 0°-Position, maximaler Flexion und maximaler Extension, um Instabilitäten diagnostizieren zu können. Spondylolisthesen größer als Grad I nach MEYERDING sind Kontraindikationen. Bei richtiger Indikation zeigt sich im Röntgenbild eine deutliche Höhenminderung des Intervertebralraumes. Bei einer Höhe von weniger als 5 mm sollte der Patient einem erfahrenen Operateur zugeführt werden, weil eine Mobilisation des Segments und eine anschließende Bandscheibenprothesenimplantation technisch deutlich schwieriger sind als bei nicht so deutlich kollabierten Intervertebralräumen.

Die guten Ergebnisse haben inzwischen dazu geführt, dass langsam eine Erweiterung des Indikationsspektrums stattfindet. So gibt es die ersten guten Ergebnisse bei Patienten mit großer Bandscheibenprotrusion bei Bandscheibendegeneration Typ MODIC I, bei Bandscheibenprotrusionen und begleitendem Kollaps des Intervertebralraumes sowie bei Postdiskektomiepatienten, wenn bereits eine Spondylodese indiziert ist.

Die Indikationen und Kontraindikationen sind in Tabelle 25.1 zusammengefasst.

## Präinterventionelle Diagnostik

Konventionelle Röntgenaufnahmen und magnetresonanztomographische Untersuchungen sind die Basis der präinterventionellen Diagnostik.

Im Rahmen der konventionellen Röntgendiagnostik sind Aufnahmen in anterior-posteriorer und seitlicher Einstellung in 0°-Position, maximaler Flexion und maximaler Extension durchzuführen. Hier zeigt sich eine Höhenreduktion des Intervertebralraumes, die in ausgeprägten Fällen bis zum kompletten Kollaps reichen kann.

Magnetresonanztomographische Untersuchungen sind ebenfalls präoperativ durchzuführen und dienen der Diagnostik zur Indikationsstellung und dem Feststellen von Kontraindikationen. Es sollten Aufnahmen in T1-Wichtung mit und ohne Gadolinium sowie in T2-Wichtung in axialer und sagittaler Ebene durchgeführt werden. Hier finden sich pathognomonische Veränderungen vom Typ MODIC I. Diese sind charakterisiert durch eine Signalabschwächung in T1-Wichtung und eine Signalerhöhung in T2-Wichtung und zeigen deutlich das begleitende Knochenödem in den Grund- und Deckplatten der angrenzenden Wirbelkörper. Darüber hinaus liefert das Magnetresonanztomogramm zusätzliche Information über die Facettengelenke, den Spinalkanal, synoviale Zysten und die umgebenden Weichteilstrukturen. T1-Wichtungen mit

**Tab. 25.1:** Ein- und Ausschlusskriterien für die Implantation der Bandscheibenprothese PRODISC

| Einschlusskriterien | Ausschlusskriterien |
|---|---|
| • Mindestalter: 18 Jahre<br>• Fähigkeit, die Einwilligung zu leisten, nachdem im Aufklärungsgespräch therapeutischer Nutzen sowie Nebenwirkungen und Komplikationen besprochen worden sind<br>• Unterschriebene Einwilligungserklärung<br>• Diagnose einer degenerativen Bandscheibenerkrankung<br>• 6 Monate erfolglose konservative Therapie mit Applikation von NSAR, Krankengymnastik zur Stabilisierung der Rumpfmuskulatur, physikalischer Therapie, Rumpforthesen<br>• Entsprechendes Korrelat in der Bildgebung<br>• Klinisch relevantes schmerzhaftes Low-Back-Pain-Syndrom bei degenerativer Bandscheibenerkrankung, festgestellt mit einem der folgenden Scores: Stadium ausreichend oder schlecht nach MCNAB, mindestens 25 Punkte auf dem OSWESTRY-Low-Back-Pain-Disability Questionnaire, subjektive Schmerzbeurteilung von >4 auf der Visuellen Schmerzanalogskala (VAS) | • Patienten mit radikulären motorisch-neurologischen Defiziten bei Bandscheibenprotrusion oder Prolaps<br>• Spondylarthrose Grad III–IV<br>• Zustand nach Laminektomie<br>• Spondylolisthese von mindestens Grad II nach MEYERDING<br>• Ausgeprägte epidurale Fibrosen nach Operation<br>• Absolute Spinalkanalstenose<br>• Relevante lokale Infektion (akut, subakut, chronisch), z.B. Tuberkulose<br>• Koagulationsstörung und/oder zwingende Antikoagulanzientherapie mit MARCUMAR oder Acetylsalicylsäure<br>• Zeitfenster von weniger als 6 Monaten unter konservativer Therapie mit Applikation von NSAR, Krankengymnastik zur Stabilisierung der Rumpfmuskulatur, physikalischer Therapie, Rumpforthesen<br>• Schwangerschaft<br>• Ausgeprägte Skoliose<br>• Ausgeprägtes Übergewicht<br>• Wirbelkörperfraktur<br>• Klinisch relevante Osteoporose, Osteopenie oder Osteomalazie<br>• Tumor |

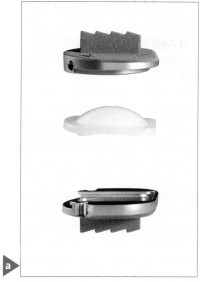
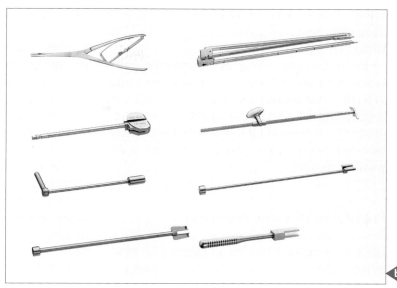

**Abb. 25.1:** Instrumente und Implantate PRODISC

Gabe von Gadolinium zeigen eine deutliche Kontrastmittelaufnahme bei postoperativen Fibrosen.

Zusätzliche Informationen liefern Computertomographie-(CT-)Aufnahmen des betroffenen Bewegungssegments. Im Gegensatz zu magnetresonanztomographischen Aufnahmen können knöcherne Veränderungen besser diagnostiziert werden, besonders in Hinblick auf Veränderungen an den Facettengelenken.

Bei Patienten mit vorangegangenen Operationen im retroperitonealen Raum kann in einzelnen Fällen eine dreidimensionale CT-Angiographie indiziert sein. Diese ermöglicht eine sehr gute präoperative Planung des Zugangsweges und eine Abschätzung des Risikos einer Verletzung großer Bauchgefäße.

Wenn der Verdacht einer klinisch manifesten Osteoporose besteht, sollte präoperativ die Knochendichte bestimmt werden. Dies erfolgt in der Regel nach der DEXA-Methode und führt zum Ausschluss von Patienten bei Nachweis einer relevanten Osteoporose (T-Score von –2,5).

Neben diesen nicht invasiven diagnostischen Verfahren stehen eine Reihe semi-invasiver Techniken zur Verfügung, um die Indikation zu sichern. Ein nicht ganz unumstrittenes Verfahren ist die Diskographie. Hier erfolgt die intradiskale Injektion eines Kontrastmittels unter Bildverstärkerkontrolle. Idealerweise berichtet der Patient während der Injektion über einen ihm bekannten Schmerz. Diese Memory Pain ist ein Hinweis auf das betroffene Segment. Entsprechend sollten die Diskographien der benachbarten Segmente diese Memory Pain nicht generieren. Um ein valides Ergebnis zu erreichen, ist der Patient während der Untersuchung darüber im Unklaren zu lassen, welches Segment gerade getestet wird, um keine Schmerzempfindung zu triggern.

Facettengelenkinfiltrationen, Injektionen in das Iliosakralgelenk und selektive Nervenblockaden dienen der Ausschlussdiagnostik.

## Notwendiges Instrumentarium

Die notwendigen Instrumente sind auf eine minimal-invasive Technik ausgerichtet. Dabei wurde die Zahl der nötigen Instrumente auf ein Minimum reduziert, sodass die Orientierung während der Operation einfach bleibt und sich der Operateur auf den eigentlichen Eingriff konzentrieren kann. Die Instrumentation des Systems ist durchgängig, sodass operative Fehler durch falsches Handling der Instrumente auf ein Minimum reduziert werden können. Die zu implantierende Prothese kann anhand von Planungsschablonen bereits präoperativ bestimmt und intraoperativ überprüft werden. Die notwendigen Instrumente sind in Abbildung 25.1 dargestellt.

Neben diesen implantatspezifischen Instrumenten werden allgemeine Instrumente wie für einen retroperitonealen oder transabdominalen

Standardzugang benötigt. Hilfreich ist die Verwendung eines Rahmenretraktors, z.B. SYNFRAME der Firma SYNTHES.

Bei Fragen zum Bezug des Instrumentariums kann die jeweilige lokale Vertretung der Firma SYNTHES angesprochen werden: Nord- und Ostdeutschland: Clinical House GmbH, Bochum, Tel.: 0234/9010 0, www.clinical-house.de; Süddeutschland: Synthes GmbH, Umkirch, Tel.: 07665/5030, www.synthes.de.

## Präinterventionelle Aufklärung

Die Aufklärung des Patienten im Rahmen der Bandscheibenprothesenimplantation hat umfassend zu erfolgen. Zum einen müssen neben den bauchchirurgischen und gefäßchirurgischen auch mögliche neurochirurgische Komplikationen aufgeklärt werden. Dass hierbei die Regeln der Aufklärung für elektive Eingriffe einzuhalten sind, ist selbstverständlich. Neben den allgemeinen Operationsrisiken – wie Thrombose, Embolien, Infektion etc. – müssen eine Reihe spezieller Risiken und Komplikationsmöglichkeiten im Rahmen des Aufklärungsgesprächs besprochen und dokumentiert werden.

Es sind vom Zugangsweg abhängige Gefahren zu besprechen. Zu diesen zählt bei transabdominalem Vorgehen die Verletzung von Bauchorganen bis hin zur revisionspflichtigen Peritonitis und den daraus resultierenden Folgeschäden (Bridenbildung, Ileusgefahr etc.). Bei einem retroperitonealen Zugang muss die Möglichkeit einer Ureterverletzung besprochen und dokumentiert werden. Unabhängig vom Zugangsweg sind Nervenverletzungen aufzuklären und die daraus resultierenden Störungen darzustellen, so z.B. retrograde Ejakulationsstörungen, Libidobeeinflussungen, Störungen der Miktion und der Defäkation bei Plexusschädigung oder Verletzung vegetativer nervaler Strukturen im Bereich der Lendenwirbelsäule. Eine mögliche, allerdings nicht implantatspezifische Komplikation ist die Narbenhernie, die beim Zugangsweg durch die Bauchdecke auftreten kann.

Es sollte darüber aufgeklärt werden, dass bislang keine ausreichenden Langzeitergebnisse vorliegen, sodass über mögliche Veränderungen und Anpassungsvorgänge der betroffenen anatomischen Strukturen nur spekuliert werden kann.

Ebenso kann die Wahrscheinlichkeit eines möglichen Implantatversagens oder das Auftreten einer abriebbedingten Wear Disease nur genannt, nicht aber quantifiziert werden. In wenigen Fällen können sich intraoperativ Implantationshindernisse darstellen, die einen Verfahrenswechsel notwendig machen, sodass der Patient auf jeden Fall über die Möglichkeit einer Spondylodese aufgeklärt werden muss. Da es bei der Implantation oder Präparation des Implantatlagers zu Verletzungen der dorsal gelegenen Strukturen kommen kann, sollten gravierende Nervenverletzungen bis hin zur Querschnittsymptomatik mit aufgeklärt werden. Ebenso sind knöcherne Verletzungen möglich, welche im Rahmen der Präparation des Implantatlagers auftreten können. Diese reichen von einfachen Wirbelkörperkantenabbrüchen bis hin zu massiven Wirbelkörpereinbrüchen, auch wenn diese bei sorgsamer Präparation nur selten auftreten.

Luxationen von Prothesenteilen sind bislang nicht publiziert, theoretisch aber denkbar, sodass auch dieses auf dem Aufklärungsbogen dokumentiert werden sollte.

## Durchführung der Intervention

Die Implantation einer Bandscheibenprothese erfordert gute chirurgische Fähigkeiten und anatomische Kenntnisse. Es sind prinzipiell 2 Zugangwege möglich: zum einen der transabdominale, zum anderen ein retroperitonealer Zugang. Hier ist eine enge Kooperation zu chirurgischen oder gefäßchirurgischen Kollegen empfehlenswert, um mögliche abdominelle oder vaskuläre Komplikationen rasch und fachgerecht managen zu können. Auch wenn bislang nur wenige dramatische Komplikationen berichtet worden sind, so ist die Liste der nicht publizierten Komplikationen deutlich höher.

Die Operation beginnt mit der Vorbereitung und Lagerung des Patienten. Vierundzwanzig Stunden vor dem Eingriff sollte die Nahrung auf Flüssigkeit umgestellt und der Patient abgeführt werden.

Der Eingriff wird in Allgemeinnarkose durchgeführt, für die Dauer der Operation ist ein vollständiges Monitoring notwendig. Zusätzlich sind Pulsoxymeter an der großen Zehe zu befestigen, um eine Ischämie durch Hakenzug an den Gefäßen zu erkennen.

## Lagerung

Für die Implantation der Bandscheibenprothese hat es sich als günstig herausgestellt, den Patienten in der sog. Da-Vinci-Position zu lagern (s. Abb. 25.2). Dabei werden die Arme in einem Winkel von 90° abduziert und gelagert, die Beine jeweils etwa um 30° abgespreizt, sodass der Operateur zwischen den Beinen stehen kann. Dies ermöglicht eine direkte antegrade Sicht auf das betroffene Segment. Wenn eine Da-Vinci-Position nicht möglich ist, so kann der Patient auch flach auf dem Rücken mit geschlossenen Beinen gelagert werden, sodass der Operateur auf der linken Seite steht; die beiden Assistenten stehen zur Rechten und zur Linken. Bei der Lagerung ist darauf zu achten, dass der lumbosakrale Übergang nicht extendiert wird, was eine dorsale Mobilisation unnötig erschwert und zudem die Spannung der Gefäße erhöht.

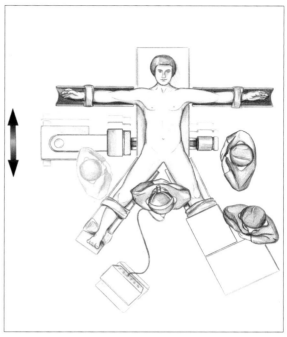

**Abb. 25.2:** Lagerung des Patienten

## Zugangswege

Die Zugangswege sind abhängig von der Höhe des zu operierenden Segments. Prinzipiell ist der Zugang zur Höhe L 5/S 1 einfacher als zur Etage L 4/5 oder L 3/4.

Zur Orientierung werden unter Röntgendurchleuchtung auf der Haut die Richtung des Intervertebralraumes und der seitliche Verlauf der Vorderkante des Promontoriums markiert. Für die Höhe L 5/S 1 wird ein gerader horizontaler Hautschnitt empfohlen, der 4–6 cm lang ist und etwa in der Mitte der Strecke zwischen Umbilicus und Symphysenoberrand liegt. Wenn der Patient bereits im Bereich des rechten unteren Quadraten operiert

wurde, z.B. Appendektomie, so kann wahlweise auch der retroperitoneale Zugang von links gewählt werden. Bei sehr adipösen Patienten ist der transabdominale Zugang leichter. Hier werden nach Spaltung des Peritoneums das Sigma und das Mesenterium mit Bauchtüchern in den linken unteren Quadraten gedrängt, der Rest der Bauchorgane wird in Richtung rechter oberer Quadrant gehalten. Nach Eröffnung des Retroperitoneums erfolgt die weitere Präparation in der gleichen Weise wie beim retroperitonealen Zugang. Die einzelnen Zugangswege sind in Abb. 25.3 schematisch dargestellt.

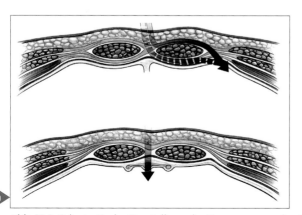

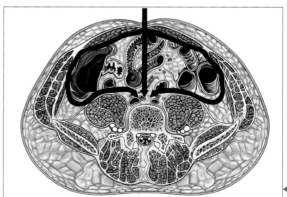

**Abb. 25.3:** Schematische Darstellung der Zugangswege durch den M. rectus, retroperitoneal und transabdominal

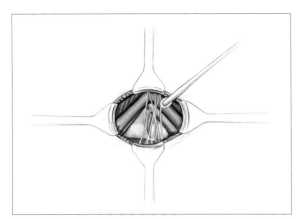

**Abb. 25.4:** Operationssitus im Segment L 5/S 1 mit Darstellung der Iliakalgefäße und des Plexus hypogastricus

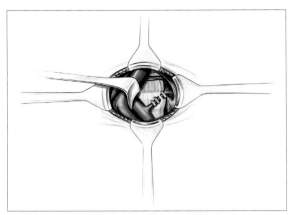

**Abb. 25.5:** Operationssitus im Segment L 4/5 mit Darstellung der Iliakalgefäße und der ligierten V. lumbalis ascendens

Der Plexus hypogastricus wird stumpf von rechts nach links abpräpariert, wobei eine Elektrokoagulation möglichst vermieden werden sollte. Dann erfolgt die Darstellung der A. und der V. sacralis medialis, die legiert werden können. Nun lassen sich die A. iliaca communis und die V. iliaca communis mobilisieren und nach rechts bzw. links retrahieren (s. Abb. 25.4).

Der schwierigste Zugang ist derjenige zum Segment L 4/5. Der Hautschnitt verläuft horizontal und ist etwas nach links versetzt, um die weitere Präparation zu erleichtern. Die vordere Rektusscheide wird eröffnet, der Rektus von medial nach links lateral abgeschoben, sodass das hintere Rektusblatt sichtbar wird. Dieses wird in sagittaler Richtung von distal an der Linea arcuata beginnend nach kranial durchtrennt, der Psoas und der weitere Weg digital stumpf präpariert, wobei retroperitoneale Verklebungen leicht gelöst werden können. Sollte es dennoch zu einer Eröffnung des Peritoneums kommen, so ist dieses zu verschließen, bevor mit der Präparation fortgefahren wird. Die linke A. iliaca communis kann leicht dargestellt werden. Die Vene liegt unmittelbar darunter links lateral. Bevor diese nach rechts zu mobilisieren ist, muss die aszendierende V. lumbalis dargestellt und ligiert werden, wobei mögliche anatomische Varianten zu berücksichtigen sind. Jetzt können die Gefäße weiter nach medial abgeschoben werden, bis die Segmentgefäße in Sicht kommen (s. Abb. 25.5). Auch diese werden ligiert. Erst jetzt ist das Lig. longitudinale darzustellen.

## Implantation der Prothese

Nach erfolgter Darstellung des Lig. longitudinale anterius muss die exakte Mittellinie bestimmt werden. Dies erfolgt unter Bildverstärkerkontrolle und ist ein entscheidender Schritt, da das gesamte

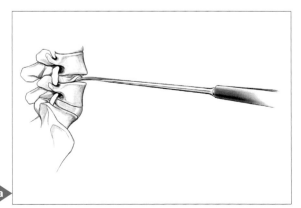

a

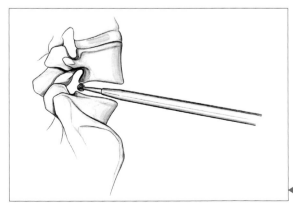

b

**Abb. 25.6: a)** Entfernung der Bandscheibe mit einem Elevator und **b)** Resektion dorsaler Osteophyten

Instrumentarium daraufhin ausgerichtet ist. Wenn die Mittellinie sicher identifiziert ist, sollte diese zur Hilfe mit einem dünnen Meißel kranial und kaudal markiert werden. Erst dann sind das vordere Längsband zu durchtrennen und der Intervertebralraum darzustellen. Mit einem Elevator kann nun die Bandscheibe von ventral von der Grund- und Deckplatte abgelöst werden. Anschließend wird mit einer Curette verbliebenes Bandscheibengewebe von den Deckplatten komplett entfernt. Dorsale Osteophyten lassen sich nun mit einer kleinen Kugelfräse abtragen (s. Abb. 25.6). Hierbei ist sorgfältig darauf zu achten, dass das hintere Längsband intakt bleibt. Vor dem nächsten Schritt ist nun zu kontrollieren, ob das Bandscheibenfach komplett ausgeräumt ist. Verbliebenes Bandscheibengewebe kann bei der späteren Implantation der Prothese leicht nach dorsal oder dorsolateral geschoben werden, was einem iatrogenen Bandscheibenprolaps entspricht und entsprechende klinische Beschwerden verursachen kann.

Es folgt nun ein weiterer kritischer Operationsschritt: Eine Distraktionszange wird in das ausgeräumte Bandscheibenfach eingebracht und dabei möglichst weit dorsal platziert. Dies ist notwendig, damit die limitierenden dorsalen Weichteile distrahiert werden können. Ventral ist keine Distraktion notwendig, da hier durch den Zugang ein komplettes Release durchgeführt wurde. Unter seitlicher radiologischer Kontrolle kann der Erfolg der Distraktion kontrolliert werden. Wenn diese nicht ausreichend ist, können die Distraktionszange lateral eingesetzt und kontralateral im Wechsel das dorsale Release unter Sicht verbessert werden. In der Seitansicht sollte sich die Spitze der Zange im Bereich der Hinterkante leicht öffnen lassen (s. Abb. 25.7). Die nun folgenden Schritte sind sämtlich unter radiologischer Kontrolle durchzuführen.

Wenn eine ausreichende Mobilisation erreicht ist, kann das Probeimplantat eingebracht werden. Dieses dient der Bestimmung der späteren Implantathöhe, des Implantatwinkels und der Position. Wichtig ist, dass neben dem Handstück auch der Implantatstopper am Probeimplantat befestigt wird, damit bei der Probeimplantation und bei der weiteren Manipulation nicht versehentlich dorsale Strukturen verletzt werden. Bei der Implantation ist streng drauf zu achten, dass das Implantat an der Mittellinie ausgerichtet wird. Durch den

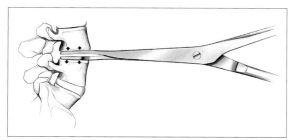

**Abb. 25.7:** Einsetzen der Distraktionszange und dorsales Release

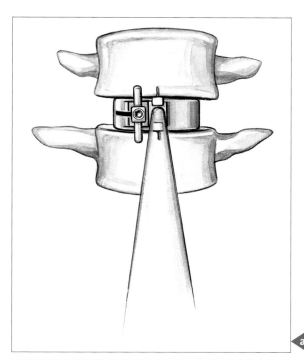

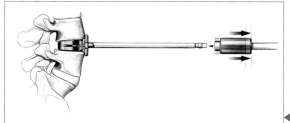

**Abb. 25.8:** Einsetzen und Positionierung des Probeimplantats, exakte Ausrichtung in der Mittellinie und Platzierung im dorsalen Anteil des Bandscheibenfachs (**a**, **b**)

angebrachten Stopper wird das Probeimplantat automatisch im dorsalen Bereich platziert, in dem auch das definitive Implantat später liegen soll (s. Abb. 25.8).

Im nächsten Schritt wird nun das Implantatlager für die Prothese vorbereitet. Hierzu muss für die Kiele jeweils kranial und kaudal eine Aufnahmerille gemeißelt werden. In diese Rillen werden

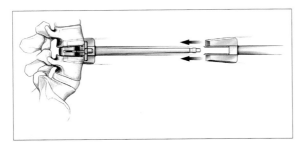

**Abb. 25.9:** Einsetzen des Rillenmeißels auf das Probeimplantat und Präparation der Aufnahmenut für die Prothesenkiele

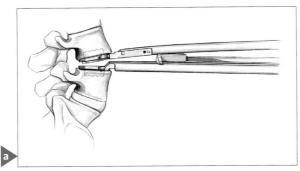

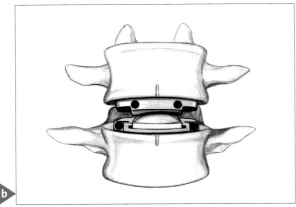

**Abb. 25.10:** Implantation der Prothese ohne PE-Inlay mit einem speziellen Setzinstrumentarium und Insertion des PE-Inlays **(a, b)**

später die Kiele der Prothese eingeführt und verankert. Der dazu passende Meißel wird über das liegende Probeimplantat geführt und sollte nie freihändig benutzt werden. Da die Kiele der Prothese nur in einer vorgefertigten Rinne laufen können, ist dieser Schritt sorgfältig durchzuführen. Damit der Meißel parallel sowohl zur Grund- als auch zur Deckplatte läuft, kann es evtl. notwendig sein, 2 getrennte Rillen zu meißeln, die beide eine ausreichende Tiefe nach dorsal haben müssen (s. Abb. 25.9).Um einen unnötigen Blutverlust zu vermeiden, ist es günstig, das spätere Implantat bereits vorzubreiten und erst dann die Rillen zu meißeln.

Im nächsten Schritt können nun die Grund- und Deckplatten des Implantats eingeschlagen werden. Dies wird mit einem speziellen Prothesensetzinstrumentarium durchgeführt, welches eine sichere Führung während der Implantation ermöglicht. Das Implantat wird an den angelegten Rillen orientiert und unter radiologischer Kontrolle eingeschlagen, bis es die endgültige Position erreicht hat. Erst jetzt wird über das noch in situ befindliche Setzinstrumentarium das passende PE-Inlay implantiert (s. Abb. 25.10). Nach Entfernung der Instrumente erfolgt eine abschließende Röntgenkontrolle, dann der Wundverschluss.

## Nachbehandlung

Die Nachbehandlung richtet sich auch nach dem Zugangsweg: Wurde ein transabdominaler Weg gewählt, sollte ein langsamer Kostaufbau erfolgen, bei einem retroperitonealen Zugang reicht Schonkost für einen Tag, danach kann auf Vollkost übergegangen werden. Schmerzmedikamente sind nicht unbedingt erforderlich. Es sollte eine patientenkontrollierte Analgesie durchgeführt werden. Die Mobilisation kann schon am ersten postoperativen Tag begonnen werden. Stützen sind nicht erforderlich. Bezüglich der postoperativen Rehabilitation ist eine 6-wöchige Schonphase einzuhalten, in der maximale Flexions- und Extensionsbewegungen sowie das Heben schwerer Lasten unterlassen werden sollten. Danach bestehen keine Einschränkungen mehr. Radiologische Kontrollen werden nach 3, 6 und 12 Monaten durchgeführt.

## Komplikationsmöglichkeiten

Es sind eine Reihe von Komplikationsmöglichkeiten denkbar, von denen aber nur wenige praktische Relevanz haben. Auch wenn intraoperative Gefäßverletzungen nur selten vorkommen, so können diese sehr dramatisch verlaufen. Während die Verletzung der Aorta zwar zu einem starken Blutverlust führen kann, so ist diese Verletzung in der Regel weniger dramatisch als die Verletzung der V. cava, die sich weitaus schwieriger wieder verschließen lässt. Meist sind die Gefäßverletzungen nicht dramatisch und treten am ehesten beim Zugang zum Segment L 4/5 auf, weil sich auf dieser Höhe die Bifurkation befindet und eine größere Mobilisation der Gefäße notwendig ist, um den ungestörten ventralen Zugang zum Intervertebralraum zu erreichen. Sorgfältige Präparation und Wissen um die anatomischen Varianten der venösen Abgänge reduzieren die Möglichkeit einer Gefäßverletzung deutlich. Auch ohne Eröffnung der Gefäße sind gefäßbedingte Komplikationen möglich, da durch Einsetzen langer Spatel oder Retraktoren die Durchblutung oder die venösen Abflüsse gestört werden können. Hier hilft die Anlage eines Pulsoxymeters an der Großzehe, um eine mögliche Ischämie rechtzeitig zu erkennen. Unabhängig davon sollten nach etwa 30 min die Gefäße temporär entlastet werden, sodass sich rasch wieder eine regelrechte periphere Sauerstoffsättigung einstellen kann. Das Risiko von Gefäßverletzungen kann durch eine einfache Maßnahme reduziert werden, und zwar indem bereits bei der Lagerung darauf geachtet wird, dass der Patient nicht in Hyperextension positioniert wird, denn dies führt zu einer Anspannung der ventral der Wirbelsäule gelegenen Gefäße, die dann deutlich schwieriger zu mobilisieren sind.

Neben den Gefäßen können aber auch nervale und knöcherne Strukturen unmittelbar geschädigt werden. Während kleinere Wirbelkörperbeschädigungen meist ohne Relevanz sind, stellen Plexusschäden schon erhebliche Komplikationen dar, die zu deutlichen Beeinträchtigungen des Patienten führen können. Hier ist der Plexus hypogastricus besonders exponiert, da er sich als feines Netz über den Gefäßen aufspannt und sorgfältig stumpf präpariert und mobilisiert werden muss. Wenn das betroffene Segment dargestellt ist, können bei der sich anschließenden Diskektomie und Präparation der Grund- und Deckplatten sowohl die dorsalen, im Spinalkanal gelegenen Strukturen als auch die Wirbelkörper selbst beschädigt werden. Die Wahrscheinlichkeit von Duraverletzungen oder Spinalwurzelverletzungen steigt deutlich an, wenn osteophytäre Anbauten an der Hinterkante entfernt werden müssen oder erhebliche postoperative Vernarbungen nach Nukleotomie die Mobilisation behindern. Besonders bei schlechter knöcherner Qualität sind Grund- und Deckplatteneinbrüche möglich, die dann eine Implantation entweder erschweren oder auch unmöglich machen, sodass das Verfahren intraoperativ auf eine Spondylodese abgeändert werden muss.

Bei einer Implantation im Segment L 5/S 1 kann es zu Blasenverletzungen kommen. Dieses Risiko lässt sich aber fast komplett reduzieren, wenn der Patient für die Dauer der Operation katheterisiert wird, sodass die Blase nahezu kollabiert.

Weitere Komplikationen sind Verletzung des Ureters oder anderer retroperitonealer Organe oder eine direkte Schädigung intraabdomineller Strukturen, je nach Zugangsweg.

## Ergebnisse in der Literatur

In der Literatur sind bislang nur wenige Publikationen erschienen, die über klinische Ergebnisse nach Implantation der PRODISC-Bandscheibenprothese berichten. Die bislang erschienenen beschreiben durchweg gute und sehr gute Ergebnisse, wobei noch keine Langzeitergebnisse vorhanden sind.

In einer prospektiv kontrollierten Studie, in der das Ergebnis nach PRODISC-Bandscheibenprothesenimplantation mit der 360°-Fusion verglichen wird, sind sehr gute kurz- und mittelfristige Ergebnisse dargestellt [Zigler et al. 2003]. In dieser sehr guten Studie wurden die Patienten randomisiert entweder mit einer kombinierten ventralen und dorsalen Fusion und Instrumentation oder mit einer Bandscheibenprothesenoperation behandelt. Die ersten 39 Patienten dieser Studie wurden 6 Wochen sowie 3 und 6 Monate postoperativ nachuntersucht. Zur Erfassung des klinischen Ergebnisses wurde der OSWESTRY-Low-Back-Pain-Disability-Questionnaire erfasst, zur Bestimmung der subjektiven Schmerzen erfolgte die Einstufung auf einer Visuellen Analogskala. Die Patienten nach Bandscheibenprothesenimplantation zeigten signifikant geringere Werte im Sinne einer besseren Funktion, während die Einstufung auf der VAS in beiden Gruppen nicht statistisch zu unterscheiden war, wenngleich die Ergebnisse in der PRODISC-Gruppe tendenziell besser ausfielen. Bei 28 Patienten, die eine PRODISC-Implantation erhielten, waren der intraoperative Blutverlust und die Operationszeit signifikant geringer als in der Fusionsgruppe mit 11 Patienten (PRODISC: 69 ml vs. Fusion: 175 ml; PRODISC: 75 min vs. Fusion: 219 min). Auch bezüglich der Hospitalisationszeit konnten signifikante Unterschiede

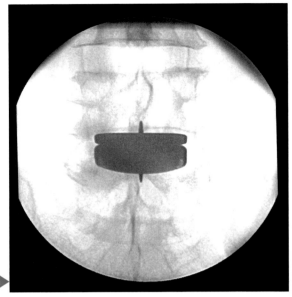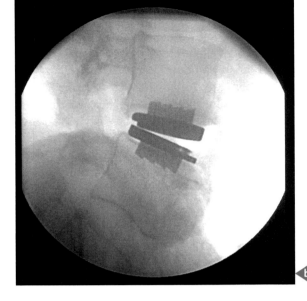

**Abb. 25.11:** PRODISC in situ (a, b)

zugunsten der PRODISC-Gruppe festgestellt werden: Während die Patienten der Fusionsgruppe durchschnittlich für 3,5 Tage stationär behandelt wurden, waren es nur 2,1 Tage in der PRODISC-Gruppe (p<0,05). Auch bezüglich der Beweglichkeit konnte in der PRODISC-Gruppe ein signifikant besseres Ergebnis festgestellt werden, sodass die Autoren die PRODISC-Bandscheibenprothese für eine sehr gute Alternative zur kombinierten ventralen und dorsalen Fusion halten [Zigler et al. 2003].

Diese Ergebnisse konnten dieselben Autoren auch in der Folgezeit bestätigen [Zigler 2004]. Inzwischen konnten 78 Patienten (55 PRODISC und 23 Fusion) nach 6 Monaten und davon 54 nach einem Jahr nachuntersucht werden. Die früheren Ergebnisse der Studie ließen sich bestätigen, auch hier zeigte sich eine Überlegenheit der PRODISC-Gruppe bezüglich aller Kriterien.

Schon 2002 wurden die ersten Ergebnisse nach Implantation einer PRODISC-II-Bandscheibenendoprothese publiziert [Bertagnoli, Kumar 2002]. In dieser ebenfalls prospektiv angelegten Studie wurden 134 Prothesen bei 108 Patienten implantiert, wobei die Segmente L 5/S 1 und L 4/5 mit 92 Implantationen bevorzugt betroffen waren. Zur Beurteilung des Outcomes wurden der OSWESTRY-Score, die VAS und der SF-36 verwendet. In lediglich 1,8% der Fälle wurde das Ergebnis als mäßig eingestuft, wo hingegen zu 90,8% exzellente und zu 7,4% gute Ergebnisse erreicht werden konnten. Schlechte Ergebnisse waren nicht zu beobachten, sodass auch die Arbeitsgruppe um Bertagnoli die Bandscheibenprothese als Option der Wahl bei klinisch symptomatischen degenerativen Bandscheibenerkrankungen bezeichnet. In keiner Studie konnte ein Implantatversagen oder Lockerungen beobachtet werden.

Im Gegensatz zu anderen Autoren fanden Tropiano et al. [2003] in 9% der Fälle Komplikationen. Diese bestanden in Wirbelkörperfrakturen, transienten Radikulopathien, Prothesenmalimplantation und retrograder Ejakulation. Drei Patienten von 53 mussten wegen der Komplikationen revidiert werden. Bezüglich des klinischen und funktionellen Ergebnisses sind diese Befunde vergleichbar mit denen anderer Autoren [Delmarter et al. 2003; Mayer et al. 2002].

Aufgrund der sehr guten Ergebnisse der prospektiv randomisiert kontrollierten Studie von Zigler et al. kann zurzeit festgestellt werden, dass die PRODISC-Bandscheibenprothese im Rahmen der Behandlung des Low-Back-Pain-Syndroms bei degenerativen Bandscheibenerkrankungen einer 360°-ventral-dorsalen Fusion überlegen ist. Selbst bei gleichem klinischen Ergebnis ist die Prothese bevorzugt zu indizieren, da sowohl das Operationstrauma als auch die Hospitalisationszeit deutlich kürzer ist.

## Kostenerstattung

Die Kostenerstattung erfolgt nach den gültigen DRG-Bestimmungen, die Verschlüsselung unter folgenden Ziffern:

- ◢ 5-839.1: Implantation einer Bandscheibenprothese;
- ◢ 5-839.2: Revision einer Bandscheibenprothese ohne Wechsel;
- ◢ 5-839.3: Revision einer Bandscheibenprothese mit Wechsel.

## Fazit und klinische Relevanz

Mit der Bandscheibenprothese PRODISC steht in der Behandlung des chronischen Low-Back-Pain-Syndroms bei degenerativen Bandscheibenerkrankungen eine sinnvolle und gute Alternative zur Spondylodese zur Verfügung. Bei Beachtung der Indikationen und Kontraindikationen können sehr gute klinische und funktionelle Ergebnisse erreicht werden. Die inzwischen vorhandenen Langzeitergebnisse zeigen, dass Implantatversagen oder Materialfehler deutlich weniger häufig auftreten als in der Endoprothetik großer Gelenke. Sehr gute randomisierte kontrollierte Studien konnten zeigen, dass die Bandscheibenprothese PRODISC im direkten Vergleich zur 360°-ventral-dorsal kombinierten Spondylodese überlegen ist. Diese Überlegenheit ließ sich sowohl klinisch als auch funktionell nachweisen. Ein deutlich geringerer intraoperativer Blutverlust und signifikant kürzere Hospitalisationszeiten sind weitere Kriterien für den Einsatz der Bandscheibenprothese als Therapie der Wahl bei degenerativ bedingten diskogenen Schmerzen. Zukünftige Langzeitergebnisse kontrollierter Studien werden zeigen, ob und in welcher Form Verschleißerscheinungen oder biologische Reaktionen den Einsatz limitieren könnten. Erste positive Ergebnisse bei erweiterten Indikationen verdeutlichen das mögliche Potenzial des Implantats. Eine exzellente präoperative Diagnostik ist ebenso zwingend erforderlich wie eine sehr ausgeprägte chirurgische Erfahrung des Operateurs, um gute Ergebnisse bei niedriger Komplikationsrate erreichen zu können. Unter Berücksichtigung der gültigen Indikationen und Kontraindikationen und der entsprechenden Operationstechnik können mit der PRODISC-Bandscheibenprothese in hohem Maße sehr gute Ergebnisse erreicht werden, sodass diese vor der Spondylodese indiziert werden sollte.

## Literaturverzeichnis

Bertagnoli R, Kumar S,(Indications for full prosthetic disc arthroplasty: a correlation of clinical outcome against a variety of indications. Eur Spine J (2002), 11 (Suppl 2), S131–S136

Büttner-Janz K (1992) The development of the artificial disc SB Charité. Hundley and Associates, Dallas

Delamarter RB et al., ProDisc artificial total lumbar disc replacement: introduction and early results from the United States clinical trial. Spine (2003), 28 (20), S167–S175

Fernström U, Arthroplasty with intercorporeal endoprosthesis in herniated disc and painful disc. Acta Chir Scand (1966), 357, 154S–159S

Huang RC et al., Long-term flexion-extension range of motion of the prodisc total disc replacement. J Spinal Disord Tech (2003), 16 (5), 435–440

Mayer HM et al., Minimally invasive total disc replacement: surgical technique and preliminary clinical results. Eur Spine J (2002), 11 (Suppl 2), S124–S130

Mornay T (2002) The ProDisk: Clinical analysis of an intervertebral disc implant. In: Kaeck DL, Jinkins JR, Spinal restabilisation procedures, 317–331. Elsevier, Amsterdam

Tropiano P et al., Lumbar disc replacement: preliminary results with ProDisc II after a minimum follow-up period of 1 year. J Spinal Disord Tech (2003), 16 (4), 362–368

Zigler JE et al., Lumbar spine arthroplasty: early results using the ProDisc II: a prospective randomized trial of arthroplasty versus fusion. J Spinal Disord Tech (2003), 16 (4), 352–361

Zigler JE et al. (2004) Results of a prospective randomized trial of total disc replacement versus fusion. Abstract AAOS congress San Francisco 2004

# 26 Zervikale Bandscheibenprothese PRESTIGE

*S. Sola, M. Knoop*

Der Goldstandard der operativen Behandlung des zervikalen Bandscheibenvorfalls besteht in der ventralen Diskektomie und der Fusion. Bei lateralen Bandscheibenvorfällen kommt alternativ auch die Sequesterentfernung über eine dorsale Foraminotomie in Betracht.

Die Technik der ventralen Fusion wurde 1955 durch Robinson und Smith [Robinson, Smith 1955] beschrieben und ist seitdem vielfach modifiziert worden [Cloward 1958]. Anstelle der ursprünglichen Fusionstechnik mit einem Beckenkammspan werden inzwischen auch Cages, Knochenzement oder Knochenersatzmaterialien mit einer zusätzlichen Plattenosteosynthese verwendet. Bereits mit der Originaltechnik wurden exzellente Ergebnisse erreicht.

Dennoch greift selbst eine monosegmentale Fusion erheblich in den Bewegungsablauf der Halswirbelsäule ein. Die fehlende Beweglichkeit des fusionierten Segments führt zu einer vermehrten Krafteinwirkung und Bewegung der angrenzenden Segmente. Daraus resultiert eine verstärkte Degeneration, sodass pro Jahr 2–3% der angrenzenden Segmente eine klinisch und radiologisch relevante Degeneration aufweisen [Cherubino et al. 1990; Gore, Sepic 1984; Grundy, Nelson 1998; Hilibrand et al. 1999; Matsunaga et al. 1999; Pospiech et al. 1999; Weinhoffer et al. 1995]. Dagegen tritt eine verstärkte Degeneration bei beweglichkeitserhaltenden Therapieverfahren wie der dorsalen Foraminotomie mit einer Folgeoperationsrate von etwa 1% weit seltener auf [Murphey, Simmons, Brunson 1973]. Zehn Jahre nach einer monosegmentalen zervikalen Fusion besteht bei ca. 25% der Patienten eine symptomatische Degeneration in angrenzenden Segmenten. Daher ist es nicht ungewöhnlich, dass Patienten eine Fusion in weiteren Segmenten benötigen. Die Erfolgsaussichten sind hierbei sowohl aufgrund der erhöhten Komplikationsrate als auch aufgrund des zunehmend unphysiologischen Bewegungsmusters deutlich schlechter als beim Primäreingriff

[Hilibrand et al. 1997]. Um diese Probleme zu beheben, wurden nach dem Vorbild der bereits klinisch eingesetzten lumbalen Bandscheibenprothesen einige Versuche unternommen, um auch für die Halswirbelsäule einen beweglichen Bandscheibenersatz zu entwickeln [Pointillart 2001; Szpalski, Gunzburg, Mayer 2002]. Die meisten gelangten jedoch nicht zum klinischen Einsatz. Andere waren entweder durch ihre Form nicht dazu geeignet, ein physiologisches Bewegungsmuster zu imitieren [Cummins, Robertson, Gill 1998], oder sie waren aufgrund ihres Materials oder ihrer aufwändigen Implantationstechnik für einen breiten gefahrlosen Einsatz nicht geeignet [Goffin et al. 2003]. Ein aufwändiger Fixierungsmechanismus erlaubt z.T. lediglich eine monosegmentale Anwendung [Wigfield et al. 2002a]. Die PRESTIGE-Bandscheibenprothese vermeidet diese Nachteile.

## Indikation

Die Indikation zur Implantation der PRESTIGE-Bandscheibenprothese besteht bei einer Radikulopathie oder Myelopathie aufgrund eines zervikalen Bandscheibenvorfalls. Dabei ist es unerheblich, ob die Kompression der nervalen Strukturen durch einen weichen Bandscheibensequester oder durch einen sog. harten Vorfall aus Osteophyten und Unkovertebralgelenkarthrosen hervorgerufen wird. Entscheidend ist der Nachweis einer präoperativ noch vorhandenen Beweglichkeit des betroffenen Segments. Bei nur geringfügiger Beweglichkeit bietet die Implantation einer Prothese gegenüber einer Fusion keinen Vorteil.

Die PRESTIGE-Bandscheibenprothese kann multisegmental in beliebig vielen Segmenten eingesetzt werden. Eine Kombination mit einer Fusion angrenzender Segmente ist möglich. Gerade die Degeneration von Anschlusssegmenten bei Blockwirbeln – angeboren oder iatrogen durch eine Fusion – ist eine gute Indikation zur Implantation einer Bandscheibenprothese.

Eine Kontraindikation stellt neben der fehlenden präoperativen Segmentmobilität auch eine Instabilität dar, wobei die Grenze zwischen einer guten Beweglichkeit und einer Instabilität nicht scharf definiert werden kann. Wichtig sind intakte dorsale Strukturen. Dies betrifft die Facettengelenke, den Bandapparat und die Muskulatur. Eine stattgehabte Laminektomie ist eine Kontraindikation. Bei einer vorangegangenen Foraminotomie müssen das Muskeltrauma bzw. die magnetresonanztomographisch nachweisbare Atrophie der Nackenmuskulatur und das Ausmaß der Gelenkresektion abgeschätzt werden. Relative Kontraindikationen stellen eine fortgeschrittene Degeneration der Facettengelenke sowie ausgeprägte Nackenbeschwerden im Sinne eines Facettensyndroms dar. Diese Patienten bieten oftmals einen problematischen postoperativen Verlauf, der Facettenge-

lenkinfiltrationen und ein hohes Maß an physiotherapeutischer Behandlung erfordert. Weitere Kontraindikationen sind Unverträglichkeiten gegenüber dem Implantatmaterial und entzündliche Erkrankungen. Falls der Patient postoperativ die Ausübung von Kontaktsportarten, wie z.B. Kampfsport oder American Football, plant, kann die Implantation einer Bandscheibenprothese nicht empfohlen werden.

## Präinterventionelle Diagnostik

Neben der klinischen orthopädisch-neurologischen Untersuchung sind Röntgenaufnahmen in 2 Ebenen und Funktionsaufnahmen der Halswirbelsäule in Ante- und Retroflexion sowie eine Schnittbildgebung – im Idealfall eine Magnetresonanztomographie (MRT) – obligatorisch (s. Abb. 26.1–26.4). Die Funktionsaufnahmen erlauben eine Einschätzung der Segmentmobilität, die für die Entscheidung zwischen Fusion und Prothese wichtig ist. Die MRT bietet die bestmögliche Beurteilung der Weichteilstrukturen sowie die Möglichkeit, anhand der axialen Schichten präoperativ die Prothesengröße auszumessen. Falls eine MRT kontraindiziert ist, wird alternativ eine Computertomographie (CT) durchgeführt und in komplizierten Fällen mit einer Funktionsmyelographie kombiniert. Eine Provokationsdiskographie und Facetteninfiltrationen helfen, die Ursache von Nackenschmerzen zu lokalisieren, werden jedoch zur präoperativen Diagnostik nur sehr selten herangezogen, da die Operationsindikation im Wesentlichen aufgrund der neurologischen Kompressionssymptomatik gestellt wird.

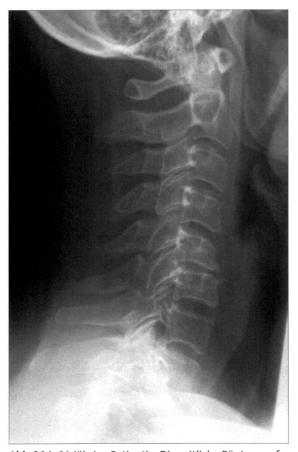

**Abb. 26.1:** 64-jährige Patientin. Die seitliche Röntgenaufnahme der Halswirbelsäule zeigt eine kyphotische Fehlstellung und eine Einengung des Spinalkanals durch dorsale Osteophyten im Segment C 5/6.

## Notwendiges Instrumentarium

### Instrumentarium

Für den ventralen Zugang zur Halswirbelsäule, die Diskektomie und die Dekompression des Spinalkanals kann das gewohnte Instrumentarium verwendet werden. Hilfreich sind hierbei ein selbst haltender Weichteilsperrer, ein Wirbelkörperspreizer (nach Caspar), der durch Schrauben in den Wirbelkörpern verankert wird, sowie ein Operationsmikroskop.

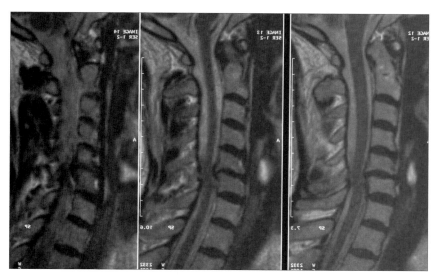

**Abb. 26.2:** MRT der Halswirbelsäule (T2-Wichtung, sagittal). Einengung des Spinalkanals und des Neuroforamens C 5/6 links durch Osteophyten und eine prolabierte Bandscheibe

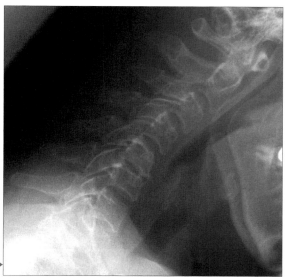

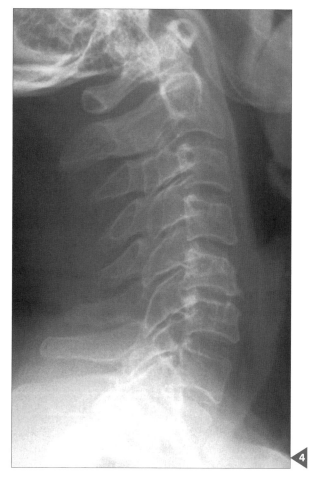

**Abb. 26.3, 26.4:** Die Funktionsaufnahmen zeigen trotz der fortgeschrittenen Degeneration im Segment C 5/6 eine erhaltene Mobilität.

Ergänzend zum Implantat wird vom Hersteller ein spezielles Instrumentarium mitgeliefert:

◢ transparente *Schablonen*, die entsprechend dem Maßstab der Schnittbildgebung ausgewählt werden, zur Bestimmung der Prothesengrundfläche vor Beginn der Operation;

◢ *Keildistraktoren* (6, 7 und 8 mm), die im Zwischenwirbelraum angewandt werden können;

◢ *Probeimplantate* und *Raspeln* in allen Implantatgrößen zur Bestimmung der Implantathöhe und zur Glättung der Deckplatten;

◢ *Zielinstrumente, Bohrer* und *Meißel* für die Präparation der Verankerungsrillen;

◢ *Implantateinsetzinstrument* und *Ladeblock*, um das Aufnehmen der Prothese zu erleichtern;

◢ *Nachschlaginstrument* zur abschließenden Prothesenplatzierung.

## Implantat

Die PRESTIGE-Bandscheibenprothese ist eine 2-teilige Metallprothese aus einer Titanlegierung. Sie zeigt in der mechanischen Testung lediglich einen sehr geringen Materialabrieb und ruft nur geringe Artefakte bei CT- und MRT-Untersuchungen hervor, was eine gute radiologische Darstellbarkeit gewährleisten soll.

Der inferiore Teil der Prothese ist konkav und der superiore Teil konvex gestaltet. Der inferiore Teil ist ellipsenförmig, sodass die Gelenkflächen nicht vollständig kongruent sind. Dies bewirkt einen variablen Drehpunkt des künstlichen Gelenks, der nur ein gewisses, nahezu physiologisches Maß an Rotations- und Translationsbewegungen erlaubt. Im Gegensatz zu anderen Prothesen, die einen vollständig unbeschränkten Bewegungsmechanismus besitzen, wirkt die PRESTIGE-Bandscheibenprothese dadurch einer unkontrollierten Überlastung der Facettengelenke entgegen.

An den Kontaktflächen zu den Wirbelkörpern weist die PRESTIGE-Bandscheibenprothese jeweils 2 gezahnte Schienen auf, die durch eine sichere Verankerung in vorgebohrten Rillen eine ausreichende Primärstabilität bewirken. Die poröse Beschichtung soll durch Einwachsen von Knochengewebe für Langzeitstabilität sorgen.

Verfügbare Größen (Höhe/Tiefe in mm):

◢ 6/12, 6/14;

◢ 7/12, 7/14, 7/16, 7/18;

◢ 8/14, 8/16, 8/18.

## Kosten

Listenpreis in Deutschland: ca. 1.900 €.

## Bestelladresse

MEDTRONIC GMBH, Emanuel-Leutze-Str. 20, 40547 Düsseldorf, Tel.: 0211/5293-0, Fax: 0211/5293-100, E-Mail: duesseldorf@medtronic.com, www.medtronic.de.

## Präinterventionelle Aufklärung

Grundsätzlich muss der Patient unter Berücksichtigung seiner individuellen Halswirbelsäulenerkrankung über allgemein akzeptierte alternative Behandlungsmöglichkeiten informiert werden. Dazu gehören die Fortführung konservativer Therapiemaßnahmen, verschiedene ventrale Fusionstechniken und die dorsale Dekompression (Foraminotomie, Erweiterungslaminoplastik, Laminektomie).

Neben den üblichen Risiken der Vollnarkose sind Lagerungsschäden, wie z.B. eine Druckläsion des N. ulnaris, aufklärungspflichtig.

Es muss von einer identischen Rate zugangsspezifischer Komplikationen wie bei einer Fusionsoperation ausgegangen werden. Zu nennen sind eine temporäre oder bleibende Läsion des N. laryngeus recurrens, eine Gefäßverletzung mit relevantem Blutverlust oder Schlaganfall, eine Verletzung des Ösophagus, Perforation oder Schluckstörung, eine operationspflichtige Nachblutung, Entzündung oder Wundheilungsstörung sowie eine kosmetisch unbefriedigende Narbenbildung.

Bei der Diskektomie und der Dekompression des Spinalkanals kann es zur Verletzung der A. vertebralis sowie zur Läsion der nervalen Strukturen mit Lähmungen, Schmerzen, Gefühlsstörungen und vegetativen Störungen bis hin zur Querschnittlähmung kommen. Entzündungen (Spondylodiszitis, Meningitis) können auftreten. Eine Besserung der präoperativen Symptomatik (Schmerzen, neurologische Defizite) kann nicht garantiert werden. Im Einzelfall kann eine Zustandsverschlechterung auftreten.

Bezüglich des Implantats muss der Patient über spezifische Komplikationen aufgeklärt werden. Die Implantation einer Bandscheibenprothese ist nicht immer möglich, z.B. bei ungeeignetem Implantatlager infolge von Osteoporose oder iatrogener Knochenresektion oder bei Instabilität, die entweder präoperativ nicht diagnostiziert oder intraoperativ durch eine Läsion des Gelenkkapsel-Band-Apparats bei übermäßiger Distraktion hervorgerufen wurde. Trotz 9 verschiedener Prothesengrößen besteht besonders bei einem sehr schmalen Zwischenwirbelraum die Gefahr, dass kein passendes Implantat verfügbar ist, sodass fusioniert werden muss.

Weiterhin aufklärungspflichtig sind eine Fehlplatzierung oder eine sekundäre Dislokation nach ventral oder dorsal und ein Einbrechen in den Wirbelkörper. Die erhaltene Segmentmobilität kann zu einem schmerzhaften Facettensyndrom, einer verstärkten Degeneration der Facettengelenke und zu einer Instabilität führen. Eine sekundäre Osteophytenbildung mit nachlassender Segmentmobilität und Spontanfusion oder sehr selten einer Einengung des Spinalkanals ist möglich. Daher wird postoperativ zur Vermeidung einer heterotopen Ossifikation für 2 Wochen eine medikamentöse Prophylaxe mit einem oralen Antiphlogistikum empfohlen. Falls notwendig, kann das Segment von ventral nach Entfernung der Prothese oder von dorsal fusioniert werden.

## Durchführung der Intervention

### Zugang und Diskektomie

Die Positionierung des Patienten sowie der ventrale Zugang zur Halswirbelsäule und die Diskektomie entsprechen der gewohnten Technik bei der Fusionsoperation. Der Patient wird nach Einleitung der Intubationsnarkose in Rückenlage mit unterpolstertem Hals operiert. Der Kopf ist nur leicht rekliniert. Wichtig ist eine sorgfältige Lagerung der Ellenbogen, um Druckschäden des N. ulnaris zu vermeiden.

Gegebenenfalls nach Röntgendurchleuchtung und Markierung der Projektion der erkrankten Bandscheibe auf der Haut erfolgt eine 2,5–3 cm lange paramediane Hautinzision entlang der Hautlinien, vorzugsweise in einer Falte. Die Zugangsseite hängt von der Vorliebe des Operateurs ab. Als Rechtshänder bevorzuge ich persönlich einen rechtsseitigen Zugang. Das Platysma

wird in Faserrichtung auseinander präpariert. Am Vorderrand des M. sternocleidomastoideus werden medial von V. jugularis und A. carotis Zungenbeinmuskulatur, Kehlkopf und Schilddrüse zur Gegenseite verlagert und die Vorderseite der Wirbelsäule dargestellt. Die prävertebrale Faszie wird in der Mittellinie eröffnet, und der M. longus colli wird jeweils subperiostal nach lateral abgeschoben. Nach Kontrolle der korrekten Etage durch Röntgendurchleuchtung wird der Wirbelkörperdistraktor (nach Caspar) in die angrenzenden Wirbel eingesetzt. Dabei ist eine parallele Positionierung der Spreizerschrauben wichtig, um Rotationsfehler zwischen den Wirbeln zu verhindern. Ein selbst haltender Weichteilsperrer kann unter dem M. longus colli verankert werden.

Nach Resektion der ventralen Osteophyten wird die Bandscheibe unter leichter Distraktion mit dem Caspar-Distraktor ausgeräumt. Eine übermäßige Distraktion muss unbedingt vermieden werden, um den Bandapparat soweit möglich zu erhalten. Die Grundplatte des kranialen Wirbels muss meist in ihren ventralen Abschnitten mit einer Knochenstanze begradigt werden, um einen möglichst parallelen Zwischenwirbelraum zu erhalten. Die Grund- und Deckplatten werden mittels Kürette oder scharfem Löffel reseziert. Die Knochensubstanz darf dabei nicht beschädigt werden. Die Präparation des Spinalkanals erfolgt grundsätzlich unter dem Operationsmikroskop. Dorsale Osteophyten und Unkovertebralgelenkarthrosen werden mit einer Diamantfräse abgetragen, und das prolabierte Bandscheibengewebe wird vollständig entfernt. Um eine sichere Kontrolle über die suffiziente Dekompression des Spinalkanals und der Neuroforamina zu erhalten, muss gewöhnlich das Lig. longitudinale posterior reseziert werden, obwohl seine Bedeutung für die Stabilität des Bewegungssegments erheblich ist [McAfee et al. 2003]. Bei gering ausgeprägter Segmentdegeneration oder einseitiger Kompression sollte ein Teil des Ligaments belassen werden. Anschließend können Spinalkanal und Neuroforamina gegebenenfalls unter Röntgendurchleuchtung mit einem Häkchen oder einem abgewinkelten Raspatorium ausgetastet werden.

## Implantation der PRESTIGE-Bandscheibenprothese

Bereits vor Beginn der Operation wird die Größe der Prothesengrundfläche durch Schablonen anhand der Schnittbilddiagnostik ausgemessen. Dabei sollte die größtmögliche Grundfläche ausgewählt werden.

Die Höhe der Prothese wird intraoperativ durch Probeimplantate bestimmt. Dabei muss die kleinstmögliche Höhe ausgewählt werden, die eine ausreichend feste Verankerung im Zwischenwirbelraum erlaubt, um die Segmentbeweglichkeit nicht durch übermäßige Distraktion einzuschränken. Um einen optimalen Implantat-Knochen-Kontakt und somit eine hohe Primärstabilität zu erhalten, muss das Implantatlager möglichst eben sein. Dies kann durch die an die jeweilige Prothesengröße angepasste Raspel optimiert werden. Zur Präparation der Verankerungsrillen in das Implantatlager wird in der Mittellinie ein Zielinstrument in den Zwischenwirbelraum eingesetzt. Sukzessiv werden die 4 Rillen in die Deckplatten gebohrt und durch temporäre Stabilisierungsstifte ersetzt. Nach Entfernung der Stabilisierungsstifte und des Zielinstruments erfolgt die abschließende Präparation der Verankerungsrillen mit einem im Instrumentarium enthaltenen, der Prothesengröße angepassten Spezialmeißel. Der Zwischenwirbelraum muss abschließend auf etwaige Knochenfragmente hin inspiziert werden.

Die Prothese wird mit dem Halteinstrument aufgenommen, was durch einen Einsetzblock

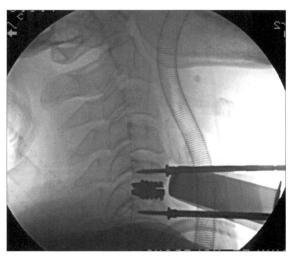

**Abb. 26.5:** Intraoperativ wird die Prothese bis dicht an die Hinterkanten der Wirbelkörper platziert.

erleichtert wird. Die Prothese wird entlang der Führungsrillen in den Zwischenwirbelraum eingesetzt. Die endgültige Positionierung erfolgt durch das Nachschlaginstrument unter Röntgendurchleuchtung. Der Abstand zwischen Wirbelkörper- und Prothesenhinterkante muss gering sein und sollte 1 mm nicht übersteigen (s. Abb. 26.5).

Noch erreichbarer freiliegender Knochen sowohl im Zwischenwirbelraum als auch im Bereich resezierter ventraler Osteophyten wird mit Knochenwachs versiegelt, um eine Ossifikation zu verhindern. Daher ist es auch unabdingbar, jegliches loses Knochenmaterial – insbesondere beim Fräsen entstehendes Knochenmehl – sehr gründlich aus dem Situs zu entfernen. Eine Wunddrainage ist bei subtiler Blutstillung nicht notwendig.

## Postoperative Behandlung

Der Patient kann bereits am Tag der Operation mobilisiert werden. Eine Immobilisation der Halswirbelsäule ist nicht indiziert. Ziel der physiotherapeutischen Nachbehandlung ist zunächst eine Detonisierung der Halswirbelsäulenmuskulatur durch Entspannungsübungen und leichte Lockerungsmassagen. Zusätzlich erfolgt eine spezifische Beübung etwaiger neurologischer Defizite.

Zur medikamentösen Prophylaxe heterotoper Ossifikationen und Spontanfusionen des prothetisch versorgten Bewegungssegments wird für 2 Wochen ein Antiphlogistikum verordnet (z.B. 2×50 mg Diclofenac).

Da bislang kaum Erfahrungen mit der PRESTIGE-Bandscheibenprothese vorliegen, muss der Patient klinisch und radiologisch nachkontrolliert werden. Wir führen diese Kontrolluntersuchungen in der ersten Woche nach der Operation sowie nach 6 Wochen, 3 Monaten, 6 Monaten und 1 Jahr und anschließend jährlich durch (s. Abb. 26.6–26.9).

## Komplikationsmöglichkeiten

Die Komplikationen durch den ventralen Zugang zur Halswirbelsäule und die Diskektomie unterscheiden sich weder in ihrer Art noch in ihrer Häufigkeit von den Resultaten bei herkömmlichen ventralen Diskektomie- und Fusionstechniken und wurden bereits im Abschnitt „Präinter-

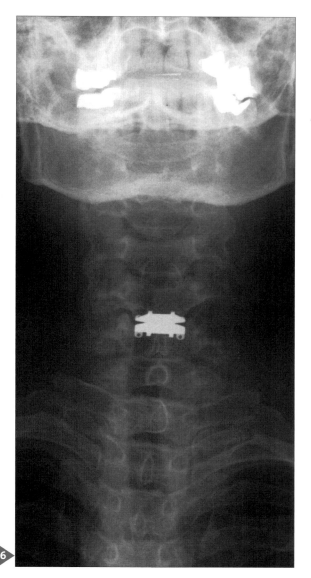

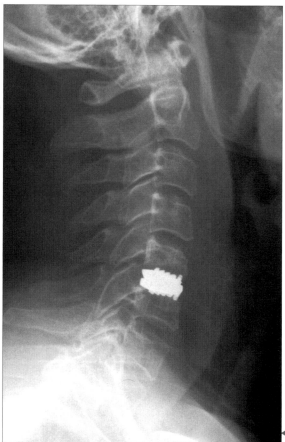

**Abb. 26.6, 26.7:** Die postoperative Röntgenkontrolle a.p. und seitlich zeigt eine optimale Implantatposition.

ventionelle Aufklärung" erwähnt. Anders als z.B. für die Implantation der BRYAN-Prothese, für die eine Ausweitung des Zugangs mit deutlich erhöhter Morbidität erforderlich ist, wird für die PRESTIGE-Bandscheibenprothese keine Vergrößerung des Zugangs benötigt.

Allergien oder Unverträglichkeiten gegen die Titanlegierungen des Implantats stellen in Europa im Gegensatz zu den USA kein wesentliches Problem dar.

Dislokationen der Prothese nach ventral oder dorsal oder durch Einbruch in die Wirbelkörperdeckplatten sind denkbar. Anders als bei der BRYAN-Prothese habe ich diese Komplikation bei der PRESTIGE-Bandscheibenprothese noch nicht beobachtet. Begünstigt wird eine Dislokation durch Nichtbeachten von Kontraindikationen, wie Osteoporose oder Instabilität, oder durch eine fehlerhafte Operationstechnik, wie ungenügende Präparation des Implantatlagers, falsche Implantathöhe oder -größe und Zerstörung des Bandapparats durch übermäßige Distraktion.

Ossifikationen und Spontanfusionen treten auch bei korrekter Indikation und Operationstechnik auf (s. Abb. 26.10–26.13). Gewöhnlich kommt es dabei zu einer langsamen Verminderung der Segmentbeweglichkeit und schließlich zur Fusion, ohne dass damit weitere klinische Probleme verbunden sind. Nur sehr selten kann eine dorsale Osteophytenbildung auch zur Einengung des Spinalkanals führen. Für die PRESTIGE-Bandscheibenprothese liegen noch keine Angaben über

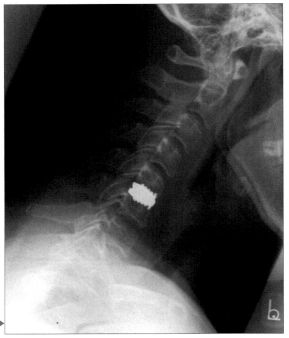

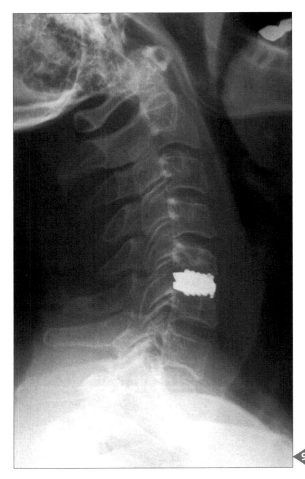

**Abb. 26.8, 26.9:** Die postoperativen Funktionsaufnahmen zeigen ein nahezu physiologisches Bewegungsmuster der Halswirbelsäule, was in diesem Fall am besten anhand der wechselnden Distanzen zwischen den Dornfortsätzen beobachtet werden kann.

die Häufigkeit vor. Bei der FRENCHAY-Prothese wurde nach 2 Jahren bei allen Patienten eine erhaltene Segmentbeweglichkeit beobachtet [Wigfield et al. 2002b]. Die FRENCHAY-Prothese (s. Abb. 26.14), die in der Literatur auch als BRISTOL- oder irreführend als PRESTIGE-Prothese bezeichnet wird, besitzt einen mit der aktuellen PRESTIGE-Bandscheibenprothese nahezu identischen Bewegungsmechanismus. Lediglich das Material und der Fixierungsmechanismus unterscheiden sich. Die FRENCHAY-Prothese besteht aus rostfreiem Stahl und wird anstelle der Führungsrillen und der porösen Oberfläche mit Schrauben in den Wirbelkörpern verankert. Andere Untersuchungen über verschiedene Prothesen zeigen sehr unterschiedliche Ergebnisse mit Ossifikationsraten zwischen 0% und 80% [Cummins, Robertson, Gill 1998; Goffin et al. 2003; Pointillart 2001]. Wie hoch dieses Risiko bei der PRESTIGE-Bandscheibenprothese ist, kann aufgrund der kurzen Nachbeobachtungszeit nicht eingeschätzt werden. Hypothetisch kann durch die z.B. gegenüber der

BRYAN-Prothese veränderte Technik der Implantatlagerpräparation und die geringere Traumatisierung des M. longus colli eine Reduktion der Häufigkeit der genannten Komplikationen erhofft werden. Dennoch sollte eine medikamentöse Prophylaxe durchgeführt werden.

Meinem persönlichen Eindruck nach beklagen im Vergleich zu fusionierten Patienten deutlich mehr prothetisch versorgte Patienten postoperativ erhebliche Nackenbeschwerden im Sinne eines Facettensyndroms. Dies scheint vor allem Patienten zu betreffen, die bereits eine Degeneration der Facettengelenke aufweisen. Erfahrungsgemäß bilden sich diese Facettenbeschwerden im Verlauf weniger Wochen spontan zurück. Diese Zeitspanne lässt sich durch Facetteninfiltrationen mit Lokalanästhetika oder Kortikoiden deutlich abkürzen. Bei bleibenden Beschwerden ist eine sekundäre Fusion leicht möglich. Die Indikation hierzu muss jedoch sehr sorgfältig und erst nach Ausschluss anderer, z.B. psychosomatischer Ursachen gestellt werden, da weder die Literaturergebnisse

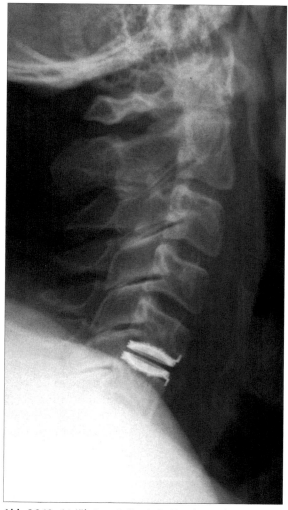

**Abb. 26.10:** 64-jähriger Patient. Optimale Implantatlage 3 Wochen nach Implantation einer BRYAN-Prothese in Höhe C 5/6

[Pointillart 2001; Wigfield et al. 2002b] noch meine persönlichen Erfahrungen gute Ergebnisse erwarten lassen.

## Ergebnisse in der Literatur

Über die PRESTIGE-Bandscheibenprothese liegen abgesehen von der biomechanischen Testung keine Literaturergebnisse vor, da sie zumindest in Deutschland erst ab September 2004 verfügbar ist. Meine eigenen Erfahrungen beziehen sich bei einer Nachbeobachtungszeit von mindestens 6 Monaten auf lediglich 7 Patienten im Alter von 35–65 Jahren, denen monosegmental eine Prothese mit identischem Design, aber anderem Material

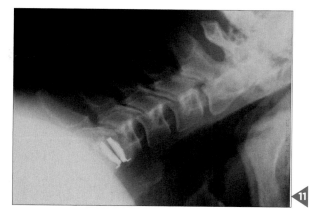

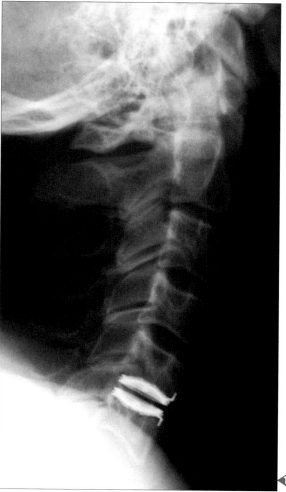

**Abb. 26.11, 26.12:** Die Funktionsaufnahmen 6 Monate postoperativ (Patient aus Abb. 26.10) zeigen bereits eine beginnende ventrale Osteophytenbildung bei gut erhaltener Segmentmobilität.

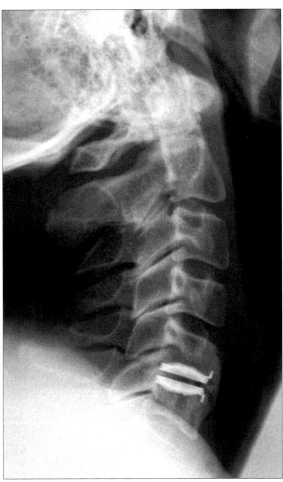

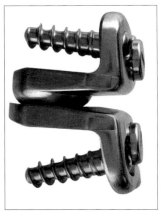

**Abb. 26.13:** 20 Monate postoperativ bestehen bei dem durchgehend beschwerdefreien Patienten (Patient aus Abb. 26.10–26.12) eine fast vollständige ventrale Überbrückung und eine aufgehobene Mobilität des prothetisch versorgten Segments.

(rostfreier Stahl) implantiert wurde. Bei allen Patienten verlief die Operation komplikationslos, und es konnten durchgehend gute klinische Ergebnisse bezüglich der Rückbildung der präoperativen Schmerzsymptomatik oder der neurologischen Ausfälle beobachtet werden. Zwei Patienten haben jedoch erheblich unter einem Facettensyndrom mit Muskelhartspann und Bewegungseinschränkung gelitten, was eine Anschlussheilbehandlung erforderlich machte. Bei der planmäßigen Kontrolluntersuchung nach 6 Wochen waren beide Patienten beschwerdefrei. Nach 6 Monaten war bei keinem der Patienten eine Osteophytenbildung nachweisbar, und alle instrumentierten Segmente waren beweglich, wobei über den Langzeitverlauf keine prognostischen Aussagen getroffen werden können.

Die vorliegenden Literaturangaben beschränken sich auf die FRENCHAY-Prothese, auf deren Grundlage die PRESTIGE-Bandscheibenprothese entwickelt wurde. Diese ist mit einem identischen Gelenkmechanismus aus Stahl gefertigt. Die Verankerung ist jedoch verschieden und erfolgt über insgesamt 4 Schrauben, die von ventral in die angrenzenden Wirbelkörper eingebracht werden.

Durch biomechanische Testung von Wirbelsäulenpräparaten, die intakt waren, in einer Etage fusioniert oder mit einer FRENCHAY-Prothese instrumentiert wurden, konnte nachgewiesen werden, dass die Prothese in den angrenzenden Segmenten unter verschiedenen Belastungsmustern keine relevante Erhöhung des intradiskalen Drucks gegenüber dem intakten Präparat bewirkt. In den fusionierten Präparaten wurde hingegen eine signifikante Druckerhöhung im Anulus der angrenzenden Segmente nachgewiesen [Wigfield et al. 2003].

Bei einer kinematischen Untersuchung wurde bei fusionierten Präparaten eine Zunahme der Bewegung in den anderen Segmenten nachgewiesen. Die mit einer Prothese instrumentierten Präparate zeigten weder in der instrumentierten noch in den anderen Etagen eine Änderung des Bewegungsmusters [DiAngelo et al. 2003].

Eine prospektiv vergleichende Untersuchung zwischen Patienten, die nach einer ventralen Diskektomie mit einem Knochenspan fusioniert wurden, und Patienten, die eine FRENCHAY-Prothese erhielten, zeigte nach 12 Monaten anhand von Funktionsaufnahmen eine signifikante Zunahme des Bewegungsumfangs der an eine Fusion angrenzenden Segmente. Dies betraf v.a. zuvor wenig degenerativ veränderte Bandscheiben.

Nach Implantation einer Prothese kam es zu einer Abnahme der Mobilität der angrenzenden Segmente, was jedoch durch die instrumentierte Etage kompensiert wurde [Wigfield et al. 2002a].

Für eine prospektiv beobachtende 2-Jahresstudie wurden 15 Patienten ausgewählt, die aufgrund einer kongenital, degenerativ oder iatrogen bedingten Blockwirbelbildung im Fall einer zusätzlichen Fusion ein hohes Risiko für eine Degeneration weiterer Bandscheiben aufwiesen. In allen Fällen zeigte sich nach 2 Jahren bei Flexions-Extensions-Aufnahmen eine zumindest geringe Beweglichkeit (1–15°, im Mittel 6,5°) mit einer Translation von bis zu 2 mm. Die Visuelle Analogskala (VAS) zeigte für die Brachialgie eine durchschnittliche Besserung um 46% und für Nackenscherzen um 45%. Der Neck Disability Index zeigte eine Besserung um 31%. Bei einem Patienten trat nach 6 Monaten ein Bruch der unteren Verankerungsschrauben mit geringem Einsintern der Prothese in den unteren Wirbelkörper auf. Vier Patienten haben vorwiegend bei Extension Nackenbeschwerden beklagt. Bei einem dieser Patienten wurde die Prothese nach 12 Monaten entfernt und eine Spondylodese durchgeführt. Bei der Entfernung war die Prothese gelockert und von Bindegewebe umgeben. Aber auch nach stabiler Fusion besserte sich die Symptomatik nicht. Ein anderer Patient hat die Nackenschmerzen nach einem Hochgeschwindigkeitsautounfall entwickelt. Die Position und die Funktion der Prothese wurden durch das Unfallereignis nicht beeinflusst [Wigfield et al. 2002b].

Bei einer randomisierten, prospektiv vergleichenden Studie zwischen Prothese und monosegmentaler Fusion mit allogenem Knochenspan und Stabilisierungsplatte sind bislang für 47 Patienten Einjahresergebnisse verfügbar. Die klinischen Ergebnisse sind in beiden Gruppen sehr ähnlich. Alle prothetisch versorgten Segmente sind nach einem Jahr weiterhin beweglich [Ceola, Mace 2004].

## Kostenerstattung

### EBM

Am 13. Mai 2004 hat der Bewertungsausschuss gemäß § 87 Absatz 3 SGB V in seiner 89. Sitzung den EBM 2000plus beschlossen; dieser ist am 01.04.2005 in Kraft getreten. Nach dem Einheitlichen Bewertungsmaßstab (EBM 2000plus; siehe Tabelle 26.1) liquidieren für GKV-Patienten

◢ der niedergelassene Arzt mit Kassenzulassung sowie

◢ das Krankenhaus bei ambulanten Operationen und stationsersetzenden Eingriffen nach § 115 b SGB V (Sozialgesetzbuch, Fünftes Buch (V) vom Dezember 1988 zuletzt geändert durch Artikel 204 der Verordnung vom 25. November 2003; BGBl I S. 2304).

Der Einheitliche Bewertungsmaßstab ist abschließend und einer analogen Berechnung nicht zugänglich. In den berechnungsfähigen Leistungen sind Kosten für Medikamente, Verbandsmittel, Instrumente und Gegenstände oder Stoffe, die nach der Anwendung verbraucht sind oder welche der GKV-Patient zur weiteren Verwendung behält, nicht enthalten; diese Kosten werden nach Maßgabe der Gesamtverträge abgerechnet.

Die Abrechnung ambulanter Operationen und stationsersetzender Eingriffe erfolgt auf der Grundlage des Kataloges ambulant durchführbarer Operationen und Leistungen nach § 115 b SGB V gültig ab dem 01.01.2004.

Entsprechend § 20 des Vertrages nach § 115 b Absatz 1 SGB V „Ambulantes Operieren und stationsersetzende Eingriffe im Krankenhaus" (AOP-Vertrag) erfolgte am 01.04.2005 die Umstellung des Leistungskataloges nach § 115 b SGB V auf EBM-unabhängige Fallpauschalen auf Basis des OPS-301-GM 2005 sowie der ICD-10-GM 2005. Operationen an der zervikalen Wirbelsäule sind im Katalog ambulant durchführbarer Operationen und sonstiger stationsersetzender Eingriffe im Abschnitt 1 nicht vorhanden; es muss eine Vereinbarung mit der zuständigen GKV erfolgen.

Ambulante und belegärztliche Operationen sind mit dem EBM 2000plus in 4 Abschnitte untergliedert:

1. *präoperativer Abschnitt:* die präoperativen Untersuchungskomplexe können nur von Praktischen Ärzten, Fachärzten für Allgemeinmedizin, Ärzten ohne Gebietsbezeichnung, hausärztlich tätigen Fachärzten für Innere Medizin und Fachärzten für Kinder- und Jugendmedizin liquidiert werden;

2. *operativer Abschnitt:* Leistungen können nur von den Vertragsärzten liquidiert werden, die

**Tab. 26.1:** Mögliche chirurgische Leistungen bei der Implantation einer zervikalen Bandscheibenendoprothese nach dem EBM 2000plus

| EBM-Nr. | Text | Punkte |
|---|---|---|
| 31137 | Eingriff an Knochen und Gelenken der Kategorie D7 (OPS-301-GM 2005: 5-839.1, 5-839.2, 5-839.3 oder 5-839.4) *Obligater Leistungsinhalt:* Chirurgischer Eingriff an den Extremitäten der Kategorie D7 entsprechend *Fakultativer Leistungsinhalt:* ein postoperativer Arzt-Patienten-Kontakt **Anmerkung:** Im Rahmen einer belegärztlichen Leistungserbringung erfolgt ein Abschlag von der Punktsumme in Höhe von 50%. | 16820 |
| 34280 | Durchleuchtung(en) *Obligater Leistungsinhalt:* Durchleuchtung(en) unter Anwendung von BV/TV **Anmerkung:** intraoperative Durchleuchtung | 250 |
| 31507 | Postoperative Überwachung im Anschluß an die Erbringung einer Leistung nach Nr. 31137 *Obligater Leistungsinhalt:* Kontrolle von Atmung, Kreislauf, Vigilanz; Abschlußuntersuchung(en) *Fakultativer Leistungsinhalt:* Infusionstherapie, Schmerztherapie, EKG-Monitoring **Anmerkung:** Die Leistung ist nur einmalig im unmittelbaren Anschluss an die ambulante Operation abrechenbar; haben mehrere Ärzte bei der Leistung mitgewirkt, so hat der die Leistung liquidierende Arzt schriftlich zu erklären, dass er mit den anderen Ärzten eine Vereinbarung getroffen hat, nach der nur er allein in diesem Fall diese Leistung abrechnet. | 5385 |
| 34221 | Röntgenaufnahmen von Teilen der Wirbelsäule *Obligater Leistungsinhalt:* Aufnahmen in mindestens 2 Ebenen; vollständige Darstellung mindestens eines Wirbelsäulenabschnittes, je Wirbelsäulenabschnitt **Anmerkung:** p.o. Röntgen der HWS in zwei Ebenen zur Dokumentation der Implantatlage | 410 |
| Implantat(e) | zu erstattende Sachkosten **Anmerkung:** Kostenübernahme präoperativ klären | |
| Postoperativer Behandlungskomplex | | |
| 31620 | Postoperative Behandlung nach Erbringung einer Leistung nach Nr. 31137 *Obligater Leistungsinhalt:* Befundbesprechung, Befundkontrolle(n) *Fakultativer Leistungsinhalt:* Anlage und/oder Wechseln und/oder Ändern eines immobilisierenden Verbandes, Drainagewechsel, Drainageentfernung, Einleitung und/oder Kontrolle der medikamentösen Therapie **Anmerkung:** Die Leistung kann nur einmalig in einem Zeitraum von 21 Tagen, beginnend mit dem OP-Tag, vom Operateur oder auf Überweisung des Operateurs mit Angabe der Nummer der Leistung für die postoperative Behandlung, vom weiterbehandelnden Vertragsarzt nach der ambulanten Operation abgerechnet werden; nach belegärztlicher Behandlung erfolgt ein Abschlag von der Punktsumme in Höhe von 65%; die Leistungsabrechnung hat, unabhängig vom Datum der tatsächlichen Leistungserbringung, am 1. p.o. Tag zu erfolgen; haben mehrere Ärzte bei der Leistung mitgewirkt, so hat der die Leistung liquidierende Arzt schriftlich zu erklären, dass er mit den anderen Ärzten eine Vereinbarung getroffen hat, nach der nur er allein in diesem Fall diese Leistung abrechnet. | 1070 |

sich gegenüber der KV zur Teilnahme am Vertrag gemäß § 115b SGB V erklärt haben oder einen Vertrag zur Abrechnung belegärztlicher Leistungen mit der KV im Einvernehmen mit den Verbänden der Krankenkassen besitzen;

3. *postoperative Überwachung*: wird im unmittelbaren Anschluß an die Operation vom Operateur oder vom Anästhesisten durchgeführt, die Leistung kann nur einmalig liquidiert werden;

4. *postoperative Behandlung*: vom 1. bis zum 21. p.o. Tag – vom Operateur oder auf Überweisung durch den Operateur mit Angabe der Nummer der Leistung für die postoperative Behandlung, vom weiterbehandelnden Vertragsarzt nach der ambulanten Operation liquidierbar.

Implantate werden gemäß § 6 Abs. 2 der „Vereinbarung zu den reglungsbedürftigen Tatbeständen des Vertrages nach SGB V § 115 b" (RT-Vertrag) vom 23.03.1993 nach Einzelaufwand zusätzlich in Rechnung gestellt. An dieser Stelle sei jedoch auf die Vereinbarungen der zuständigen KVen mit den

GKVen zur Abgeltung von Sachkosten und anderem im Zusammenhang mit ambulanten Operationen verwiesen. Trotz eindeutiger Regelung der Kostenerstattung von Implantaten durch den RT-Vertrag versuchen einzelne Krankenkassen die Erstattung zu verweigern. Deshalb sollte vor jeder ambulanten zervikalen Bandscheibenendoprothesen-Implantation die Erstattung der Implantatkosten durch die Krankenkasse geklärt werden. Bei fehlender Zustimmung der GKV könnte der Versuch der Leistungsabrechnung als IGEL-Leistung (Individuelle Gesundheitsleistung) erfolgen; präoperativ muss eine eindeutige schriftliche Vertragslage zwischen dem Leistungserbringer und dem Leistungsnehmer vorliegen.

## GOÄ

Nach der Amtlichen Gebührenordnung für Ärzte (GOÄ; siehe Tabelle 26.2) liquidieren

⊿ der niedergelassene Arzt ohne Kassenzulassung,

**Tab. 26.2:** Mögliche chirurgische Leistung bei der Implantation einer zervikalen Bandscheibenendoprothese nach der GOÄ

| GOÄ-Nr. | Text | Punkte |
|---|---|---|
| 440 | Zuschlag für die Anwendung eines Operationsmikroskopes | 400 |
| 445 | Zuschlag bei ambulanter Durchführung von operativen Leistungen, die mit Punktzahlen von 1200 und mehr Punkten bewertet werden | 2200 |
| 2565 | Operativer Eingriff zur Dekompression einer oder mehrerer Nervenwurzel(n) im Zervikalbereich – einschließlich Foraminotomie | 4100 |
| 2282 | Operative Behandlung des Bandscheibenvorfalles mit einseitiger Wirbelbogenresektion oder -fensterung in einem Segment, Nervenwurzellösung, Prolapsabtragung und Bandscheibenausräumung<br>*Anmerkung:* „analog" - Resektion der zervikalen Bandscheibe sowie des Prolaps | 1480 |
| 2284 | Stabilisierende operative Maßnahmen (z.B. Knochenspaneinpflanzung, Einpflanzung von alloplastischen Material)<br>*Anmerkung:* „analog" - Implantation einer Bandscheibenendoprothese | 554 |
| ggf. 2574 | Entfernung eines raumbeengenden extraduralen Prozesses im Wirbelkanal<br>*Anmerkung:* Die Entfernung eines oder mehrerer in den Spinalkanal versprengter Sequester ist der Nr. 2574 zuzuordnen und gegebenenfalls neben der Nr. 2565 berechnungsfähig. | 2750 |
| 5295 | Durchleuchtung als selbständige Leistung<br>*Anmerkung:* intraoperativ | 240 |
| 5100 | Röntgen der Halswirbelsäule in zwei Ebenen<br>*Anmerkung:* postoperativ zur Dokumentation der Implantatlage | 300 |
| 800 | Eingehende neurologische Untersuchung<br>*Anmerkung:* postoperative Untersuchung | 195 |
| Implantat | zu erstattende Sachkosten<br>*Anmerkung:* Kostenübernahme präoperativ klären | |

⊿ der niedergelassene Arzt mit Kassenzulassung bei PKV-Patienten sowie Beamten mit Beihilfeleistung,

⊿ der liquidationsberechtigte Krankenhausarzt bei stationärer Wahlleistung sowie

⊿ das Krankenhaus bei ambulanten Operationen von PKV-Patienten.

Die GOÄ sieht die Möglichkeit zur Selbstergänzung neuer oder andersartiger Leistungen mit einer Analogberechnung für nicht im Gebührenverzeichnis der GOÄ aufgelistete Leistungen vor (GOÄ § 6 Absatz 2). Nach der GOÄ § 12 Abs. 4 muss die gewählte Position mit dem Zusatz „analog" oder „entsprechend" gekennzeichnet, und die erbrachte Leistung kurz und eindeutig beschrieben werden. Die Implantate werden nach Einzelaufwand zusätzlich in Rechnung gestellt. Vor jeder ambulant durchgeführten Implantation einer Bandscheibenendoprothesen sollte die Erstattung der Implantatkosten mit der PKV geklärt werden.

Überschreitet eine berechnete Gebühr das 2,3-fache des Gebührensatzes, dann ist dies auf die einzelne Leistung bezogen verständlich und nachvollziehbar schriftlich zu begründen. Liegt ein erhöhtes Operationsrisiko vor und werden diesbezüglich Vorkehrungen getroffen, dann belegen diese eine besondere Schwierigkeit der erbrachten Leistung.

Bei stationären privatärztlichen Leistungen sind die berechneten Gebühren nach § 6a GOÄ einschließlich der darauf entfallenden Zuschläge

um 25 von Hundert zu mindern; Belegärzte mindern die berechnete Gebühr um 15 von Hundert.

## G-DRG

Am 01.01.2004 sind die G-DRG-Fallpauschalen (German Diagnosis Related Group; diagnosebezogene Fallgruppe) von allen Krankenhäusern in Deutschland verbindlich eingeführt worden. Der vorgegebene Fallpauschalenkatalog wird gemäß § 17 b Abs. 2 Krankenhausfinanzierungsgesetz (KHG) durch die Vertragsparteien jährlich an die Besonderheiten der deutschen Versorgungsstrukturen vertraglich angepasst.

Nach der G-DRG Version 2005 werden alle stationären Leistungen für Versicherte

⊿ der Gesetzlichen Krankenversicherungen,

⊿ der Privaten Krankenversicherungen sowie

⊿ der Berufsgenossenschaften liquidiert.

Ein Zusatzentgelt für die Bandscheibenendoprothetik wurde durch die Deutsche Gesellschaft für Unfallchirurgie sowie die Deutsche Gesellschaft für Orthopädie und orthopädische Chirurgie im Rahmen der Weiterentwicklung des G-DRG-Systems für das Jahr 2005 empfohlen, ist jedoch im Zusatzentgelt-Katalog gemäß § 6 Abs. 1 KHEntgG für 2005 nicht aufgenommen worden. Für die zervikale Bandscheibenendoprothetik haben sich 2005 jedoch Veränderungen für die Dokumentation des Zugangs zur HWS ergeben. Bedauerlicherweise wurden keine Prozeduren für die zwei oder

**Tab. 26.3:** Nach dem ICD-10-GM 2005 mögliche, zu kodierende Hauptdiagnose

| ICD-10-GM 2005 | Text |
| --- | --- |
| M50.- | Zervikale Bandscheibenschäden<br>*Inkl.:* Zervikale Bandscheibenschäden mit Zervikalneuralgie; Zervikothorakale Bandscheibenschäden |
| M50.0+<br>G99.2* | Zervikaler Bandscheibenschaden mit Myelopathie (G99.2*)<br>*Myelopathie bei anderenorts klassifizierten Krankheiten* |
| M50.1 | Zervikaler Bandscheibenschaden mit Radikulopathie<br>*Exkl.:* Brachiale Radikulitis o.n.A. (M54.13) |
| M50.2 | Sonstige zervikale Bandscheibenverlagerung |
| M50.3 | Sonstige zervikale Bandscheibendegeneration |
| M50.8 | Sonstige zervikale Bandscheibenschäden |
| M50.9 | Zervikaler Bandscheibenschaden, nicht näher bezeichnet |

Bei einigen ICD-10-GM Diagnosen sind zusätzliche *-Kodes anzugeben, welche diese Diagnose weiter differenzieren können. Als Primärkode (Ätiologie) wird die Diagnose der Grunderkrankung kodiert, deren Kodenummer ein +-Kode angefügt ist. An zweiter Stelle folgt der Sekundärkode (Manifestation), deren Kodenummer ein *-Kode angefügt ist.

mehrsegmentale Implantation von Bandscheiben-endoprothesen aufgenommen; diese Prozeduren sollten im Rahmen der Weiterentwicklung des G-DRG-Systems durch die Fachgesellschaften empfohlen werden.

Nachfolgend sind die Möglichkeiten einer sachgerechten Vergütung im stationären Bereich (Tabelle 26.5 und 26.6) mit den möglichen, zu kodierenden ICD-10-GM 2005 Diagnosen (Tabelle 26.3) sowie den operativen Prozeduren (Tabelle 26.4) dargestellt.

Die Zuordnung zur G-DRG 2005 mit den gültigen Kodes wurde mit einem zertifizierten Grouper erstellt. Der Musterpatient (männlich, 40 Jahre alt, Verweildauer 5 Tage, Behandlung regulär beendet) hat keine PCCL erhöhenden Komplikationen oder Komorbiditäten (PCCL – Patient Clinical Complexity Level; Patientenbezogener Gesamtschweregrad). Beim Vorhandensein von Schweregrad-Stufen erhöhenden Nebendiagnosen kann unter Umständen die Einstufung in eine höher bewertete G-DRG 2005 mit höherem Schweregrad erfolgen.

**Tab. 26.4:** Im Rahmen der zervikalen Bandscheibenendoprothetik mögliche, kodierbare operative Prozeduren

| OPS-301-GM 2005 | | |
|---|---|---|
| **1.** | 5-030.70 | Zugang zum kraniozervikalen Übergang und zur Halswirbelsäule: HWS, ventral 1 Segment |
| | 5-030.71 | Zugang zum kraniozervikalen Übergang und zur Halswirbelsäule: HWS, ventral 2 Segmente |
| | 5-030.72 | Zugang zum kraniozervikalen Übergang und zur Halswirbelsäule: HWS, ventral mehr als 2 Segmente |
| **2.** | 5-839.1 | Andere Operationen an der Wirbelsäule: Implantation einer Bandscheibenendoprothese |
| | 5-839.2 | Andere Operationen an der Wirbelsäule: Revision einer Bandscheibenendoprothese (ohne Wechsel) |
| | 5-839.3 | Andere Operationen an der Wirbelsäule: Wechsel einer Bandscheibenendoprothese |
| | 5-839.4 | Andere Operationen an der Wirbelsäule: Entfernung einer Bandscheibenendoprothese |
| **3.** | | ***Mögliche kodierbare Zusatzinformationen zur Operation*** |
| | 5-984 | Mikrochirurgische Technik |
| | 5-988 | Anwendung eines Navigationssystems |
| | 5-986 | Minimalinvasive Technik |

**Tab. 26.5:** Mögliche Kombinationen von ICD-10-GM 2005 und OPS-301-GM 2005 im Rahmen der zervikalen Bandscheibenendoprothetik und die resultierende G-DRG

| ICD-10-GM 2005 | OPS-301-GM 2005 | G-DRG 2005 |
|---|---|---|
| M50.0+, G99.2* | 5-030.70 *oder* 5-030.71 *oder* 5-030.72 <br> <u>und</u> <br> 5-839.1 *oder* 5-839.3 | **I45Z** |
| M50.2 | | |
| M50.3 | | |
| M50.8 | | |
| M50.9 | | |
| M50.0+, G99.2* | 5-030.70 *oder* 5-030.71 *oder* 5-030.72 <br> <u>und</u> <br> 5-839.2 *oder* 5-839.4 | **I53Z** |
| M50.2 | | |
| M50.3 | | |
| M50.8 | | |
| M50.9 | | |
| M50.1 | 5-030.70 *oder* 5-030.71 *oder* 5-030.72 <br> <u>und</u> <br> 5-839.1 *oder* 5-839.2 *oder* 5-839.3 *oder* 5-839.4 | **B18Z** |

**Tab. 26.6:** Inhalt der laut Tabelle 26.5 kodierten G-DRG 2005 für die zervikalen Bandscheibenendoprothetik

| MDC 08 – Krankheiten und Störungen an Muskel-Skelett-System und Bindegewebe | | | | |
|---|---|---|---|---|
| | | untere GVWD | mittlere VWD | obere GVWD |
| I45Z | Implantation und Ersatz einer Bandscheibenendoprothese oder verschiedene Endoprothesen-Eingriffe am Kniegelenk **Kostengewicht: 2,276** | 4 | 13,4 | 21 |
| I53Z | Andere Eingriffe an der Wirbelsäule ohne äußerst schwere CC, mit komplexem Eingriff **Kostengewicht: 1,623** | 4 | 12,5 | 22 |
| MDC 01 – Krankheiten und Störungen des Nervensystems | | | | |
| | | untere GVWD | mittlere VWD | obere GVWD |
| B18Z | Eingriffe an Wirbelsäule und Rückenmark außer bei bösartiger Neubildung, ohne äußerst schwere CC oder Revision eines Ventrikelshuntes oder Eingriff bei zerebraler Lähmung, Muskeldystrophie oder Neuropathie, Alter < 19 Jahre oder schwere CC **Kostengewicht: 1,572** | 3 | 10 | 19 |

Erläuterung: MDC: Major Diagnostic Category, Hauptdiagnosegruppe; CC: Complication or Comorbidity, Komplikation oder Komorbidtät; untere GVWD: untere Grenzverweildauer in Tage, bei Unterschreitung erfolgt ein Abschlag je Tag; mittlere VWD: mittlere Verweildauer in Tage; obere GVWD: obere Grenzverweildauer in Tage, bei Überschreitung erfolgt ein Zuschlag je Tag; Kostengewicht: Multiplikator für den Basisfallpreis zur Ermittlung des Basisentgeltes.

## Fazit und klinische Relevanz

Bandscheibenprothesen sind bereits heute aus dem klinischen Alltag nicht mehr wegzudenken. Obwohl auch Fusionsoperationen im Bereich der Halswirbelsäule, verglichen z.B. mit der operativen Behandlung von Rückenschmerzen oder Ischialgien, exzellente Ergebnisse aufweisen, können viele Patienten von der Erhaltung einer nahezu normalen Segmentbeweglichkeit profitieren. Unter Berücksichtigung der biomechanischen Untersuchungen muss davon ausgegangen werden, dass die verstärkte Degeneration anderer Bewegungssegmente der Halswirbelsäule durch eine Prothese verringert werden kann, obwohl aufgrund der kurzen Beobachtungszeit noch kein klinischer Nachweis geführt werden kann [Guyer, Ohnmeiss 2003].

Die PRESTIGE-Bandscheibenprothese weist im Gegensatz zu älteren zervikalen Prothesen mit Ausnahme der höheren Implantatkosten keine Nachteile in Bezug auf zugangsbedingte Morbidität und Zeitaufwand im Vergleich zur Fusion auf. Die kurzfristigen klinischen Ergebnisse sind vergleichbar [Ceola, Mace 2004].

In Zukunft ist davon auszugehen, dass bei ausreichender Kostenerstattung die Fusionsoperation an der nur mäßig degenerativ veränderten Hals-wirbelsäule durch die Implantation von Bandscheibenprothesen abgelöst wird. Eine Wiederherstellung der bereits verlorenen Segmentbeweglichkeit ist jedoch nicht sinnvoll.

## Literaturverzeichnis

Ceola WM, Mace C, A prospective, randomized, controlled investigation of the Prestige cervical disc: early experience at a participating investigational site. Neurosurgery (2004), 55 (2), 454

Cherubino P et al., Degenerative arthritis of the adjacent spinal joints following anterior cervical spinal fusion: clinicoradiologic and statisical correlations. Ital J Orthop Traumatol (1990), 16 (4), 533–543

Cloward R, The anterior approach for removal of ruptured cervical discs. J Neurol (1958), 15, 602–616

Cummins BH, Robertson JT, Gill SS, Surgical experience with an implanted artificial cervical joint. J Neurosurg (1998), 88, 943–948

Deutsche Kodierrichtlinien 2005 und G-DRG Version 2005. http://inek.customer.msim.de/

DiAngelo DJ et al., Biomechanical testing of an artificial cervical joint and an anterior cervical plate. J Spinal Disord & Techniques (2003), 16 (4), 314–323

Dingfelders neues Handbuch Gebührenordnungen für Ärzte, Teil II, 103. Ergänzungslieferung zur 59. Auflage, Deutscher Ärzte-Verlag GmbH, 2004

Einheitlicher Bewertungsmaßstab (EBM) Stand: 01.04. 2005, Deutscher Ärzte-Verlag GmbH, 2005

Goffin J et al., Intermediate follow-up after treatment of degenerative disc disease with the Bryan cervical disc prosthesis single-level and bi-level. Spine (2003), 28, 2673–2678

Gore D, Sepic S, Anterior cervical fusion for degenerated or protruded discs: a review of one hundred forty-six patients. Spine (1984), 9, 667–671

Grundy P, Nelson R (1998) The long-term outcome of anterior cervical decompression and fusion. British Cervical Spine Society, London

Guyer RD, Ohnmeiss DD, Intervertebral disc prosthesis. Spine (2003), 28 (15), 15–23

Hilibrand AS et al., Radiculopathy and myelopathy at segments adjacent to the site of a previous anterior cervical arthrodesis. J Bone Joint Surg Am (1999), 81, 519–528

Hilibrand AS et al., The success of anterior cervical arthrodesis adjacent to a previous fusion. Spine (1997), 22, 1574–1579

ICD-10-GM 2005. http://www.dimdi.de/de/klassi/

Matsunaga S et al., Strain on intervertebral discs after anterior cervical decompression and fusion. Spine (1999), 24 (7), 670–675

McAfee PC et al., Cervical disc replacement-porous coated motion prosthesis: a comparative biomechanical analysis showing the key role of the posterior longitudinal ligament. Spine (2003), 28 (20), 176–185

Murphey F, Simmons J, Brunson B, Surgical treatment of laterally ruptured cervical discs: review of 648 cases, 1939–1972. J Neurosurg (1973), 38, 679–683

OPS-301-GM 2005. http://www.dimdi.de/de/klassi/

Pointillart V, Cervical disc prosthesis in humans: first failure. Spine (2001), 26 (5), 90–92

Pospiech J et al., Intradiscal pressure recordings in the cervical spine. Neurosurgery (1999), 44, 379–384

Robinson R, Smith G, Anterolateral cervical disc removal and interbody fusion for cervical disc syndrome. Bull John Hopkins Hosp (1955), 96, 223–224

Szpalski M, Gunzburg R, Mayer M, Spine arthroplasty: a historical review. Eur Spine J (2002), 11 (Suppl. 2), 65–84

Weinhoffer SL et al., Intradiscal pressure measurements above an instrumented fusion: a cadaveric study. Spine (1995), 20, 526–531

Wigfield CC et al., Influence of an artificial cervical joint compared with fusion on adjacent-level motion in the treatment of degenerative cervical disease. J Neurosurg (2002a), 96, 17–21

Wigfield CC et al., The new Frenchay artificial cervical joint: results from a two-year pilot study. Spine (2002b), 27, 2446–2452

Wigfield CC et al., Internal stress distribution in cervical intervertebral discs: the influence of an artificial cervical joint and simulated anterior interbody fusion. J Spinal Disord Tech (2003), 16 (5), 441–449

# 27 Minimal-invasive mono- und bisegmentale Fusion bei degenerativer Spondylolisthesis mit METR'X und SEXTANT

*F.A. Krappel*

Diskogener Rückenschmerz, bedingt durch eine degenerative Bandscheibenerkrankung und/oder eine segmentale Instabilität, kann eine Ursache für chronischen Schmerz und eine erhebliche Minderung der Lebensqualität des Patienten darstellen. Wenn trotz intensiver konservativer Behandlungsversuche kein zufrieden stellendes Ergebnis zu erzielen ist, so ist die segmentale intersomatische Fusion eine Methode mit guter Erfolgschance. Dabei kann mit einem alleinigen anterioren Zugang mit einer Fusionsrate von 70–80% und einer Erfolgsrate von ebenfalls 70–80% gerechnet werden. Die anstelle des vorderen Zugangs durchgeführte offene PLIF-Technik (PLIF: posteriore lumbale interkorporelle Fusion) von dorsal ist eine Alternative, bei der die Fusionsrate zwar noch höher, bei 85–90%, liegt, jedoch die klinische Erfolgsrate mit 55–60% deutlich geringer ist [Zdeblick, Overview 2003]. Bei einem Vergleich der anterioren laparoskopischen und der posterioren intersomatischen Fusion im Bezug auf die Rückkehr zur Arbeit fielen die Unterschiede noch drastischer aus: Während nur 64% der Patienten nach Anwendung der PLIF-Technik wieder zur Arbeit gingen, waren es in der laparoskopischen BAK-Gruppe (BAK: BAGBY and KUSLICH Fusion Cage) immerhin 85% [Zdeblick, Overview 2003]. Besser scheint die TLIF-Technik (TLIF: transforaminale lumbale interkorporelle Fusion) abzuschneiden, da sie mit weniger Manipulationen an der Dura und den angrenzenden Strukturen durchführbar ist [Lowe et al. 2002]. Das offene Vorgehen von dorsal bedeutet eine erhebliche Schädigung der Muskulatur, die selbst wiederum eine Schmerzursache nach ansonsten erfolgreicher Operation darstellen kann. Die von den Dornfortsätzen bis auf die Querfortsätze abgelöste Muskulatur wird entweder durch das Ablösen oder den Druck der Retraktoren ischämisch, postoperativ kommt es zur schmerzhaften Fibrose [Taylor et al. 2002; Weber et al. 1997]. Diese – von Zdeblick als „Fusion Disease" bezeichnete – Problematik

verhindert den vollen Erfolg der Operation: Obwohl es den Patienten deutlich besser geht als präoperativ, erreichen doch viele nicht die volle Rehabilitation und die Rückkehr in den Beruf, oft kommt es zu einem paraspinalen Ermüdungsschmerz nach entweder schwerem Heben oder 8-stündiger beruflicher Tätigkeit [Zdeblick, Overview 2003]. Eine Minimalisierung des Traumas hat das Potenzial, diese Schwäche des dorsalen Eingriffs im Vergleich zum ventralen Vorgehen zu beseitigen und damit insgesamt bessere Ergebnisse zu erzielen.

## Indikation

In der vorliegenden Arbeit wurde das Verfahren strikt nur zur Fusion von degenerativen Spondylolisthesen, mono- und bisegmental, eingesetzt, immer mit gleichzeitiger intersomatischer Fusion mit Carboncages in TLIF-Technik, jedoch jeweils über einen linken und einen rechten Zugang (biportale Technik). Als degenerative Spondylolisthese wurde jede Ventralverschiebung des oberen über den unteren Wirbel ohne Nachweis eines echten Knochendefekts gewertet. Oft fand sich zusätzlich eine translatorische Ventralverschiebung des oberen über den unteren Wirbel in den Funktionsaufnahmen (s. Abb. 27.1, 27.2).

Grundsätzlich eignet sich die Technik auch für ein monolaterales Vorgehen, d.h. die uniportale Dekompression von einer Seite und die perkutane Fusion über den SEXTANT auf der Gegenseite. Außerdem sind im kompletten METR'X-System Tuben zum Einsatz bei einer einfachen Nukleotomie, für den transforaminalen Zugang [Wiltse 1973] und an der Halswirbelsäule für den dorsalen FRIKHOLM-Zugang enthalten. Durch eine Angulation des Tubus kann zusätzlich bei einem Zugang in Höhe L 5/S 1 der Beckenkamm zur Entnahme von Spongiosa erreicht werden.

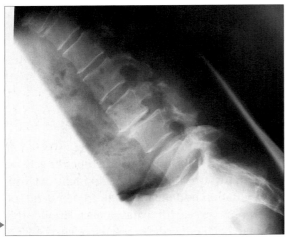 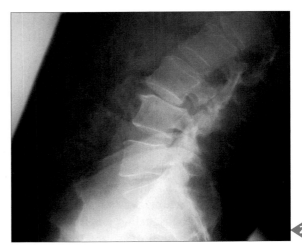

**Abb. 27.1, 27.2:** Beispiel einer Standard-Flexions-Extensions-Röntgenaufnahme mit degenerativer Spondylolisthesis und zunehmendem Ventralgleiten

## Präinterventionelle Diagnostik

Idealerweise sollten Magnetresonanztomographie-(MRT-)Aufnahmen der Lendenwirbelsäule vorliegen, diese können heute in entsprechender Qualität sowohl in einem Hochfeld- als auch in einem guten Niederfeldgerät von z.B. 0,5 Tesla erstellt werden [Murata, Morio, Kuranobu 1994; Paajanen et al. 1989]. Meist bringen die Patienten bereits Fremdaufnahmen mit. Zur klinischen Klassifikation eignet sich als systematischer Anhaltspunkt für die Untersuchung der Fragebogen der Japanischen Orthopäden-Gesellschaft für tiefen Rückenschmerz (JOA-Score) [Iguchi et al. 2000], in den sowohl subjektive Symptome (9 von insgesamt 15 Punkten) als auch objektive Befunde einfließen (6 der insgesamt 15 Punkte). In Zweifelsfällen sollte eine Flexions-Extensions-Röntgenaufnahme angefertigt werden – nicht nur um das betreffende Segment, sondern auch um die Nachbarsegmente zu beurteilen [Dvorak et al. 1991]. Dabei würden wir in Einklang mit der Arbeit von Iguchi et al. [2004] eine Translation von ≥3 mm höher bewerten als eine segmentale Angulation von ≥10°. Die Diskographie wird unterschiedlich beurteilt, wir würden sie nicht routinemäßig einsetzen [vgl. Carragee, Tanner, Kuhrana 1997]. Wird eine Diskographie durchgeführt, sollten immer 3 Segmente untersucht werden – wobei natürlich das Setting wichtig ist und der Patient über das zu erwartende Ergebnis keine Information erhalten darf. Es wird nach dem konkordanten Schmerz gefragt [Carragee et al. 1999]. Mit dem Patienten müssen selbstverständlich alle alternativen Behandlungswege klar besprochen werden. Es versteht sich von selbst, dass eine intensive konservative Behandlung vorausgegangen sein sollte, die Dauer derselben würden wir im Einklang mit anderen Autoren mit 6–8 Wochen beziffern.

## Notwendiges Instrumentarium

Grundsätzlich immer notwendig sind das LEGACY-Set und das METR'X-Tube-Set. Die Verwendung des SEXTANT ist notwendig, wenn die Dekompression von einer Seite erfolgt und die Gegenseite perkutan instrumentiert wird. Die zusätzlich erhältliche RADIANCE-Lichtquelle ist eine unentbehrliche Hilfe, wenn mit der Lupenbrille gearbeitet wird, hat aber den Nachteil, dass sie meist nur einmal verwendet werden kann, da die Lichtfasern sehr empfindlich sind und herausrutschen können (s. Abb. 27.3). Wenn mit dem Mikroskop gearbeitet wird, ist sie sicher nicht notwendig. Ich persönlich arbeite bei einer Fusion am liebsten mit der Lupenbrille, bei einer Bandscheibenoperation mit dem Mikroskop.

### Kosten

Das METR'X-Tubus-Set kostet 14.000 €. Wenn man eine RADIANCE-Lichtquelle zusätzlich einsetzt (anschließbar an jede Kaltlichtquelle), kostet

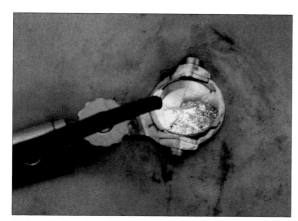

**Abb. 27.3:** Illumination mit der RADIANCE-Lichtquelle (optional)

diese jeweils nochmals 300 €. Der Komplettpreis für eine monosegmentale Versorgung mit dem SEXTANT-System beträgt 2.131 €, für eine bisegmentale Versorgung zusätzlich 900 €, also zusammen 3.031 €. Arbeitet man ohne das SEXTANT-System, so kostet eine Versorgung mit dem LEGACY-System monosegmental 1.772 € und bisegmental zusätzlich 720 €, also 2.492 €. Setzt man – wie hier immer durchgeführt – TELAMON-Carboncages ein, so kosten diese pro Stück 639,11 €. Der Preis für den monoportal einsetzbaren CAPSTONE-Cage war bei Drucklegung noch nicht bekannt, er soll ab Herbst 2004 erhältlich sein.

## Bestelladresse

Firma MEDTRONIC GMBH, Emanuel-Leutze-Str. 20, 40547 Düsseldorf. Tel.: 0211/5293-0, Fax: 0211/5293-100, E-Mail duesseldorf@medtronic.com, www.medtronic.de.

## Präinterventionelle Aufklärung

Es erfolgt eine Standardaufklärung wie für die offene dorsolaterale Fusion, einschließlich PLIF-/TLIF-Zugang, inklusive möglicher Gefäß- und Nervenverletzung. Zudem müssen eine evtl. notwendige Erweiterung des Eingriffs mit Gefäßrevision sowie eine evtl. notwendige Konversion zu einem offenen Vorgehen erläutert werden (in diesem Fall über einen offenen lateralen Zugang nach WILTSE). Die anfänglich längere Zeitdauer kann trotz des kleinen Eingriffs postoperativ eine Blut-

transfusion notwendig machen. Eine routinemäßige Eigenblutspende wird von uns jedoch nicht durchgeführt, nur auf Wunsch des Patienten. Auf eine gute Lagerung muss wie bei allen Wirbelsäuleneingriffen geachtet werden, auch über eventuelle Lagerungsschäden ist aufklären (z.B. Druckulzera bei Frauen mit großen Mammae). Langfristig ergibt sich das Risiko der Entstehung einer Pseudarthrose, wie bei allen Spondylodesen. Zudem besteht ein langfristig mögliches Risiko der Anschlussinstabilität. Zusätzlich erfolgt eine Aufklärung über die ggf. notwendige Spongiosaentnahme am Beckenkamm mit Schmerzen an der Entnahmestelle sowie alternativ über die Verwendung von Fremdknochen aus der Knochenbank, einschließlich Infektionsrisiko.

## Durchführung der Intervention

Sinnvoll sind Erfahrungen des Operateurs in der Endoskopie und/oder Arthroskopie, um mit den veränderten Bedingungen bei kleinem Operationsfeld zurecht zu kommen, außerdem sollte man mit dem offenen lateralen Zugang nach WILTSE vertraut sein [Wiltse 1973; Wiltse, Spencer 1988]. Wenn man die Möglichkeit hat, so ist die Erprobung des Verfahrens in der Anatomie eine ausgezeichnete Vorbereitung für den Operateur. Not-

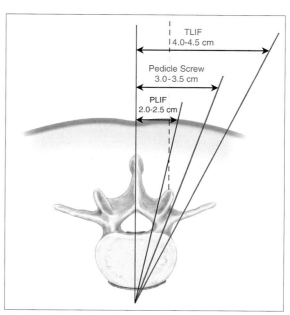

**Abb. 27.4:** Schematische Darstellung der Lokalisation des Hautschnitts in Abhängigkeit vom gewählten operativen Verfahren

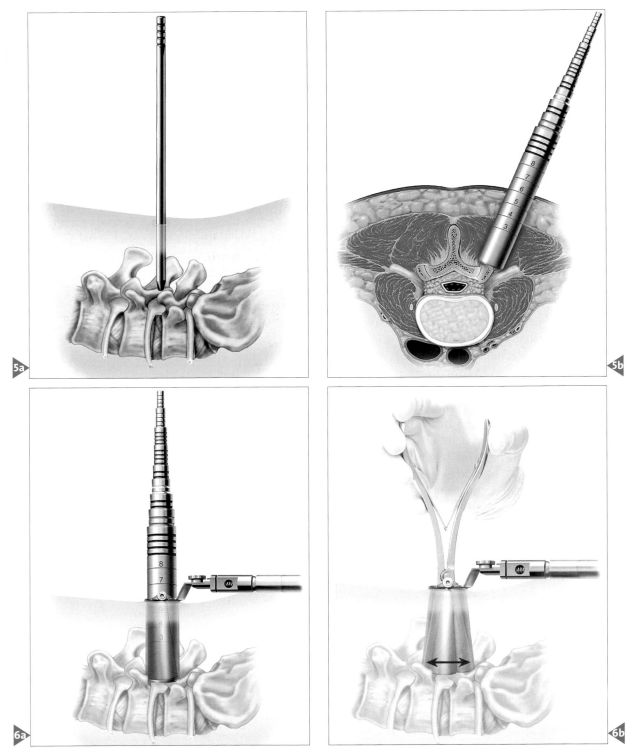

**Abb. 27.5, 27.6:** Einbringen des Führungsdrahtes, Dilatieren, Einbringen und Aufklappen des X-Tubes

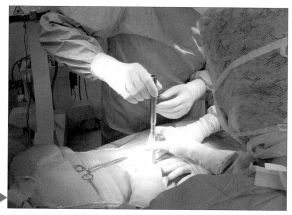

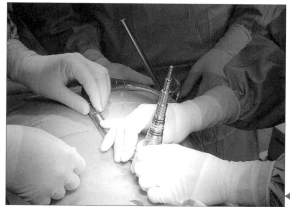

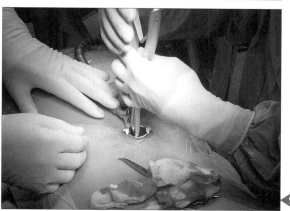

**Abb. 27.7, 27.8, 27.9:** Anwendung der beschriebenen und in den Schemata (Abb. 27.5, 27.6) dargestellten Technik

wendig ist die Bildverstärkerkontrolle während des Verfahrens. Der Patient wird wie üblich gelagert, in unserer Klinik in sog. Böckchenlagerung, sodass der Bauch frei hängt und jeder Druck auf die großen Gefäße verhindert wird. Selbstverständlich kann man – je nach persönlicher Gewohnheit – auch auf einem Rahmen lagern, es muss nur die Möglichkeit der Bildverstärkerkontrolle in beiden Ebenen bestehen. Der Entwickler der Methode, Dr. K. Foley, selbst bevorzugt die Lagerung auf Kittelrollen, da damit die Kontrolle mit dem Bildverstärker am wenigsten gestört wird. Es erfolgen steriles Abdecken und die Lokalisation des Segments mittels Bildverstärker, anschließend das Einstechen einer 22-G-Nadel je nach geplantem Verfahren (PLIF, TLIF) etwa 2,5 cm lateral des Dornfortsatzes (s. Abb. 27.4), das Setzen eines 1 cm langen Hautschnitts und das Einstechen des Führungsdrahtes. In Abwandlung von der Originaltechnik wird an dieser Stelle empfohlen, die Inzision nicht nur durch die Haut, sondern in die Tiefe durch die Faszie zu führen, um ein „Hängenbleiben" an der Faszie zu vermeiden. Der erste Dilatator wird über den Draht geschoben, mit

Zielrichtung auf den unteren Anteil der Lamina des oberen Wirbels (bei PLIF). Nun kann man den Führungsdraht entfernen. Nacheinander werden die folgenden Dilatatoren darüber geschoben und die Haut links und rechts immer ein wenig weiter eingeschnitten, bis der größte Dilatator eingebracht ist (s. Abb. 27.5–27.7). An der Seite des Dilatators kann an der Markierung jeweils die Einbringtiefe abgelesen und zudem kontrolliert werden, ob tief genug eingegangen wurde. Anhand der Markierung des letzten Dilatators wird die Tubusgröße bestimmt. Der Tubus wird nun über den Dilatator geschoben und mit dem selbst haltenden Haltearm sicher am Tisch fixiert, die Dilatatoren werden entfernt (s. Abb. 27.8). Der Tubus wird mit der dafür vorgesehenen Zange aufgeklappt (s. Abb. 27.6, 27.9).

Das Operationsfeld ist nun sicher und ruhig einsehbar. Je nach Gewohnheit des Operateurs kann nun das Mikroskop über den Tisch gebracht oder mit der Lupenbrille unter Einsatz des RADIANCE-Lichtkabels mit sehr guter Tiefenausleuchtung gearbeitet werden (s. Abb. 27.3). Zunächst wird das restliche Gewebe über der Lamina und dem Facettengelenk entfernt, ebenso an den Querfortsätzen. Unbedingt notwendig sind nun das gründliche Deperiostieren der Querfortsätze und das Anfrischen der kortikalen Flächen, um eine gute Fusion zu erreichen. Bei limitiertem Raum lässt sich dieser Schritt am besten mit einer Fräse ausführen. Da der Spinalraum noch nicht eröffnet ist, ist das Verletzungsrisiko gering. Dann wird von außen das Foramen erweitert, z.B. in Form einer äußeren Foraminotomie nach FARCY [Steib 2003], dann erfolgt die Entfernung des oberen Gelenkfortsatzes des unteren Wirbels. Meist reicht der dabei gewonnene Platz aus, um das weitere Operationsverfahren durchzuführen. Wenn gleichzeitig noch eine begleitende zentrale Stenose vorliegt, kann nun die Dekompression erfolgen, falls nötig unter vollständiger Resektion des Lig. flavum. Der Anulus wird eröffnet und die Bandscheibe ausgeräumt. Es folgen das Anfrischen der Deck- und Grundplatten sowie unbedingt die gründliche Resektion der knorpeligen Endplatten, ohne die Kortikalis zu verletzen. Abschließend werden beide Pedikel dargestellt und besetzt und danach in gleicher Weise auf der Gegenseite vorgegangen. Es erfolgen das Einbringen eines Dilatators und das schrittweise Aufdehnen des Bandscheibenraumes im Wechsel zwischen links und rechts (s. Abb. 27.10). Nach vorherigem Füllen mit Spongiosa (oder z.B. dem bei der Dekompression gewonnenen, kleingemahlenen Knochenmaterial) werden die Cages eingebracht.

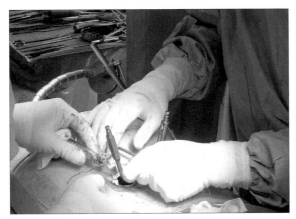

**Abb. 27.10:** Aufdehnen des Segments mit den Dilatatoren aus dem TELAMON-Set

## Technik unter Einsatz des SEXTANT-Systems

Der Tubus wird entfernt und die segmentale Fixation mit dem SEXTANT-System durch den gleichen Zugang wie für den METR'X-Tubus durchgeführt. Es erfolgen das Lokalisieren des Pedikels mittels Bildverstärker, das Einstechen der Nadel in den Pedikel und das Einführen eines K-Drahtes durch die Nadel. In gleicher Weise wird am zweiten Pedikel der gleichen Seite vorgegangen. Dann folgt das Aufbohren des Pedikels. Das Gewindeschneiden wird auch beim älteren Patienten empfohlen, da sonst manchmal die Schraube aus dem Pedikel ausbrechen kann. Die Schraube wird im Verbund mit dem aufgesetzten Extender eingebracht. Nach Einbringen beider Schrauben werden die beiden Extender parallel so gestellt, dass sie mit den flachen Seiten zueinander stehen (s. Abb. 27.11). Beide müssen exakt nebeneinander platziert sein, sonst wird der einzubringende Stab nicht korrekt in die Schrauben einlaufen, im Zweifelsfall kann man sich durch kleine Rotationsbewegungen helfen. Es folgen das Anbringen der Stabeinführungsvorrichtung und das Setzen einer kleinen Stichwunde durch Haut und Faszie, um durch diese mit dem aufgesetzten Stabtrokar stumpf einen Weg für den Stab zu bahnen. Die korrekte Platzierung wird mittels Bildverstärker bestätigt. Nun folgen das Messen der Stablänge mit der Messschablone und das Einbringen des Originalstabes (wichtig: darauf achten, dass der Stab mit seiner Originaldicke in den Schrauben sitzt und nicht mit den schmaler werdenden, zulaufenden Enden; s. Abb. 27.12, 27.13). Hier ist der Einsatz des Bildverstärkers notwendig! Wenn sichergestellt ist, dass der Stab korrekt in beiden Schraubenköpfen sitzt, wird er mit der zugehörigen Hülse gehalten und die Verschlussschraube eingedreht. Zunächst erfolgt das provisorische Anziehen. Mit den Handgriffen kann nun Kompression oder Distraktion aufgebracht werden. Es schließt sich das endgültige Festziehen mit Schraubendreher und Gegenhalter an, bis der Schraubenkopf abschert (Abscheren bei definiertem Drehmoment von 12 Nm). Das Stabeinbringinstrument wird entfernt. Da die Verschlussschrauben eine Art Tannenbaumgewinde mit umgekehrtem Winkel („Reversed Angle Thread Form") besitzen, tolerieren sie beim Einbringen auch leichte Verkippungen und können trotzdem festgezogen werden; der „Fiddling Factor" – wie bei Schrauben früherer Art mit Maschinengewinde – entfällt. Es schließt sich die endgültige Kontrolle mittels Bildverstärker in anterior-posteriorer und lateraler Ebene an.

Mögliche alternative Vorgehensweisen:

◢ Alternativtechnik 1 – ohne das SEXTANT-System: Einbringen des Stabes mit der neuen, auf dem METR'X-Set befindlichen Stabhaltezange (s. Abb. 27.14).

◢ Alternativtechnik 2 – zur Cage-Einbringung: Einbringen des Stabes und Distraktion der einen Seite, Einbringen des TELAMON-Carboncages auf der Gegenseite, dann Wechsel.

◢ Alternativtechnik 3: Dekompression beider Seiten von einer Seite mit dem Mikroskop durch starkes Kippen des Tisches um etwa 30–40°, dabei ist die sichere Fixation des Patienten auf dem Tisch wichtig. Einbringen der Schrauben auf der Gegenseite perkutan mit dem SEXTANT-System, Schieben von 2 TELAMON-Cages in die gewünschten Positionen. Das uniportale Einbringen eines sog. „Banana"-Cages von einer Seite ist technisch schwierig und das System dafür eigentlich nicht vorgesehen. Im Herbst 2004 ist wahrscheinlich der viel leichter zu platzierende monoportale CAPSTONE-Cage aus PEEK auch auf dem deutschen Markt erhältlich.

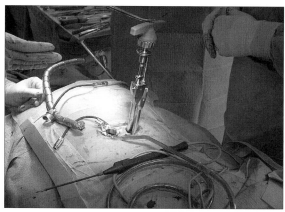

**Abb. 27.11:** Anwendung des SEXTANT-Systems; hier: Einbringen der Schrauben mit aufgesetzten Extendern

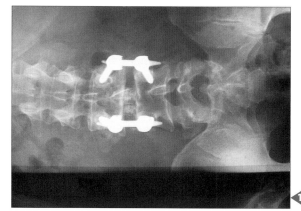

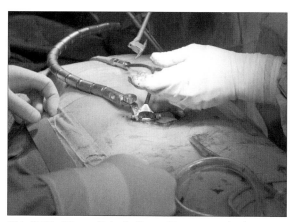

**Abb. 27.14:** Alternativtechnik zur SEXTANT-Technik: Einbringen des Stabes mit der speziellen, kippbaren Stabhaltezange

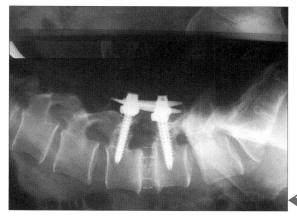

**Abb. 27.12, 27.13:** Ergebnis der postoperativen Röntgenuntersuchung a.p. und lateral nach TLIF (gleicher Patient wie in Abb. 27.1, 27.2)

## Komplikationsmöglichkeiten

Insbesondere bei älteren Patienten sollte man eher einen mehr lateralen Zugang wählen, da man sonst an den oft hohen, arthrotisch veränderten Facettengelenken hängen bleibt und mit dem Tubus nicht tief genug kommt (dadurch unnötige Muskelschädigung; s. Abb. 27.4). Bei anfänglich evtl. langer Operationszeit ist auf das Vermeiden von Druckschäden durch die Lagerung zu achten. Ansonsten gelten die Komplikationsmöglichkeiten wie bei der offenen PLIF-/TLIF-Technik.

## Ergebnisse in der Literatur

Die perkutane Fixation der Lendenwirbelsäule wurde erstmals von Magerl [1982] beschrieben, der dazu einen externen Fixateur einsetzte. Matthews und Long [1995] haben ebenso wie Lowery und Kulkarny [2000] perkutane Fusionen unter Verwendung von Platten durchgeführt. In allen Fällen wurde aber die longitudinale Verbindung zwischen den Schrauben entweder extern oder direkt unter der Haut platziert. Im Gegensatz zu früheren Verfahren erlaubt der von Kevin T. Foley entwickelte SEXTANT eine biomechanisch optimale Platzierung, vergleichbar dem offenen Vorgehen; es kann vor der definitiven Fixation Kompression oder Distraktion auf das Konstrukt aufgebracht werden [Foley, Gupta 2002]. Der SEXTANT ermöglicht außerdem auch anstelle der vorgestellten biportalen Technik, monoportal vorzugehen (d.h. eine Seite offen zu instrumentieren und die andere perkutan über das SEXTANT-System zu versorgen). Wenn keine PLIF-/TLIF-Technik durchgeführt werden soll, ist die Anwendung der SEXTANT-Technik auch komplett perkutan möglich.

In der Literatur sind bisher nur kurzzeitige Ergebnisse (Nachuntersuchungszeitraum bis 2 Jahre) berichtet, die den zu erwartenden Erfolg bestätigen. Wie die Ergebnisse langzeitig im Vergleich mit den bisherigen Techniken ausfallen, bleibt abzuwarten.

## Kostenerstattung

### GOÄ

Leider wird den Besonderheiten des Verfahrens in der GOÄ bisher nicht Rechnung getragen. Abrechenbar sind nur die „üblichen GOÄ-Ziffern": 2566 (Dekompression von Nervenwurzeln einschließlich Foraminotomie und Nukleotomie), 2574 (Entfernung eines raumbeengenden Prozesses im Wirbelkanal), 2583 (Neurolyse) und 2284 (Stabilisierende operative Maßnahme).

## Fazit und klinische Relevanz

Es handelt sich um eine anspruchsvolle Technik, die wie alle minimal-invasiven Zugänge v.a. ein gewisses Umdenken notwendig macht und anfänglich zeitaufwändiger ist. Die bisherigen eigenen Ergebnisse bestätigen aber eindrucksvoll die Ergebnisse der Literatur mit geringerem Blutverlust, weniger ausgeprägtem postoperativen Schmerz, schnellerer Rekonvaleszenz, dadurch kürzerem Krankenhausaufenthalt und besserem – wenn auch bisher nur kurzfristigem – Ergebnis. Allerdings liegen bisher keine Studien der Evidenzlevel A oder B vor, ebenso wenig wie Arbeiten zu den Langzeitergebnissen dieses Verfahrens. Bisher wurde die Methode auch nur zur mono- oder bisegmentalen Versorgung an der Lendenwirbelsäule eingesetzt.

## Literaturverzeichnis

Carragee EJ, Tanner CM, Kuhrana S, False-positive lumbar discography in select patients without low back symptoms. Spine 25 (2000), 1373–1380

Carragee EJ et al., False positive findings on lumbar discography: Reliability of subject concordance assessment during provocative disc injection. Spine (1999), 24, 2542–2547

Dvorak J et al., Clinical validation of functional flexion extension roentgenograms of the lumbar spine. Spine (1991), 16, 943–950

Foley KT, Gupta SKJ, Percutaneous pedicle screw fixation of the lumbar spine: preliminary clinical results. Neurosurg (2002), 97, 7–12

Foley KT, Smith MM, Microendoscopic discectomy. Techn Neurosurg (1997), 3, 301–307

Gaines RW Jr, The use of pedicle screw internal fixation for the operative treatment of spinal disorders. J Bone Joint Surg (2000), 82-A, 1458–1476

Iguchi T et al., Minimum 10- year outcome of decompressive laminectomy for degenerative lumbar spinal stenosis. Spine (2000), 25, 1754–1759

Iguchi T et al., Lumbar instability and clinical symptoms. Which is the more critical factor for symptoms: Sagittal translation or segmental angulation? J Spinal Disord Tech (2004), 17, 2284–290

Ito M et al., Predictive signs of discogenic lumbar pain on magnetic resonance imaging with discography correlation. Spine (1998), 23, 1252–1258

Kramer M et al., Surface electrography – verified muscular damage associated with the open dorsal approach to the lumbar spine. Eur Spine J (2001), 10, 33–39

Lowery GL, Kulkarny SS, Posterior percutaneous spine instrumentation. Eur Spine J (2000), 9, 126–130

Lowe TG et al., Unilateral transforaminal posterior lumbar interbody fusion (TLIF): indications, technique and 2 year-results. J Spinal Disord Tech (2002), 15, 31–38

Magerl F (1982) External skeletal fixation of the lower thoracic and the lumbar spine. In: Uhtoff HK, Stahl E, Current concepts of external fixation of fractures, 353–366. Springer, Berlin

Matthews HH, Long BH, Endoscopy assisted percutaneous anterior interbody fusion with subcutaneous suprafascial internal fixation: evolution, techniques and surgical considerations. Orthop Int Ed (1995), 3, 496–500

Murata M, Morio Y, Kuranobu K, Lumbar disc degeneration and segmental instability: a comparison of magnetic resonance imaging and plain radiographs of patients with low back pain. Arch Orth Trauma Surg (1994), 113, 297–301

Paajanen H et al., Disc degeneration and lumbar instability: magnetic resonance imaging of 16 patients. Acta Orthop Scand (1989), 60, 375–378

Steib JP (2003) Farcy's operation for surgical treatment of lumbar stenosis. In: Vital JM, Surgery of the intervertebral lumbar foramen Meeting Bordeaux

Taylor H et al., The impact of self retaining retractors on the paraspinal muscles during posterior spinal surgery. Spine (2002), 27, 2758–2762

Weber BR et al., Posterior surgical approach to the lumbar spine and its effect on the multifidus muscle. Spine (1997), 22, 1765–1772

Wiltse LL, The paraspinal sacrospinalis splitting approach to the lumbar spine. Clin Orth (1973), 91, 48

Wiltse LL, Spencer CW, New uses and refinements of the paraspinal approach of the lumbar spine. Spine (1988), 13, 696

Wood KB et al., Radiographic evaluation of instability in spondylolisthesis. Spine (1994), 19, 1697–1703

Zdeblick TA (1995) A prospective randomised study of the surgical treatment of L5/S1 degenerative disc disease. 10th annual meeting of the North American Spine Society 1995, Oct 10, Washington, USA

Zdeblick TA (2003) Overview of DDD: Past, present and future. Surgical treatment of discogenic back pain. Technique de non fusion an chirurgie rachidienne. Bordeaux, France, 14.–15. Février

# Stichwortverzeichnis

## W

WEINSTEIN-BORIANI-BIAGINI-Staging-System 161
Wide-dynamic-Rrange-(WDR-)Neurone 257
WILTSE, lateraler Zugang nach 359
Wirbelbogen 299
Wirbel-
- – Frakturen 153
- – Gelenke 199
- – Gelenkkapseln 7–8
Wirbelkanalstenose 205, 208, 210
Wirbelkörper-
- – Deformierung 285
- – Fraktur 271
- – Hämangiom 273
- – Ödem 274
Wirbelsäulenmetastasen 160, 273
Wirkdauer 43
Wirkstoff
- – antiresorptiver 292
- – osteoanaboler 292
Witwenbuckel 271
WOLF 112
Wurzelabschwellung 25
Wurzelreizsyndrome, polyradikuläre 10
Wurzelreizung, monoradikuläre lumbale 12
Wurzelsyndrom 5

## X

XLIF 187
X-STOP 297

## Z

Zeichen, radikuläres 208
Zement-
- – Austritt 279–280
- – Embolie 276
- – Leckage 277
- – Lungenembolie 280
- – Spur 276
ZEPPELIN 112
Zervikale Bandscheibenprothese PRESTIGE 339
Zervikalsyndrom 19, 25
Zielgebiet 251
Zielpunkt 204, 218, 238
Zone
- – extraforaminale 182
- – foraminale 182
- – laterale 182
Zugang
- – biportaler 109
- – extrapedikulärer 291
- – in Höhe L 2/3 195
- – in Höhe L 3/4 195
- – in Höhe L 4/5 193
- – in Höhe L 5/S 1 192
- – interlaminärer 11
- – mikrochirurgischer 175
- – perkutan extrapedikulärer 288
- – retroperitoneal 193
- – transpedikulärer 288
- – transperitonealer 187, 193
Zugangswege 114
Zusatzzielpunkt 220
Zygapophyseale Gelenke 247